"十四五"职业教育国家规划教材

供高等职业教育药学类、中医药类、护理类、食品药品管理类、医学技术类、康复治疗类等专业使用

药 理 学

（第五版）

主　编　樊一桥　王国明
副主编　李红彩　王桂平　袁红宇　韩　芳
　　　　武彩霞　邓庆华　毛秀华
编　者　（按姓氏汉语拼音排序）
　　　　岑菲菲（乐山职业技术学院）
　　　　邓庆华（重庆医药高等专科学校）
　　　　樊一桥（中国药科大学）
　　　　甘　琴（合肥职业技术学院）
　　　　顾海铮（中国药科大学）
　　　　韩　芳（皖北卫生职业学院）
　　　　李红彩（滨州职业学院）
　　　　毛秀华（东莞职业技术学院）
　　　　王　颖（天津医学高等专科学校）
　　　　王桂平（广州卫生职业技术学院）
　　　　王国明（沧州医学高等专科学校）
　　　　武彩霞（山东医学高等专科学校）
　　　　肖　宁（北京卫生职业学院）
　　　　杨　杰（毕节医学高等专科学校）
　　　　袁红宇（江苏省人民医院）
　　　　郑　丹（山东药品食品职业学院）

科学出版社

北　京

内 容 简 介

本教材为"十四五"职业教育国家规划教材。教材分八篇：药理学总论、作用于传出神经系统的药物、作用于中枢神经系统的药物、作用于心血管系统的药物、作用于内脏系统的药物、作用于内分泌系统的药物、化学治疗药物及实践技能篇。内容涵盖了药理学理论知识和实践技能。教材各章节设有学习目标、链接、考点、案例、自测题等板块。本教材为纸质教材与数字资源有机融合的新形态教材，使教学内容的展现更加丰富、立体，也有利于学生利用碎片化时间进行学习。

本教材可供高等职业教育药学类、中医药类、护理类、食品药品管理类、医学技术类、康复治疗类等专业使用，同时也可作为继续教育的教材或参考书。

图书在版编目（CIP）数据

药理学 / 樊一桥，王国明主编 . -- 5 版 . -- 北京 : 科学出版社，2025. 3. --（"十四五"职业教育国家规划教材）. -- ISBN 978-7-03-080912-4

Ⅰ . R96

中国国家版本馆 CIP 数据核字第 2024MG3843 号

责任编辑：王昊敏 / 责任校对：宁辉彩
责任印制：师艳茹 / 封面设计：涿州锦晖

版权所有，违者必究。未经本社许可，数字图书馆不得使用

科学出版社 出版
北京东黄城根北街16号
邮政编码：100717
http://www.sciencep.com

天津市新科印刷有限公司印刷
科学出版社发行　各地新华书店经销
*

2004年9月第　　一　　版　开本：850×1168　1/16
2025年3月第　　五　　版　印张：20 1/2
2025年3月第三十五次印刷　字数：607 000

定价：75.80元
（如有印装质量问题，我社负责调换）

前言

党的二十大报告指出"人民健康是民族昌盛和国家强盛的重要标志。把保障人民健康放在优先发展的战略位置，完善人民健康促进政策。"贯彻落实党的二十大决策部署，积极推动健康事业发展，离不开人才队伍建设。"培养造就大批德才兼备的高素质人才，是国家和民族长远发展大计。"教材是教学内容的重要载体，是教学的重要依据，是培养人才的重要保障。本次教材修订旨在贯彻党的二十大精神和党的教育方针，落实立德树人根本任务，坚持为党育人、为国育才。

本教材的编委多为骨干教师、专业带头人或行业专家，在教学及临床实践中积累了丰富的经验。

本轮修订坚持体现"三基"（基本理论、基本知识、基本技能）和"五性"（思想性、科学性、实用性、先进性、启发性），紧扣药学专业人才培养目标和工作岗位综合职业能力要求，突出职业教育特点，以《中华人民共和国药典》、国家基本药物政策为依据，对接国家执业药师资格考试，以"适度、够用、实用"为原则，合理设计教学内容。本轮修订对章节内容进行了梳理，调整了部分章节结构，更新了部分理论知识，新增了抗骨质疏松症药，以满足临床用药需求。对部分图片进行了更新，使之更合理。重新规划了实践教学内容，增加了药学服务技能的训练，突出课程的职业特点。

本轮修订保持原有板块特色，各章节以学习目标开篇，穿插案例、考点、链接等，以自测题结尾。在链接板块，增加了药物学家传奇故事、药物发现史、诺贝尔生理学或医学奖小故事、药学史上的历史事件等，将药理学课程中蕴含的思政元素有机融入教材，立德树人，厚植爱国情怀，弘扬人文精神，重温科学经典。自测题板块旨在助力学生掌握教学内容，同时题目有效覆盖国家执业药师资格考试知识点，本轮修订进一步优化了自测题试题，使之更科学、合理。本教材还配套了大量数字化资源，使教学内容的展现更加丰富、立体，也有利于学生利用碎片化时间进行学习。

本教材能如期编辑出版，得到了科学出版社及各参编单位的大力支持，各位编者尽职尽责，认真完成自己编写的章节，江苏省人民医院主任中药师袁红宇对教材中的案例及案例分析进行了审核，在此一并表示诚挚的感谢！

本教材虽经反复审核，仍可能存在疏漏之处，恳请广大读者批评指正。

樊一桥
2024年10月

配 套 资 源

欢迎登录"中科云教育"平台，**免费** 数字化课程等你来！

本系列教材配有图片、视频、音频、动画、题库、PPT课件等数字化资源，持续更新，欢迎选用！

"中科云教育"平台数字化课程登录路径

电脑端

- 第一步：打开网址 http://www.coursegate.cn/short/R3D16.action
- 第二步：注册、登录
- 第三步：点击上方导航栏"课程"，在右侧搜索栏搜索对应课程，开始学习

手机端

- 第一步：打开微信"扫一扫"，扫描下方二维码

- 第二步：注册、登录
- 第三步：用微信扫描上方二维码，进入课程，开始学习

PPT课件，请在数字化课程中各章节里下载！

目 录

第1篇 药理学总论

第1章 总论 / 1
 第1节 绪论 / 1
 第2节 药物效应动力学 / 4
 第3节 药物代谢动力学 / 8
 第4节 影响药物作用的因素 / 15

第2篇 作用于传出神经系统的药物

第2章 传出神经系统药物 / 20
 第1节 概论 / 20
 第2节 胆碱受体激动药及胆碱酯酶抑制药 / 24
 第3节 胆碱受体阻断药 / 30
 第4节 肾上腺素受体激动药 / 34
 第5节 肾上腺素受体阻断药 / 39

第3章 局部麻醉药 / 45
 第1节 局麻药的作用及给药方法 / 45
 第2节 常用局麻药 / 46

第3篇 作用于中枢神经系统的药物

第4章 全身麻醉药 / 50
 第1节 吸入麻醉药 / 50
 第2节 静脉麻醉药 / 52
 第3节 复合麻醉 / 52

第5章 镇静催眠药 / 54
 第1节 苯二氮䓬类 / 54
 第2节 巴比妥类 / 56
 第3节 其他镇静催眠药 / 57

第6章 抗癫痫药和抗惊厥药 / 59
 第1节 抗癫痫药 / 59
 第2节 抗惊厥药 / 63

第7章 精神障碍治疗药物 / 65
 第1节 抗精神病药 / 65
 第2节 抗躁狂药 / 69
 第3节 抗抑郁药 / 70

第8章 治疗神经退行性变性疾病药 / 74
 第1节 抗帕金森病药 / 74
 第2节 治疗阿尔茨海默病药 / 77

第9章 镇痛药 / 80
 第1节 阿片生物碱类镇痛药 / 80
 第2节 合成镇痛药 / 83
 第3节 其他镇痛药 / 86
 第4节 阿片受体拮抗药 / 87

第10章 解热镇痛药 / 89
 第1节 解热镇痛药的基本作用 / 89
 第2节 非选择性COX抑制药 / 91
 第3节 选择性COX-2抑制药 / 95

第11章 中枢兴奋药 / 100
 第1节 主要兴奋大脑皮质的药物 / 100
 第2节 主要兴奋延髓呼吸中枢的药物 / 101

第4篇　作用于心血管系统的药物

第12章　抗心绞痛药　/ 103
- 第1节　硝酸酯类　/ 104
- 第2节　β受体阻断药　/ 106
- 第3节　钙通道阻滞药　/ 107
- 第4节　其他抗心绞痛药　/ 108

第13章　抗高血压药　/ 110
- 第1节　抗高血压药物的分类　/ 111
- 第2节　常用抗高血压药　/ 112
- 第3节　其他抗高血压药　/ 118
- 第4节　抗高血压药物的应用原则　/ 121

第14章　抗心律失常药　/ 124
- 第1节　心律失常的心肌电生理学基础　/ 124
- 第2节　抗心律失常药物的分类及常用药物　/ 127
- 第3节　快速型心律失常的药物选用　/ 133

第15章　抗慢性心功能不全药　/ 135
- 第1节　正性肌力药　/ 136
- 第2节　肾素-血管紧张素-醛固酮系统抑制药　/ 141
- 第3节　减轻心脏负荷药　/ 142
- 第4节　β受体阻断药　/ 142

第16章　抗动脉粥样硬化药　/ 144
- 第1节　调血脂药　/ 144
- 第2节　抗氧化剂　/ 149
- 第3节　多烯脂肪酸类　/ 149
- 第4节　血管内皮保护药　/ 149

第5篇　作用于内脏系统的药物

第17章　利尿药及脱水药　/ 151
- 第1节　利尿药　/ 151
- 第2节　脱水药　/ 156

第18章　作用于呼吸系统的药物　/ 159
- 第1节　平喘药　/ 159
- 第2节　镇咳药　/ 163
- 第3节　祛痰药　/ 165

第19章　作用于消化系统的药物　/ 167
- 第1节　助消化药　/ 167
- 第2节　抗消化性溃疡药　/ 168
- 第3节　止吐药　/ 173
- 第4节　泻药　/ 174
- 第5节　止泻药　/ 176
- 第6节　利胆药　/ 176

第20章　作用于血液系统的药物　/ 178
- 第1节　抗贫血药　/ 178
- 第2节　抗凝血药和促凝血药　/ 180
- 第3节　纤维蛋白溶解药　/ 185
- 第4节　抗血小板药　/ 186
- 第5节　促进白细胞增生药　/ 187
- 第6节　血容量扩充药　/ 188

第21章　子宫平滑肌兴奋药和抑制药　/ 190
- 第1节　子宫平滑肌兴奋药　/ 190
- 第2节　子宫平滑肌抑制药　/ 192

第22章　组胺受体阻断药　/ 193
- 第1节　H_1受体阻断药　/ 193
- 第2节　H_2受体阻断药　/ 195

第6篇　作用于内分泌系统的药物

第23章　甲状腺激素与抗甲状腺药　/ 196
- 第1节　甲状腺激素　/ 196
- 第2节　抗甲状腺药　/ 197

第24章　降血糖药　/ 201

第1节 胰岛素及其类似物 / 201
第2节 口服降血糖药 / 204
第3节 其他降血糖药 / 206

第25章 肾上腺皮质激素类药物 / 208
第1节 糖皮质激素类药物 / 208
第2节 促肾上腺皮质激素及皮质
激素抑制药 / 212

第26章 性激素类药与避孕药 / 215
第1节 性激素类药 / 215
第2节 避孕药 / 218

第27章 抗骨质疏松药 / 220
第1节 骨吸收抑制药 / 220
第2节 骨形成促进药 / 222
第3节 其他药物 / 222

第7篇 化学治疗药物

第28章 抗菌药物概论 / 224
第1节 常用术语 / 224
第2节 抗菌药物的作用机制 / 225
第3节 细菌耐药性 / 226
第4节 抗菌药物的合理应用原则 / 227

第29章 抗生素 / 231
第1节 β-内酰胺类抗生素 / 231
第2节 大环内酯类、林可胺类及糖肽
类抗生素 / 237
第3节 氨基糖苷类及多黏菌素类
抗生素 / 241
第4节 四环素类及氯霉素类抗生素 / 245

第30章 人工合成抗菌药 / 251
第1节 喹诺酮类药物 / 251
第2节 磺胺类药物 / 254
第3节 其他人工合成抗菌药 / 257

第31章 抗真菌药及抗病毒药 / 259
第1节 抗真菌药 / 259
第2节 抗病毒药 / 262

第32章 抗结核药及抗麻风药 / 267
第1节 抗结核药 / 267
第2节 抗麻风药 / 270

第33章 抗寄生虫药 / 272
第1节 抗肠蠕虫药 / 272
第2节 抗疟药 / 273
第3节 抗阿米巴和抗滴虫药 / 276
第4节 抗血吸虫和抗丝虫药 / 278

第34章 抗肿瘤药 / 281
第1节 抗肿瘤药的药理学基础 / 281
第2节 常用抗肿瘤药 / 283
第3节 抗肿瘤药的毒性作用和用药
原则 / 292

第8篇 实践技能篇

第一部分 药理学基础实验 / 295
实验一 给药剂量对药物作用的影响 / 295
实验二 给药途径对药物作用的影响 / 295
实验三 传出神经系统药物对离体
豚鼠回肠的作用 / 296
实验四 传出神经系统药物对兔动脉
血压的影响 / 297

实验五 有机磷农药中毒及解救 / 298
实验六 普鲁卡因的传导麻醉作用 / 299
实验七 苯巴比妥钠的抗惊厥作用 / 299
实验八 氯丙嗪的安定作用 / 300
实验九 药物的镇痛作用 / 301
实验十 利尿药和脱水药对兔尿量的
影响 / 303

实验十一 肝素、双香豆素及枸橼酸钠的抗凝血作用 / 304
实验十二 链霉素的毒性反应及其解救 / 305
实验十三 糖皮质激素对炎症的影响 / 306

第二部分 药理学设计性实验 / 308
实验十四 未知物的鉴定 / 309
实验十五 钙镁拮抗作用 / 309
实验十六 夹竹桃煎出液对离体蛙心的作用 / 310

第三部分 药理学实训 / 312
实训一 药品说明书的解读 / 312
实训二 用药指导 / 313
实训三 处方及处方分析 / 314

主要参考文献 / 317
自测题选择题参考答案 / 318

第 1 篇 药理学总论

第 1 章 总 论

> **学习目标**
>
> **知识目标：**
> 1. 掌握药物作用与药物效应、药物作用的选择性、药物作用的两重性、量-效关系等药效学概念；药物体内过程及其影响因素、常用药动学参数及其临床意义等药动学概念。
> 2. 熟悉药物跨膜转运方式及影响药物作用的因素。
> 3. 了解药理学的性质与任务，以及药理学在新药研发中的地位。
>
> **能力目标：** 能辩证认识药物与机体的相互作用，分析判断影响药物作用的因素，合理运用药效学和药动学基本理论和基本知识进行健康教育和用药指导。
>
> **素质目标：** 具有严肃认真、科学求实的态度，全心全意为患者服务的职业素养。

第 1 节 绪 论

一、药理学的性质与任务

药理学（pharmacology）是研究药物与机体（包括病原体）相互作用及作用规律的一门学科。药物（drug）是指能够影响机体器官生理功能和（或）细胞代谢活动，用于预防、治疗、诊断疾病的化学物质。药物与食物、毒物之间并无本质区别，通常只是量的不同，任何药物剂量过大都可产生毒性反应。

药理学研究的内容包括药物效应动力学（pharmacodynamics，PD）和药物代谢动力学（pharmacokinetics，PK）两个方面。药物效应动力学研究药物对机体的作用及作用机制，简称药效学；药物代谢动力学研究机体对药物的处置过程，包括药物在体内的吸收、分布、代谢和排泄等过程，以及血药浓度随时间变化的规律，简称药动学。

药理学是一门桥梁学科，是联系医学与药学的纽带。药理学以生理学、生物化学、微生物学、免疫学、病理学等为基础，为指导临床合理用药提供理论依据。药理学的学科任务是为阐明药物作用机制、改善药物质量、提高药物疗效、降低药物不良反应、研发新药、发现药物新用途，并为探索细胞生理生化及病理过程提供实验资料。

药理学的研究方法是实验性的，应该在严密控制的条件下，从整体、器官、组织、细胞和分子水平，观察药物与机体的相互作用及作用机制。

二、药理学的发展简史

药理学的发展大致可分为传统本草学、实验药理学和现代药理学三个阶段。

（一）传统本草学阶段

药理学的发展是与药物的发现、发展紧密联系在一起的。远古时代人们为了生存，从生产和生活经验中认识到很多天然物质可以防病治病，这是人类认识药物的开始。古埃及的《埃伯斯纸草书》，载药700余种，处方800多个，是世界上最早的药物治疗手册之一。古罗马底奥斯考里德编写的《药物学》，收载药物900多种，其中100多种使用至今（如姜、乌头、芦荟等）。《神农本草经》是我国现存最早的一部药物学专著，系统地总结了我国古代劳动人民所积累的药物知识，收载药物365种，有不少沿用至今，如饮酒镇痛、大黄导泻、麻黄止喘、常山截疟、楝实祛虫等。唐代的《新修本草》是我国第一部由政府委托组织编撰的药典，也是世界上第一部由政府颁行的药典。明代李时珍历时27年所著的《本草纲目》是我国古代药物发展成熟的代表作，是传统医学的经典著作，在药物发展史上有着巨大贡献。全书共52卷，约190万字，收载药物1892种，插图1160帧，药方11 000余条，是现今研究中药的必读书籍，被译成英、日、朝、德、法、俄和拉丁等多种文字，在世界上广为传播。

（二）实验药理学阶段

文艺复兴时期（14世纪开始），人们的思维开始摆脱宗教束缚，认为事各有因，只要客观观察都可以认识。瑞士医生Paracelsus批判了古希腊医生盖伦（Galen）恶液质唯心学说，结束了医学史上1500余年的黑暗时代。后来英国解剖学家Harvey发现了血液循环，开创了实验药理学新纪元。

药理学发展成为一门独立的科学与现代科学技术的发展密不可分。18世纪，意大利生理学家F.Fontana通过动物实验对千余种药物进行了毒性测试，得出了天然药物都有其活性成分，选择作用于机体某个部位而引起典型反应的客观结论。1804年德国药剂师Sertürner从罂粟中分离出吗啡，并用犬实验证明其具有镇痛作用；1819年法国Magendi用青蛙实验证明士的宁的作用部位在脊髓；1805～1835年期间，30种重要的有效成分被从天然药物中分离出来，如吐根碱、马钱子碱、奎宁、咖啡因等。这些研究为药理学的发展提供了可靠的实验方法。

1846年德国的Buchheim建立了第一个药理学实验室，并写出第一本药理学教科书，也成为世界上第一位药理学教授，为实验药理学奠定了基础。其学生Schmiedeberg继续发展了实验药理学，开始研究药物的作用部位，开创了器官药理学。1878年英国生理学家J.Langley在研究阿托品与毛果芸香碱对猫唾液腺分泌的作用时发现，这些药物的作用不是通过作用于神经或腺体，而是通过作用于体内某些"接受物质"而起效的。1909年Ehrlich首先提出受体这一概念，并提出药物只有与"受体"结合才能产生效应，由此为"受体学说"的产生奠定了基础，推动了药物作用理论的发展。此后药理学得到飞跃发展。

（三）现代药理学阶段

20世纪初，德国微生物学家Ehrlich从近千种有机胂化物中筛选出对治疗梅毒有效的胂凡纳明，开启了用合成药物治疗传染病的新纪元。1928年英国的Fleming发现了青霉素，随后Florey和Chain成功分离提取出了青霉素，并证实其抗菌疗效显著。1935年德国药理学家Domagk研究发现了"百浪多息"证明其对多种细菌感染有效，从而开启了磺胺类药物的研究。青霉素和磺胺类抗菌药物的发现，为治疗细菌性疾病做出了杰出贡献，是药理学发展史上的里程碑，促进了化学治疗学的发展。这一时期发明或发现的镇痛药、抗精神失常药、抗高血压药、抗疟药、抗肿瘤药、激素类药和维生素类药等，许多仍是目前临床常用的基本药物。

1953年DNA双螺旋结构的发现，为其他学科如生物化学、细胞生物学、分子生物学等的发展提供了基础，而这些学科的发展又促进了药理学的发展。近年来药动学的发展使临床用药从单凭经验发展为科学计算，并促进了生物药剂学（biopharmaceutics）的发展。药效学方面逐渐向微观世界深入，阐明了许多药物作用的分子机制也促进了分子生物学本身的发展。随着科学研究的深入，逐渐形成了许多各具特色的药理学分支学科，如分子药理学、临床药理学、时辰药理学、遗传药理学、受体药理学、免疫药理学等。20世纪90年代，人类基因组计划启动，其中与药理学相关的是基因的多态性与药物个体差异的关系，促进了新的分支——基因组药理学的出现。

近代我国在药品生产、新药开发和理论研究方面都有了极大提高，为祖国医药事业和世界医药事业发展做出了杰出贡献。特别是在中药药理研究方面，如青蒿素的抗疟、喜树碱和紫杉醇的抗癌、黄芪甲苷的强心、罗通定的镇痛作用等。我国科学家屠呦呦因为发现了青蒿素，有效降低了疟疾患者的病死率，挽救了全球特别是发展中国家数百万人的生命而荣获2015年诺贝尔生理学或医学奖，成为第一个获此殊荣的中国人。

链接 屠呦呦与青蒿素

1967年5月23日，国家科技委员会与解放军总后勤部召开了联合会议"疟疾防治药物研究工作协作会议"，成立了"523办公室"，正式启动抗疟项目。屠呦呦担任疟疾研究课题组组长。在历经了380多次失败后，一份研究发现黄花蒿提取物能很好地抑制寄生虫生长，但活性较低。在翻阅大量文献的过程中，屠呦呦发现葛洪的《肘后备急方》中记载了黄花蒿可以减轻疟疾症状，文中提到"青蒿一握，以水二升渍，绞取汁，尽服之"。这句话给了屠呦呦灵感，她改进了提取方法，在使用较低温度提取时，提取物的活性得到了大幅提升。1971年下半年屠呦呦提出用乙醚提取青蒿素，其抗疟作用达到95%~100%。当时的中国没有办法做新药的临床试验，屠呦呦和她的同事们勇敢地成为了第一批志愿受试者。1986年，青蒿素获得一类新药证书；2011年9月，屠呦呦获得拉斯克奖；2015年10月，屠呦呦获诺贝尔生理学或医学奖。2019年9月29日，中共中央总书记、国家主席、中央军委主席习近平向屠呦呦颁发了"共和国勋章"。

三、药理学在新药研究与开发中的地位

《中华人民共和国药品管理法实施条例》（2024年12月修改）中对新药的定义是指未曾在中国境内上市销售的药品。新药的研究与开发是一个非常严格而复杂的过程，投资多、周期长、风险大。新药研究包括临床前研究、临床研究和上市后监测三个阶段。

临床前研究包括工艺学研究、制剂研究、质量控制，以及以实验动物为研究对象的药效学、药动学和毒理学研究。临床前研究是新药从实验研究过渡到临床应用必不可少的阶段，但由于种属差异的存在，以动物为研究对象得出的结论最终必须依靠以人为研究对象的临床研究才能对药物的安全性、有效性做出准确而科学的评价。

新药临床试验是为确定药物安全性与有效性在人体开展的药物研究。药物临床试验分为Ⅰ期临床试验、Ⅱ期临床试验、Ⅲ期临床试验、Ⅳ期临床试验及生物等效性试验。根据药物特点和研究目的，研究内容包括临床药理学研究、探索性临床试验、确证性临床试验和上市后研究。

Ⅰ期临床试验：初步的临床药理学及人体安全性评价试验。观察人体对于新药的耐受程度和药动学，为制订给药方案提供依据。

Ⅱ期临床试验：治疗作用初步评价阶段。其目的是初步评价药物对目标适应证患者的治疗作用和安全性，也包括为Ⅲ期临床试验研究设计和给药剂量方案的确定提供依据。此阶段的研究设计可以根据具体的研究目的，采用多种形式，包括随机盲法对照试验。

Ⅲ期临床试验：治疗作用确证阶段。其目的是进一步验证药物对目标适应证患者的治疗作用和安全性，评价利益与风险的关系，最终为药物注册申请的审查提供充分的依据。试验一般应为具有足够样本量的随机盲法对照试验。

Ⅳ期临床试验：新药上市后应用研究阶段。其目的是考察在广泛使用条件下，药物的疗效和不良反应，评价在普通或者特殊人群中使用的利益与风险关系，以及改进给药剂量等。

生物等效性试验：是指用生物利用度研究的方法，以药动学参数为指标，比较同一种药物的相同或者不同剂型的制剂，在相同的试验条件下，其活性成分吸收程度和速度有无统计学差异的人体试验。

药理学研究是新药研究的主要内容，为寻找和发现新药提供线索，也通过临床前研究和临床研究为新药的安全性和有效性提供依据。

考点：药理学、药效学、药动学、新药的概念

第2节 药物效应动力学

药物效应动力学简称药效学，主要研究药物对机体的作用及作用机制，为临床合理用药和新药研究提供依据。

一、药物作用和药理效应

药物作用（drug action）是指药物与机体细胞间的初始作用。药理效应（pharmacological effect）是药物作用的结果，是继发于药物作用之后所引起机体器官原有功能的变化。由于二者意义接近，通常不严格区分。使机体原有功能提高称为兴奋（excitation），过度兴奋即为亢进（augmentation）；使机体原有功能降低称为抑制（inhibition），过度抑制即为麻痹（paralysis）。凡使机体原有生理、生化功能增强的作用称为兴奋作用；反之称为抑制作用。

二、药物作用的选择性

药物进入机体后，只对少数组织或器官发生较明显的作用，而对其他组织或器官的作用不明显或完全没有作用，此称为药物作用的选择性。由于大多数药物都具有各自的选择性，所以它们各有不同的适应证和毒性，这就构成了药物分类的依据和选择用药的基础。药物的选择性一般是相对的，且与用药剂量有关。小剂量只作用于个别组织器官，选择性高；大剂量则能引起较多组织器官反应，选择性低。一般而言，选择性高的药物不良反应少，但应用范围窄；选择性低的药物应用范围广，但不良反应常较多。

三、药物作用的两重性

药物对机体既可呈现有利的防治作用，也会产生不利的不良反应（adverse reaction），体现了药物作用的两重性。

（一）防治作用

防治作用包括预防作用和治疗作用。预防作用是指未出现疾病症状之前用药，以防止疾病发生的作用。治疗作用是指出现疾病症状之后用药，以达到治疗效果的作用。根据治疗效果，又可将治疗作用分为以下两种。

1. 对因治疗（etiological treatment） 指用药目的在于消除原发致病因子，彻底治愈疾病的治疗，又称治本。例如，用抗生素消除体内致病菌。

2. 对症治疗（symptomatic treatment） 指用药目的在于改善症状、减轻患者痛苦的治疗，又称治标。对症治疗不能根除病因。

通常，对因治疗比对症治疗重要，但对某些重危急症如休克、惊厥、心力衰竭、高热、剧痛等，对症治疗可能比对因治疗更为迫切。

考点：对因治疗和对症治疗

（二）不良反应

凡与用药目的无关，并给患者带来不适、痛苦或危害的反应统称为药物不良反应（adverse reaction）。主要包括以下几项。

1. 副作用（side effect） 是指药物在治疗量下产生的与用药目的无关的反应，又称副反应（side reaction）。通常与药物作用选择性低，涉及多个效应器官有关，当某一效应用作治疗目的时，其他效应就构成副作用。副作用是在治疗量下发生的，是药物本身固有的效应，一般危害小，可预知，但是难以避免，与治疗作用之间可因用药目的不同而相互转换。例如，阿托品具有松弛内脏平滑肌和抑制腺体分泌等作用，当用于解除胃肠痉挛时，其抑制腺体分泌引起的口干就成为副作用；当用于麻醉前给药以减少呼吸道分泌物时，其松弛内脏平滑肌引起的腹气胀、尿潴留就构成副作用。

2. 毒性反应（toxic reaction） 是指药物在剂量过大或长期反复用药过程中产生的危害性反应。一般比较严重，但也可以预知，也是应该避免发生的不良反应。毒性反应可因剂量过大立即发生，称为急性毒性（acute toxicity），多损害呼吸、循环及神经系统功能；也可因长期用药，药物在体内蓄积后逐渐产生，称为慢性毒性（chronic toxicity），多损害肝、肾、骨髓、内分泌系统等功能。

药物的"三致反应"即致癌（carcinogenesis）、致畸（teratogenesis）、致突变（mutagenesis）也属于慢性毒性范畴。

3. 后遗效应（residual effect） 是指停药后血药浓度已降至最小有效浓度（阈浓度）以下时残存的药理效应。例如，服用巴比妥类药物催眠后，次晨出现的宿醉（嗜睡、头晕、乏力等）现象。

4. 停药反应（withdrawal reaction） 是指长期用药突然停药后原有疾病或症状加剧的现象，又称反跳现象（rebound reaction）。例如，长期服用可乐定降血压，突然停药后次日血压急剧升高。

5. 变态反应（allergic reaction） 通常也称过敏反应（hypersensitive reaction），是一种病理性免疫反应。是非肽类药物作为半抗原与机体蛋白结合为抗原后，经过接触10天左右的敏感化过程而发生的反应。常见于少数过敏体质患者。反应发生与否和用药剂量无关，和药物原有效应亦无关，用药理性拮抗药解救无效。反应严重程度差异很大，从轻微的皮疹、发热至造血系统抑制、肝肾功能损害，甚至休克等。致敏物质可能是药物本身，可能是其代谢物，也可能是药物制剂中的杂质。由于变态反应不易预知，因此对于易致敏的药物或过敏体质的患者，用药前应详细询问过敏史，并做过敏试验，凡有过敏史或过敏试验阳性者禁用。

6. 特异质反应（idiosyncrasy reaction） 是指少数特异体质患者对某些药物反应特别敏感，反应性质也有别于常人的损害性反应。特异质反应是一类遗传缺陷性反应，反应性质与药物固有药理作用基本一致，反应严重程度与剂量成比例，药理性拮抗药救治可能有效。例如，少数红细胞葡萄糖-6-磷酸脱氢酶缺乏的患者，在应用有氧化作用的伯氨喹、磺胺类药物时，易引起溶血性贫血。

7. 继发反应（secondary reaction） 是指药物治疗作用引起的不良后果，又称治疗矛盾。例如，长期应用广谱抗生素引起的二重感染就属于继发反应。长期使用广谱抗生素，正常肠道菌群的共生关系被破坏，敏感菌被抑制，不敏感菌趁机大量繁殖从而导致新的感染，称为二重感染。

链接 反应停事件

反应停通用名为沙利度胺（thalidomide），化学名为酞胺哌啶酮，是德国一名科学家研制的镇静药，并能够显著抑制孕妇的妊娠反应（如呕吐和失眠）。20世纪60年代，反应停在德国、英国、澳大利亚、日本等17个国家被广泛用于治疗妊娠期的妊娠反应，结果导致大量海豹肢畸胎儿出生。患儿四肢发育不全，就像海豹的四个鳍足。至此，反应停在世界各国陆续被强制撤回，该德国公司被迫倒闭。这一事件引起了全球的广泛关注，促使各国加强了对药物安全性的监管和研究。

考点：常见药物不良反应的类型及概念

四、量-效关系

药物的效应与剂量关系密切，药理效应与剂量在一定范围内成比例，这就是量-效关系（dose-effect relationship）。药物的剂量太小，可能不引起任何效应，只有剂量达到一定数值时才开始出现效应，能引起效应的最小剂量称最小有效量（也称阈剂量）。随着剂量的增加，效应增强。能引起最大效应而不引起中毒的剂量称为最大治疗量（又称极量）。出现中毒症状的最小剂量称最小中毒量。剂量继续增加，引起死亡的剂量称致死量。

由于药理效应与血药浓度的关系较为密切，故在药理学研究中更常用浓度-效应关系（concentration-effect relationship）。以药理效应为纵坐标、药物浓度（或剂量）为横坐标作图，则得到量-效曲线（rectangular hyperbola，图1-1A）。将药物浓度（或剂量）改用对数值作图则呈典型的对称S形曲线（图1-1B）。

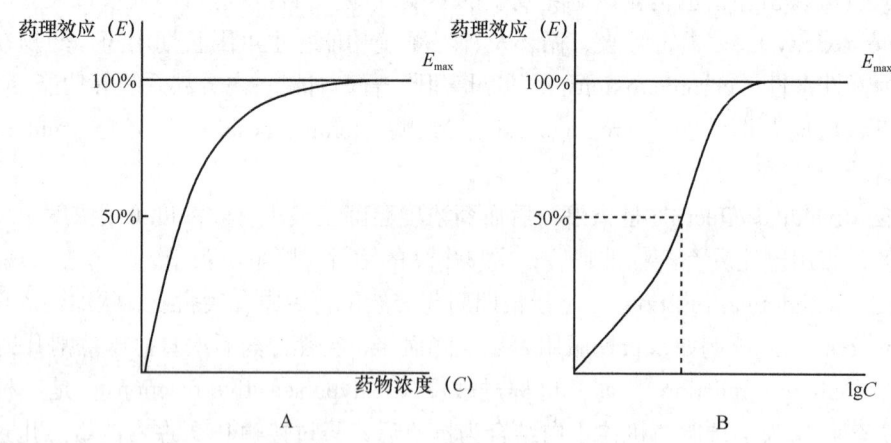

图1-1 量反应的量-效关系曲线

从量-效曲线上可以看出，当浓度（或剂量）增加到一定限度时，效应不再继续增强，这一药理效应的极限称为最大效应（E_{max}），也称效能（efficacy）。当比较作用性质相同的药物之间的作用强度时，可用效价强度（potency）表示，即产生相同的药理效应时所对应的药物浓度或剂量。达到相同效应所需的浓度或剂量越大，则效价强度越小。效能与效价强度从不同角度反映药物作用的强度，但两者不完全平行，即效能大的药物效价强度并不一定大，反之亦然。例如，利尿药以日排钠量作为效应指标进行比较，从图1-2看出，氢氯噻嗪的效价强度大于呋塞米，而呋塞米的效能大于氢氯噻嗪。一般而言，药物的效能更具有实际意义。

药理效应强弱有的是连续增减的量变，称为量反应（graded response），如血压的升降、平滑肌的舒缩等，可用具体数值或最大反应的百分率表示。有些药理效应只能用全或无、阳性或阴性表示，结果以反应的阳性率和阴性率的方式作为统计量，称为质反应（all-or-none response 或 quantal response）。例如，死亡与存活、惊厥与不惊厥等，必须用多个动物或多个实验标本以阳性率表示。用累加阳性率对数剂量（或浓度）作图也呈典型对称S形量-效曲线（图1-3）。在量-效曲线的中央部位，可得到50%反应率的相应剂量。引起半数实验动物出现某一效应的剂量，称作半数有效量（median effective dose，ED_{50}）。引起半数实验动物死亡的剂量，称为半数致死量（median lethal dose，LD_{50}）。LD_{50}与ED_{50}的比值称为治疗指数（therapeutic index，TI）。治疗指数是评价药物安全性的指标之一，一般来说，治疗指数越大的药物，安全性越高。较好地评价药物安全性的指标是5%致死量（LD_5）与95%有效量（ED_{95}）之间的距离，称为安全范围（margin of safety），其值越大越安全。

考点： 量反应、质反应、最小有效量、效价强度、效能、半数有效量、半数致死量、治疗指数、安全范围的概念

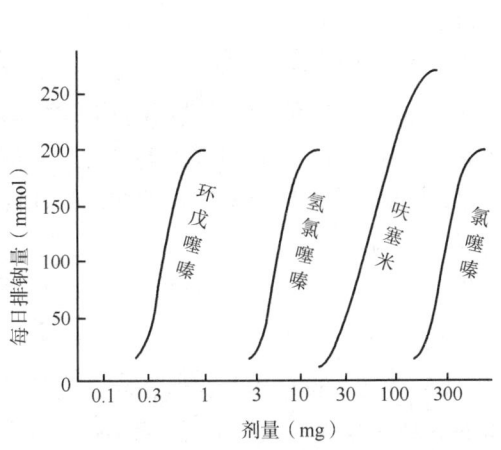

图1-2 几种利尿药的效能和效价强度比较

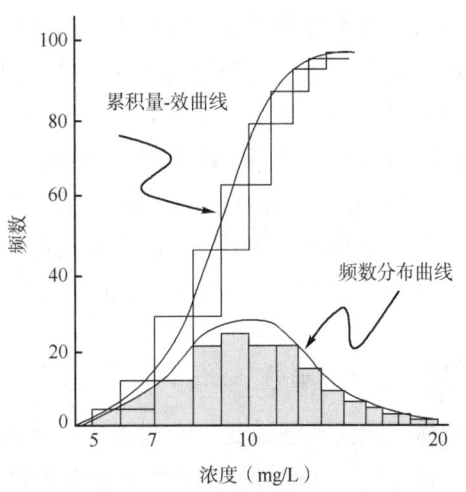

图1-3 质反应的量-效关系曲线

五、药物作用机制

药物作用机制（mechanism of drug action）是研究药物为什么产生作用和如何产生这些作用的。药物的种类繁多，化学结构和理化性质各异，但其作用机制主要有非受体途径和受体途径两大方面。

（一）药物作用的非受体途径

1. 改变理化性质 少数药物通过简单的化学反应及物理作用而产生药理效应。例如，应用抗酸药中和胃酸以治疗溃疡病，应用甘露醇在肾小管内提升渗透压而利尿等。

2. 参与或干扰机体的代谢过程 通过补充生命代谢物质以治疗相应缺乏症。例如，补充铁剂治疗缺铁性贫血、补充胰岛素治疗糖尿病等。有些药物化学结构与正常代谢物非常相似，掺入代谢过程却往往不能引起正常代谢的生理效果，实际上导致抑制或阻断代谢的后果，称为伪品掺入（counterfeit incorporation），也称抗代谢药（antimetabolite）。例如，氟尿嘧啶结构与尿嘧啶相似，掺入肿瘤细胞DNA及RNA中，干扰蛋白质合成而发挥抗肿瘤作用。

3. 影响物质转运过程 许多物质在体内的转运需要载体参与，干扰这一环节可以产生明显的药理效应。例如，利尿药抑制肾小管Na^+-K^+、Na^+-H^+交换而发挥排钠利尿作用。细胞膜离子通道的开放或关闭，能迅速改变细胞功能，有些药物以离子通道为作用靶点，通过影响离子跨膜转运而发挥治疗作用。例如，硝苯地平阻滞血管平滑肌的Ca^{2+}通道，使血管扩张而降压。

4. 影响酶的活性 机体内酶的种类繁多，分布极广，参与机体多种生命活动，且极易受各种因素的影响，是药物作用的一类主要对象。药物可通过影响酶的活性而产生相应的药理效应。例如，新斯的明竞争性抑制胆碱酯酶，使突触间隙乙酰胆碱蓄积而产生拟胆碱作用；奥美拉唑不可逆性抑制胃黏膜H^+-K^+-ATP酶，抑制胃酸的分泌而发挥抗消化性溃疡作用等。

5. 影响免疫功能 除免疫血清及疫苗外，免疫增强药及免疫抑制药通过影响机体的免疫功能而发挥疗效。例如，糖皮质激素类药物抑制机体的免疫功能，可用于治疗自身免疫性疾病及防止器官移植时的排斥反应。

（二）药物作用的受体途径 - 受体学说

1. 受体的概念 受体（receptor）是指存在于细胞膜、细胞质或细胞核中的特殊大分子物质，能识别并特异性地与某些化学物质结合，产生特定的生物效应。能与受体特异性结合的物质称为配体（ligand）。受体均有其相应的内源性配体，包括神经递质、激素、自体活性物质等；药物为外源性配体。药物与受体结合多数是通过氢键、离子键或分子间引力（范德瓦耳斯力，又称范德华力），结合不甚牢固，容易解离，属可逆性结合，作用时间较短；少数药物以共价键结合，比较牢固，不易解离，故作用持久。

药物与受体结合能否产生效应，取决于亲和力（affinity）和内在活性（intrinsic activity）。亲和力是指药物与受体结合的能力。内在活性是指药物与受体结合后，激活受体产生效应的能力。根据亲和力和内在活性大小可将药物分为：①受体激动药（agonist）：是指与受体结合既有较强亲和力又有明显内在活性的药物。例如，肾上腺素是α和β受体的激动药。②受体阻断药（blocker）：是指与受体结合有较强的亲和力但无内在活性，且能阻断激动药的作用的药物。例如，普萘洛尔是β受体阻断药。③部分激动药（partial agonist）：是指与受体结合有较强亲和力但内在活性较弱的药物。单独应用时为弱的激动药，与激动药合用时则往往出现拮抗作用，可拮抗激动药的部分效应。例如，喷他佐辛为阿片受体的部分激动药，当与吗啡合用时，可降低后者的镇痛效应。

考点：受体、受体激动药、阻断药及部分激动药的概念

> **链接** 受体的类型
>
> **1. 配体门控离子通道受体** 组成贯通细胞膜内外的离子通道，当配体与其结合后，受体变构使通道开放，膜去极化或超极化，产生兴奋或抑制效应，如N胆碱受体、γ-氨基丁酸（GABA）受体等。
>
> **2. G蛋白偶联受体** 是通过G蛋白连接细胞内效应系统的膜受体。当受体与激动药结合后，经过G蛋白的转导将信号传递至效应器引起药理效应，如肾上腺素受体、多巴胺受体。
>
> **3. 酪氨酸激酶受体** 镶嵌于细胞膜上，由三部分组成，细胞外段为配体结合区，细胞中段穿过细胞膜，细胞内段具酪氨酸激酶活性，能激活细胞内蛋白激酶，加速蛋白质合成，如胰岛素受体、表皮生长因子受体等。
>
> **4. 细胞内受体** 位于细胞内，其配体较易通过细胞膜的脂质双层结构，与细胞内的受体结合并发生反应，调节核内信号转导和基因转录过程，如肾上腺皮质激素受体、性激素受体等。

2. 受体的特性

（1）特异性（specificity） 受体能特异性地识别并结合与其结构相吻合的药物分子，同一类型的激动药与同一类型的受体结合时产生的效应类似。

（2）高灵敏性（high sensitivity） 受体只需与很低浓度的配体结合就能产生显著的效应。

（3）饱和性（saturability） 由于受体数目是有限的，它能结合配体的量也是有限的，因此受体具有饱和性。当药物达到一定浓度后，其效应不会随着浓度的增加而增加。

（4）可逆性（reversibility） 配体与受体结合是可逆的，配体与受体的结合可被其他特异性的配体置换。

（5）多样性（variability） 同一受体可分布到不同的组织细胞而产生不同的效应，受体多样性是受体亚型分类的基础。

3. 受体的调节 受体的数目、亲和力和效应力受生理、病理和药理等因素的影响而发生变化，称为受体的调节。受体的调节是维持机体内环境稳定的重要因素。

（1）向上调节（up regulation） 受体的数目增多，亲和力增加或效应力增强的现象称为向上调节。表现为受体对药物的敏感性增高，药物效应增强，此现象又称为受体增敏。受体增敏可因长期使用受体阻断药引起，是造成某些药物突然停药出现反跳现象的原因。例如，高血压患者长期应用β受体阻断药，可使β受体向上调节，突然停药可引起反跳现象。

（2）向下调节（down regulation） 受体的数目减少，亲和力降低或效应力减弱的现象称为向下调节。表现为受体对药物的敏感性降低，药物效应减弱，此现象又称为受体脱敏。受体脱敏可因长期应用受体激动药引起，是产生耐受性的原因之一。

考点：受体的特性及受体的调节

第3节 药物代谢动力学

药物代谢动力学简称药动学，研究机体对药物的处置过程，包括药物在体内的吸收、分布、代谢、

排泄等体内过程及血药浓度随时间变化的规律。这些体内过程和变化规律可用数学原理和方法定量描述。因此，可以利用药动学规律科学计算药物剂量，以获得良好疗效，防止或减少不良反应的发生。

一、药物的跨膜转运

药物在体内转运必须通过各种具有类脂性质的生物膜（包括细胞膜和各种细胞器膜，如溶酶体膜、线粒体膜等），此过程称为药物的跨膜转运。药物的转运方式主要有被动转运和主动转运两种。

（一）被动转运

被动转运是指药物从高浓度一侧向低浓度一侧的转运，其主要动力是膜两侧的浓度差。其特点是不耗能，且无饱和性。被动转运包括简单扩散、滤过和易化扩散。大多数药物在体内的转运属于被动转运。

1. 简单扩散 多数药物通过简单扩散方式进入体内。扩散速度除取决于膜的性质、面积及膜两侧的浓度梯度外，还与药物的理化性质有关。分子量（相对分子质量）小（200Da以下）、脂溶性大（油水分布系数大）、极性小（不易离子化）、非解离型药物较易通过。药物多是弱酸性或弱碱性有机化合物，其离子化程度受其pK_a（弱电解质药物解离常数的负对数值）及其所在溶液的pH而影响，这是影响药物跨膜被动转运的一个可变因素。pH对弱酸或弱碱性药物解离度的影响可用Handerson-Hasselbalch公式进行定量计算：

弱酸性药物　　　　　　　　　　弱碱性药物

平衡式 $HA \rightleftharpoons H^+ + A^-$　　　　平衡式 $BH^+ \rightleftharpoons H^+ + B$

（非解离型）　　（解离型）　　　（解离型）　　（非解离型）

$$K_a = \frac{[H^+][A^-]}{[HA]} \qquad\qquad K_a = \frac{[H^+][B]}{[BH^+]}$$

$$pK_a = pH - \lg\frac{[A^-]}{[HA]} \qquad\qquad pK_a = pH - \lg\frac{[B]}{[BH^+]}$$

$$10^{pH-pK_a} = \frac{[A^-]}{[HA]} \qquad\qquad 10^{pK_a-pH} = \frac{[B]}{[BH^+]}$$

由此可见，不论弱酸性或弱碱性药物的pK_a都是该药在溶液中50%离子化时的pH，各药有其固定的pK_a。当pK_a与pH的差值以数学值增减时，药物的解离型与非解离型浓度比值以指数值相应变化。非解离型药物可以自由穿透，而解离型药物就被限制在膜的一侧，这种现象称为离子障（ion trapping）。弱酸性药物在酸性环境中不易解离，非解离型多，脂溶性大，容易跨膜转运；而在碱性环境中，则解离型多，水溶性大，不易跨膜转运。例如，弱酸性药物在胃液中非解离型多，在胃中即可被吸收；弱碱性药物在酸性胃液中解离型多，主要在小肠吸收。碱性较强的药物如胍乙啶（pK_a=11.4）及酸性较强的药物如色甘酸钠（pK_a=2.0）在胃肠道基本都已离子化，由于离子障原因，吸收均较难。pK_a小于4的弱碱性药物如地西泮（pK_a=3.3）及pK_a大于7.5的弱酸性药物如异戊巴比妥（pK_a=7.9），在胃肠道pH范围内基本都是非解离型，吸收都快而完全。

2. 滤过 又称为水溶性扩散，是指直径小于膜孔的水溶性药物借助膜两侧的流体静压或渗透压差，通过亲水膜孔的转运。例如，水、乙醇、尿素等水溶性小分子物质及O_2、CO_2等气体分子均可通过膜孔滤过扩散。

3. 易化扩散 是药物通过载体帮助顺浓度梯度跨膜转运的方式，其特点是不需要消耗能量，有较高特异性，并有竞争性抑制现象，如葡萄糖和氨基酸的吸收。

（二）主动转运

主动转运是药物借助于细胞膜上的特殊载体，从低浓度的一侧向高浓度一侧转运的方式。其特点是需要特殊载体，且需要消耗能量，转运过程有饱和现象和竞争性抑制。属于主动转运的药物并不多，主要在肾小管、神经元及肝细胞中进行。例如，药物自肾小管的分泌排泄就属于主动转运。

二、药物体内过程

（一）吸收

吸收（absorption）是指药物从给药部位进入血液循环的过程。吸收的速度和程度直接影响药物起效的快慢和作用的强弱。影响药物吸收的因素很多，主要可归为药物因素和机体因素两大类。

1. 药物因素

（1）药物的理化性质及剂型　药物的理化性质对药物的吸收有一定影响。一般来说，分子量小、脂溶性大、非解离型药物易吸收。同一药物的不同剂型，吸收的速度和程度也有差异。因受片剂崩解度、胶囊剂溶解速度的影响，注射剂和溶液剂的吸收较片剂和胶囊剂更快，油剂和混悬剂则较慢。同一药物，不同厂家或同一厂家生产的不同批号，因生产工艺的差别也可导致吸收差异。

（2）给药途径　是影响药物吸收的重要因素之一。除静脉给药外，其他各种给药途径均存在吸收过程。常用的给药途径有消化道给药、注射给药、呼吸道给药和经皮给药等。

1）消化道给药：口服（po）是最常用的给药途径，具有方便、经济、安全等优点。大多数药物以简单扩散的方式通过胃肠道吸收。胃液的pH为0.9~1.5，弱酸性药物可从胃中吸收，但由于胃黏膜的吸收面积小，胃排空快，药物在胃内滞留时间短，所以药物在胃内吸收量有限。小肠是药物吸收的主要部位，因小肠黏膜表面有绒毛，吸收面积大，血流丰富，而且肠腔内pH为4.8~8.2，故弱酸性及弱碱性药物均易吸收。

口服给药，药物经胃肠黏膜吸收后，经门静脉进入肝脏，当通过肠黏膜及肝脏时部分药物被代谢，使进入体循环的药量减少，药物效应下降，这种现象称为首过消除（first pass elimination），也称首过效应（first pass effect），如硝酸甘油首过消除明显，一般不宜口服给药。

多数药物口服方便有效，但吸收较慢且不完全，不适用于易在胃肠道被破坏、对胃黏膜刺激大、首过消除明显的药物，也不适用于昏迷及婴儿等不能口服的患者。舌下及直肠给药虽然吸收面积小，但因局部血流供应丰富，吸收较迅速，可有效避免首过消除。例如，硝酸甘油可舌下给药控制心绞痛急性发作。

2）注射给药：静脉注射（iv）可使药物迅速而准确地进入血液循环，没有吸收过程。肌内注射（im）及皮下注射（sc）后，药物沿结缔组织向四周扩散，经毛细血管壁吸收进入血液循环。药物的吸收速率与注射部位的血流量和药物的剂型有关。肌肉组织的血流量明显多于皮下组织，故肌内注射比皮下注射吸收快。休克患者因外周血流量少而缓慢，多次注射不但不会立即产生效应，还会在病情好转后，因循环速度加快而导致吸收过量引起中毒。故抢救治疗时应静脉给药。

3）呼吸道给药：肺泡表面积大，血流丰富，药物可通过肺泡上皮及毛细管内皮直达血液，吸收迅速，气体及挥发性药物（如吸入麻醉药）可直接进入肺泡。

4）经皮给药：皮肤吸收能力差，大多数药物不易穿透，仅少数脂溶性高药物可缓慢通透。因此，这类药物可以经皮给药以达到局部或全身药效。例如，促皮吸收剂氮酮，与其他药物制成贴皮剂（如硝苯地平贴皮剂），可以达到持久的全身疗效；对于容易经皮吸收的硝酸甘油也可制成缓释贴皮剂以预防心绞痛发作，每日只贴一次。

一般来说，吸收速度按快慢排序依次为：吸入、舌下、肌内注射、皮下注射、口服、直肠、皮肤；就吸收程度而言，舌下、肌内注射、吸入、皮下注射和直肠吸收较为完全，口服给药次之。

2. 机体因素　影响药物吸收的机体因素主要有吸收面积、吸收部位血流情况、胃排空、肠蠕动、胃肠道pH、胃肠内容物、胃肠病理情况等吸收环境因素。

考点：药物的吸收及其影响因素

(二) 分布

分布 (distribution) 是指药物从血液循环到达机体各组织器官的过程。此过程多数为被动转运，少数为主动转运。大部分药物在体内分布是不均匀的，影响分布的因素主要包括以下几个方面。

1. 药物与血浆蛋白的结合率 药物进入血液循环后首先与血浆蛋白呈可逆性结合。弱酸性药物多与白蛋白（清蛋白）结合，弱碱性药物多与 $α_1$ 酸性糖蛋白结合，还有少数药物与球蛋白结合。与血浆蛋白结合的药物称为结合型药物，未结合的称为游离型药物，两者处于动态平衡之中。结合型药物分子量大，不能跨膜转运，暂时失去药理活性，因不被代谢或排泄，可以看作是药物在血液中的一种暂时贮存方式。游离型药物分子量小，易转运到作用部位产生药理效应。不同的药物血浆蛋白结合率各不相同。药物与血浆蛋白结合特异性低，而血浆蛋白结合点有限，如同时应用两种与血浆蛋白结合率高的药物，两种药物可因竞争与同一蛋白结合而发生置换现象。被置换出来的游离型药物比例加大，效应增强或毒性增大。例如，抗凝药华法林的血浆蛋白结合率达99%，解热镇痛药保泰松与血浆蛋白的结合率为98%，当两者合用时，前者被后者置换而下降1%，则游离型药物浓度在理论上将增加一倍，可导致抗凝作用增强，甚至引起出血。药物也可能同内源性代谢物竞争与血浆蛋白的结合，如磺胺类药物置换胆红素与血浆蛋白结合，在新生儿可能导致胆红素脑病（核黄疸）。血浆蛋白过少（如肝硬化）或变质（如尿毒症）时药物血浆蛋白结合率下降，也容易发生毒性反应。

2. 药物与组织的亲和力 有些药物对某些组织有特殊的亲和力，使其在这些组织中的药物浓度高于其他组织，使药物分布呈现一定的选择性。例如，碘与甲状腺有高度亲和力，体内主要集中分布在甲状腺组织中，临床上据此用放射性碘开展甲状腺功能检测和甲状腺功能亢进（甲亢）的治疗。

3. 组织器官血流量 药物吸收后通过血液循环向全身组织器官输送，通常先向血流量大的组织器官分布，然后再向血流量小的组织器官转移，这种现象称为药物的再分布。例如，静脉注射硫喷妥钠，首先分布到血流量大的脑组织而产生麻醉作用，但由于其脂溶性大，又迅速向血流量少的脂肪组织转移，实现再分布，患者很快苏醒。所以，硫喷妥钠虽起效快，但维持时间短。

4. 药物的理化性质及体液 pH 脂溶性药物或水溶性小分子药物易通过毛细血管壁进入组织，水溶性大分子或离子型药物则难以通过血管壁进入组织。药物的 pK_a 及体液 pH 是决定药物分布的另一因素，细胞内液 pH（约7.0）略低于细胞外液（约7.4），弱碱性药物在细胞内浓度略高，弱酸性药物在细胞外液浓度略高。因此，弱酸性药物如巴比妥类中毒时，用碳酸氢钠碱化血液及尿液可使脑细胞中药物向血浆转移并加速自尿排泄，这是临床抢救巴比妥类药物中毒的重要措施之一。

5. 体内屏障

（1）血脑屏障（blood brain barrier，BBB） 脑是血流量较大的器官，但药物在脑组织浓度一般较低，这是由于血脑屏障所致。在组织学上血脑屏障是血-脑、血-脑脊液及脑脊液-脑三种屏障的总称，实际上能阻碍药物穿透的主要是前两者。脑毛细血管内皮细胞间紧密连接，基底膜外还有一层星状胶质细胞包围，大分子、高解离度、高蛋白结合率、非脂溶性药物较难穿透，故脑脊液中药物浓度总是低于血浆浓度，这是脑的自我保护机制。治疗脑病可以选用极性低的脂溶性药物，如磺胺嘧啶。为了减少中枢神经不良反应，对于生物碱可将之季铵化以增加其极性。例如，将阿托品季铵化变为甲基阿托品后不能通过血脑屏障，即不致发生中枢兴奋反应。炎症能增加血脑屏障的通透性，故脑膜炎时，通透率低的青霉素亦能在脑脊液中达到有效治疗浓度，而对于健康人，即使注射大剂量青霉素也难以进入脑脊液。

（2）胎盘屏障（placental barrier） 是胎盘绒毛与子宫血窦间的屏障，使母体血和子体血不互相混合，但两者之间可通过此结构进行物质交换。其通透性与一般毛细血管无显著差别，几乎所有药物都能穿透胎盘屏障进入胚胎循环。因此，在妊娠期间应禁用对胎儿发育有影响的药物，对其他药物也应慎用。

考点：药物的分布及其影响因素

（三）代谢

代谢（metabolism）是指药物在体内经酶或其他作用发生化学结构的变化，这一过程又称为生物转化（biotransformation）。药物主要在肝脏代谢，少数也可在肾、胃肠道、肺等部位进行。

代谢一般分两步进行，第一步为氧化、还原或水解反应，第二步为结合反应。第一步反应可使大多数药物灭活，但少数药物反而活化，故生物转化不能称为解毒过程。第二步反应是结合，多数经过第一步反应生成的代谢物或某些药物原型可与葡萄糖醛酸结合，有些还能和乙酰基、甘氨酸、硫酸等结合，经过结合后药物活性降低或丧失，且极性增加，水溶性增加，易于经肾排泄。因此，药物经过生物转化后大多被灭活，药理活性丧失或减弱，并转化为极性高的水溶性代谢物而利于排出体外。但也有少数药物经生物转化后被活化而产生药理效应或毒性。不同药物在体内转化过程不同，有的只经一步转化，有的经多步转化生成多个代谢产物，有的则完全以原型药形式自肾排出。

绝大多数药物的代谢需要在酶的参与下才能进行，参与药物代谢的酶称为药酶。肝脏微粒体的细胞色素P450单加氧酶系（CYP450）是促进药物生物转化的主要酶系，故又称肝药酶。肝药酶具有专一性低、个体差异大和酶活性有限等特点。

药酶的活性和数量易受某些药物的影响，凡能使药酶的活性增强或合成加速的药物，称为药酶诱导剂。有些药物本身就是其诱导的药酶底物，连续应用后，药酶的活性增高，药物自身代谢也加快，这种作用称为自身诱导。具有自身诱导作用的药物有苯巴比妥、苯妥英钠、利福平、地塞米松、保泰松等。它们不仅可加速氯丙嗪、双香豆素等药物的转化还可加速自身代谢，从而降低自身和其他药物的血药浓度和药效。自身诱导是药物产生耐受性的重要原因。凡能使药酶活性降低或合成减少的药物，称为药酶抑制剂。例如，氯霉素、异烟肼、西咪替丁、对氨基水杨酸等能抑制药酶的活性，可抑制地西泮、华法林等药物的转化，从而使其血药浓度增加、药效增强或毒性增大。

考点：药物的生物转化、药酶、药酶诱导剂和药酶抑制剂

（四）排泄

排泄（excretion）是指药物以原型或其代谢物经不同途径排出体外的过程。药物主要经肾排泄，也可经肺、胆、乳腺、汗腺、唾液腺等途径排泄。

1. 经肾排泄 药物及其代谢物自肾排泄受肾小球滤过、肾小管分泌及肾小管重吸收的影响。游离型药物能通过肾小球滤过进入肾小管，随着原尿的浓缩，药物浓度上升，当超过血浆浓度时，极性低、脂溶性大的药物可被肾小管重吸收，排泄慢；极性高、水溶性大的药物重吸收少，排泄快。经代谢后产生的代谢物多因极性增大，不易被重吸收而顺利排出。改变尿液pH可影响药物的解离度，进而影响药物的重吸收，使药物的排泄加速或减慢。在临床上改变尿液pH是解救药物中毒的有效措施。例如，巴比妥类、水杨酸类等弱酸性药物中毒时，碱化尿液可使其解离多，重吸收少，排泄快而解毒。而对于氨茶碱等弱碱性药物中毒，酸化尿液可加速其排泄而解毒。

此外，肾小管尚有主动分泌的功能，由非特异性载体转运系统完成。但因其选择性低，当两种药物通过同一载体转运时，彼此间可产生竞争性抑制。例如，丙磺舒抑制青霉素主动分泌，使后者排泄减慢，药效延长并增强。当肾功能不全时，药物排泄速度减慢，反复用药易导致药物蓄积甚至中毒。

2. 经胆汁排泄 有些药物在肝细胞与葡萄糖醛酸等结合后排入胆中，随胆汁排泄到小肠后被水解，游离型药物被小肠上皮细胞重吸收进入门静脉的过程称为肝肠循环（hepato-enteral circulation）。肝肠循环可使血药浓度下降减慢，药物的血浆半衰期和作用时间延长。胆道引流患者，药物的血浆半衰期将显著缩短。有些抗菌药物如红霉素、多西环素经胆汁排泄，在胆道内浓度高，有利于胆道感染的治疗。

3. 经乳汁排泄　乳汁pH略低于血浆，且富含脂质，故脂溶性高的药物和弱碱性药物可以自乳汁排泄。例如，吗啡、阿托品等，哺乳期婴儿可能受累，故哺乳期妇女用药应慎重。

4. 其他　胃液酸度高，某些生物碱（如吗啡等）注射给药也可向胃液扩散，洗胃是中毒治疗和诊断的措施。药物还可从呼吸道、唾液、泪、汗等排出，如肺是某些挥发性药物的主要排泄途径，检测呼出气中的乙醇量是诊断酒后驾车的快速、简便的方法。

考点：药物排泄途径及其影响因素

三、药动学的基本概念

药物在体内经历吸收、分布、代谢和排泄过程，始终处于动态变化之中。为了定量描述药物体内过程动态变化的规律性，常常需要借助数学的原理和方法，研究血药浓度随时间变化的动态规律及测定药动学的重要参数，对指导临床合理用药有重要的意义。

（一）时量关系和时效关系

药物的吸收和消除可直接影响血浆中药物浓度，以及药物作用时间的长短和强弱。血药浓度随时间变化的动态过程，可用时量关系来表示。同样，药物的效应也会随着时间推移发生有规律的变化，可用时效关系来表示。时量（效）关系曲线可分为三期（图1-4）：潜伏期、持续期和残留期。潜伏期是指从用药至开始出现药效的时间，其长短取决于药物吸收和分布的速度。持续期是指血药浓度维持在最低有效浓度之上的时间，其长短取决于药物的吸收和消除速度。用药后所能达到的最高血药浓度称为峰浓度（peak concentration，C_{max}），通常与给药剂量成正比。从给药至达到峰浓度的时间称为达峰时间（peak time，T_{max}）。残留期是指药物浓度虽降至最低有效浓度以下，但尚未自体内完全消除的时间，其长短取决于药物的消除速度。残留期长说明药物在体内有蓄积现象，在此期多次反复用药易导致蓄积性中毒。

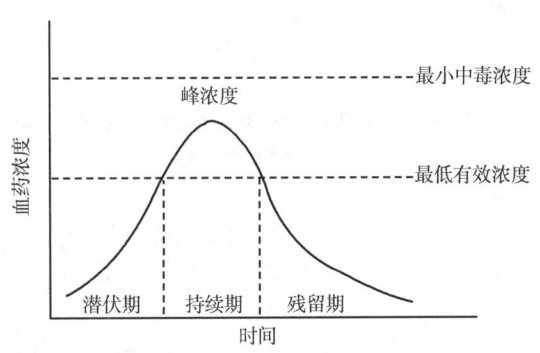

图1-4　时量关系曲线

（二）药动学参数及其意义

1. 表观分布容积（apparent volume of distribution，V_d）是指药物在体内分布达到动态平衡时，体内药物按测得的血药浓度在体内分布所需的体液容积。其单位为L或L/kg，计算公式为：$V_d=A/C_0$，A为体内药物总量，C_0为药物在体内达到平衡时测得的血药浓度。

意义：①V_d只是一个理论值，并不代表真正的生理容积，但可反映药物在体内分布的情况，V_d值大，提示药物分布广或浓集于血浆外某种组织，V_d值小，提示药物分布多局限于血浆内。②根据V_d可推算体内药物排泄速度和在体内存留时间。V_d值小的药物排泄快，在体内存留时间短；V_d值大的药物排泄慢，在体内存留时间长。

2. 血浆半衰期（half life time，$t_{1/2}$）是指血药浓度下降一半所需的时间。

意义：①反映了药物在体内消除的快慢。②预测一次给药后药物在体内消除的时间。一次给药后经过4~5个$t_{1/2}$，药物从体内消除达95%以上，基本可以认为药物已消除。③预测药物在体内达到稳态血药浓度的时间。如果按$t_{1/2}$间隔给药，经过4~5个$t_{1/2}$，血药浓度基本达到稳定水平，称为稳态，稳态时的血药浓度即为稳态血药浓度（C_{ss}），又称坪浓度或坪值，此时表明药物的吸收和消除达到平衡，这种情况下，既能保持稳定的药效又不会发生药物的蓄积。④是临床制订合理的给药间隔时间（给药次数）的依据。

临床上为使药物迅速达到稳态血药浓度，常采用负荷剂量（loading dose）给药法，即首先给予负

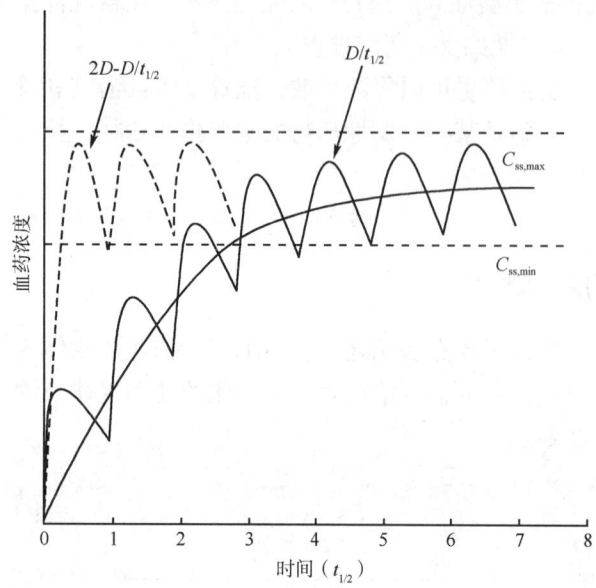

图1-5 按半衰期间隔多次给药的时量关系曲线
（D为给药剂量）

荷剂量，然后再给予维持剂量，这样血药浓度就能始终维持在稳态。例如，口服给药首剂加倍或首次用给药量的1.44倍静脉注射，即可在一个$t_{1/2}$内达到稳态（图1-5），以后改用维持量维持稳态血药浓度。这种给药法可缩短药物达到有效浓度的时间，立即发挥治疗作用，但此法通常仅适用于安全范围大、起效较慢的药物。

3. 药时曲线下面积（area under the curve, AUC） 指药时曲线下所覆盖的面积。AUC是血药浓度（C）随时间（t）变化的积分值，是评价药物吸收程度的一个重要指标，反映了药物进入体循环的相对量。

4. 生物利用度（bioavailability, F） 是指药物被吸收利用的速度和程度，亦即一种药物制剂进入体循环的相对数量和速度。生物利用度可分为绝对生物利用度和相对生物利用度，分别表示如下：

$$绝对生物利用度=\frac{口服等量药物后的AUC}{静脉注射等量药物后的AUC}\times100\%$$

$$相对生物利用度=\frac{受试药物的AUC}{标准药物的AUC}\times100\%$$

意义：①生物利用度是评价药物吸收率和药物制剂质量的一个重要指标。②绝对生物利用度可用于评价同一药物不同给药途径的吸收程度。③相对生物利用度可用于评价药物剂型对吸收程度的影响，可以反映不同厂家同一种制剂或同一厂家不同批号药品的吸收情况。

5. 清除率（clearance, CL） 是指机体在单位时间内清除药物的体液容积，也就是单位时间内有多少体积体液中所含药物被机体清除。其单位为L/h（或ml/min），计算公式：$CL=k_e \cdot V_d$，其中k_e为消除速率常数。清除率是反映药物从体内消除速度的另一个重要参数。它反映肝和（或）肾功能，在肝和（或）肾功能不全时，CL值会下降，因为CL是肝、肾等消除能力的总和。肝、肾功能不全的患者，应适当调整剂量或延长用药间隔时间，以免过量蓄积而中毒。

考点：常用药动学参数（AUC、C_{max}、T_{max}、$t_{1/2}$、F、V_d、C_{ss}、CL）及临床意义

（三）药物消除动力学

消除（elimination）是指药物在体内经代谢和排泄后使药理活性下降或消失的过程。药物消除有两种类型。

1. 一级动力学消除 又称恒比消除，是指单位时间内药物按恒定比例进行消除，使血药浓度逐渐下降。绝大多数药物的消除属于这一类型。

2. 零级动力学消除 又称恒量消除，是指单位时间内药物按恒定的数量进行消除。表明药物的消除速率与血药浓度无关。当体内药量过大，超过机体恒比消除能力的极限时，机体只能以恒定的最大速度使药物自体内消除，待血药浓度下降到较低浓度时可转化为恒比消除。

当机体反复多次用药，体内药物不能及时消除时，血药浓度逐渐升高而导致蓄积。在任何情况下，只要药物进入体内的速度大于消除的速度，都可发生蓄积。临床上可利用药物的蓄积性使血药浓度达到有效水平，然后再长期维持以治疗疾病。药物在体内过分蓄积，则会引起蓄积性中毒。

第4节 影响药物作用的因素

药物的作用是通过机体表现出来的，但药物在体内产生的效应常存在明显的个体差异，即同样剂量的某一药物在不同个体间不一定都能达到相等的血药浓度，相等的血药浓度也不一定都能达到等同的药物效应。产生个体差异的原因是药物在体内的作用受到诸多因素的影响，包括药物方面的因素和机体方面的因素。了解影响药物作用的因素，有利于更好地掌握药物的作用特点和作用规律，在充分发挥药物疗效的同时，尽可能避免药物引起的不良反应，使临床用药更为安全有效。

一、药物方面的因素

（一）药物剂量

剂量的大小可决定药物在体内的浓度，因而在一定范围内，剂量越大，血药浓度越高，作用也越强。但超过一定范围，则会出现质的变化，引起毒性反应，出现中毒甚至死亡。因此，临床用药一定要注意药物剂量与作用之间的关系，严格掌握用药的剂量，以期较好的疗效。

（二）药物剂型和给药途径

同一药物可有多种剂型以适用于不同给药途径。药物剂型和给药途径可对药物的作用产生显著影响，这是因为两者可直接影响药物的体内过程。同一药物剂型不同，吸收速度往往不同。口服时，液体制剂比固体制剂吸收快；即使同是固体制剂，吸收顺序也有差异，胶囊剂＞片剂＞丸剂。肌内注射时，吸收顺序为：水溶液＞混悬剂＞油剂。

给药途径不同可直接影响药物作用的快慢和强弱，依药效出现的快慢，其顺序一般为：静脉注射＞吸入给药＞舌下给药＞肌内注射＞皮下注射＞口服。对于少数药物，不同给药途径甚至可改变药物的作用性质。例如，硫酸镁肌内注射时可产生抗惊厥、降压等作用，而口服时则产生导泻、利胆作用。有些药物在体内有较强的首过消除作用，口服给药时疗效差甚至无效，如硝酸甘油常采用舌下给药。缓释制剂和控释制剂可使药物缓慢释放，吸收时间较长，不仅延长了有效血药浓度时间，减少了用药次数，而且可使治疗指数较低的药物血药浓度保持平衡，避免过高、过低的峰谷现象，减少不良反应。

（三）给药时间和次数

给药时间有时可影响药物疗效，需视具体药物而定。例如，镇静催眠药应在睡前服用；某些药物口服后对胃有刺激，应在饭后服用；驱肠虫药宜空腹服用，以便迅速入肠，并保持较高浓度；长期服用糖皮质激素的患者，应根据其分泌的昼夜节律性于上午8点左右给药。给药次数应根据病情需要和药物的$t_{1/2}$而定，在体内消除快的药物其$t_{1/2}$短，应增加给药次数；消除慢的药物其$t_{1/2}$长，则应延长用药的时间间隔。

（四）联合用药及药物相互作用

临床上常将两种或两种以上药物同时或先后应用，以提高疗效或减少不良反应，称为联合用药。联合用药不可避免地会出现药物相互作用（drug interaction）。药物相互作用包括体外相互作用和体内相互作用，体内相互作用又包括药动学相互作用和药效学相互作用。

1. 体外相互作用 是指药物在体外配伍时发生的化学或物理性相互作用，出现沉淀、变色、分解等导致药效降低、失效或毒性增强。例如，红霉素在生理盐水中易结晶析出，故只能置于葡萄糖溶液中静脉滴注。

2. 药动学相互作用 是指一种药物的体内过程被另一种药物所改变，使前者的药动学行为发生明显变化，其结果是药物的半衰期、血浆蛋白结合率、血药浓度、生物利用度、峰浓度等均可发生改变。

（1）影响吸收 空腹服药吸收较快，饭后服药吸收较平稳。促进胃排空的药如多潘立酮能加速药物在肠道的吸收,抑制胃排空药如各种具有抗M胆碱作用的药物能延缓药物在肠道的吸收。有些药物同时服用,可发生吸附或络合作用而妨碍吸收,如四环素类与Fe^{2+}、Ca^{2+}等络合而影响铁剂和钙剂的吸收。

（2）影响分布　对于那些与血浆蛋白结合率高、分布容积小、安全范围窄及$t_{1/2}$较长的药物,当其与血浆蛋白结合被另一药物置换后可导致血液游离型药物增多,药物作用增强。例如,香豆素类抗凝药及口服降血糖药易受阿司匹林等解热镇痛药置换而分别产生出血及低血糖反应。

（3）影响代谢　肝药酶诱导剂如苯巴比妥、利福平、苯妥英钠及香烟、酒等能增加在肝转化药物的消除而使药效减弱。肝药酶抑制剂如异烟肼、氯霉素、西咪替丁等能减慢在肝转化药物的消除而使药效加强。

（4）影响排泄　改变尿液的pH可影响药物的解离度进而影响药物的重吸收,使药物排泄加快或减慢。例如,碱化尿液可加速酸性药物自肾排泄,减慢碱性药物自肾排泄。反之,酸化尿液可加速碱性药物排泄,减慢酸性药物排泄。药物也可通过影响另一药物在近曲小管的主动分泌而影响其作用。例如,水杨酸盐竞争性抑制甲氨蝶呤自肾小管排泄而增加后者的毒性反应。

3. 药效学相互作用　是指联合用药后药物效应发生变化,其结果有两种:一种是合用后原有效应增强,称为协同作用（synergism）;另一种是合用后效应小于各药物单独作用之和,称为拮抗作用（antagonism）。临床联合用药的目的是利用药物间的协同作用增加疗效或利用药物间的拮抗作用减少不良反应。不恰当的联合用药往往由于药物间的相互作用而使疗效降低或出现意外的毒性反应。

（1）协同作用　分为相加作用、增强作用和敏感化作用。相加作用即两种药物合用后产生的效应等于两药单用之和。例如,硝酸甘油与普萘洛尔合用可使抗心绞痛作用相加。增强作用是两药合用产生的效应大于两药单用之和。例如,磺胺类药物与磺胺增效剂甲氧苄啶（TMP）合用后,由抑菌作用变为杀菌作用,且还可延缓细菌耐药性的产生。敏感化作用是指一种药物可以增强效应器官对另一种药物的敏感性。例如,呋塞米引起的低血钾可以使心脏对强心苷的敏感性增加,易导致心脏的毒性。

（2）拮抗作用　包括生理性拮抗、受体水平拮抗及干扰神经递质转运等。生理性拮抗是指两个激动药分别作用于生理作用相反的两个特异性受体。例如,组胺可作用于H_1受体,引起支气管平滑肌收缩,使小动脉、小静脉和毛细血管扩张,毛细血管通透性增加,血压剧烈下降,甚至发生休克;肾上腺素可作用于β受体,使支气管平滑肌松弛,同时也可使小动脉及毛细血管前括约肌收缩,可迅速缓解休克,从而用于抢救过敏性休克。受体水平拮抗如纳洛酮与吗啡竞争阿片受体而产生拮抗作用。干扰神经递质转运如丙米嗪通过抑制NA的再摄取从而降低可乐定的降压作用。

考点：影响药物作用的药物因素

二、机体方面的因素

（一）年龄

1. 婴幼儿　特别是新生儿与早产儿,自身调节功能尚未充分发育,各种生理功能与成年人有巨大差别,对药物一般比较敏感。新生儿体液占体重比例较大,水盐转换率较快;血浆蛋白总量较少,药物血浆蛋白结合率较低;肝肾功能尚未充分发育,药物清除率低,在半岁以内与成人相差很多。因此,婴幼儿用药时,必须考虑其生理特点,应遵循相关规定根据体重、年龄或体表面积计算用药量。

2. 老年人　老年人血浆蛋白量较低,体液较少、脂肪较多,故药物血浆蛋白结合率偏低,水溶性药物分布容积较小而脂溶性药物分布容积较大。老年人肝、肾功能随年龄增长而逐渐减退,对药物的代谢和排泄能力降低,药物清除率下降,对药物的耐受性较差,用药剂量一般约为成人的3/4。在药效学方面,老年人对许多药物反应特别敏感,中枢神经药物易致精神错乱,心血管药物易致血压剧烈变化及心律失常,非甾体抗炎药易致胃肠道出血,抗胆碱药物易致尿潴留、大便秘结及青光眼发作等。因此,用药需慎重。

（二）性别

性别一般对药物作用的影响不显著，但应注意女性的四个生理期，通常月经期应慎用或禁用泻药、抗凝血药，以免导致盆腔充血、月经增多；妊娠期禁用已知致畸的药物如锂盐、华法林、苯妥英钠及性激素等药物，以免导致胎儿畸形；分娩期禁用吗啡，以免抑制胎儿呼吸；哺乳期禁用易进入乳汁的药物，如氯霉素、异烟肼、吗啡等药物。

（三）遗传因素

遗传基因的差异是构成药物反应个体差异的决定因素，目前至少已有一百余种与药物效应有关的遗传异常基因被发现。遗传异常主要表现为药物在体内转化的异常，可分为快代谢型（EM）及慢代谢型（PM）。前者使药物快速灭活，血药浓度低，药物作用弱，因此往往要较大剂量才能产生药效，后者则代谢缓慢，药物作用强，很小剂量就能产生较强的药理效应。这种在相同条件下，不同个体对相同药物反应的差异性称为个体差异。有些人对药物特别敏感，低于常用量就能产生药理效应，称为高敏性；反之，有些人对药物不敏感，需要高于常用量才能产生药理效应，称为低敏性或耐受性。

另外，特异质反应多数可通过遗传异常表型获得解释。例如，葡萄糖-6-磷酸脱氢酶（G-6-PD）缺乏被认为是一种性连锁隐性遗传，该酶缺乏者用伯氨喹、磺胺类、砜类等药物时易发生溶血反应，原因是G-6-PD是维持红细胞内谷胱甘肽（GSH）的含量必不可缺少的酶，而GSH又是防止溶血所必需的。

（四）病理状态

疾病的康复固然与药物治疗有关，但同时存在的其他疾病也会影响药物的疗效。肝肾功能不全时分别影响在肝转化及自肾排泄药物的清除率，可以适当延长给药间隔和（或）减少剂量加以解决。神经功能抑制时，如巴比妥类药物中毒时能耐受较大剂量中枢兴奋药而不致惊厥，惊厥时却能耐受较大剂量巴比妥类药物。在抗菌治疗时，白细胞缺乏、未引流的脓疡、糖尿病等都会影响疗效。此外，还需注意一些药物的应用可诱发或加重疾病。例如，氯丙嗪诱发癫痫，非甾体抗炎药激活溃疡病，氢氯噻嗪加重糖尿病，抗胆碱药诱发青光眼等。

（五）心理因素

患者的心理因素与药物疗效关系密切，心理因素对治疗的影响可归因于安慰剂效应。安慰剂（placebo）是指用不具药理活性的物质如乳糖、淀粉等制成的与临床试验药物相同外形的制剂。研究发现，安慰剂可缓解高血压、疼痛、焦虑、失眠、咳嗽等症状。安慰剂对受心理因素控制的自主神经系统功能影响较大，如血压、心率、胃分泌、呕吐、性功能等。安慰剂在新药临床研究双盲对照中极其重要，可用以排除假阳性疗效或假阳性不良反应。安慰剂效应主要是由患者的心理因素引起，医护人员的任何医疗活动，包括一言一行等服务态度都可能发挥安慰剂效应，因此，在临床上医护人员应主动关爱患者，进行积极的心理治疗。

（六）机体对药物的反应性变化

长期反复用药可引起机体（包括病原体）对药物的反应性发生改变，主要表现如下。

1. 耐受性（tolerance） 是指连续用药后机体对药物的敏感性降低，需增加剂量才可保持原有效应的现象。通常停药一段时间后，机体可重新恢复对药物的敏感性。在短期内产生的耐受性称快速耐受性，例如，麻黄碱在静脉注射3~4次后升压反应逐渐消失，临床用药2~3d后对支气管哮喘就不再有效。有时机体对某药产生耐受性后，对另一药物的敏感性也降低，称为交叉耐受性。

2. 耐药性（drug resistance） 是指长期反复应用化学治疗药物后，病原体及肿瘤细胞等对药物敏感性降低的现象，也称抗药性。

3. 依赖性（dependence） 是指长期连续应用某些药物后，机体对药物产生生理和（或）精神上的依赖和需求。生理依赖性也称躯体依赖性或成瘾性（addiction），是指反复用药所造成的一种依赖状态，停药可产生严重的生理功能的紊乱，称为戒断症状，严重者可危及生命。连续使用后易产生躯体依赖性，能成瘾癖的药品，称为麻醉药品（narcotic drugs）。麻醉药品必须严格管理、控制使用。精神依赖性也称心理依赖性，俗称习惯性，指用药后产生愉快满足的感觉，使用者在精神上渴望再次用药，并有主动觅药行为，停药后患者只表现主观不适，一般不出现戒断症状。这类药品多被列为精神药品，也必须加强管理、合理使用。

4. 药物滥用（drug abuse） 是指无病情根据的长期大量自我用药，是造成依赖性的主要原因。麻醉药品的滥用不仅对用药者危害极大，对社会危害也大。吗啡、可卡因、大麻及其同类药都属于麻醉药品。

考点：影响药物作用的机体因素

自测题

一、选择题
【A型题】
1. 药物效应动力学研究的是（　　）
   A. 药物临床用量　　B. 药物作用原理
   C. 机体对药物的处置　　D. 机体对药物的反应
   E. 药物对机体的作用及作用机制
2. 药物作用是指（　　）
   A. 药物具有的特异性作用
   B. 对不同脏器的选择性作用
   C. 对机体器官兴奋或抑制作用
   D. 药物与机体细胞间的初始反应
   E. 药物引起机体器官原有功能的变化
3. 药物的吸收是指（　　）
   A. 药物进入胃肠道的过程
   B. 药物与作用部位结合的过程
   C. 药物从给药部位进入血液循环的过程
   D. 药物随血液分布到各组织器官的过程
   E. 药物从胃肠道进入体内的过程
4. 药物的肝肠循环可影响（　　）
   A. 药物的体内分布　　B. 药物的代谢
   C. 药物作用出现快慢　　D. 药物作用持续时间
   E. 肝肾功能
5. 弱酸性药在碱性尿液中（　　）
   A. 解离多，重吸收多，排泄快
   B. 解离少，重吸收少，排泄快
   C. 解离多，重吸收多，排泄慢
   D. 解离多，重吸收少，排泄快
   E. 解离少，重吸收少，排泄慢
6. 药物作用开始快慢取决于（　　）
   A. 药物的转运方式　　B. 药物的排泄快慢
   C. 药物的吸收快慢　　D. 药物的血浆半衰期
   E. 患者的病情
7. 连续恒速或分次恒量给药后，药物达稳态血浓度需要经过（　　）
   A. 1个 $t_{1/2}$　　B. 3个 $t_{1/2}$
   C. 5个 $t_{1/2}$　　D. 7个 $t_{1/2}$
   E. 与 $t_{1/2}$ 关系不大
8. 某患者应用双香豆素治疗血栓栓塞性疾病，后因失眠加用苯巴比妥，结果患者的凝血酶原时间比未加苯巴比妥时缩短，这是因为（　　）
   A. 苯巴比妥对抗双香豆素的作用
   B. 苯巴比妥诱导肝药酶使双香豆素代谢加速
   C. 苯巴比妥抑制凝血酶
   D. 患者对双香豆素产生了耐药性
   E. 苯巴比妥抗血小板聚集
9. 长期使用某种药物，突然停药后引起原有疾病加剧的现象称为（　　）
   A. 副作用　　B. 治疗作用
   C. 后遗效应　　D. 反跳现象
   E. 毒性反应
10. 大多数药物通过生物膜的转运方式是（　　）
    A. 主动转运　　B. 简单扩散
    C. 易化扩散　　D. 滤过
    E. 经离子通道
11. 口服给药，为了迅速达到坪值，并维持其疗效，应采用的给药方案是（　　）
    A. 首剂加倍（2D），维持剂量2D，给药间隔时间 $2t_{1/2}$
    B. 首剂加倍（2D），维持剂量D，给药间隔时间 $2t_{1/2}$
    C. 首剂加倍（2D），维持剂量2D，给药间隔时间 $t_{1/2}$
    D. 首剂加倍（2D），维持剂量D，给药间隔时间 $t_{1/2}$
    E. 首剂加倍（2D），维持剂量2D，给药间隔时间 $0.5t_{1/2}$
12. 某患者患顽固性失眠症伴焦虑，长期服用地西泮，开始时每晚服5mg即可入睡，半年后每晚服10mg仍不能入睡，这是因为机体对药物产生了（　　）
    A. 耐药性　　B. 个体差异
    C. 依赖性　　D. 耐受性

E. 首过消除
13. 下列给药途径中易产生首过效应的是（　　）
   A. 口服　　　B. 吸入　　　C. 静脉注射
   D. 肌内注射　E. 舌下含服
14. 下列药物和血浆蛋白结合后正确的叙述项是（　　）
   A. 这种结合具有特异性
   B. 结合后药理活性增强
   C. 这种结合是可逆的
   D. 结合后可通过生物膜转运
   E. 结合后药物排泄加快
15. A和B两药竞争性与血浆蛋白结合，单用A药 $t_{1/2}$ 为3h，两药合用后其 $t_{1/2}$（　　）
   A. 小于3h　　B. 大于3h
   C. 等于3h　　D. 大于15h
   E. 没有变化
16. 药物在体内经代谢和排泄后药理活性下降或消失的过程称为（　　）
   A. 解毒　　B. 灭活　　C. 消除
   D. 排泄　　E. 作用消失
17. A、B、C三药的 LD_{50} 分别为40mg/kg、40mg/kg、60mg/kg，ED_{50} 分别为10mg/kg、20mg/kg、20mg/kg，比较三药安全性大小的顺序应为（　　）
   A. A＞B=C　　　B. A＜B＜C
   C. A＞B＞C　　　D. A＞C＞B
   E. A=B＞C
18. 体液的pH可影响药物跨膜转运，主要是改变（　　）
   A. 药物的解离度　　B. 药物的 pK_a
   C. 分子量大小　　　D. 药物的溶解度
   E. 生物膜的通透性
19. 产生药物副作用的剂量是（　　）
   A. 中毒量　　B. 治疗量　　C. 极量
   D. 最小中毒量　E. 有效量
20. 药物与受体结合后，能否兴奋受体产生效应取决于（　　）
   A. 药物分子量大小　B. 药物的亲和力
   C. 药物是否有内在活性　D. 药物剂量的大小
   E. 机体的反应性

【B型题】

（第21、22题备选答案）
   A. 毒性较大　　B. 副作用较多
   C. 容易过敏　　D. 24h
   E. 36h
21. 选择性低的药物，在治疗量时往往可以看到（　　）
22. 某药的 $t_{1/2}$ 为7h，一次给药后，估计多长时间该药已在体内消除（　　）
（第23、24题备选答案）
   A. 吸收过程　　B. 消除过程
   C. 转运过程　　D. 耐受性

E. 耐药性
23. 药物的生物利用度取决于以上哪个因素（　　）
24. 反复多次给药后病原体对该药的敏感性下降称为（　　）
（第25、26题备选答案）
   A. 作用增强　　　B. 作用减弱
   C. 作用不变　　　D. 原型药从肾排出增加
   E. 极性增高
25. 老年人的血浆蛋白较年轻人低，当用成人剂量后，可能出现的反应是（　　）
26. 药物的代谢可分为两个步骤，经过第二步骤后，药物表现为（　　）
（第27～31题备选答案）
   A. 患者服治疗量的伯氨喹所致的溶血反应
   B. 强心苷所致的心律失常
   C. 四环素和氯霉素所致的二重感染
   D. 阿托品在治疗量解除胃肠痉挛时所致的口干、心悸
   E. 巴比妥类药物所致的次晨宿醉现象
27. 属毒性反应的是（　　）
28. 属后遗效应的是（　　）
29. 属继发反应的是（　　）
30. 属特异质反应的是（　　）
31. 属副作用的是（　　）

【X型题】

32. 评价药物安全性的指标有（　　）
   A. 治疗指数　　B. 安全范围
   C. 血浆半衰期　D. 生物利用度
   E. 清除率
33. 有关药物与血浆蛋白结合的叙述正确的是（　　）
   A. 结合型药物有药理活性
   B. 结合型药物不易跨膜转运
   C. 药物与血浆蛋白的结合是可逆的
   D. 药物与血浆蛋白的结合起到贮库的作用
   E. 药物与血浆蛋白的结合不受疾病因素影响
34. 影响药效学的药物相互作用包括（　　）
   A. 生理性拮抗　　B. 干扰神经递质转运
   C. 增强作用　　　D. 受体水平拮抗
   E. 敏感化作用
35. 肝功能不良患者在使用药物时，应适当采取的措施是（　　）
   A. 增加给药次数　　B. 增加药物剂量
   C. 延长给药间隔时间　D. 缩短给药间隔时间
   E. 避免使用经肝代谢的药物

二、简答题

1. 简述影响药物分布的因素。
2. 简述血浆半衰期的临床意义。
3. 根据我们在药理学总论中所学知识解释药物产生耐受性的原因。

（樊一桥　王国明）

第 2 篇 作用于传出神经系统的药物

第 2 章 传出神经系统药物

> **学习目标**
>
> **知识目标：**
> 1. 掌握传出神经系统受体的类型及其介导的效应；掌握毛果芸香碱、新斯的明、阿托品的药理作用、临床应用及不良反应；掌握肾上腺素、去甲肾上腺素、异丙肾上腺素、酚妥拉明的药理作用、临床应用及不良反应。
> 2. 熟悉传出神经系统的分类、递质的消除方式、传出神经系统药物的作用方式及分类；熟悉有机磷酸酯类的中毒及解救；熟悉多巴胺、麻黄碱、间羟胺、酚苄明的作用特点及临床应用；熟悉β受体阻断药的共性。
> 3. 了解传出神经递质的生物合成、贮存、释放；了解其他传出神经系统药物的药理作用及临床应用。
>
> **能力目标：** 能利用传出神经系统知识对相关患者进行用药指导和合理用药宣教。
>
> **素质目标：** 具有严谨认真、科学求实的工作态度，全心全意为患者服务的职业素养。

第 1 节 概 论

一、传出神经系统的分类

（一）按解剖学分类

传出神经包括自主神经和运动神经（特指躯体运动神经）。自主神经又包括交感神经和副交感神经，主要支配心肌、平滑肌和腺体等效应器，调节心脏跳动、血管舒缩、胃肠蠕动等活动；运动神经则支配骨骼肌，调控骨骼肌的运动（图2-1）。

（二）按神经递质分类

传出神经末梢主要释放乙酰胆碱（acetylcholine，ACh）和去甲肾上腺素（noradrenaline，NA）两种神经递质，故按神经末梢释放的递质又可将传出神经分为胆碱能神经和去甲肾上腺素能神经。

1. 胆碱能神经 指能自身合成、贮存乙酰胆碱，兴奋时其末梢释放乙酰胆碱的神经。包括：①运动神经；②交感和副交感神经的节前纤维；③副交感神经节后纤维；④极少数交感神经节后纤维，如支配汗腺分泌、骨骼肌血管舒张的交感神经。

2. 去甲肾上腺素能神经 指能自身合成、贮存去甲肾上腺素，兴奋时其末梢释放去甲肾上腺素的神经。绝大多数交感神经节后纤维属于此类。

除上述两类神经外，还有多巴胺能神经、5-羟色胺能神经、嘌呤能神经和肽能神经。它们主要在局部发挥调节作用。

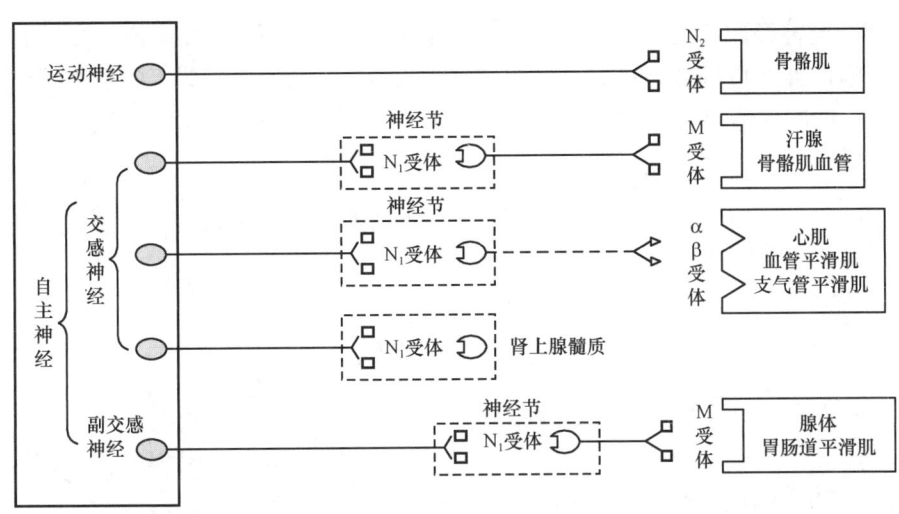

图 2-1 传出神经系统分类
—————◁ .胆碱能神经；▫.ACh；------◁ .去甲肾上腺素能神经；▷.NA

当神经冲动到达神经末梢时，其释放的递质作用于次一级神经元或效应器细胞膜上的受体而产生效应。作用于传出神经系统的药物通过影响递质或受体功能而发挥药理作用。

二、传出神经系统递质

链接 神经递质的发现

100多年前人们曾推测，神经冲动到达神经末梢时，可能释放出某种化学物质，但缺乏实验依据。1921年德国科学家勒维通过两个离体蛙心实验，第一次证明了神经递质的存在。后来戴尔证明这种物质就是乙酰胆碱。勒维和戴尔共同获得1936年诺贝尔生理学或医学奖。20世纪40年代，奥伊勒又证明了交感神经节后纤维释放的递质是去甲肾上腺素。此后，瑞典科学家卡尔松证明了多巴胺作为一种神经递质在帕金森病和精神分裂症中具有重要作用。科学的发现需要不断地努力和创新，我们更要不畏艰难、坚持不懈、勇担使命，继续探索生命奥秘。

（一）去甲肾上腺素的合成、贮存、释放和消除

NA的合成原料酪氨酸从血液进入神经元后，在酪氨酸羟化酶催化下生成多巴，再经多巴脱羧酶的催化，生成多巴胺（dopamine，DA），DA进入囊泡中，经多巴胺β-羟化酶的催化，转变为NA。在肾上腺髓质中的NA还可以经酶甲基化生成肾上腺素（adrenaline，AD）。NA贮存于神经末梢囊泡中，当神经冲动到达末梢时，Ca^{2+}通道开放，Ca^{2+}内流进入神经末梢，促使囊泡向突触前膜移行，并与突触前膜融合，形成裂孔，通过裂孔将囊泡内的递质释放至突触间隙，这一过程称为胞裂外排。递质与效应器细胞膜上的受体结合产生效应，并以下列三种方式失活：经突触前膜摄取进入神经末梢内而使作用消失，这种摄取称为摄取-1（uptake1），其摄取量为释放量的75%~95%。摄取-1是一种主动转运机制，其转运蛋白称为胺泵。摄入神经末梢的NA大部分被摄入囊泡重新贮存以供下次释放，未进入囊泡的NA则被线粒体膜上的单胺氧化酶（MAO）破坏；突触后组织如心肌、平滑肌等也能摄取NA，称为摄取-2（uptake2）。此种摄取之后，即被细胞内的儿茶酚-O-甲基转移酶（COMT）和MAO所破坏；此外，尚有小部分NA从突触间隙扩散到血液中，最后被肝、肾等处的COMT和MAO所破坏（图2-2）。

（二）乙酰胆碱的合成、贮存、释放和消除

ACh在胆碱能神经末梢的胞质中形成，由胆碱和乙酰辅酶A在胆碱乙酰化酶催化下合成，然后转

运到囊泡中贮存。当神经冲动到达末梢时，Ca^{2+}内流进入神经末梢，促使囊泡向突触前膜移行，与突触前膜融合，囊泡内ACh以胞裂外排方式释放到突触间隙，并与突触后膜上的受体结合产生效应，随后迅即被突触部位的胆碱酯酶（AChE）水解为胆碱和乙酸，一般在释放后一至数毫秒之内即被此酶水解而失效（图2-3）。

考点：传出神经递质的合成、贮存、释放和消除

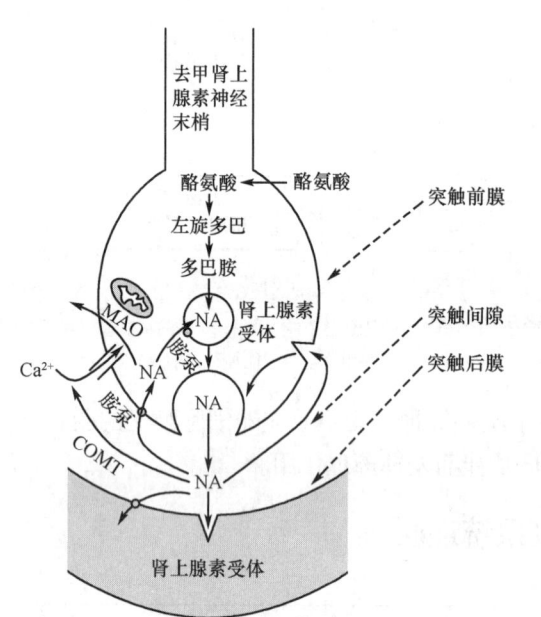

图2-2 去甲肾上腺素的合成、贮存、释放和消除

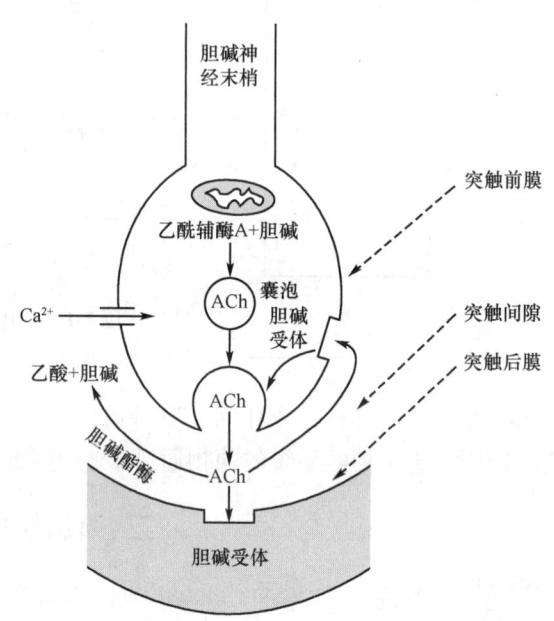

图2-3 乙酰胆碱的合成、贮存、释放和消除

三、传出神经系统受体及其效应

传出神经系统的受体主要分为胆碱受体、肾上腺素受体、多巴胺受体等。

（一）胆碱受体

能与ACh结合的受体称为胆碱受体。胆碱受体可分为毒蕈碱型胆碱受体和烟碱型胆碱受体两类。

1. 毒蕈碱型胆碱受体 指能与毒蕈碱结合的胆碱受体，简称M受体。位于胆碱能神经节后纤维所支配的效应器细胞膜上，如心脏、平滑肌、腺体等处。目前已知人体有5种M受体亚型（$M_1 \sim M_5$），各亚型分布不完全相同。ACh激动M受体时产生的效应称为M样作用，主要表现为心脏抑制、血管扩张、支气管及胃肠道平滑肌收缩、腺体分泌增加、瞳孔缩小等。

2. 烟碱型胆碱受体 指能与烟碱结合的胆碱受体，简称N受体。N受体有N_1和N_2两种亚型。N_1受体主要位于神经节突触后膜和肾上腺髓质细胞膜上。节前纤维末梢释放的ACh激动N_1受体时，表现为节后神经兴奋和肾上腺髓质分泌。N_2受体位于骨骼肌细胞膜上。运动神经末梢释放的ACh激动N_2受体时表现为骨骼肌收缩。N受体被激动后产生的效应称为N样作用。

（二）肾上腺素受体

能与NA或AD结合的受体称为肾上腺素受体。肾上腺素受体可分为α受体和β受体。

1. α受体 分为α_1和α_2两种亚型。α_1受体位于血管、瞳孔开大肌、胃肠和膀胱括约肌等处，激动α_1受体主要表现为皮肤、黏膜、内脏血管收缩和瞳孔散大等；α_2受体主要分布于去甲肾上腺素能神经突触前膜及血管等处的突触后膜，激动突触前膜α_2受体，可抑制递质NA的释放，这是递质释放的自身调节。α受体被激动后产生的效应称为α效应。

2. β受体 分为$β_1$、$β_2$和$β_3$三种亚型。$β_1$受体主要位于心脏，被激动时表现为心脏兴奋；$β_2$受体位于血管和支气管平滑肌等处，被激动时主要表现为支气管平滑肌舒张、骨骼肌及冠状血管舒张、脂肪和糖原分解等效应；$β_3$受体分布于脂肪细胞，兴奋时引起脂肪分解。β受体被激动后产生的效应称为β效应。

（三）多巴胺受体

能与多巴胺（dopamine，DA）结合的受体称为DA受体。该受体主要分布在肾血管、冠状血管和肠系膜血管等部位。激动DA受体可引起上述血管舒张。

受体不仅存在于突触后膜，也存在于突触前膜。突触前膜受体对递质释放起着反馈调节作用。

考点：传出神经系统受体的类型及效应

多数器官接受胆碱能神经及去甲肾上腺素能神经双重支配。在同一器官上，两种神经所产生的效应往往是相互拮抗的，但在中枢神经系统的调节下，其功能既拮抗又统一，这种对立的统一保证了内脏器官活动的协调性（表2-1）。

表2-1 传出神经系统受体效应

效应器		去甲肾上腺素能神经兴奋		胆碱能神经兴奋	
		受体	效应	受体	效应
心脏	心肌	$β_1$	收缩力加强*	M	收缩力减弱
	窦房结	$β_1$	心率加快	M	心率减慢*
	传导系统	$β_1$	传导加快	M	传导减慢*
血管	皮肤、黏膜	α	收缩*	—	—
	腹腔内脏	$α_1$、$β_2$	收缩*；舒张	—	—
	骨骼肌	α、$β_2$	收缩；舒张*	M	舒张（交感）
	冠状动脉	α、$β_2$	收缩；舒张*	M	舒张
支气管		$β_2$	舒张	M	收缩*
胃肠道	胃肠壁	$β_2$	舒张	M	收缩*
	括约肌	$α_1$	收缩	M	舒张
	胆囊与胆道	$β_2$	舒张	M	收缩*
膀胱	逼尿肌	$β_2$	舒张	M	收缩*
	括约肌	$α_1$	收缩	M	舒张
眼	瞳孔括约肌	—	—	M	收缩（瞳孔缩小）
	瞳孔开大肌	$α_1$	收缩（瞳孔散大）	—	—
	睫状肌	$β_2$	舒张（远视）	M	收缩（近视）
腺体	汗腺	$α_1$	手心、脚心分泌	M	全身分泌（交感）*
	唾液腺	—	—	M	分泌*
	胃肠及呼吸道	α	分泌	M	分泌
代谢	脂肪分解	$β_1$、$β_3$	增加	—	—
	肝糖原分解	α、$β_2$	增加	—	—
	肌糖原分解	$β_2$	增加	—	—
交感神经节		—	—	N_1	兴奋
肾上腺髓质		—	—	N_1	分泌
骨骼肌		$β_2$	收缩	N_2	收缩

注：*表示占优势。

四、传出神经系统药物的基本作用

(一)直接作用于受体

许多药物能直接与胆碱受体或肾上腺素受体结合。若结合后激动受体,产生与递质相似的作用则称为受体激动药。若结合后不激动受体并阻止递质与受体结合,产生与递质相反的作用则称为受体阻断药或拮抗药。

(二)影响递质

1. 影响递质的合成　直接影响递质生物合成的药物较少,且无临床应用价值,仅作为药理学研究的工具药。

2. 影响递质的释放　某些药物如麻黄碱、间羟胺等能促进神经末梢释放NA而发挥拟肾上腺素作用。

3. 影响递质的转运与贮存　有些药物可干扰NA在突触前膜或神经末梢内的再摄取而发挥作用。例如,利血平抑制神经末梢囊泡对NA的摄取,使囊泡内NA逐渐减少以至耗竭,从而表现为拮抗去甲肾上腺素能神经的作用。

4. 影响递质的生物转化　ACh 主要经胆碱酯酶水解而灭活,胆碱酯酶抑制药如新斯的明可干扰ACh的代谢,提高其在突触间隙的浓度而发挥拟胆碱作用。

五、传出神经系统药物的分类

根据药物作用的受体和产生的效应不同,传出神经系统药物可分为:胆碱受体激动药、胆碱受体阻断药、肾上腺素受体激动药和肾上腺素受体阻断药等,见图2-4。

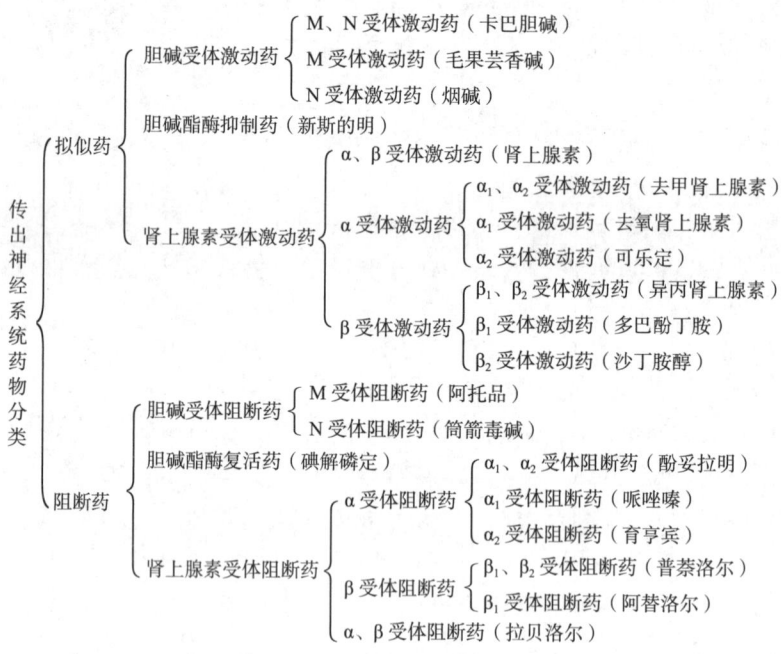

图 2-4　传出神经系统药物分类

第2节　胆碱受体激动药及胆碱酯酶抑制药

一、胆碱受体激动药

胆碱受体激动药(cholinoceptor agonist)是一类直接激动胆碱受体,产生与ACh相似作用的药物。

根据激动的受体类型不同，胆碱受体激动药可分为M、N受体激动药、M受体激动药和N受体激动药。N受体激动药无临床应用价值，仅作为药理研究的工具药。

（一）M、N受体激动药

卡巴胆碱

卡巴胆碱（carbachol）作用与ACh相似，不易被胆碱酯酶水解，作用时间较长，副作用较多，目前主要用于局部滴眼治疗青光眼。

（二）M受体激动药

案例2-1

患者，男，47岁。左眼胀痛，眼球充血，视力极度下降；患眼侧头部剧痛，眼眶周围、鼻窦、耳根、牙痛并有恶心、呕吐、出汗等症状；看到白炽灯周围出现彩色晕轮或像雨后彩虹（虹视现象）；眼球坚硬，测眼压明显升高。诊断为左眼急性闭角型青光眼。遵医嘱用硝酸毛果芸香碱滴眼液治疗。

问题与思考： 1.硝酸毛果芸香碱滴眼液为何能治疗青光眼？
2.用硝酸毛果芸香碱滴眼液时注意事项有哪些？

毛果芸香碱

毛果芸香碱（pilocarpine，匹鲁卡品）是从毛果芸香属植物中提取的生物碱，也能人工合成。

【药理作用】 直接激动M受体，产生M样作用。对眼和腺体的作用最明显。

1. 眼 滴眼后能引起缩瞳、降低眼压和调节痉挛等作用。

（1）缩瞳 虹膜内有两种平滑肌，一种是瞳孔括约肌，受动眼神经中的副交感神经纤维（胆碱能神经）支配，兴奋时瞳孔括约肌收缩，瞳孔缩小；另一种是瞳孔开大肌，受去甲肾上腺素能神经支配，兴奋时瞳孔开大肌向外周收缩，瞳孔扩大。毛果芸香碱可激动瞳孔括约肌M受体，使瞳孔括约肌收缩，表现为瞳孔缩小。

（2）降低眼压 房水是从睫状体上皮细胞分泌及后房血管渗出产生的，经瞳孔流入前房，到达前房角间隙，主要经小梁网（滤帘）流入巩膜静脉窦，最后回流入静脉（图2-5）。若房水回流不畅，可引起眼压升高，导致青光眼。毛果芸香碱可通过缩瞳作用使虹膜向中心拉紧，虹膜根部变薄，从而使处在虹膜周围部分的前房角间隙扩大，房水易于经小梁网进入巩膜静脉窦，使房水回流通畅，眼压降低。

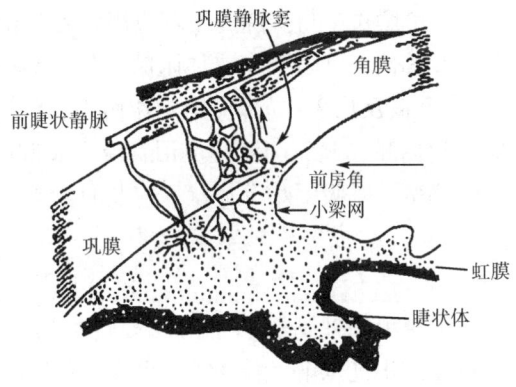

图2-5 房水循环示意图
→：箭头方向为房水回流的方向

（3）调节痉挛 眼睛通过调节晶状体的屈光度，使物体成像于视网膜上，从而看清物体的过程称为眼睛的调节作用。睫状肌通过睫状小带控制晶状体的曲度，睫状肌由环状和辐射状两种平滑肌纤维组成，其中以胆碱能神经支配的环状肌纤维为主。毛果芸香碱激动睫状肌上的M受体，使环状肌向瞳孔中心方向收缩，结果使睫状小带放松，晶状体变凸，屈光度增加，使远物成像于视网膜前，此时，视近物清楚，视远物模糊。毛果芸香碱的这种作用称为调节痉挛，也叫导致近视（图2-6）。

2. 腺体 毛果芸香碱吸收后能激动腺体上的M受体，使腺体分泌增加，以汗腺和唾液腺分泌增加最明显。

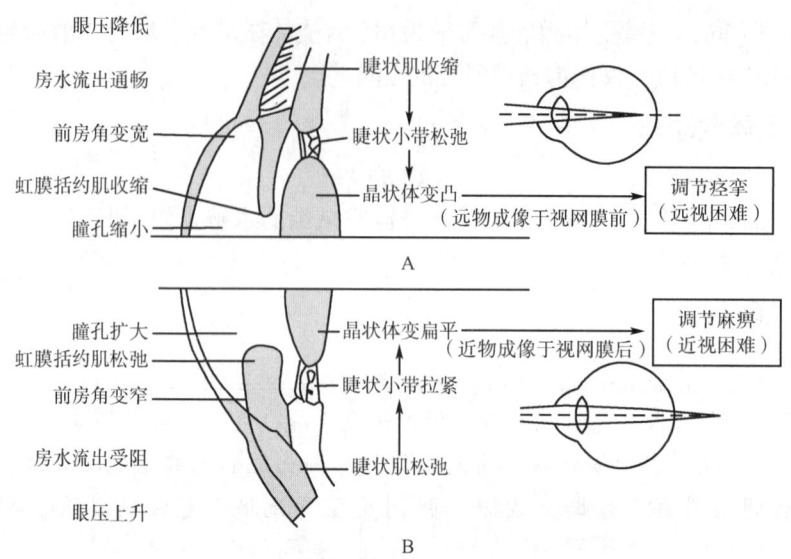

图 2-6 拟胆碱药和抗胆碱药对眼睛作用示意图
A. 拟胆碱药的作用；B. 抗胆碱药的作用

【临床应用】

1. 青光眼 主要特征是眼压增高，可引起头痛、视力减退等症状，严重时可致失明。按病理改变不同，可分为闭角型青光眼和开角型青光眼两种。闭角型青光眼（急性或慢性充血性青光眼）患者前房角狭窄，房水回流受阻，导致眼压增高。毛果芸香碱滴眼后可使闭角型青光眼患者瞳孔缩小，前房角间隙扩大，眼压下降，疗效较佳。开角型青光眼（慢性单纯性青光眼）无前房角狭窄和闭塞情况，而是由于小梁网本身及巩膜静脉窦发生变性或硬化，阻碍了房水回流，引起眼压升高。毛果芸香碱对开角型青光眼的早期也有一定疗效，可能是通过扩张巩膜静脉窦周围的小血管及收缩睫状肌后，小梁网结构发生改变而使眼压下降。常用滴眼液浓度为1%及2%，用药后数分钟可致眼压降低，作用可维持4～8h，调节痉挛作用在2h左右消失。

2. 虹膜炎 与扩瞳药交替应用，可防止虹膜与晶状体粘连。

3. 其他 可用于M受体阻断药阿托品中毒的解救。

【不良反应】 局部应用副作用小，但滴眼浓度过高时，可使睫状肌痉挛引起眼痛等症状。滴眼时应压迫内眦，避免药液经鼻泪管流入鼻腔吸收而产生不良反应。如出现流涎、多汗、腹泻、腹痛、支气管痉挛、呼吸困难等症状，应及时给予抗胆碱药如阿托品进行对症治疗。

二、胆碱酯酶抑制药

胆碱酯酶抑制药又称抗胆碱酯酶药。本类药与ACh相似，也能与AChE结合，但形成的复合物水解较慢或不能水解，使AChE活性受到抑制，导致胆碱能神经末梢释放的ACh蓄积，激动M、N受体，呈现M样作用及N样作用。

根据药物与AChE结合后水解的难易，胆碱酯酶抑制药分为两类：易逆性胆碱酯酶抑制药和难逆性胆碱酯酶抑制药。

链接 胆碱酯酶及其水解乙酰胆碱的过程

AChE是一种糖蛋白，其表面的活性中心有两个能与ACh结合的部位，即带负电荷的阴离子部位和酯解部位。酯解部位含有一个由丝氨酸的羟基构成的酸性作用点和一个由组氨酸咪唑环构成的碱性作用点，两者通过氢键结合，增强了丝氨酸羟基的亲核活性，使之易与ACh结合。AChE水解乙酰胆碱的过程可分为三个步骤：①ACh结构中带正电荷的季铵阳离子氮，以静电引力与AChE的阴离子部位相结合,同时结构中的羧基碳与AChE酯解部位的丝氨酸的羟基以共价键结合,形成ACh和AChE的复合物;②ACh与AChE复合物裂解成胆碱和乙酰化胆碱酯酶;③乙酰化胆碱酯酶迅速水解,分离出乙酸,AChE的活性恢复。

案例2-2

患者,女,23岁。近来感觉全身乏力,易疲劳,时有眼睑下垂,上楼时曾几次跌倒,休息后可缓解,遂到医院就诊。体格检查:反复闭目致眼睑下垂,长时凝视出现复视,紧握双手后渐感无力,反复下蹲后起立困难,查血清胆碱受体抗体增高。诊断:重症肌无力。采用新斯的明及糖皮质激素治疗,逐渐好转。

问题与思考: 1. 新斯的明治疗重症肌无力的作用机制是什么?
2. 新斯的明应用时应注意哪些问题?

(一)易逆性胆碱酯酶抑制药

易逆性胆碱酯酶抑制药常用药物有新斯的明、吡斯的明、毒扁豆碱、依酚氯铵、安贝氯铵、加兰他敏等。

新斯的明

【体内过程】 新斯的明(neostigmine)属季铵类化合物,口服吸收少而不规则。一般口服剂量为皮下注射量的10倍以上。不易透过血脑屏障,无明显的中枢作用。也不易透过角膜,故对眼的作用也较弱。

【药理作用】 新斯的明对心血管、腺体、眼和支气管平滑肌作用较弱,对胃肠道和膀胱平滑肌有较强的兴奋作用;对骨骼肌的兴奋作用最强,因为它除通过抑制胆碱酯酶而发挥作用外,还能直接激动骨骼肌运动终板上的N_2胆碱受体及促进运动神经末梢释放乙酰胆碱。

【临床应用】

1. 重症肌无力 是一种影响神经肌肉传递的自身免疫性疾病,其主要特征是肌肉经过短暂重复的活动后,出现肌无力症状,可表现为四肢无力、咀嚼和吞咽困难、眼睑下垂、严重者可导致呼吸困难。多数患者血清中有胆碱受体的抗体,与胆碱受体结合后,阻碍乙酰胆碱与受体结合,并诱导受体解体,使运动终板胆碱受体数量减少。新斯的明通过N样作用,可改善肌无力症状。

2. 腹气胀和尿潴留 新斯的明能兴奋胃肠道平滑肌及膀胱逼尿肌,促进排气和排尿,适用于手术后腹气胀和尿潴留。

3. 阵发性室上性心动过速 在压迫眼球或颈动脉窦等兴奋迷走神经措施无效时,可用新斯的明,通过M样作用,使心室频率减慢。

4. 非去极化型骨骼肌松弛药中毒 新斯的明兴奋骨骼肌的作用可对抗这类药物的肌肉松弛作用。

【不良反应】 治疗量下不良反应较少,常见恶心、呕吐、腹泻、腹痛等症状。过量中毒可引起"胆碱能危象",表现为大汗淋漓、大小便失禁、瞳孔缩小、心动过缓、肌肉震颤、肌痉挛、肌无力,严重时可引起呼吸肌麻痹,甚至死亡。

禁用于机械性肠梗阻、尿路梗死和支气管哮喘患者。

考点: 新斯的明的药动学特点、药理作用、临床应用及不良反应

吡斯的明

吡斯的明（pyridostigmine）作用类似于新斯的明，起效缓慢，持续时间较长。主要用于治疗重症肌无力，也可用于手术后腹气胀和尿潴留。禁忌证同新斯的明。

依酚氯铵和安贝氯铵

依酚氯铵（edrophonium chloride）为短效胆碱酯酶抑制药，主要用于重症肌无力的鉴别诊断。安贝氯铵（ambenonium chloride）作用较持久，主要用于治疗重症肌无力，因M样副作用较新斯的明少，尤适用于不能耐受新斯的明的患者。

毒扁豆碱

毒扁豆碱（physostigmine）又称依色林（eserine），是从非洲产毒扁豆种子提取的生物碱，现已能人工合成。水溶液易被氧化成红色，应保存在棕色瓶内。

毒扁豆碱为叔胺类化合物，口服及注射均易吸收，吸收后在外周可产生拟胆碱作用。易透过角膜，也易透过血脑屏障，对中枢神经系统产生作用，表现为小剂量兴奋、大剂量抑制，中毒时可引起呼吸肌麻痹。

毒扁豆碱主要用于治疗青光眼，作用较毛果芸香碱强而持久，但刺激性较大，长期给药患者不易耐受，可先用本品滴眼数次，后改用毛果芸香碱维持疗效。由于收缩睫状肌的作用较强，可引起头痛。滴眼后5min即出现缩瞳，眼压下降作用可维持1~2d，调节痉挛现象消失较快。滴眼时应压迫内眦，避免药液流入鼻腔后吸收中毒。

考点：毒扁豆碱的作用特点

（二）难逆性胆碱酯酶抑制药——有机磷酸酯类

案例2-3

患者，男，39岁。因工作防护不当经皮吸收大量敌敌畏被紧急送医。入院查体：双侧瞳孔2mm，两肺可闻及湿啰音，血压90/60mmHg[①]，面部、肢体肌肉颤动，意识不清，呼吸浅慢，胆碱酯酶10U。诊断为急性有机磷酸酯类中毒。给予静脉推注阿托品、氯解磷定等药物治疗。

问题与思考： 1. 有机磷酸酯类中毒的机制是什么？
2. 阿托品和氯解磷定解毒的依据是什么？

有机磷酸酯类（organophosphates）主要用作农业和环境卫生杀虫剂，如敌百虫（dipterex）、乐果（rogor）、马拉硫磷（malathion）、敌敌畏（DDVP）、对硫磷（1605）和内吸磷（1059）等。有些则用作战争毒剂，如沙林（sarin）、梭曼（soman）等。因有机磷酸酯类与AChE结合牢固，难以裂解，时间稍久AChE活性便难以恢复，故称为难逆性胆碱酯酶抑制药。有机磷酸酯类中毒临床较多见，职业性中毒主要途径为经皮肤吸收或呼吸道吸入，非职业性中毒则大多经口摄入。

【**中毒机制**】 有机磷酸酯类分子中的磷原子具有亲电子性，能与AChE酯解部位丝氨酸羟基上具有亲核性的氧原子形成共价键结合，生成难以水解的磷酰化AChE，结果使AChE失去水解乙酰胆碱的能力（图2-7），造成乙酰胆碱在体内大量积聚，引起一系列中毒症状。若不及时抢救，AChE在几分钟或几小时内发生"老化"。"老化"过程可能是磷酰化AChE的磷酰化基团上的一个烷氧基断裂，生

[①] 1mmHg=0.133kPa

成更稳定的单烷氧基磷酰化AChE。此时，即使用胆碱酯酶复活药也难以恢复AChE的活性，必须等新生的AChE出现，才能水解ACh，此过程需15～30d。因此一旦中毒，必须迅速抢救。

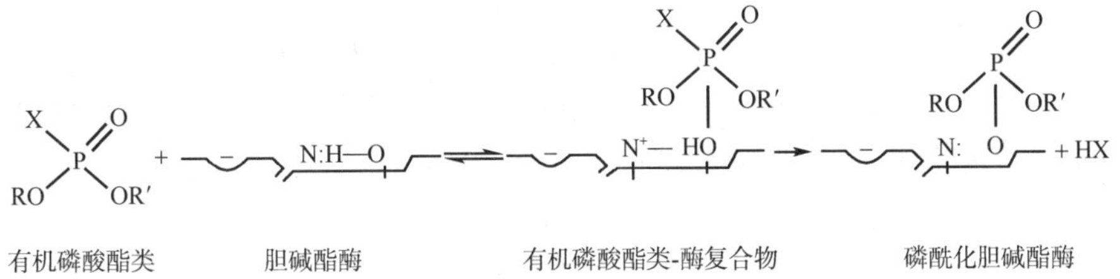

图2-7 有机磷酸酯类抗胆碱酯酶作用示意图

R、R′多是烷基，如CH_3、C_2H_5、C_3H_7；X是烷氧基、烷硫基或卤素

【中毒症状】 有机磷酸酯类持久、严重抑制AChE，造成ACh在体内大量堆积，过度激动胆碱受体，出现M样症状、N样症状和中枢神经系统症状。

1. M样症状 最早出现，主要表现为腺体分泌和平滑肌收缩。临床症状有多汗、流涎、流泪、流涕、恶心、呕吐、腹痛、腹泻、大小便失禁、瞳孔缩小（中毒早期可能不出现）、视物模糊、眼痛、支气管痉挛、分泌物增多、咳嗽、呼吸困难、心率减慢、血压下降。

2. N样症状 ①骨骼肌症状：表现为肌肉震颤，常自眼睑、颜面和舌肌开始，逐渐发展至全身，最后转为肌无力，严重者可因呼吸肌麻痹而死亡；②神经节兴奋症状：节后纤维胆碱能神经兴奋表现与M样症状一致；节后纤维去甲肾上腺素能神经兴奋，表现为血压增高、心率加快等。

3. 中枢神经系统症状 脑内ACh浓度升高，表现为先兴奋，如烦躁不安、谵妄、抽搐；后可转为抑制，出现昏迷、呼吸中枢麻痹、血压下降等症状。

【中毒的解救】

1. 清除毒物 发现有机磷酸酯类中毒后，应及时将患者撤离中毒环境，并迅速清除毒物以减少吸收。对经皮肤吸收者，可用温水和肥皂清洗皮肤。对口服中毒者，可选用清水或1%氯化钠溶液或2%碳酸氢钠溶液或0.02%高锰酸钾溶液洗胃，然后再用硫酸钠导泻。但应注意，敌百虫中毒时禁用碱性溶液冲洗体表或洗胃，因敌百虫遇碱可转化为毒性更大的敌敌畏；而对硫磷等硫代磷酸酯类化合物中毒时则禁用高锰酸钾溶液洗胃，因对硫磷遇高锰酸钾可被氧化为毒性更大的对氧磷。

2. 特异性解毒药

（1）M受体阻断药 阿托品作为临床常用的M受体阻断药，能迅速解除有机磷酸酯类中毒的M样症状，也能解除部分中枢中毒症状，使昏迷患者苏醒。此外，大剂量阿托品还具有阻断神经节，对抗有机磷酸酯类兴奋神经节的作用。由于阿托品对N受体无阻断作用，故不能消除骨骼肌震颤等N样症状，对中毒晚期的呼吸肌麻痹也无效，也无恢复AChE活性的作用，疗效不易巩固。因此须与AChE复活药合用，对中度和重度中毒患者，更须如此。但在两药合用的患者，当AChE复活后，机体可恢复对阿托品的敏感性，易发生阿托品中毒。因此，两药合用时，应适当减少阿托品的剂量。

阿托品的使用原则：早期、足量、反复使用，直至阿托品化。阿托品化的指征是瞳孔扩大、口干、皮肤干燥、颜面潮红、肺部湿啰音消失、呼吸改善、心率增快、微有不安或轻度躁动、意识好转等。有机磷酸酯类中毒患者，对阿托品的耐受量明显提高，故此时用量比常规用量要大，但不可认为剂量越大效果越好。在应用阿托品的过程中，一方面要给足剂量确保阿托品化，另一方面要密切观察病情变化，以防阿托品过量中毒。阿托品中毒时，患者出现幻觉、谵妄、体温升高、心率加快等现象，若出现上述表现应立即停用阿托品，并可用毛果芸香碱解毒。

（2）胆碱酯酶复活药 可使被有机磷酸酯类抑制的AChE恢复活性。临床常用的药物有氯解磷定和碘解磷定等（详见胆碱酯酶复活药）。

考点：有机磷酸酯类的中毒机制、症状及中毒的解救

三、胆碱酯酶复活药

胆碱酯酶复活药（cholinesterase reactivator）是一类能使被有机磷抑制的AChE恢复活性的药物。这些药物都是肟类化合物（=NOH）。常用药有氯解磷定（pralidoxime chloride）、碘解磷定（pralidoxime iodide）和双复磷（obidoxime chloride）等。

碘解磷定

碘解磷定为最早应用的胆碱酯酶复活药。水溶性较低，水溶液不稳定，遇光易变质。

【体内过程】 静脉注射后在肝、肾、脾、心等器官的含量较多，肺、骨骼肌和血液中次之。主要由肾脏排泄，部分在肝代谢。本药 $t_{1/2}$ 小于1h，故治疗有机磷酸酯类中毒时需足量和反复给药。

【药理作用和作用机制】 碘解磷定以其带正电荷的季铵氮与被磷酰化的AChE的阴离子部位以静电引力相结合，结合后使其肟基趋向磷酰化AChE的磷原子，进而与磷酰基形成共价键结合，生成磷酰化AChE和碘解磷定复合物，后者进一步裂解成为磷酰化碘解磷定。同时使AChE游离出来，恢复其水解ACh的活性。

此外，碘解磷定也能与体内游离的有机磷酸酯类结合，成为无毒的磷酰化碘解磷定由尿排出，从而阻止游离的有机磷酸酯类继续抑制AChE。

【作用特点】

1. 恢复AChE活性的效果因不同有机磷酸酯类中毒而有所差异。对内吸磷、马拉硫磷和对硫磷中毒的疗效较好，对敌百虫、敌敌畏中毒的疗效稍差，而对乐果中毒则无效。因乐果中毒时所形成的磷酰化AChE比较稳定，几乎不可逆，加之乐果乳剂含有苯，可能同时有苯中毒。

2. 恢复AChE活性作用对骨骼肌最为明显，能迅速制止肌束颤动；对自主神经系统功能的恢复较差；对中枢神经系统的中毒症状也有一定改善作用。

3. 不能直接对抗体内积聚的ACh的作用，故应与阿托品合用。

4. 对老化的胆碱酯酶无效，故应及早用药。

【不良反应】 一般治疗量时，毒性不大，但如静脉注射过快和剂量超过2g时，可产生轻度乏力、视物模糊、眩晕，有时可出现恶心、呕吐和心动过速等。偶有咽痛和其他碘过敏反应。剂量过大，碘解磷定本身也可抑制胆碱酯酶，加重有机磷酸酯类的中毒程度。

考点：碘解磷定的药动学特点、作用机制及不良反应

氯解磷定

氯解磷定的药理作用与碘解磷定相似，但水溶性高，溶液较稳定，遇碱分解，可肌内注射或静脉给药。特别适用于农村基层使用和初步急救。氯解磷定经肾排泄也较快，$t_{1/2}$约1.5h。不良反应较小，偶见轻度头痛、头晕、恶心、呕吐等。由于氯解磷定在碱性溶液中易水解，故忌与碱性药物配伍。

第3节 胆碱受体阻断药

胆碱受体阻断药（cholinoreceptor blocking drug）是一类能与胆碱受体结合而不产生或极少产生拟胆碱作用，却能妨碍ACh或胆碱受体激动药与受体结合，从而产生抗胆碱作用的药物。按其对M和N受体选择性的不同，可分为M受体阻断药和N受体阻断药。

一、M 受体阻断药

M 受体阻断药包括从植物中提取的天然生物碱和阿托品合成代用品。

案例 2-4

患者，男，40 岁，因剧烈运动后大量摄入冷饮引发急性腹痛就医。予硫酸阿托品注射液缓解。该患者用药后感觉口干、视物不清，伴头痛、恶心等症状。

问题与思考：试分析患者用药后出现上述症状的原因是什么？

（一）阿托品和阿托品类生物碱

本类药物具有相似的结构，是由莨菪酸和莨菪碱结合而成的有机酯类（图 2-8），包括阿托品（atropine）、山莨菪碱（anisodamine，654）、东莨菪碱（scopolamine）等。

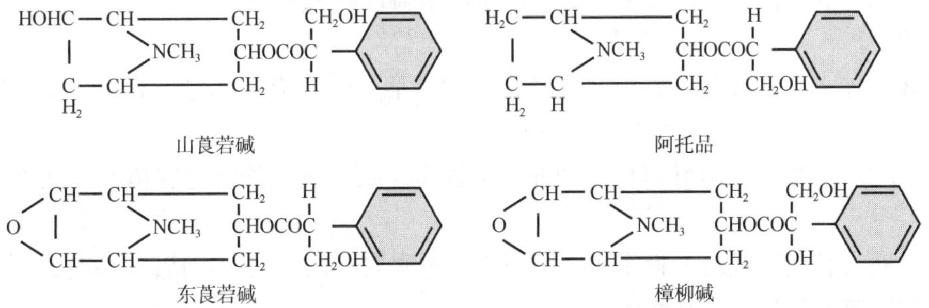

图 2-8 阿托品类生物碱的结构式

阿 托 品

阿托品是从茄科植物颠茄和曼陀罗中提取的生物碱，天然存在的生物碱为不稳定的左旋莨菪碱，在提取过程中得到稳定的消旋莨菪碱，即阿托品。

【体内过程】 阿托品系叔胺类化合物，口服吸收迅速，1h 血药浓度达高峰，$t_{1/2}$ 为 2～4h，作用维持 3～4h，生物利用度为 50%。阿托品吸收后可全身分布，易通过血脑屏障和胎盘屏障，能经乳汁分泌。在体内可迅速消除，大约 80% 以原型经肾排泄。

【药理作用】

1. 腺体 阿托品阻断 M 受体，抑制腺体分泌，其中唾液腺和汗腺最敏感，0.5mg 即可引起口干和皮肤干燥。剂量增大，抑制作用更为显著，同时泪腺和呼吸道分泌也明显减少。较大剂量可减少胃液分泌，但对胃酸分泌影响较小，因胃酸分泌还受体液因素调节。

2. 眼 阿托品阻断眼部 M 受体，引起扩瞳、升高眼压和调节麻痹作用。

（1）扩瞳 阿托品阻断瞳孔括约肌 M 受体，使瞳孔括约肌松弛，瞳孔开大肌功能占优势，从而扩瞳。

（2）升高眼压 由于瞳孔扩大，虹膜退向边缘，因而前房角间隙变窄，阻碍房水回流入巩膜静脉窦，造成眼压升高（图 2-5）。

（3）调节麻痹 阿托品阻断睫状肌 M 受体，使其松弛而拉紧悬韧带，晶状体变扁平，屈光度降低，只适用于看远物，而不能将近物清晰地成像于视网膜上，导致视远物清晰，视近物模糊，此作用称为调节麻痹。

3. 内脏平滑肌 阿托品阻断平滑肌 M 受体，对痉挛的内脏平滑肌有较显著的解痉作用。其中对胃肠平滑肌及膀胱逼尿肌作用较强，对胆道、输尿管和支气管平滑肌的作用较弱，对子宫平滑肌影响小。

4. 心脏 治疗量阿托品（0.5mg）可使部分患者心率轻度、短暂减慢，这与阻断突触前膜 M 受体，取消其对前膜递质释放的负反馈抑制,增加ACh释放有关。较大剂量(1～2mg)则竞争性阻断心脏M受体,解除迷走神经对心脏的抑制作用,使心率加快,传导加速。

5. 血管 治疗量阿托品对血管无显著影响;大剂量有扩张血管作用,可解除小血管痉挛,改善微循环,对皮肤血管扩张尤为显著,可出现皮肤红热。

6. 中枢神经系统 较大剂量时可兴奋中枢神经系统,出现烦躁不安;中毒剂量(10mg以上)常致幻觉、谵妄、运动失调和惊厥等;严重中毒时,可由兴奋转入抑制,出现昏迷及呼吸肌麻痹,甚至呼吸衰竭。

【临床应用】

1. 解除平滑肌痉挛 对胃肠绞痛及膀胱刺激症状如尿频、尿急等疗效较好,因能松弛膀胱逼尿肌,也可用于治疗遗尿症。对胆绞痛及肾绞痛的疗效较差,常需与阿片类镇痛药合用。

2. 抑制腺体分泌 利用阿托品抑制腺体分泌作用,用于全身麻醉前给药,以减少呼吸道分泌,防止分泌物阻塞气道及吸入性肺炎的发生。也可用于严重盗汗和流涎症。

3. 眼科应用

(1)虹膜睫状体炎 阿托品松弛瞳孔括约肌和睫状肌,使之充分休息,有利于炎症的消退;与缩瞳药交替使用还可预防虹膜与晶状体粘连。

(2)验光 利用阿托品调节麻痹作用使晶状体固定,可准确地测定晶状体的屈光度,适用于儿童验光。

(3)检查眼底 利用阿托品扩瞳作用,可用于检查眼底,但因其作用持续时间长,视力恢复较慢,现已被人工合成扩瞳药如后马托品替代。

4. 治疗缓慢型心律失常 阿托品常用于治疗迷走神经过度兴奋所致的窦性心动过缓和房室传导阻滞等缓慢型心律失常。

5. 抗休克 大剂量阿托品能解除血管痉挛,改善微循环,可用于治疗暴发型流行性脑脊髓膜炎、中毒性菌痢、中毒性肺炎等所致的感染性休克。

6. 解救有机磷酸酯类中毒 阿托品可对抗有机磷酸酯类中毒所致的M样症状及部分中枢神经系统症状。

【不良反应】 常见不良反应有口干、皮肤干燥、视物模糊、心率加快、体温升高、便秘、排尿困难等。中毒时上述症状加重,并出现谵妄、幻觉、惊厥等中枢神经系统症状。严重中毒时,中枢由兴奋转入抑制,产生昏迷、血压下降、呼吸肌麻痹等。阿托品中毒时可用胆碱受体激动药毛果芸香碱解救。

【禁忌证】 青光眼、心动过速、高热、排尿困难者(如前列腺肥大)禁用。老年人慎用。

考点:阿托品的药理作用、临床应用及不良反应

山莨菪碱

山莨菪碱是从我国茄科植物唐古特莨菪中天然分离出的生物碱,天然品为左旋体,简称654-1,人工合成品为消旋体,称为654-2,临床常用人工合成品。

与阿托品相比,山莨菪碱的特点是对内脏平滑肌和血管平滑肌解痉作用选择性较高;抑制腺体分泌和扩瞳作用较弱;不易透过血脑屏障,故无明显中枢作用。适用于感染性休克、内脏绞痛。不良反应与阿托品相似,但症状较轻。青光眼患者禁用。

考点:山莨菪碱的作用特点

东莨菪碱

东莨菪碱是从茄科植物洋金花、莨菪等提取的生物碱。与阿托品相比,东莨菪碱的特点是抑制腺体分泌作用较强,扩瞳、调节麻痹作用稍弱,对心血管作用较弱,更易通过血脑屏障和胎盘屏障,对大脑皮质有明显的抑制作用。此外,还具有抗晕止吐和抗震颤麻痹的作用,前者可能与其抑制内耳前庭功能、镇静及抑制胃肠道运动有关，后者可能与其阻断中枢胆碱受体有关。

临床主要用于：①全身麻醉前给药；②晕动病，与苯海拉明合用可增加效果；③抗帕金森病，可缓解流涎、震颤和肌强直等症状；④其他，可用于妊娠呕吐、放射病呕吐，代替洋金花进行中药麻醉（洋金花的主要成分为东莨菪碱）等。禁忌证同阿托品。

考点：东莨菪碱的作用特点

链接　认识洋金花

洋金花又称曼陀罗花，属于茄科植物，药用部位为花。洋金花平喘止咳，解痉定痛，可用于外科麻醉。洋金花在我国使用历史比较久远，《本草纲目》中记载："秋季采曼陀罗花，阴干，等分为末，热酒调服三钱，即昏昏如醉。割疮、灸火宜先服此，即不觉痛苦。"在许多影视剧中经常看到蒙汗药，描述人若吃了蒙汗药便会昏睡过去，失去知觉，这里的"蒙汗药"基本上都是用曼陀罗花制成。现代药学研究表明洋金花中含有东莨菪碱、莨菪碱和阿托品等有效成分。但本品有毒，为国家特殊管理的毒性中药品种。

（二）阿托品的合成代用品

1. 合成扩瞳药　后马托品的扩瞳与调节麻痹作用都比阿托品明显缩短，调节麻痹作用在用药后24～36h消退（阿托品调节麻痹作用可持续1～2周），适用于一般眼科检查。但其调节麻痹作用不如阿托品完全，故儿童验光仍须用阿托品。托吡卡胺的特点是起效快而持续时间更短，应用同后马托品。

2. 合成解痉药

（1）季铵类解痉药　常用的有溴丙胺太林（普鲁本辛）。本品口服给药吸收较差，食物可妨碍其吸收，故宜在饭前服用，不易透过血脑屏障，很少发生中枢作用。治疗量可明显抑制胃肠平滑肌，并能不同程度减少胃液分泌。主要用于胃、十二指肠溃疡，也可用于遗尿症及妊娠呕吐。不良反应类似阿托品，中毒量可致神经肌肉传递阻断，引起呼吸肌麻痹。

（2）叔胺类解痉药　贝那替秦（胃复康）含叔胺基团，口服较易吸收，解痉作用较明显，也有抑制胃液分泌作用。此外尚有中枢抑制作用。适用于兼有焦虑症的溃疡病、肠蠕动亢进及膀胱刺激症状的患者。不良反应有口干、头晕及嗜睡等。

考点：常用的阿托品合成代用品及其作用特点

二、N受体阻断药

（一）N_1受体阻断药

N_1受体阻断药能选择性地与神经节细胞的N_1受体结合，竞争性地阻止ACh与受体结合，使ACh不能引起神经节细胞除极化，从而阻断了神经冲动在神经节中的传递，故也称神经节阻断药。本类药阻断交感神经节，使节后纤维去甲肾上腺素能神经功能减弱，导致血管扩张，血压下降；阻断副交感神经节，使节后纤维胆碱能神经功能减弱，引起口干、便秘、视物模糊、尿潴留等反应。该类药过去曾用于治疗高血压，但由于其副作用多，且降压作用过强过快，易发生直立性低血压，现已少用。美卡拉明（美加明）和樟磺咪芬（阿方那特）可用于外科手术时控制性降压，以减少出血。

（二）N_2受体阻断药

N_2受体阻断药也称骨骼肌松弛药，简称肌松药。主要作为外科麻醉时的辅助用药。根据其作用方式，可分为去极化型和非去极化型两类。

1. 去极化型肌松药　本类药物与骨骼肌终板膜上的N_2受体结合，产生与乙酰胆碱相似但较持久的去极化作用，使终板膜不能对乙酰胆碱起反应（处于不应状态），骨骼肌因而松弛。

琥珀胆碱

【体内过程】 琥珀胆碱（succinylcholine，司可林，scoline）在血液中被血浆假性胆碱酯酶迅速水解，首先水解成琥珀单胆碱，肌松作用大为减弱；然后又缓慢水解成为琥珀酸和胆碱，肌松作用消失。仅有不到2%琥珀胆碱以原型从肾排泄。新斯的明抑制血浆假性胆碱酯酶，因而可加强和延长琥珀胆碱的作用。

【药理作用】 静脉注射后，患者先出现短时间肌束颤动，1min内即转为松弛，约在2min时肌松作用最明显，在5min内作用消失。静脉滴注可延长肌松作用时间。

【临床应用】 可用于气管内插管、气管镜、食管镜等短时操作，静脉滴注适用于较长时间的手术。

【不良反应】

（1）术后肌痛　与本药引起肌束颤动损伤肌梭有关。一般3～5d自愈，无须特殊处理。

（2）血钾升高　与本药引起肌肉持久去极化而释出钾离子有关。故大面积烧伤、广泛性软组织损伤、偏瘫和脑血管意外等患者禁用，以免产生高血钾性心搏骤停。

（3）升高眼压　与本药引起眼外肌颤动有关。青光眼和白内障晶状体摘除术患者禁用。

（4）呼吸肌麻痹　可发生于过量或静脉滴注过快或有遗传性胆碱酯酶缺乏者。用时必须备有人工呼吸机。

【药物相互作用】 氨基糖苷类抗生素和多肽类抗生素在大剂量时也有肌肉松弛作用，与琥珀胆碱合用时，易致呼吸肌麻痹；胆碱酯酶抑制药、环磷酰胺、普鲁卡因等通过降低血浆胆碱酯酶活性而增强琥珀胆碱的作用；琥珀胆碱在碱性溶液中易分解，不宜与硫喷妥钠混合注射。

2. 非去极化型肌松药 又称竞争型肌松药，此类药物与骨骼肌终板膜上的N_2受体结合，不引起去极化，能竞争性地阻断ACh的去极化作用，使骨骼肌松弛。

筒箭毒碱

筒箭毒碱（tubocurarine）是南美洲印第安人从数种植物制成的植物浸膏箭毒中提取的生物碱。静脉注射后3～4min即产生肌松作用。其特点为：①肌松前无肌束震颤；②胆碱酯酶抑制药可对抗其作用，过量中毒可用新斯的明解救；③阻断神经节并促进组胺释放，引起血压下降，并可诱发支气管痉挛。禁用于重症肌无力、支气管哮喘和严重休克患者。

其 他

泮库溴铵、维库溴铵、阿曲库铵等药物无明显神经节阻断和促进组胺释放作用，不良反应较少，目前已基本上取代了筒箭毒碱。适用于在各类手术、气管插管术、破伤风及惊厥时作肌松药使用。

第4节　肾上腺素受体激动药

肾上腺素受体激动药（adrenoceptor agonist）的基本化学结构是β-苯乙胺。按药物是否含有儿茶酚结构（苯环3、4位碳上有－OH），可分为儿茶酚胺类和非儿茶酚胺类。儿茶酚胺类药物外周作用强、中枢作用弱，易被COMT灭活，作用时间短；非儿茶酚胺类药物外周作用弱、中枢作用强，不易被COMT灭活，作用时间延长，口服生物利用度增加。

β-苯乙胺　　　　儿茶酚

按其对不同肾上腺素受体的选择性而分为三大类：α、β受体激动药、α受体激动药和β受体激动药。

案例2-5

患儿，女，12岁。因畏寒，发热，咽痛2d由其母陪同就医。诊断：急性扁桃体炎。拟给予青霉素等治疗，青霉素皮试为阴性。注射青霉素约10min后，出现胸闷、呼吸困难、面色苍白、冷汗如注等症状，立即送急诊室抢救。测血压50/30mmHg。结合患者症状诊断：青霉素过敏性休克。当即给予0.1%肾上腺素0.3ml肌内注射。经一系列抢救处理后，患者逐渐好转。

问题与思考：1. 过敏性休克为什么用肾上腺素抢救？
2. 肾上腺素治疗过敏性休克通常采用何种给药方法？为什么？

一、α、β受体激动药

肾上腺素

肾上腺素（AD）是肾上腺髓质分泌的主要激素，药用肾上腺素可从家畜肾上腺提取或人工合成。本药化学性质不稳定，遇光易失效，应避光保存；在碱性溶液中易氧化变色而失效。

【**体内过程**】 口服后在碱性肠液、肠黏膜及肝内破坏，吸收很少，不能达到有效血药浓度，故只能注射给药。皮下注射因收缩血管，吸收缓慢，作用时间较长，可维持1h左右。肌内注射吸收较快，但作用维持时间短，10～30min。肾上腺素在体内摄取及代谢途径与NA相似，代谢产物经肾排泄。

【**药理作用**】 肾上腺素激动α和β受体，产生α效应和β效应。

1. 心脏 肾上腺素激动心脏$β_1$受体，使心肌收缩力加强，心率加快，传导加速，心输出量增加。由于兴奋心脏，加快心肌代谢，使心肌耗氧量增加，剂量过大或静脉注射过快，易致心律失常，甚至引起心室纤颤。

2. 血管 肾上腺素激动血管平滑肌上的α受体，引起皮肤、黏膜及内脏血管（尤其是肾血管）收缩；激动$β_2$受体引起骨骼肌血管和冠状血管舒张。

3. 血压 肾上腺素对血压的影响与用量有关。常用剂量（0.5～1.0mg皮下注射）使收缩压升高，舒张压不变或略降。收缩压升高是由于激动心脏$β_1$受体，使心输出量增加；舒张压不变或略降是由于其对骨骼肌血管的舒张效应抵消或超过了对皮肤、黏膜血管的收缩效应，使总外周阻力不变或略降。较大剂量时，对α受体的激动作用占优势，缩血管效应超过舒血管效应，总外周阻力增加，收缩压和舒张压均升高（图2-9）。

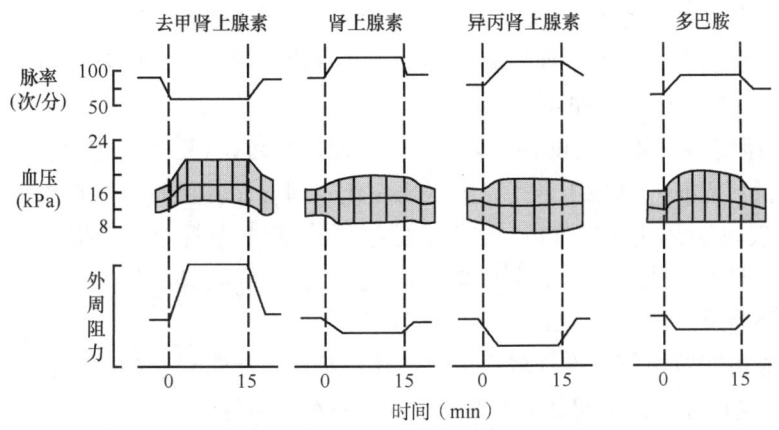

图2-9 静脉滴注肾上腺素受体激动药对心血管作用的比较

4. 支气管 肾上腺素激动支气管平滑肌$β_2$受体，使支气管平滑肌松弛；激动α受体，收缩支气管黏膜血管，降低毛细血管的通透性，有利于消除支气管黏膜充血和水肿。此外，还能抑制肥大细胞释放组胺等过敏物质。

5. 代谢 肾上腺素能提高机体代谢。治疗剂量下，可使耗氧量升高20%～30%。激动α受体和$β_2$受体使肝糖原分解增加，并抑制外周组织对葡萄糖的摄取，引起血糖升高。肾上腺素还能激动脂肪细胞的$β_3$受体，进而激活甘油三酯（三酰甘油）脂肪酶加速脂肪分解，使血液中游离脂肪酸水平升高。

【临床应用】

1. 心搏骤停 用于溺水、麻醉、手术意外、药物中毒、传染病和心脏传导阻滞等所致的心搏骤停。对电击所致的心脏停搏也可用肾上腺素配合心脏除颤器或利多卡因等除颤，一般用于心室内注射，同时进行有效的人工呼吸和心脏按压等。

2. 过敏性休克 肾上腺素是抢救过敏性休克的首选药。过敏性休克主要是由于组胺等过敏性物质的释放，使大量小血管扩张、毛细血管通透性增加，引起循环血量降低，血压下降；支气管平滑肌痉挛、黏膜水肿引起呼吸困难。肾上腺素通过收缩血管，降低毛细血管通透性；收缩支气管黏膜血管，消除黏膜水肿；舒张支气管平滑肌，缓解支气管平滑肌痉挛；抑制过敏物质释放及升压等，可迅速缓解过敏性休克的症状。一般采用皮下或肌内注射。必要时亦可用生理盐水稀释后缓慢静脉注射。

3. 支气管哮喘 控制支气管哮喘的急性发作，皮下或肌内注射能于数分钟内奏效，效果迅速但不持久。

4. 局部应用 肾上腺素与局麻药配伍，通过其缩血管作用，可延缓局麻药吸收，延长局麻药的作用时间，又可防止局麻药因吸收而产生毒性反应。当鼻黏膜或齿龈出血时，可将浸有0.1%盐酸肾上腺素的纱布或棉球填塞出血处，使局部血管收缩而止血。

【不良反应】 主要不良反应为心悸、烦躁、头痛和血压升高等，血压剧升有发生脑出血的危险，故老年人慎用；也能引起心律失常，甚至心室纤颤，故应严格掌握剂量。

【禁忌证】 禁用于高血压、器质性心脏病、糖尿病和甲状腺功能亢进（甲亢）等患者。

考点：肾上腺素的药理作用、临床应用及不良反应

多 巴 胺

多巴胺（DA）是去甲肾上腺素生物合成的前体，药用为人工合成品。

【体内过程】 口服易在肠和肝中被破坏而失效。常采用静脉滴注给药。在体内迅速经MAO和COMT代谢灭活，故作用时间短暂。因不易透过血脑屏障，故外源性多巴胺无中枢作用。

【药理作用】 多巴胺主要激动α、$β_1$受体和DA受体，并促进神经末梢释放NA。

1. 心脏 激动心脏$β_1$受体，使心肌收缩力加强，心输出量增加。一般剂量对心率影响不明显，故较少引起心悸和心律失常，但大剂量可加快心率。

2. 血管 多巴胺激动α受体，使皮肤、黏膜血管收缩，激动DA受体，使肾、肠系膜血管舒张。

3. 血压 小剂量多巴胺，收缩压升高，舒张压变化不明显，其机制可能是兴奋心脏，心输出量增加，收缩压升高；激动DA受体的扩血管效应与激动α受体的缩血管效应相抵消，总外周阻力变化不大，故舒张压变化不明显。大剂量时，α受体作用占优势，皮肤黏膜血管收缩增强，此时，肾及肠系膜血管也收缩，总外周阻力增大，故收缩压和舒张压均升高。

4. 肾脏 多巴胺舒张肾血管，增加肾血流量，还可抑制肾小管对钠的重吸收，排钠利尿。大剂量时，因激动α受体作用增强，也可使肾血管明显收缩，肾血流量减少。

【临床应用】 用于治疗各种休克，但必须注意补充血容量，对于伴有心肌收缩力减弱及尿量减少而血容量已补足的休克患者疗效较好。此外，本品尚可与利尿药合并应用于急性肾衰竭。

【不良反应】 一般较轻。剂量过大或静脉滴注太快可出现心动过速、心律失常和肾血管收缩引起肾功能下降等，一旦发生，应减慢滴注速度或停药。

考点：多巴胺的药理作用及临床应用

麻 黄 碱

麻黄碱（ephedrine）是从中药麻黄中提取的生物碱。现已人工合成，药用其左旋体或消旋体。

【体内过程】 口服易吸收，易通过血脑屏障，小部分在体内经脱胺氧化而被代谢，大部分以原型药经肾排泄。消除缓慢，故作用较肾上腺素持久。

【药理作用及临床应用】 麻黄碱作用与肾上腺素相似，除直接激动α、β受体外，还可促使去甲肾上腺素能神经末梢释放NA而发挥间接作用。与肾上腺素比较，麻黄碱具有下列特点：性质稳定，口服有效；作用弱而持久；中枢兴奋作用显著；易产生快速耐受性。临床主要用于：①预防支气管哮喘发作或治疗轻症哮喘；②缓解鼻塞，常用0.5%～1.0%溶液滴鼻，消除鼻黏膜肿胀；③防治某些低血压状态，如用于防治硬膜外麻醉或蛛网膜下腔麻醉引起的低血压；④缓解荨麻疹和血管神经性水肿的皮肤黏膜症状。

【不良反应】 可引起中枢兴奋，如失眠等，晚间服用宜加镇静催眠药；短期内反复使用，可产生快速耐受性，停药数小时后，可以恢复。每日用药如不超过三次则快速耐受性一般不明显。

【禁忌证】 禁忌证同肾上腺素。

考点：麻黄碱的药理作用及临床应用

伪麻黄碱

伪麻黄碱主要通过促进去甲肾上腺素的释放，间接发挥拟交感神经作用；具有选择性地收缩上呼吸道毛细血管，消除鼻咽部黏膜充血、肿胀，减轻鼻塞症状，对全身其他脏器的血管无明显收缩作用，对心率、血压和中枢神经无明显影响。常用于减轻感冒、过敏性鼻炎、鼻炎及鼻窦炎引起的鼻黏膜充血症状，也是复方抗感冒药的组成成分之一。

二、α受体激动药

去甲肾上腺素

去甲肾上腺素（NA）是去甲肾上腺素能神经末梢释放的递质，也可由肾上腺髓质少量分泌。药用品为人工合成品，化学性质及配伍禁忌与肾上腺素相似。

【体内过程】 口服无效，因首过消除明显。皮下或肌内注射时，因血管强烈收缩，易发生局部组织坏死。一般采用静脉滴注给药。在体内迅速再摄取或代谢，药效维持时间短。

【药理作用】 主要激动α受体，对$β_1$受体作用较弱，对$β_2$受体几无作用。

1. 血管 激动$α_1$受体，引起血管普遍收缩。对皮肤、黏膜血管收缩作用最强，其次是肾、脑、肝、肠系膜及骨骼肌血管，冠状血管可因心脏兴奋产生大量腺苷等代谢产物而舒张。

2. 心脏 激动心脏$β_1$受体，使心肌收缩力加强，心率加快，传导加速，心输出量增加。在整体情况下,由于血管收缩,血压升高可反射性减慢心率。大剂量也可致心律失常,但较肾上腺素少见。

3. 血压 小剂量滴注时由于心脏兴奋,收缩压升高,此时血管收缩作用尚不十分剧烈,故舒张压升高不多而脉压加大。较大剂量时,因血管强烈收缩使外周阻力明显增高,故收缩压升高的同时舒张压也明显升高,脉压变小。

【临床应用】

1. 抗休克 对于早期神经源性休克及药物中毒引起的低血压等,利用去甲肾上腺素的收缩血管作用使血压回升。

2. 止上消化道出血 取本品1～3mg,适当稀释后口服,使食管和胃黏膜血管收缩,产生局部止血效果。

【不良反应】

1. 局部组织缺血坏死 静脉滴注时间过长、浓度过高或药液漏出血管,可引起局部组织缺血坏死。如发现外漏或注射部位皮肤苍白,应更换注射部位,进行热敷,并用普鲁卡因或α受体阻断药如酚妥拉明做局部浸润注射,以扩张血管。

2. 急性肾衰竭 滴注时间过长或剂量过大,可使肾血管剧烈收缩,导致少尿、无尿和肾实质损伤,故用药期间应注意观察尿量,保持尿量在每小时25ml以上。

【禁忌证】 高血压、动脉硬化症、器质性心脏病及少尿、无尿的患者与孕妇禁用。

考点:去甲肾上腺素的药理作用及临床应用

间 羟 胺

间羟胺(metaraminol)又称阿拉明(aramine),为人工合成品,性质较稳定,主要作用于α受体,对$β_1$受体作用较弱,也可通过促进神经末梢释放去甲肾上腺素而间接地发挥作用。与去甲肾上腺素比较,具有以下特点:收缩血管,升高血压,作用较去甲肾上腺素弱而持久;略增加心肌收缩力,使休克患者的心输出量增加,对心率的影响不明显,有时血压升高反射性地使心率减慢,很少引起心律失常;对肾血管的收缩作用也较弱,较少引起急性肾衰竭;可肌内注射。临床上作为去甲肾上腺素的代用品,用于各种休克早期。

考点:间羟胺的作用特点

去氧肾上腺素

去氧肾上腺素(phenylephrine)又称苯肾上腺素、新福林(neosynephrine),为人工合成品。属$α_1$受体激动药,可收缩血管,升高血压,并反射性引起心率减慢。由于其减少肾血流作用比去甲肾上腺素更明显,一般不用于抗休克。主要用于阵发性室上性心动过速、麻醉或药物引起的低血压状态。去氧肾上腺素能激动瞳孔开大肌$α_1$受体,引起瞳孔扩大,可作为扩瞳药用于眼底检查。与阿托品相比,其扩瞳作用弱,起效快,维持时间短,一般不引起眼压升高(老年人前房角狭窄者可能引起眼压升高)和调节麻痹。

三、β受体激动药

异丙肾上腺素

异丙肾上腺素(isoprenaline,ISO)为人工合成品,化学结构是去甲肾上腺素氨基上的一个氢原子被异丙基所取代。

【体内过程】 口服易在肠黏膜与硫酸结合而失效,气雾剂吸入给药,吸收较快;舌下含服可经舌下静脉丛迅速吸收。吸收后主要在肝及其他组织中被COMT所代谢，较少被MAO代谢，也较少被去甲肾上腺素能神经所摄取，因此其作用维持时间较肾上腺素略长。

【药理作用】 异丙肾上腺素对$β_1$和$β_2$受体有强大的激动作用，对α受体几无作用。

1. **心脏** 激动心脏$β_1$受体，使心肌收缩力增强，心率加快，传导加速，心输出量增加。与肾上腺素比较，异丙肾上腺素加快心率、加速传导的作用较强，心肌耗氧量明显增加。对窦房结有显著兴奋作用，也能引起心律失常，但较少产生心室纤颤。

2. **血管和血压** 激动$β_2$受体，主要舒张骨骼肌血管，对冠状血管也有舒张作用，对肾血管和肠系膜血管舒张作用较弱。小剂量使收缩压上升，舒张压略下降，冠脉流量增加；较大剂量时，舒张压明显下降，冠脉灌注压降低，冠脉有效血流量不增加。

3. **支气管** 激动$β_2$受体，舒张支气管平滑肌，作用比肾上腺素略强，也具有抑制组胺等过敏性物质释放的作用。但对支气管黏膜的血管无收缩作用，故消除黏膜水肿的作用不如肾上腺素。久用可产生耐受性。

4. **其他** 促进糖原和脂肪分解，升高血糖和游离脂肪酸，增加组织的耗氧量。不易透过血脑屏障，中枢兴奋作用不明显。

【临床应用】

1. **支气管哮喘** 舌下含服或气雾剂吸入给药，用于控制支气管哮喘急性发作，疗效快而强。
2. **房室传导阻滞** 治疗Ⅱ、Ⅲ度房室传导阻滞，采用舌下含服或静脉滴注给药。
3. **心搏骤停** 异丙肾上腺素对于停搏的心脏有起搏作用，适用于溺水、麻醉意外、电击、重度房室传导阻滞或窦房结功能衰竭而引起的心搏骤停，常与NA或间羟胺合用于心室内注射。
4. **感染性休克** 对心输出量低、外周阻力大的感染性休克有一定疗效，但应注意补足血容量。

【不良反应】 常见不良反应为心悸、头晕。用药过程中应注意控制心率。支气管哮喘患者急性发作时，已处于缺氧状态，加之用气雾剂剂量不易掌握，如剂量过大，可致心肌耗氧量增加，易引起心律失常、诱发或加重心绞痛，甚至产生危险的心动过速及心室颤动。

【禁忌证】 禁用于冠心病、心肌炎和甲状腺功能亢进等患者。

考点：异丙肾上腺素的药理作用、临床应用及不良反应

多巴酚丁胺

多巴酚丁胺（dobutamine）选择性激动$β_1$受体，加强心肌收缩力，增加心输出量，心率加快不明显。临床主要用于心脏外科手术后或心肌梗死并发的心力衰竭，也可用于难治性心力衰竭。梗阻性肥厚型心肌病患者禁用。

第5节 肾上腺素受体阻断药

肾上腺素受体阻断药（adrenoceptor blocking drug）是一类能与肾上腺素受体结合而不产生或极少产生肾上腺素样作用，但能阻断去甲肾上腺素能神经递质或肾上腺素受体激动药与受体结合，从而拮抗去甲肾上腺素能神经递质或肾上腺素受体激动药的作用的药物。这类药物按其对受体选择性的不同，分为α受体阻断药、β受体阻断药和α、β受体阻断药。

一、α受体阻断药

案例2-6

患者，男，24岁。因精神分裂症长期应用氯丙嗪治疗，因照看不当吞服整瓶氯丙嗪送医抢救。查体：患者昏睡，血压下降达休克水平，心电图异常。除给予洗胃及其他对症治疗外，立即给予升压药去甲肾上腺素静脉滴注,血压逐渐恢复。(提示:氯丙嗪的降压作用为阻断血管α受体所致。)

问题与思考:α受体阻断药引起的低血压能否用肾上腺素对抗?为什么?

α受体阻断药选择性地与α受体结合,阻止去甲肾上腺素能神经递质或肾上腺素受体激动药与α受体结合而发挥作用。如预先使用α受体阻断药后再使用肾上腺素,可使肾上腺素原有的升压作用翻转为降压作用,这种现象称为肾上腺素作用翻转(adrenaline reversal)。其机制是:α受体阻断药竞争性阻断肾上腺素与血管α受体结合,取消其收缩血管作用,使肾上腺素激动$β_2$受体扩张血管的作用充分表现出来,导致血压下降。对于主要激动α受体的去甲肾上腺素,α受体阻断药只能取消或减弱其升压作用而无翻转作用;对于β受体激动药异丙肾上腺素的降压作用无影响(图2-10)。故当α受体阻断药过量引起低血压时不能用肾上腺素对抗,可用α受体激动药对抗。

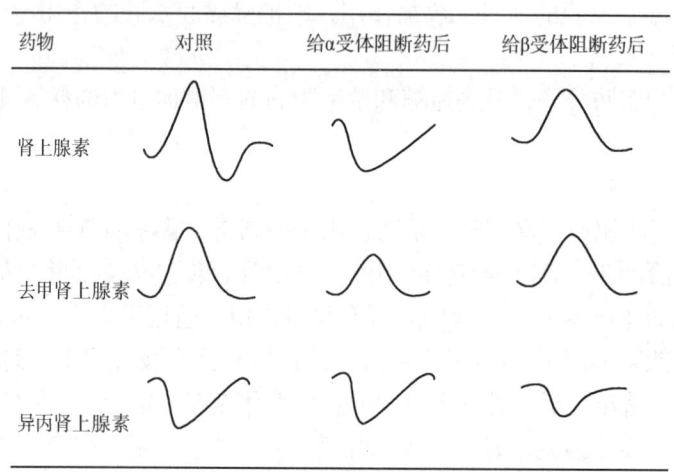

图2-10 给肾上腺素受体阻断药后,拟肾上腺素药对血压的影响

酚妥拉明

酚妥拉明(phentolamine)又称立其丁(regitin),为短效α受体阻断药。

【**体内过程**】 生物利用度低,口服吸收差,口服效果仅为注射给药的20%。口服后30min血药浓度达峰值,作用维持3~6h;肌内注射作用维持30~45min。大多以无活性的代谢物从尿中排泄。

【**药理作用**】

1. 血管与血压 静脉注射酚妥拉明,通过其阻断α受体作用和直接舒张血管作用,使血管扩张,血压下降。静脉和小动脉扩张明显,使肺动脉压和外周血管阻力降低。

2. 心脏 酚妥拉明使心肌收缩力加强,心率加快,心输出量增加。其机制是:①血压下降,反射性兴奋心脏;②阻断突触前膜$α_2$受体,促进NA释放。

3. 其他 有拟胆碱作用,使胃肠平滑肌兴奋;也有组胺样作用,使胃酸分泌增加、皮肤潮红等。

【**临床应用**】

1. 外周血管痉挛性疾病 如肢端动脉痉挛的雷诺综合征、血栓闭塞性脉管炎及冻伤后遗症。

2. 局部组织缺血坏死 去甲肾上腺素静脉滴注发生外漏时,可用酚妥拉明10mg溶于10~20ml生理盐水中做皮下浸润注射,以阻断NA引起的血管强烈收缩,避免局部组织缺血坏死。

3. 抗休克 酚妥拉明扩张小动脉和小静脉,降低外周阻力,增加心输出量,从而改善休克状态时的内脏血液灌注,解除微循环障碍;并能降低肺循环阻力,防止肺水肿的发生,但给药前必须补足血容量。

4. 嗜铬细胞瘤 酚妥拉明可用于嗜铬细胞瘤所致高血压危象及其手术前准备。用于嗜铬细胞瘤鉴别诊断曾有猝死报道,应慎重。

5. 充血性心力衰竭 酚妥拉明扩张小静脉和小动脉,降低心脏前、后负荷,使心输出量增加,左心室舒张末压及肺动脉压下降,减轻肺水肿,心力衰竭症状得以减轻。

【不良反应】 常见不良反应有直立性低血压、腹痛、腹泻、呕吐和诱发或加重消化性溃疡。静脉给药有时可引起严重的心动过速、心律失常和心绞痛,因此须缓慢注射或滴注。消化性溃疡、冠心病患者不宜使用。

考点：酚妥拉明的药理作用及临床应用

妥拉唑林

妥拉唑林(tolazoline,苄唑啉)对α受体阻断作用与酚妥拉明相似,但较弱,而组胺样作用和拟胆碱作用较强。主要用于血管痉挛性疾病的治疗,局部浸润注射用以处理去甲肾上腺素静脉滴注时药液外漏。不良反应与酚妥拉明相同,但发生率较高。

酚苄明

酚苄明(phenoxybenzamine)又称苯苄胺(dibenzyline),是人工合成品,属长效α受体阻断药。与α受体结合牢固,起效慢,但作用强大而持久。用于外周血管痉挛性疾病,也可用于休克和嗜铬细胞瘤的治疗。常见不良反应有直立性低血压、心悸和鼻塞；口服可致恶心、呕吐及嗜睡、疲乏等。静脉注射或用于休克时必须缓慢给药,充分补液和密切监护。

二、β受体阻断药

β受体阻断药能与去甲肾上腺素能神经递质或肾上腺素受体激动药竞争β受体从而拮抗其β效应。该类药品种繁多,本节主要介绍其共性及代表药。

【分类及药理学特性】 β受体阻断药分类及药理学特性见表2-2。

表2-2 β受体阻断药分类及药理学特性

分类	药物名称	内在拟交感活性	膜稳定作用	生物利用度(%)	血浆半衰期(h)	主要消除器官
非选择性β受体阻断药	普萘洛尔(propranolol)	－	++	30	2～3	肝、肾
	纳多洛尔(nadolol)	－	－	35	10～20	肾
	噻吗洛尔(timolol)	－	－	55	3～5	肝、肾
	吲哚洛尔(pindolol)	++	+	85	3～4	肝、肾
选择性β₁受体阻断药	美托洛尔(metoprolol)	－	±	40	3～4	肝
	阿替洛尔(atenolol)	－	－	50	6～7	肾
	醋丁洛尔(acebutolol)	+	+	40	2～4	肝
α、β受体阻断药	拉贝洛尔(labetalol)	－	+	30	6～8	肝、肾

注：++.强；+.中等；±.几乎没有；－.无此作用。

【药理作用】

1. β受体阻断作用

（1）心脏 阻断心脏$β_1$受体,可使心率减慢,心肌收缩力减弱,传导速度减慢,心输出量减少,心肌耗氧量下降。

（2）血管与血压 心脏功能受到抑制,反射性兴奋交感神经,加之阻断血管平滑肌$β_2$受体,故血管收缩。对正常人血压影响不明显,对高血压患者具有降压作用,其机制复杂,涉及药物对多种系统β受体阻断的结果。

（3）支气管 阻断$β_2$受体而使支气管平滑肌收缩,增加呼吸道阻力。这种作用较弱,对正常人影响较小,但对支气管哮喘患者,有时可诱发或加重哮喘发作。因此支气管哮喘患者禁用非选择性β受体阻断药,应用选择性$β_1$受体阻断药也需慎重。

（4）肾素　阻断肾小球旁细胞的β_1受体，减少肾素释放，因而降低肾素-血管紧张素-醛固酮系统活性。

（5）代谢　一般认为，β_3受体激动与脂肪分解有关；α_1和β_2受体激动与肝糖原分解有关。β受体阻断药一般对正常人血糖无影响，也不影响胰岛素的降糖作用，但延缓用胰岛素后血糖水平的恢复，掩盖低血糖症状如心悸等，从而延误了低血糖的及时察觉。

2. 内在拟交感活性　有些β受体阻断药（如吲哚洛尔）与β受体结合后除能阻断受体外，尚对β受体具有部分激动作用，也称内在拟交感活性（ISA）。由于这种作用较弱，一般被其β受体阻断作用所掩盖。ISA较强的药物，其β受体阻断作用较弱。

3. 膜稳定作用　有些β受体阻断药能降低细胞膜对离子的通透性，此作用称为膜稳定作用。离体实验表明，对人心肌细胞的膜稳定作用仅在高于临床有效血药浓度几十倍时才能发生，此外，无膜稳定作用的β受体阻断药仍然对心律失常有效。因此认为这一作用在常用量时与其治疗作用的关系不大。

4. 其他　普萘洛尔有抗血小板聚集作用。噻吗洛尔有降低眼压作用。

【临床应用】β受体阻断药主要用于治疗心血管系统疾病。

1. 心律失常　β受体阻断药对多种原因引起的室上性和室性心律失常有效，尤其对运动或情绪激动所致心律失常或因心肌缺血、强心苷中毒引起的心律失常疗效好（见抗心律失常药）。

2. 心绞痛和心肌梗死　β受体阻断药对心绞痛有良好的疗效。对心肌梗死患者，2年以上的长期应用可降低复发和猝死率（见抗心绞痛药）。

3. 高血压　β受体阻断药是治疗高血压的一线药物，可单独使用，也可与其他药物合用，广泛用于各型高血压（见抗高血压药）。

4. 慢性心功能不全　β受体阻断药对扩张型心肌病的心力衰竭治疗作用明显（见抗慢性心功能不全药）。

5. 其他　普萘洛尔可辅助治疗甲状腺功能亢进；噻吗洛尔可治疗青光眼等。

【不良反应】一般的不良反应有头晕、失眠、噩梦、恶心、呕吐、轻度腹泻等。个别患者可出现幻觉、抑郁症状。偶见过敏反应如皮疹、血小板减少等。糖脂代谢异常时一般不首选β受体阻断药。普萘洛尔等无内在拟交感活性的β受体阻断药长期用药后突然停药，可使原来的病情加重，如血压升高、严重心律失常及心绞痛发作等，此现象称为反跳现象。故停药前应逐渐减量。

【禁忌证】严重左心功能不全、窦性心动过缓、重度房室传导阻滞、支气管哮喘、肢端动脉痉挛等患者禁用。选择性β_1受体阻断药对支气管哮喘患者仍需慎用。心肌梗死患者及肝功能不良者应慎用。

（一）非选择性β受体阻断药

本类药对β_1、β_2受体均有阻断作用。

普萘洛尔

普萘洛尔（propranolol）常用于治疗心律失常、心绞痛、高血压、甲状腺功能亢进等。个体差异大，因此用药须从小剂量开始，逐渐调整剂量。长期用药者撤药需逐渐递减剂量，一般为2周。常见不良反应为眩晕、精神抑郁、心率过慢等。

噻吗洛尔

噻吗洛尔（timolol）临床常用于治疗原发性开角型青光眼及无晶状体青光眼，作用机制主要是减少房水的生成。疗效与毛果芸香碱相近，无缩瞳和调节痉挛等不良反应。应注意其滴眼剂能被大量吸收，可能使哮喘或心力衰竭患者出现不良反应。

（二）选择性β_1受体阻断药

本类药对β_1受体有选择性阻断作用，对β_2受体作用较弱，故增加气道阻力作用较轻，但对哮喘患者仍需慎用。临床主要用于治疗心血管系统疾病。常用药物有阿替洛尔（atenolol）、美托洛尔

（metoprolol）等。

（三）α、β受体阻断药

本类药兼具β和α受体阻断作用，临床主要用于治疗高血压。代表药物有拉贝洛尔（labetalol），多用于中度和重度高血压，也可用于心绞痛。

考点：普萘洛尔等β受体阻断药的药理作用、临床应用及不良反应

自测题

一、选择题

【A型题】

1. 副交感神经节后纤维所支配的效应器上的受体是（　　）
   A. α受体　　B. N受体　　C. $β_1$受体
   D. M受体　　E. $β_2$受体
2. 属于去甲肾上腺素能神经的是（　　）
   A. 运动神经　　B. 交感神经节前纤维
   C. 副交感神经节前纤维　D. 副交感神经节后纤维
   E. 绝大部分交感神经节后纤维
3. 乙酰胆碱在体内代谢失活的主要途径是（　　）
   A. 被MAO代谢　　B. 被神经末梢再摄取
   C. 被AChE代谢　　D. 被非神经组织再摄取
   E. 被COMT代谢
4. 毛果芸香碱对眼的作用是（　　）
   A. 扩瞳、降低眼压、调节麻痹
   B. 缩瞳、降低眼压、调节痉挛
   C. 扩瞳、升高眼压、调节麻痹
   D. 缩瞳、降低眼压、调节麻痹
   E. 缩瞳、升高眼压、调节痉挛
5. 治疗手术后腹气胀和尿潴留可选用（　　）
   A. 毒扁豆碱　　B. 阿托品
   C. 乙酰胆碱　　D. 毛果芸香碱
   E. 新斯的明
6. $β_1$受体主要分布在（　　）
   A. 心脏　　B. 胃肠道平滑肌
   C. 神经节　　D. 支气管平滑肌
   E. 瞳孔括约肌
7. 能迅速制止有机磷酸酯类中毒所致肌震颤的药物是（　　）
   A. 碘解磷定　　B. 阿托品
   C. 新斯的明　　D. 琥珀胆碱
   E. 筒箭毒碱
8. 阿托品引起瞳孔扩大是由于（　　）
   A. 睫状肌收缩　　B. 瞳孔括约肌收缩
   C. 瞳孔开大肌收缩　D. 瞳孔括约肌松弛
   E. 瞳孔开大肌松弛
9. 阿托品的解痉作用最适于治疗（　　）
   A. 支气管痉挛　　B. 心绞痛
   C. 胆绞痛　　D. 肾绞痛
   E. 胃肠绞痛
10. 下列可用于治疗青光眼的药物是（　　）
    A. 后马托品　　B. 溴丙胺太林
    C. 哌仑西平　　D. 毛果芸香碱
    E. 山莨菪碱
11. 溴丙胺太林是一种（　　）
    A. 镇痛药　　B. 缩瞳药
    C. 抗过敏药　　D. 合成解痉药
    E. N受体阻断药
12. 下列药物中属去极化型肌松药的是（　　）
    A. 筒箭毒碱　　B. 琥珀胆碱
    C. 泮库溴铵　　D. 硫酸镁
    E. 维库溴铵
13. 治疗过敏性休克首选（　　）
    A. 去氧肾上腺素　B. 肾上腺素
    C. 异丙肾上腺素　D. 麻黄碱
    E. 去甲肾上腺素
14. 扩张肾血管和肠系膜血管作用最强的药物是（　　）
    A. 肾上腺素　　B. 麻黄碱
    C. 去甲肾上腺素　D. 异丙肾上腺素
    E. 多巴胺
15. 既可直接激动α、β受体，又可促进去甲肾上腺素能神经末梢释放递质的药物是（　　）
    A. 肾上腺素　　B. 麻黄碱
    C. 去甲肾上腺素　D. 异丙肾上腺素
    E. 多巴胺
16. 对于氯丙嗪引起的低血压宜选用（　　）
    A. 肾上腺素　　B. 多巴胺
    C. 去甲肾上腺素　D. 异丙肾上腺素
    E. 麻黄碱
17. 下列不属于肾上腺素临床应用的是（　　）
    A. 心搏骤停　　B. 支气管哮喘
    C. 鼻黏膜和牙龈出血　D. 充血性心力衰竭
    E. 与局麻药配伍
18. 下列不属于异丙肾上腺素药理作用的是（　　）
    A. 扩张血管　　B. 增强心肌收缩力
    C. 加快房室传导　D. 促进糖原分解
    E. 收缩支气管平滑肌

19. 可诱发或加重支气管哮喘的药物是（　　）
   A. 酚妥拉明　　B. 麻黄碱　　C. 酚苄明
   D. 普萘洛尔　　E. 肾上腺素
20. 下列可翻转肾上腺素升压作用的药物是（　　）
   A. 普萘洛尔　　B. 阿托品　　C. 乙酰胆碱
   D. 新斯的明　　E. 酚妥拉明

【B型题】

（第21～24题备选答案）
   A. M受体阻断药　　B. N_1受体阻断药
   C. N_2受体阻断药　　D. 胆碱酯酶抑制药
   E. 胆碱酯酶复活药
21. 解磷定属（　　）
22. 新斯的明属（　　）
23. 阿托品属（　　）
24. 筒箭毒碱属（　　）

（第25～29题备选答案）
   A. 阿托品　　B. 新斯的明
   C. 去氧肾上腺素　　D. 东莨菪碱
   E. 琥珀胆碱
25. 治疗感染性休克的药物是（　　）
26. 配合麻醉药增强肌松效果的药物是（　　）
27. 治疗重症肌无力的药物是（　　）
28. 不引起调节麻痹的扩瞳药物是（　　）
29. 可防晕止吐的药物是（　　）

（第30～32题备选答案）
   A. 激动$β_1$受体　　B. 激动$α_1$受体
   C. 激动DA受体　　D. 激动$α_2$受体
   E. 激动$β_2$受体
30. 多巴胺使肾和肠系膜血管扩张的原因是（　　）
31. 肾上腺素加强心肌收缩力、加快心率是通过（　　）
32. 异丙肾上腺素使支气管扩张是通过（　　）

（第33～35题备选答案）
   A. 异丙肾上腺素　　B. 麻黄碱
   C. 去氧肾上腺素　　D. 肾上腺素
   E. 去甲肾上腺素
33. 对中枢有明显兴奋作用的药物是（　　）
34. 能用于检查眼底的药物是（　　）
35. 用于治疗房室传导阻滞的药物是（　　）

（第36～40题备选答案）
   A. 普萘洛尔　　B. 吲哚洛尔
   C. 阿替洛尔　　D. 噻吗洛尔
   E. 拉贝洛尔
36. 无内在拟交感活性的非选择性β受体阻断药（　　）
37. 有内在拟交感活性的非选择性β受体阻断药（　　）
38. 无内在拟交感活性的选择性$β_1$受体阻断药（　　）
39. 用于青光眼治疗的β受体阻断药是（　　）
40. 对α和β受体均具阻断作用的药物是（　　）

【X型题】

41. 拟胆碱药包括（　　）
   A. 毛果芸香碱　　B. 琥珀胆碱
   C. 新斯的明　　D. 氯解磷定
   E. 毒扁豆碱
42. M样作用表现为（　　）
   A. 心脏抑制　　B. 平滑肌收缩
   C. 瞳孔缩小　　D. 腺体分泌增加
   E. 血管收缩
43. 可用于治疗青光眼的药物有（　　）
   A. 毒扁豆碱　　B. 毛果芸香碱
   C. 噻吗洛尔　　D. 阿托品
   E. 东莨菪碱
44. 治疗房室传导阻滞可选用（　　）
   A. 阿托品　　B. 异丙肾上腺素
   C. 普萘洛尔　　D. 利多卡因
   E. 强心苷
45. 阿托品对眼的作用包括（　　）
   A. 瞳孔缩小　　B. 眼压降低
   C. 调节痉挛　　D. 导致远视
   E. 瞳孔扩大
46. 以下属于M受体阻断药的是（　　）
   A. 后马托品　　B. 新斯的明
   C. 溴丙胺太林　　D. 琥珀胆碱
   E. 山莨菪碱
47. 麻黄碱的作用特点有（　　）
   A. 口服有效　　B. 作用弱而持久
   C. 有快速耐受性　　D. 有中枢兴奋作用
   E. 作用快而强
48. 具有抗休克作用的药物有（　　）
   A. 山莨菪碱　　B. 多巴胺　　C. 间羟胺
   D. 酚妥拉明　　E. 肾上腺素
49. 普萘洛尔用于治疗（　　）
   A. 心律失常　　B. 高血压　　C. 心绞痛
   D. 支气管哮喘　　E. 甲状腺功能亢进
50. 酚妥拉明的不良反应有（　　）
   A. 直立性低血压
   B. 心律失常
   C. 诱发或加重心绞痛
   D. 诱发或加重消化性溃疡
   E. 诱发支气管哮喘

二、简答题

1. 简述传出神经系统受体的类型及其效应。
2. 简述新斯的明的作用机制、药理作用和临床应用。
3. 简述阿托品的药理作用、临床应用及不良反应。
4. 简述肾上腺素抢救过敏性休克的机制。
5. 简述β受体阻断药的药理作用、临床应用及不良反应。

（郑　丹）

第3章 局部麻醉药

> **学习目标**
>
> **知识目标：**
> 1. 掌握常用局部麻醉药的药理作用、临床应用及不良反应。
> 2. 熟悉局部麻醉药的分类及给药方法，常用局部麻醉药的作用特点。
> 3. 了解局部麻醉药的作用机制。
>
> **能力目标：** 能利用所学知识对局部麻醉药的临床使用进行指导。
>
> **素质目标：** 培养学生认真仔细、严谨、求实的学习和工作态度。

局部麻醉药（local anesthetic）简称局麻药，是一类以适当的浓度局部应用于神经末梢或神经干的周围，能可逆性地阻断神经冲动的产生和传导，在意识清醒的条件下引起局部感觉暂时消失的药物。局麻作用消失后，神经功能可完全恢复，同时对各类组织无损伤性影响。

链接 可卡因——最早的局麻药

在18世纪中叶的南美，人们有咀嚼古柯树叶以消除疲劳的习惯。1860年德国化学家尼曼（Alert Niemann）从古柯叶中分离出一种生物碱并将其命名为可卡因（cocaine）。著名的精神病医生西格蒙德·弗洛伊德（Sigmund Freud）在一篇文章中提出将可卡因用于局部麻醉的可能性。这给德国眼科医师卡尔·科勒（Karl Koller）留下了深刻的印象，并开始尝试将可卡因用于眼部手术，先是在动物身上，之后在自己的眼睛上，取得了完全的成功。1905年德国化学家阿尔弗雷德·艾因霍恩（Alfred Einhorn）成功合成了普鲁卡因，由此研发出了一系列的酰胺类、酯类的局麻药。

第1节 局麻药的作用及给药方法

案例3-1

患者，男，35岁，因手术需要进行脊髓麻醉，麻醉过程中出现血压下降、心动过缓。

问题与思考： 1. 该患者可选用哪种药进行治疗？为什么？
2. 用该药时应注意什么问题？

一、局麻药的作用

1. 局麻作用 局麻药阻断神经细胞膜上的电压门控Na^+通道，使Na^+不能进入神经细胞内，抑制膜兴奋性，发生传导阻滞，产生局麻作用。

局麻作用与神经细胞或神经纤维的直径大小及神经组织的解剖特点有关。一般规律是神经纤维末梢、神经节及中枢神经系统的突触部位对局麻药最为敏感，细神经纤维比粗神经纤维更易被阻断。对无髓鞘的交感、副交感神经节后纤维在低浓度时即可显效，对有髓鞘的感觉和运动神经纤维则需高浓度才能产生作用。对混合神经产生作用时，首先消失的是持续性钝痛（如压痛），其次是短暂性锐痛，继之依次为冷觉、温度觉、触觉、压觉消失，最后发生运动麻痹。进行脊髓麻醉时，首先阻断自主神经，继而按上述顺序产生麻醉作用。神经冲动传导的恢复则按相反的顺序进行。

2. 吸收作用　局麻药的剂量或浓度过高，或误将药物注入血管时引起的全身作用，为局麻药的不良反应。主要表现为中枢神经和心血管系统的毒性。

（1）抑制中枢　首先抑制中枢抑制性神经元，引起中枢神经系统脱抑制而出现兴奋症状，表现为焦虑、不安、震颤，甚至神志错乱和惊厥。随后抑制中枢兴奋性神经元，则引起中枢神经广泛抑制，可导致患者昏迷、呼吸肌麻痹。故中毒晚期应注意维持呼吸。

（2）抑制心脏　局麻药吸收后可降低心肌兴奋性，使心肌收缩力减弱，传导减慢，不应期延长，偶有少数人应用小剂量即引起心室纤颤导致死亡。利多卡因具有抗室性心律失常的作用。

（3）扩张血管　多数局麻药可使小动脉扩张，在血药浓度过高或药物误入血管时，可引起血压下降，甚至休克等。酯类局麻药（如普鲁卡因）还有直接扩张血管的作用，这会加速局麻药的吸收而使局麻作用减弱及增加中毒风险。因此，注射用药时，加入少量肾上腺素，以收缩局部血管而延缓局麻药吸收，从而延长局麻作用时间和预防吸收中毒。

二、局麻药的给药方法

1. 表面麻醉　又称黏膜麻醉，是将穿透性强的局麻药根据需要施用于黏膜表面，使黏膜下神经末梢麻醉。用于眼、鼻、口腔、咽喉、气管、食管和泌尿生殖道黏膜部位的浅表手术。常选用丁卡因或利多卡因。

2. 浸润麻醉　是将局麻药注射入皮下或手术野附近的组织，使局部神经末梢麻醉。根据需要可在溶液中加少量肾上腺素，可减缓局麻药的吸收，延长作用时间，常用于浅表麻醉区域小的手术。可选用利多卡因、普鲁卡因、布比卡因。

3. 传导麻醉　是将局麻药注射到外周神经干附近，阻断神经冲动传导，使该神经所分布的区域麻醉。常用于口腔、面部、四肢等手术。可选用利多卡因、普鲁卡因和布比卡因。为延长麻醉时间，也可将布比卡因和利多卡因合用。

4. 脊髓麻醉　又称蛛网膜下腔麻醉或腰麻，是将麻醉药注入腰椎蛛网膜下腔，麻醉该部位的脊神经根。常用于下腹部和下肢手术。常用药物为布比卡因、丁卡因和普鲁卡因。腰麻的主要危险是呼吸肌麻痹和血压下降，后者主要是由于静脉和小静脉失去神经支配后显著扩张，可用麻黄碱预防。

5. 硬膜外麻醉　是将药液注入硬膜外腔，使其沿着神经鞘扩散，穿过椎间孔阻断神经根。硬膜外腔终止于枕骨大孔，不与颅腔相通，药液不扩散至脑组织，无腰麻时头痛或脑脊膜刺激现象。常用于胸腹部手术。硬膜外麻醉也可引起外周血管扩张、血压下降及心脏抑制，可用麻黄碱防治。常用药物为利多卡因、布比卡因及罗哌卡因等。

近年来，外周神经阻滞技术及局麻药的发展为患者提供了更理想的围手术期的镇痛方法，通常与阿片类药物联合应用，可减少阿片类药物的用量。

> **考点：** 局麻药的作用及局麻药的给药方法

第2节　常用局麻药

常用局麻药在化学结构上由三部分组成，即芳香族环、中间链和胺基团，中间链可为酯链或酰胺链。根据中间链的结构，可将局麻药分为酯类局麻药和酰胺类局麻药两大类。

一、酯类局麻药

普鲁卡因

【体内过程】　普鲁卡因（procaine）吸收后大部分与血浆蛋白暂时结合，随即释出而分布于全身，能透过血脑屏障进入中枢。在体内可被假性胆碱酯酶水解为对氨基苯甲酸（PABA）和二乙氨基乙醇。PABA能对抗磺胺类药的抗菌作用；二乙氨基乙醇可增强洋地黄类的毒性；胆碱酯酶抑制药能抑制普鲁卡因的水解而使其毒性增加。因此，应避免普鲁卡因与磺胺类药、洋地黄类、胆碱酯酶抑制药合用。

【药理作用和临床应用】

1. 局部麻醉 普鲁卡因对组织无刺激性，毒性较小，应用广泛，但黏膜穿透力弱，一般不用于表面麻醉。主要用于浸润麻醉、传导麻醉、脊髓麻醉和硬膜外麻醉。由于扩张血管而致药液吸收快，维持时间短，在药液中加适量肾上腺素可延长作用时间，同时减少手术野出血。但指、趾、鼻尖和阴茎环形浸润麻醉时不加肾上腺素，以免组织坏死。心脏病、高血压、甲亢等患者进行局部麻醉时禁加肾上腺素。

2. 局部封闭 用0.25%～0.50%溶液注射在与病变有关的神经周围或病变部位，可减少病灶对中枢神经系统产生的恶性刺激，且有利于改善病变局部组织的营养过程，可使炎症、组织损伤部位的症状缓解，促进病变痊愈。常用于治疗急性化脓性炎症（如疖、痈、骨髓炎、组织炎等），蛇、蝎叮咬所致的炎症，神经痛及外伤痛；急性肾衰竭时，可做肾囊封闭；也用于纠正四肢血管舒缩功能障碍及静脉滴注去甲肾上腺素引起的局部组织疼痛和坏死等。

3. 其他 以普鲁卡因为主药的复方制剂具有改善脑血流、促进新陈代谢、调节神经系统功能和延缓衰老作用。用于治疗脑动脉硬化、冠心病、脑卒中后遗症和更年期综合征等。

【不良反应】

1. 毒性反应 用量过大或误注入血管时，可引起中枢神经系统反应，表现为先兴奋（不安、惊厥等）后抑制（昏迷、呼吸抑制等）；并可致血压下降，甚至心脏停搏。发生惊厥时可静脉注射地西泮，出现呼吸抑制时需立即进行人工呼吸和给氧。

2. 低血压 腰麻及硬膜外麻醉时常见血压下降，术前采用肌内注射麻黄碱防治为首选；术后去枕平卧8～12h，避免突然改变体位。

3. 过敏反应 极少数患者用药后可能发生皮疹、哮喘甚至休克等过敏反应，故用药前应询问过敏史，对过敏体质患者应做皮试。酯类局麻药之间可有交叉过敏。

考点： 普鲁卡因的药理作用、临床应用及不良反应

氯普鲁卡因

氯普鲁卡因（chloroprocaine）系采用化学修饰方法将普鲁卡因分子中对氨基苯甲酸的2位用氯原子取代所形成的新一代局麻药，是酯类短效局麻药，有较强的抗光照、热稳定性和湿稳定性，可持续给药而无快速耐受性。氯普鲁卡因毒性较低，且其代谢产物不是引起过敏的物质，不需要做皮试，临床应用方便易行。

丁 卡 因

丁卡因（tetracaine）具有黏膜穿透力强、麻醉效力强、显效快、维持时间长（2h以上）的特点。由于毒性大，吸收迅速，故一般不用于浸润麻醉。主要用于眼科、耳鼻喉科和口腔科手术作表面麻醉，也可用于传导麻醉、腰麻、硬膜外麻醉。

奥布卡因

奥布卡因（oxybuprocaine）化学结构与普鲁卡因相似，临床常用其盐酸盐。奥布卡因能阻断感觉、运动和自主神经冲动的传导，抑制伤害感受器的兴奋，使局部疼痛暂时消失。在相同浓度下，其结膜麻醉时的刺激性较丁卡因小，麻醉强度为丁卡因的2倍。此外，还具有抗菌作用和抗血小板聚集作用。主要用于眼科小手术的表面麻醉，也可用于耳鼻喉科的表面麻醉。

二、酰胺类局麻药

案例3-2

患者，男，45岁，因急性阑尾炎行阑尾切除术，采用硬膜外麻醉进行手术治疗。局麻药选用2%利多卡因（含1：20万肾上腺素）溶液。

问题与思考： 1.请分析局麻药中加入肾上腺素的目的。
2.简述用药注意事项。

利多卡因

利多卡因（lidocaine）为中效酰胺类局麻药。

【药理作用和临床应用】

1. 局部麻醉 相同浓度下与普鲁卡因相比，利多卡因具有起效快、作用强而持久、穿透力强及安全范围较大等特点，同时无扩张血管作用及对组织几乎没有刺激性。可用于多种形式的局部麻醉，有全能麻醉药之称，主要用于传导麻醉和硬膜外麻醉。由于扩散力强，麻醉范围不易控制在一定部位，故用于腰麻时应慎用。与普鲁卡因无交叉过敏反应，因此，对普鲁卡因过敏患者可选用利多卡因。

2. 抗心律失常 利多卡因尚有抗心律失常作用，常用于治疗室性心律失常。

【不良反应】

1. 过敏反应 少数患者有红斑样皮疹及血管神经性水肿等表现，通常轻微，严重者可导致呼吸停止。

2. 其他不良反应 如被吸收进入血液循环或误注入血管时，可引起中枢神经系统不良反应，如嗜睡、感觉异常、肌肉震颤、惊厥昏迷及呼吸抑制等。血药浓度过高，可引起心房传导速度减慢、房室传导阻滞、心肌收缩力减弱，导致低血压及心动过缓等。

考点： 利多卡因的药理作用及临床应用

布比卡因

布比卡因（bupivacaine）为长效酰胺类局部麻醉药，其麻醉持续时间可达5~10h，弥散度与利多卡因相仿。对组织无刺激性。主要用于浸润麻醉、传导麻醉和硬膜外麻醉。因对组织穿透力弱，故不适用于表面麻醉。常用量不良反应少见，偶有精神兴奋、低血压等反应。与等效剂量的利多卡因相比，可产生严重的心脏毒性，并难以治疗，特别在酸中毒和低氧血症时尤为严重。

左布比卡因（levobupivacaine）为新型长效局麻药，作为布比卡因的异构体，相对毒性较低。

罗哌卡因

罗哌卡因（ropivacaine）化学结构类似布比卡因，其阻断痛觉的作用较强而对运动的作用较弱，作用时间短，对心肌的毒性比布比卡因小，是布比卡因良好的替代品。有明显的收缩血管作用，使用时无须加入肾上腺素。适用于硬膜外、臂丛阻滞和浸润麻醉。对子宫和胎盘血流几乎无影响，故适用于产科手术麻醉。

自测题

一、选择题

【A型题】

1. 浸润麻醉时，在局麻药中加入少量肾上腺素的目的是（　　）

   A. 减少吸收中毒，延长局麻时间

   B. 抗过敏

   C. 预防心搏骤停

   D. 预防术中低血压

   E. 用于止血

2. 普鲁卡因一般不用于（　　）

A. 蛛网膜下腔麻醉　　B. 硬膜外麻醉
C. 传导麻醉　　　　　D. 浸润麻醉
E. 表面麻醉
3. 有抗心律失常作用的局麻药是（　　）
  A. 普鲁卡因　　　　B. 丁卡因
  C. 利多卡因　　　　D. 布比卡因
  E. 奥布卡因
4. 丁卡因最常用于（　　）
  A. 浸润麻醉　　　　B. 表面麻醉
  C. 传导麻醉　　　　D. 硬膜外麻醉
  E. 蛛网膜下腔麻醉
5. 局麻药对中枢神经系统的作用是（　　）
  A. 兴奋作用　　　　　B. 抑制作用
  C. 先抑制，后兴奋　　D. 先兴奋，后抑制
  E. 无影响

【B 型题】
（第 6～10 题备选答案）
  A. 普鲁卡因　　　　B. 丁卡因
  C. 利多卡因　　　　D. 布比卡因
  E. 罗哌卡因
6. 被称为"全能麻醉药"的是（　　）
7. 局麻作用最强，可用于表面麻醉的是（　　）
8. 应避免与磺胺类药物合用的是（　　）
9. 适用于产科手术麻醉的是（　　）
10. 作用维持时间最长的是（　　）

【X 型题】
11. 布比卡因可用于（　　）
  A. 浸润麻醉　　　　B. 表面麻醉
  C. 传导麻醉　　　　D. 蛛网膜下腔麻醉
  E. 硬膜外麻醉
12. 属于酯类的局麻药是（　　）
  A. 普鲁卡因　　　　B. 氯普鲁卡因
  C. 丁卡因　　　　　D. 奥布卡因
  E. 利多卡因
13. 属于酰胺类的局麻药是（　　）
  A. 普鲁卡因　　　　B. 丁卡因
  C. 利多卡因　　　　D. 布比卡因
  E. 罗哌卡因

二、简答题
1. 简述局麻药的局麻作用及不良反应。
2. 简述局麻药的给药方法。

（樊一桥）

第3篇 作用于中枢神经系统的药物

第4章 全身麻醉药

> **学习目标**
> **知识目标：**
> 1. 掌握常用的全身麻醉药的作用特点、临床应用及不良反应。
> 2. 熟悉全身麻醉药的分类。
> 3. 了解吸入麻醉药的麻醉过程分期；了解复合麻醉的意义和方法。
> **能力目标：** 能利用所学知识对全麻药的临床使用进行指导。
> **素质目标：** 培养学生认真仔细、严谨、求实的学习、工作态度。

全身麻醉药（general anesthetic）简称全麻药，是一类能可逆性地抑制中枢神经系统，使意识、感觉（特别是痛觉）和各种反射活动暂时消失，骨骼肌松弛，便于进行手术的药物。根据给药途径的不同，全麻药可分为吸入麻醉药和静脉麻醉药。

链接 世界最早的麻醉剂——麻沸散

创新是引领发展的第一动力，是民族进步的灵魂，中华民族历来崇尚创新。在人类医学史上，华佗是中国第一位也是世界上第一位使用麻醉术进行手术的人，他创制的麻沸散是世界上最早的麻醉药，比19世纪40年代西方医学家进行全身麻醉早了1600多年。《后汉书·华佗传》记载："若疾发结于内，针药所不能及者，乃令先以酒服麻沸散，既醉无所觉，因刳破腹背，抽割积聚（肿块）"。相传曹操得了头痛病，华佗建议曹操利用麻沸散进行开颅手术，可惜曹操疑心太重，误认为他要谋害自己，将他处死。临刑前，华佗将麻沸散的配方交给一狱卒，可惜狱卒的妻子怕受到牵连，烧毁了配方，以致麻沸散失传。

第1节 吸入麻醉药

吸入麻醉药是一类挥发性的液体或气体药物，给药后由呼吸道经肺泡扩散吸收入血到达中枢神经系统，阻断脑神经细胞的突触传递，使意识和感觉消失。其麻醉的深度，多随脑中麻醉药的分压而改变；麻醉的诱导和苏醒速度，取决于组织中麻醉药张力的变化速度。

吸入麻醉药可抑制心血管系统引起血压下降或心律失常，此外还可抑制呼吸，升高颅内压（异氟烷除外）。

【作用机制】 现认为脂溶性较高的全麻药容易溶于神经细胞膜的脂质层，引起胞膜物理和化学性质改变，使膜受体蛋白及Na^+、K^+通道发生构象和功能上的改变，影响神经细胞除极或递质的释放，进而广泛抑制神经冲动的传递，导致全身麻醉。

【麻醉分期】 吸入性麻醉药对中枢的抑制作用有先后顺序,先抑制大脑皮质,最后是延髓。麻醉逐渐加深时,依次出现各种神经功能受抑制的症状。给药剂量和麻醉深度有明显的量效关系并有相应特征性表现,常以乙醚麻醉为代表,将麻醉过程分成四期,简介如下。

1. 一期(镇痛期) 从麻醉开始到患者意识完全消失,出现镇痛及健忘的麻醉状态。此时大脑皮质和网状结构上行激活系统受到抑制。

2. 二期(兴奋期) 患者表现为兴奋躁动,呼吸不规则,血压、心率不稳定,是皮质下中枢脱抑制现象。一、二期合称诱导期,易致喉头痉挛、心脏停搏等麻醉意外,不宜进行任何手术和外科检查。

3. 三期(外科麻醉期) 患者由兴奋转为安静,呼吸、血压平稳,标志着本期开始。皮质下中枢(间脑、中脑、脑桥)自上而下逐渐受到抑制,脊髓由下而上逐渐被抑制。此期又分为四级。一般手术都在二、三级进行,第四级时呼吸严重抑制,脉搏快而弱,血压降低。表明延髓生命中枢受抑制,应立即减量或停药。

4. 四期(延髓麻醉期) 呼吸停止,血压剧降。如出现延髓麻醉状态,必须立即停药,进行人工呼吸、心脏按压,全力进行心肺复苏。

【常用药物】 常用吸入麻醉药有麻醉乙醚(anesthetic ether)、氟烷(halothane)、异氟烷(isoflurane)、恩氟烷(enflurane)、七氟烷(sevoflurane)和氧化亚氮(nitrous oxide)。

麻醉乙醚为经典麻醉药,为无色澄明易挥发的液体,有特殊臭味,易燃易爆,易氧化生成过氧化物及乙醛,使毒性增加。麻醉浓度的乙醚对呼吸功能和血压几无影响,对心、肝、肾的毒性也小。乙醚尚有箭毒样作用,故肌肉松弛作用较强。但此药的诱导期和苏醒期较长,易发生麻醉意外,现已少用。

氟烷为无色透明液体,临床浓度不燃不爆,化学性质不稳定,遇光、热易分解。氟烷的麻醉作用快而强,诱导期短而苏醒快。但氟烷的肌肉松弛和镇痛作用较弱;使脑血管扩张,升高颅内压;增加心肌对儿茶酚胺的敏感性,诱发心律失常等。子宫肌松弛常致产后出血,禁用于难产或剖宫产患者。反复应用偶致肝炎或肝坏死,应予警惕。

恩氟烷及异氟烷为同分异构体,是目前较为常用的吸入性麻醉药。和氟烷比较,麻醉诱导平稳、迅速和舒适,停药后苏醒也快。对黏膜无刺激性,不升高血糖,肌肉松弛作用良好,不增加心肌对儿茶酚胺的敏感性。反复应用对肝无明显副作用,偶有恶心、呕吐。主要用于麻醉维持。

七氟烷结构与异氟烷相似,麻醉诱导和术后苏醒比其他麻醉药快。目前吸入性麻醉药使用率占比最高,达95%。广泛用于手术的全身麻醉的诱导和维持。

氧化亚氮又名笑气,为无色、味甜、无刺激性液态气体,性质稳定,不燃不爆,在体内不代谢,大部分经肺以原型呼出。诱导期短而苏醒快,患者感觉舒适愉快。镇痛作用强,对呼吸和肝、肾功能无不良影响,但对心肌略有抑制作用。麻醉效能很低,需与其他麻醉药配伍方可达满意的麻醉效果。主要用于诱导麻醉或与其他全身麻醉药配伍使用。

> **链接** 笑气的发现
>
> 英国牛津大学的贝道斯在1794年建立了"气体力学研究所",他录用的第一个人叫戴维。戴维在贝道斯和其他医生的指导下,很快就掌握了由硝酸铵蒸馏制备各种不同纯度的氧化亚氮的技术。有一次戴维制取了大量的氧化亚氮,装在几个大玻璃瓶里,放在地板上。这时贝道斯来到了实验室,他不小心砸碎了装满氧化亚氮的玻璃瓶,还划破了手,可他一点没有感觉到疼,还哈哈大笑起来。经过进一步研究,戴维证实氧化亚氮不仅能使人狂笑,而且还有一定的麻醉作用,戴维为这种气体取了个形象的名字"笑气"。在我国,笑气已被列入《危险化学品目录》,其生产、储存、运输和使用等均应遵守国家相关规定。

第 2 节 静脉麻醉药

常用的静脉麻醉药有硫喷妥钠（thiopental sodium）、氯胺酮（ketamine）、丙泊酚（propofol）、瑞芬太尼（remifentanil）、依托咪酯（etomidate）等。

硫喷妥钠

硫喷妥钠为超短效巴比妥类药物，脂溶性高，静脉注射后几秒钟即可进入脑组织，麻醉作用迅速，无兴奋期。但由于在体内迅速重新分布，从脑组织转运到肌肉和脂肪等组织，因而作用维持时间短，脑中 $t_{1/2}$ 仅 5min。硫喷妥钠的镇痛效应差，肌肉松弛作用不完全，临床主要用于诱导麻醉、基础麻醉和脓肿的切开引流、骨折、脱臼的闭合复位、气管插管等短时手术。硫喷妥钠对呼吸中枢有明显抑制作用，新生儿、婴幼儿禁用。还易诱发喉头和支气管痉挛，故支气管哮喘者禁用。

氯胺酮

氯胺酮为中枢兴奋性氨基酸递质 N-甲基门冬氨酸（NMDA）受体的特异性阻断剂，能阻断痛觉冲动向丘脑和新皮层的传导，产生镇痛效应，同时又能兴奋脑干及边缘系统，引起意识模糊，但意识并未完全消失，常有梦幻、肌张力增加、血压上升，这种抑制与兴奋并存的麻醉状态称为分离麻醉。氯胺酮对呼吸抑制较轻，麻醉时对体表镇痛作用明显，内脏镇痛作用差，但诱导迅速。用于短时的体表小手术，如烧伤清创、切痂、植皮等。在恢复期，患者常有精神症状如幻觉、定向障碍、躁动及噩梦，应加强护理。高血压、动脉硬化、肺动脉高压、颅内压增高、青光眼者禁用或慎用。

丙泊酚

丙泊酚对中枢神经有抑制作用，可产生良好的镇静、催眠效应，起效快，作用时间短，苏醒迅速，无蓄积作用。能抑制咽喉反射，有利于插管。对循环系统有抑制作用，表现为血压下降，外周血管阻力降低，能降低颅内压和眼压，减少脑耗氧量及脑血流量。可抑制 CO_2 的通气反应，心脏病患者作用更显著。对肝肾功能无损害。适用于门诊短小手术的辅助用药，也可作为全麻诱导、维持及镇静催眠辅助用药。

瑞芬太尼

瑞芬太尼为短效 μ 型阿片受体激动剂，在人体 1min 左右达到血-脑平衡，主要通过血浆和组织中非特异性酯酶水解，故起效快，维持时间短，代谢物 90% 经肾脏排泄。肝肾衰竭并不影响其药代动力学过程，但肝衰竭的患者对阿片类药的敏感性增加，因此剂量应酌量减少；因代谢物主要经肾排泄，肾衰竭时可有蓄积。可用于麻醉诱导和全身麻醉中维持镇痛。瑞芬太尼的 μ 型阿片受体激动作用可被纳洛酮所拮抗。另外瑞芬太尼也可引起呼吸抑制、骨骼肌（如胸壁肌）强直、恶心呕吐、低血压和心动过缓等，在一定剂量范围内，随剂量增加而作用加强。禁用于重症肌无力、呼吸抑制、支气管哮喘患者。

依托咪酯

依托咪酯的中枢抑制作用主要表现为镇静、催眠，无镇痛与肌松作用，临床可用于全身麻醉药物的辅助用药，在组合中起镇静作用。依托咪酯作用迅速，体内代谢及清除均较快，持续输注后体内无明显蓄积。依托咪酯影响循环抑制作用轻微，对呼吸系统影响较弱；该药可降低脑代谢率，并可降低颅内压，但不影响脑灌注压。依托咪酯临床上主要不良反应为静脉穿刺部位疼痛，依托咪酯乳剂可显著减少注射部位疼痛及血管损伤。另可诱发恶心、呕吐，术前给予氟哌啶醇和芬太尼可减少其发生。

第 3 节 复合麻醉

复合麻醉是指同时或先后应用两种或两种以上麻醉药物或其他辅助药物，以达到完善的手术中和术后镇痛及满意的外科手术条件。

1. 麻醉前给药 手术前夜常用苯巴比妥或地西泮，使患者消除紧张情绪。在手术前，服用地西泮使患者产生短暂记忆缺失。注射阿片类镇痛药,以增强麻醉效果。应用阿托品或东莨菪碱以防止唾液及支气管分泌所致的吸入性肺炎,并防止反射性心律失常。

2. 基础麻醉 进入手术室前给予患者大剂量催眠药,使其达到深睡状态。在此基础上进行麻醉,可使药量减少、麻醉平稳。

3. 诱导麻醉 应用诱导期短的硫喷妥钠或氧化亚氮,使迅速进入外科麻醉期,避免诱导期的不良反应,然后改用其他药维持麻醉。

4. 合用肌松药 在麻醉同时注射肌松药,以满足手术时肌肉松弛的要求。

5. 低温麻醉 合用氯丙嗪使体温在物理降温时下降至较低水平,降低心、脑等生命器官的耗氧量,以便于截止血流,用于脑手术和心血管手术。

6. 控制性降压 加用短效血管扩张药硝普钠或钙通道阻滞药使血压适度适时下降,并抬高手术部位,减少出血。常用于止血难度大的颅脑手术。

7. 神经安定镇痛术 常用氟哌利多及芬太尼按50∶1比例制成的合剂做静脉注射,使患者达到意识模糊,自主动作停止,痛觉消失,适用于外科小手术。如同时加用氧化亚氮及肌松药则可达满意的外科麻醉,称为神经安定麻醉。

自测题

一、选择题

【A型题】

1. 下列对麻醉乙醚的描述错误的是（　　）
   A. 有特殊臭味
   B. 易燃易爆
   C. 麻醉诱导期和苏醒期短
   D. 对心、肝、肾毒性小
   E. 肌肉松弛作用较强
2. 常配伍用于神经安定镇痛术的药物是（　　）
   A. 苯巴比妥+芬太尼　　B. 普鲁卡因+芬太尼
   C. 琥珀胆碱+芬太尼　　D. 氟哌利多+芬太尼
   E. 氯丙嗪+芬太尼
3. 氧化亚氮吸入,迅速进入外科麻醉期称为（　　）
   A. 麻醉前给药　　　　B. 基础麻醉
   C. 分离麻醉　　　　　D. 诱导麻醉
   E. 神经安定麻醉
4. 具有分离麻醉作用的全麻药是（　　）
   A. 硫喷妥钠　　　　　B. 麻醉乙醚
   C. 氟烷　　　　　　　D. 氯胺酮
   E. 氧化亚氮

【B型题】

（第5、6题备选答案）
   A. 氟烷　　　　　　　B. 氧化亚氮
   C. 硫喷妥钠　　　　　D. 麻醉乙醚
   E. 氯胺酮

5. 麻醉作用快而强,诱导期短,苏醒快,镇痛和肌松作用较弱的吸入麻醉药是（　　）
6. 属于超短效巴比妥类的静脉麻醉药是（　　）

【X型题】

7. 复合麻醉方法有（　　）
   A. 麻醉前给药　　　　B. 诱导麻醉
   C. 基础麻醉　　　　　D. 合用肌松药
   E. 低温麻醉
8. 恩氟烷的优点是（　　）
   A. 苏醒快　　　　　　B. 麻醉诱导迅速
   C. 不升高血糖　　　　D. 诱发癫痫
   E. 对黏膜无刺激性
9. 下列有关丙泊酚的描述正确的是（　　）
   A. 起效快　　　　　　B. 苏醒迅速
   C. 无蓄积作用　　　　D. 对循环有抑制
   E. 对肝肾功能无损害

二、简答题

1. 简述吸入麻醉药的麻醉分期。
2. 简述常用的吸入麻醉药和静脉麻醉药的特点。

（樊一桥）

第5章
镇静催眠药

> **学习目标**
>
> **知识目标：**
> 1. 掌握苯二氮䓬类药物的作用机制、药理作用、临床应用及不良反应。
> 2. 熟悉巴比妥类药物的作用机制、药理作用、临床应用、不良反应及急性中毒的解救。
> 3. 了解其他镇静催眠药的作用特点及临床应用。
>
> **能力目标：** 能利用所学知识对睡眠障碍患者进行用药指导、用药咨询和健康宣教。
>
> **素质目标：** 培养学生的安全意识，引导学生注意临床用药安全，建立良好的道德伦理观。

镇静催眠药（sedative-hypnotic）是一类能选择性抑制中枢神经系统，缓解神经过度兴奋而引起近似生理性睡眠的药物。该类药物对中枢神经系统的抑制作用随剂量增加而增强，小剂量呈镇静作用，较大剂量可产生催眠作用，大剂量时可产生深度抑制，并有抗惊厥、抗癫痫作用，超大剂量则麻痹延髓，引起呼吸抑制，导致循环衰竭而死亡。

镇静催眠药按化学结构可分为苯二氮䓬类、巴比妥类及其他类等。

链接　梦和镇静催眠药

梦在人的一生中经常发生，并不是毫无意义的，也不是人们意识混沌、荒诞的产物。著名心理学家弗洛伊德在对梦的解析中精辟地指出，梦完全是一种有效的精神现象——愿望的实现，正所谓"日有所思，夜有所梦"。梦多发生在快速眼动睡眠时相。镇静催眠药通过对中枢的抑制可诱导患者入睡并加深睡眠，延长睡眠时间。但几乎所有药物对睡眠时相均有不同程度的干扰，尤其是缩短快速眼动睡眠时相，导致下次睡眠时出现补偿性反跳现象（多梦），从而对药物产生依赖性。

第1节　苯二氮䓬类

案例5-1

患者，女，28岁，因失恋服用苯巴比妥500mg，中毒入院。通过洗胃、灌肠，4%碳酸氢钠溶液静脉输入，尼可刹米1.25g、洛贝林15mg加入500ml 10%葡萄糖溶液中静脉输入，患者因抢救及时而转危为安。

问题与思考： 1. 静脉输入4%碳酸氢钠溶液有必要吗？为什么？
2. 用尼可刹米、洛贝林静脉输入抢救意义何在？

苯二氮䓬类（benzodiazepine，BDZ）药物多为1,4-苯二氮䓬的衍生物。临床常用的有20余种。根据作用时间的长短，可将苯二氮䓬类药物分为长效、中效、短效三类。本类药物的作用相似，但各有侧重。其中地西泮是苯二氮䓬类药物的代表性药物。

地西泮的结构式

【体内过程】 苯二氮䓬类药物口服吸收快而完全，0.5～1.5h达峰浓度，肌内注射吸收慢而不规则，静脉注射可迅速显效。与血浆蛋白结合率较高，达80%～98%。主要经肝药酶代谢，多数药物的代谢物（尤其是 N-去甲基代谢物）仍有活性，且消除慢，易蓄积。代谢产物最终与葡萄糖醛酸结合而失活，经肾排出。

【作用机制】 苯二氮䓬类药物主要是通过与中枢神经系统相应部位的BDZ受体结合，从而增强γ-氨基丁酸（GABA）的抑制性功能而发挥作用（图5-1）。

GABA是中枢抑制性神经递质，通过激动GABA受体而发挥作用。GABA受体主要有两种亚型：$GABA_A$型和$GABA_B$型。$GABA_A$是脑中主要的GABA受体亚型，它是一种配体-门控Cl^-通道受体，是由$GABA_A$受体-BDZ受体-Cl^-通道组成的大分子复合体，由两个α和两个β亚单位（$α_2β_2$）构成Cl^-通道，其中β亚单位上有GABA受点，α亚单位上则有BDZ受体。苯二氮

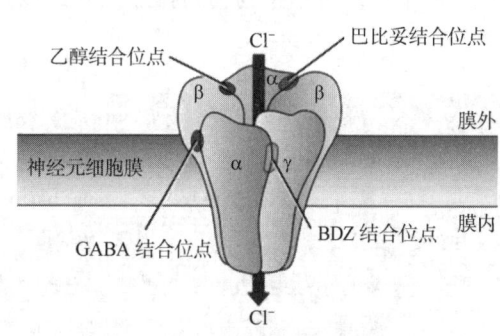

图5-1 苯二氮䓬类作用机制示意图

䓬类药物与此复合体上的BDZ结合位点结合，通过变构调节作用，增强GABA与$GABA_A$受体的结合，使Cl^-通道开放的频率增加，Cl^-大量内流，神经细胞膜超极化，故神经兴奋性降低，产生中枢抑制效应。

【药理作用及临床应用】

1. 抗焦虑作用 小剂量即有良好的抗焦虑作用，显著改善恐惧、紧张、忧虑、激动和烦躁等症状。对持续性焦虑状态宜选用长效类药物地西泮，对间断性严重焦虑患者则宜选用中、短效类药物氯氮䓬、三唑仑等。

2. 镇静催眠作用 苯二氮䓬类药物可缩短睡眠诱导时间，延长睡眠持续时间。本类药物的优点是：①安全范围大，对呼吸、循环系统抑制轻，加大剂量也不引起全身麻醉；②对快速眼动睡眠时相（rapid eye movement sleep，REMS）影响较小，停药后REMS反跳性延长较巴比妥类轻，因而停药后多梦、夜游现象较少见；③后遗效应较轻；④无肝药酶诱导作用；⑤依赖性、戒断症状较轻；⑥有特异性拮抗药。临床作为治疗失眠的首选药广泛应用。

3. 抗惊厥和抗癫痫作用 苯二氮䓬类药物具有良好的抗惊厥作用，临床用于辅助治疗破伤风、子痫、小儿高热惊厥和药物中毒性惊厥。地西泮静脉注射是目前治疗癫痫持续状态的首选药，其他类型的癫痫发作则以硝西泮和氯硝西泮的疗效较好。

4. 中枢性肌肉松弛作用 苯二氮䓬类药物对动物的去大脑强直有明显肌肉松弛作用，对人类大脑损伤所致肌肉强直也有缓解作用。可用于脑血管意外或脊髓损伤时的中枢性肌强直，缓解局部关节病变、腰肌劳损及内镜检查所致的肌痉挛。

【不良反应】

1. 中枢神经系统症状 治疗量常见副作用有嗜睡、乏力、头晕，大剂量偶有共济失调、意识障碍、口齿不清、精神错乱，严重时可引起昏迷、呼吸抑制。

2. 耐受性和依赖性 长期应用可产生耐受性和依赖性，久用骤然停药可出现戒断症状，特征为失眠、焦虑、噩梦、激动、震颤甚至惊厥，但发生率较巴比妥类药物低。

3. 急性中毒 静脉注射每分钟超过5mg或速度过快，可致低血压、心动过缓、运动功能失调、昏迷及呼吸抑制。除采用洗胃和对症治疗措施外，可用苯二氮䓬受体竞争性拮抗药氟马西尼（flumazenil）进行抢救。

4. 急性脑功能障碍 少数患者可出现意识模糊、幻觉、情绪失常及癫痫样发作，停药后自行消失。

【禁忌证】 禁用于孕妇、临产妇和哺乳妇及6个月以下婴儿。

【药物相互作用】

1. 与其他中枢抑制药或乙醇合用时，中枢抑制作用增强，易致中毒，严重者可致死。

2. 肝药酶诱导剂如利福平、卡马西平、苯妥英钠、苯巴比妥等可显著加快本类药物的代谢，提高清除率，使半衰期缩短；肝药酶抑制剂如西咪替丁、奥美拉唑等可减慢本类药物的代谢，降低清除率，使半衰期延长。

3. 与钙通道阻滞药合用，可使血压下降加重。

常用苯二氮䓬类药物的特点见表5-1。

表5-1 常用苯二氮䓬类药物的特点

分类	药物	达峰时间（h）	$t_{1/2}$（h）	依赖性	主要特点
长效	地西泮	1~2	20~80	+	常用于抗焦虑、镇静、催眠、抗惊厥、麻醉前给药等
	氟西泮	1~2	40~100	+	催眠作用强而持久，不易产生耐受性
中效	劳拉西泮	2	10~20	+	抗焦虑及催眠作用强，用于焦虑、失眠
	奥沙西泮	2~4	5~10	+	抗焦虑、抗惊厥作用较强
	氯硝西泮	1	24~48	++	抗惊厥、抗癫痫作用较强
	艾司唑仑	2	10~24	+	镇静催眠、抗焦虑作用强，起效快，常麻醉前给药
短效	三唑仑	1	2~3	++	可迅速诱导入睡、催眠作用强而短，后遗效应轻，依赖性较强

注：++.强；+.弱。

考点：苯二氮䓬类药物的作用机制、药理作用、临床应用及不良反应

第2节 巴比妥类

巴比妥类（barbiturates）为巴比妥酸在C_5位上进行取代而得到的一系列衍生物。

巴比妥类结构通式　　　苯巴比妥结构式

根据药物作用时间的长短，分为长效、中效、短效和超短效四类（表5-2）。

表5-2 巴比妥类药物的分类、特点和临床应用

分类	药物	脂溶性	潜伏期（h）	持续期（h）	$t_{1/2}$（h）	临床应用
长效	苯巴比妥	低	0.5~1	6~8	24~96	抗惊厥、抗癫痫、镇静催眠
中效	异戊巴比妥	稍高	0.25~0.50	3~6	14~42	抗惊厥、镇静催眠
短效	司可巴比妥	较高	0.25	2~3	20~28	抗惊厥、镇静催眠
超短效	硫喷妥钠	高	i.v. 立即	0.25	3~8	静脉麻醉

【体内过程】 口服或肌内注射均易吸收，能迅速分布于各组织及体液中，进入脑组织的速度主要取决于其脂溶性，脂溶性越高，显效越快。作用持续时间则与再分布及消除有关。例如，硫喷妥钠因能迅速再分布于脂肪及肌肉，故作用时间短；而苯巴比妥约30%以原型经肾排泄，部分被肾小管重吸收，故消除慢，作用持续时间长。

【药理作用及临床应用】 巴比妥类药物对中枢的抑制作用随剂量增加，依次出现镇静、催眠、抗惊厥、抗癫痫和麻醉作用。10倍催眠剂量时则可抑制呼吸，甚至致死。

由于巴比妥类药物安全性远不及苯二氮䓬类，且较易发生依赖性，用药时能显著缩短REMS，久用停药出现反跳现象伴多梦。因此，目前已很少用于镇静和催眠，主要用于抗惊厥、抗癫痫和麻醉。例如，苯巴比妥用于治疗癫痫大发作和癫痫持续状态；硫喷妥钠偶尔用于小手术或内镜检查时作静脉麻醉。

【作用机制】 巴比妥类可与$GABA_A$受体复合物上的巴比妥类结合位点结合，增强GABA与$GABA_A$受体的结合，使Cl^-通道开放的时间延长，Cl^-大量内流，神经细胞膜超极化，从而产生中枢抑制效应。高剂量还能直接激动$GABA_A$受体，此外，还可通过减弱或拮抗谷氨酸介导的兴奋性反应，降低中枢兴奋性而发挥作用。

【不良反应和注意事项】

1. 后遗效应 用药后次晨有头晕、困倦、精神不振、定向障碍等，也称为宿醉（hangover）现象。驾驶员、从事高空作业人员及其他从事危险工作者应慎用该类药物。

2. 耐受性、依赖性 久用可致耐受性和依赖性，如突然停药可出现戒断症状，如失眠、焦虑、震颤、惊厥。依赖性大于苯二氮䓬类，应严格管理，避免长期使用，必要时宜与其他药物交替使用。

3. 过敏反应 可致荨麻疹、血管神经性水肿，偶致剥脱性皮炎、粒细胞减少等，立即停药，采用抗过敏治疗。

4. 急性中毒 大剂量服用或静脉注射过速，可引起急性中毒，表现为血压下降、反射消失、昏迷、呼吸抑制，呼吸衰竭是死亡的主要原因。抢救原则：①立即排除毒物，如用高锰酸钾洗胃、硫酸钠导泻；②输液并碱化体液及尿液、利尿，必要时血液透析；③维持呼吸：清洁呼吸道，进行人工呼吸、吸氧，使用中枢兴奋药；④其他对症措施：升压、保温、防感染、防脑水肿。

本类药物应用时要控制剂量及静脉注射速度，肝、肾功能不全者慎用，肺功能不全、颅脑损伤、呼吸中枢抑制，支气管哮喘者禁用。

考点：巴比妥类药物的药理作用、临床应用、不良反应及急性中毒的解救

第3节 其他镇静催眠药

水合氯醛

水合氯醛（chloral hydrate）口服易吸收，常用于顽固性失眠，约15min起效，维持6～8 h。此药不缩短REMS，无宿醉的后遗效应。可用于治疗顽固性失眠或对其他催眠药疗效不佳者。对胃有刺激性，须稀释后口服，也可作保留灌肠给药。久用可引起耐受性和依赖性，大剂量可造成心、肝、肾实质性损害。

甲丙氨酯

甲丙氨酯（meprobamate）作用与苯二氮䓬类相似，会缩短REMS，仅用于严重失眠，伴焦虑、紧张的神经官能症。现已少用。常见不良反应为嗜睡，少数出现过敏反应，久用也可产生耐受性与成瘾性。

格鲁米特

格鲁米特（glutethimide）似巴比妥类，主要用于失眠、焦虑症，大剂量时可阻断M胆碱受体。有胃肠刺激性，偶见造血功能抑制。久用也可产生耐受性与成瘾性。

甲喹酮

甲喹酮（methaqualone）具有镇静催眠、抗惊厥、外周性镇咳和抗组胺作用。催眠作用较强，主要用于顽固性失眠，也可用于神经官能症。偶有轻度不适，如头晕、思睡等，连续应用较大剂量数周，可产生耐受性及依赖性，故不可滥用。

佐匹克隆

佐匹克隆为新型非苯二氮䓬类镇静催眠药，镇静、催眠、抗焦虑、抗惊厥作用强。用于各种原因引起的失眠，作用迅速，且不影响REMS，无明显耐受性与依赖性。

唑吡坦

唑吡坦为新型镇静催眠药，作用与佐匹克隆相似，镇静催眠作用尤其显著。安全范围大，不良反应较轻微，偶致恶心、呕吐、头晕等，无明显耐受性与依赖性。

扎来普隆

扎来普隆能缩短入睡时间，减少觉醒次数和增加睡眠时间，适用于入睡困难的失眠症患者。不良反应轻微，无后遗效应，几无耐受性与依赖性。

考点： 唑吡坦、佐匹克隆、扎来普隆、水合氯醛的临床应用

自测题

一、选择题

【A型题】

1. 地西泮最常见的副作用是（　　）
   A. 共济失调
   B. 运动功能失调
   C. 嗜睡、乏力、头晕
   D. 呼吸抑制
   E. 耐受性和依赖性

2. 地西泮不用于（　　）
   A. 焦虑症　　　　B. 高热惊厥
   C. 麻醉前给药　　D. 癫痫持续状态
   E. 诱导麻醉

3. 下列巴比妥类药物中具有抗癫痫作用的是（　　）
   A. 硫喷妥钠　　　B. 戊巴比妥
   C. 司可巴比妥　　D. 苯巴比妥
   E. 异戊巴比妥

4. 下列不属于苯二氮䓬类药物的是（　　）
   A. 三唑仑　　　　B. 地西泮
   C. 艾司唑仑　　　D. 劳拉西泮
   E. 佐匹克隆

5. 下列可缩短REMS的药物是（　　）
   A. 苯巴比妥　　　B. 地西泮
   C. 艾司唑仑　　　D. 唑吡坦
   E. 水合氯醛

【B型题】

（第6～10题备选答案）
   A. 苯巴比妥　　　B. 地西泮
   C. 硫喷妥钠　　　D. 水合氯醛
   E. 氟马西尼

6. 抢救苯二氮䓬类药物中毒用（　　）
7. 癫痫持续状态应首选（　　）
8. 静脉麻醉宜选用（　　）
9. 属于长效巴比妥的是（　　）
10. 对胃有刺激性，常用于顽固性失眠的是（　　）

【X型题】

11. 下列属于苯二氮䓬类药物药理作用的是（　　）
    A. 麻醉　　　　　B. 抗焦虑
    C. 抗惊厥　　　　D. 中枢性肌肉松弛
    E. 镇吐

12. 下列有关地西泮的描述正确的是（　　）
    A. 小剂量用于镇静和焦虑症
    B. 作用机制是增强GABA抑制效应
    C. 静脉给药作为癫痫持续状态的首选
    D. 急性中毒可用氟马西尼抢救
    E. 毒性反应小，孕妇可以使用

13. 下列有关巴比妥类药物的描述正确的是（　　）
    A. 脂溶性高者，作用时间长
    B. 小剂量镇静
    C. 中等剂量催眠
    D. 大剂量抗惊厥
    E. 癫痫持续状态首选苯巴比妥

二、简答题

1. 简述苯二氮䓬类药物的药理作用及作用机制。
2. 简述巴比妥类药物急性中毒的抢救原则。

（樊一桥）

第 6 章 抗癫痫药和抗惊厥药

> **学习目标**
>
> **知识目标：**
> 1. 掌握苯妥英钠的药理作用、临床应用及不良反应。
> 2. 熟悉乙琥胺、卡马西平、丙戊酸钠等抗癫痫药的作用特点。
> 3. 熟悉硫酸镁的药理作用、临床应用和不良反应。
> 4. 了解新型抗癫痫药的应用。
>
> **能力目标：** 能利用所学知识对癫痫患者进行合理用药指导、用药咨询和健康教育。
>
> **素质目标：** 具有严肃认真、科学求实的态度，全心全意为患者服务的职业素养。

第 1 节 抗癫痫药

案例 6-1

患者，女，53岁，因车祸受伤，继发癫痫4年，每次发作时，表现为突然大叫，意识丧失，跌倒在地，牙关紧闭，全身肌肉阵挛性收缩，口吐白沫或血沫，发作持续2～5min后缓解，昏睡，醒后对发病情况无记忆。诊断为癫痫大发作，入院后选用苯妥英钠0.1g，1次/天，口服，逐渐加量，达到有效剂量后长期维持用药，2年后患者情况稳定，无发作。

问题与思考： 1. 苯妥英钠为什么能缓解症状？
2. 应用苯妥英钠治疗时应注意什么问题？

癫痫是由于大脑局部神经元异常高频率放电，并向周围正常组织扩散而出现的大脑功能失调综合征，具有突发性、短暂性和反复发作的特点。按病因可分为原发性和继发性癫痫两种。前者与遗传等因素有一定关系，后者由脑部外伤、肿瘤、感染、发育异常、脑血管疾病或某种代谢异常引起。

2017年3月，国际抗癫痫联盟（ILAE）发布了最新的癫痫发作及癫痫分类修订指南，将癫痫发作分为局灶性发作、全面性发作和不能明确的发作三大类。全面性发作包括强直-阵挛发作（又称大发作）、失神发作（又称小发作）、肌阵挛发作、阵挛发作、强直发作、失张力发作（图6-1）。癫痫持续状态是一种以持续的癫痫发作为特征的病理状态，在此状态下，癫痫发作持续足够长的时间或在足够短的时间间隔内反复出现，从而造成不变而持久的癫痫状态。

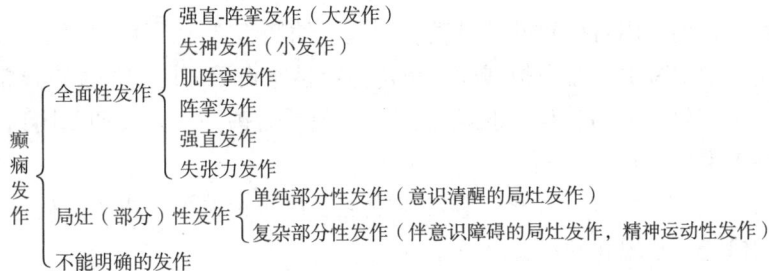

图 6-1 癫痫发作类型

抗癫痫药能抑制脑细胞异常放电的产生或扩散,从而阻止运动、感觉、意识或精神失常发生。临床常用的抗癫痫药有苯妥英钠、卡马西平、苯巴比妥、乙琥胺、丙戊酸钠等。

一、抗癫痫药的作用机制

从电生理学观点看,有两种方式:一是通过影响中枢神经元,减轻或防止病灶过度放电。二是通过提高脑组织的兴奋阈来减弱来自病灶的兴奋扩散,防止癫痫发作。上述效应的基础:①与增强脑内GABA介导的抑制作用有关,如苯二氮䓬类和苯巴比妥;②与干扰Na^+、Ca^{2+}、K^+等阳离子通道有关,如苯妥英钠。现有的多数药物是通过第二种方式发挥作用。

二、常用抗癫痫药

苯妥英钠

苯妥英钠(phenytoin sodium)又称大仑丁,属乙内酰脲类,是治疗癫痫最古老的非镇静催眠类药物。

【体内过程】 苯妥英钠呈强碱性(pH为10.4),刺激性大,不宜肌内注射和皮下注射,癫痫持续状态时可静脉注射。口服吸收慢而不规则,需连服6~10d达稳态,故显效较慢。吸收后能快速分布到全身组织,易透过血脑屏障。血浆蛋白结合率为85%~90%,主要经肝代谢(60%~70%)。$t_{1/2}$与血药浓度有关,血药浓度低于10μg/ml时,$t_{1/2}$为6~24h;血药浓度高于10μg/ml时,$t_{1/2}$随血药浓度升高而延长。血药浓度个体差异大,故用药期间应监测血药浓度以提高疗效,减少不良反应。

【药理作用及临床应用】

1. 抗癫痫 苯妥英钠能增强Na^+与K^+的主动转运,增加K^+的主动内流与Na^+的主动外流,从而翻转了癫痫发作时由于除极化引起的阳离子移动方向,使膜电位趋于稳定,防止了病灶异常放电的传播而抗癫痫。近年来研究表明,其抗癫痫作用亦与能增加脑组织中抑制性递质GABA的含量有关。临床主要用于大发作及局灶性发作,疗效好,无催眠作用,对正常活动亦无影响。也用于精神运动性发作。对小发作无效,有时甚至使病情恶化。

2. 抗心律失常 苯妥英钠能抑制浦肯野纤维舒张期除极速率,增加最大舒张电位,从而降低自律性,缩短动作电位时程和有效不应期。改善传导作用明显,可消除强心苷所致的传导障碍和心律失常。

3. 抗外周神经痛 苯妥英钠能稳定神经细胞膜电位,降低神经细胞膜对Na^+和Ca^{2+}的通透性。抑制Na^+和Ca^{2+}内流,导致其动作电位不易产生。故对三叉神经痛、坐骨神经痛、舌咽神经痛有较好疗效。

【不良反应】

1. 局部刺激 本药碱性强,口服可刺激胃部引起恶心、呕吐、腹痛和食欲不振等症状,宜饭后服药。静脉给药可引起静脉炎。长期服用会引起牙龈增生,多见于儿童和青少年,与部分药物经唾液排出刺激胶原组织增生有关。注意口腔卫生,经常按摩牙龈可减轻。一般停药3~6个月后可自行消退。

2. 神经系统反应 可引起共济失调、眼球震颤、运动障碍、眩晕,偶见复视、精神错乱,停药后症状消失。

3. 血液系统损害 长期应用可导致叶酸缺乏,引起巨幼细胞贫血,用亚叶酸钙(甲酰四氢叶酸钙)治疗有效。偶可引起粒细胞减少、血小板减少、再生障碍性贫血等。应定期检查血常规。

4. 骨骼系统 可加速维生素D代谢,长期应用可出现低血钙,小儿长期服用易引起软骨病及佝偻病等,必要时应用维生素D预防。

5. 过敏反应 可发生皮肤瘙痒、皮疹、粒细胞缺乏、血小板减少、再生障碍性贫血等,偶见肝损害。用药期间应定期检查血常规和肝功能。

6. 其他 ①偶见男性乳房增大、妇女多毛症、淋巴结肿大等;②肝、肾损害;③可致畸,如小头症、智能障碍、斜视、眼距过宽、腭裂等，被称为胎儿苯妥英钠综合征，孕妇禁用；④久服不可骤停，否则可使发作加剧，或引起癫痫持续状态；⑤静脉注射时不宜过快，过快易致房室传导阻滞、血管性虚脱、心动过缓和呼吸抑制，房室传导阻滞、窦性心动过缓等心功能损害者禁用。

【药物相互作用】

1. 苯二氮䓬类、磺胺类、水杨酸类、保泰松、口服降血糖药等能与苯妥英钠竞争血浆蛋白结合部位，使苯妥英钠游离型血药浓度增高。

2. 苯巴比妥、卡马西平、多西环素等能诱导肝药酶活性，促进苯妥英钠代谢，降低苯妥英钠血药浓度，减弱其治疗作用。

3. 肝药酶抑制剂如氯霉素、异烟肼，可使苯妥英钠血药浓度升高。

4. 苯妥英钠本身有肝药酶诱导作用，能加速皮质激素、奎尼丁、左旋多巴、环孢素、多西环素、茶碱、避孕药、香豆素类等药物的代谢，减弱其作用。

苯巴比妥

【体内过程】 苯巴比妥（phenobarbital）脂溶性低，吸收慢，进入脑组织慢，故显效慢。经肝代谢少，主要以原型由肾排出，消除缓慢，作用持久。碱化尿液，解离增多，肾小管再吸收减少，排出增加。

【药理作用及临床应用】 本药为长效巴比妥类药物，作为镇静催眠药兼有抗癫痫作用，既能抑制病灶的异常高频放电，又能抑制放电扩散。具有广谱、高效、低毒和价廉等优点，临床上主要用于治疗大发作及癫痫持续状态，对单纯部分性发作及精神运动性发作也有效，对小发作和婴儿痉挛疗效差。但因其对中枢有明显的抑制作用，故不作为首选药。

【不良反应】 可出现头痛、无力、困倦、嗜睡、恶心、呕吐等。偶见过敏反应如皮疹、剥脱性皮炎等。长期用药可产生耐受性及依赖性，多次反复使用应注意蓄积中毒。癫痫患者长期用药不可突然停药，以免引起癫痫发作，甚至出现癫痫持续状态。

乙琥胺

乙琥胺（ethosuximide）只对小发作有效，不良反应较少，是防治小发作的首选药。对其他类型癫痫无效。常见不良反应有嗜睡、眩晕、呃逆、食欲不振和恶心、呕吐等。偶见嗜酸性粒细胞增多症和粒细胞缺乏症。严重者可发生再生障碍性贫血。有精神病史者用药可发生精神行为异常，表现为焦虑、抑郁、短暂的意识丧失、攻击行为、多动、精神不集中和幻听等，应慎用或禁用。

卡马西平

卡马西平（carbamazepine）又称酰胺咪嗪，为肝药酶诱导剂，连续用药3～4周后，半衰期可缩短50%。作用机制与苯妥英钠相似。为大发作和精神运动性发作的首选药之一。对癫痫并发的精神症状，以及锂盐无效的躁狂症、抑郁症也有效。卡马西平对外周神经痛（三叉神经痛和舌咽神经痛）有效，其疗效优于苯妥英钠。用药后常见头晕、眩晕、恶心、呕吐和共济失调、手指震颤等，亦可有皮疹和心血管反应。但一般并不严重，无须中断治疗，1周左右逐渐消退。偶见骨髓抑制、肝损害。用药中应定期检查血常规、骨髓象和肝功能，有骨髓抑制或肝功能异常应立即停药或改用其他药物。

丙戊酸钠

丙戊酸钠（sodium valproate）为广谱抗癫痫药，对各种类型的癫痫发作都有一定疗效。对小发作的疗效优于乙琥胺，但有致命的肝毒性，故小发作临床首选乙琥胺。对强直-阵挛发作有效，但作用强度不及苯妥英钠和卡马西平。对非典型小发作的疗效不及氯硝西泮。对精神运动性发作的疗效近似卡马西平。对其他药物未能控制的顽固性癫痫有时可能奏效，对大发作合并小发作时可作为首选药物。不良反应较轻。严重毒性为肝损害，表现为谷草转氨酶升高，少数有肝炎发生，个别肝功能衰竭而死。儿童耐受性较好。对胎儿有致畸作用，常见脊椎裂，孕妇禁用。

考点：常用抗癫痫药的药理作用、临床作用及不良反应

苯二氮䓬类

用于抗癫痫的苯二氮䓬类药物有地西泮、硝西泮、氯硝西泮和劳拉西泮等。

地西泮静脉注射是治疗癫痫持续状态的首选药,特点是显效快、疗效好、安全性高。但剂量过大、静脉注射过快时可引起呼吸抑制。

硝西泮对小发作、肌阵挛发作和婴儿痉挛有较好疗效。

氯硝西泮抗癫痫谱较广,对各型癫痫均有效,对小发作、肌阵挛发作和婴儿痉挛疗效尤佳,静脉注射可用于癫痫持续状态。氯硝西泮不宜与丙戊酸钠同时使用,因为可诱发小发作持续状态。

扑米酮

扑米酮(primidone)又称去氧苯巴比妥,在体内代谢成苯巴比妥和苯乙基丙二酰胺而发挥作用。扑米酮对局灶性发作和大发作的疗效优于苯巴比妥,但对精神运动性发作的疗效不及卡马西平和苯妥英钠。因价格较贵,只用于其他药物不能控制的患者。常见的不良反应为镇静、嗜睡、眩晕和共济失调等。偶可发生巨幼细胞贫血、白细胞减少和血小板减少。用药期间注意检查血常规,严重肝、肾功能不全者禁用。

托吡酯

托吡酯(topiramate)为一种新型抗癫痫药,1995年上市。托吡酯可阻断电压依赖性Na^+通道,提高GABA激活GABA受体的频率,从而加强GABA诱导Cl^-内流的能力,增强抑制性神经递质作用。为广谱抗癫痫药,对各类癫痫发作均有效。主要用于局限性发作和大发作,对肌阵挛、婴儿痉挛也有效。口服吸收完全,主要以原型经肾排泄。不良反应有头晕、共济失调、感觉异常等。

拉莫三嗪

拉莫三嗪(lamotrigine)是一种电压依赖性的Na^+通道阻滞剂,作用类似于卡马西平,具有广谱、有效、安全的特点。对反复放电有抑制作用,对其他抗癫痫药不能控制的局灶性发作、大发作、非典型性失神发作和儿童肌阵挛发作均有不同程度的治疗作用,但主要用于治疗局灶性发作和大发作,常用于治疗顽固性癫痫。其常见不良反应有恶心、头痛、视物模糊、眩晕、共济失调等,偶见皮疹。

左乙拉西坦

左乙拉西坦(levetiracetam)为吡咯烷酮衍生物,具有药动学特性好、抗癫痫谱广、与其他药相互作用少、安全性高、长期用药无耐受性或停药综合征表现等特点,抗癫痫作用的确切机制尚不清楚。

左乙拉西坦主要用于成人局灶性发作及青少年、儿童肌阵挛发作和强直-阵挛发作。对于轻度和中度肝功能受损的患者,无须调整给药剂量。此药耐受性好,常见不良反应为嗜睡、无力及眩晕、头痛、厌食等。

奥卡西平

奥卡西平(oxcarbazepine)为卡马西平的酮基类似物,具有与卡马西平相似的抗癫痫机制及抗癫痫谱。但奥卡西平无肝药酶诱导作用,耐受性优于卡马西平。其常见不良反应为低钠血症,可作为卡马西平的替代物用于临床。

唑尼沙胺

唑尼沙胺(zonisamide)是磺胺类抗癫痫药,属碳酸酐酶抑制剂,还可阻滞电压门控Na^+通道和T型Ca^{2+}通道,抑制异常放电的扩散。具有清除自由基、抗氧化和神经保护作用。口服吸收迅速、完全,生物利用度高,血浆半衰期长达63h。可用于各类癫痫发作的辅助治疗,对局灶性发作和全面性发作均有较好疗效,尤其适用于耐药的儿童局灶性发作和全面性发作及癫痫综合征的辅助治疗。不良反应主要为困倦、神经衰弱、食欲不振、乏力、运动失调和白细胞减少等,代谢性酸中毒为其特异性不良反应。

拉考沙胺

拉考沙胺（lacosamide）通过选择性作用于慢失活Na^+通道，延长Na^+通道失活状态时间，减少Na^+内流，降低神经元的兴奋性，达到抗癫痫的作用。用于4岁及以上癫痫患者局灶性发作的联合治疗。

吡仑帕奈

吡仑帕奈（perampanel）是α-氨基-3-羟基-5-甲基-4-异噁唑丙酸（AMPA）谷氨酸受体拮抗剂，与突触后膜上的AMPA受体非竞争性结合，抑制谷氨酸诱导的过度神经传递，发挥抗癫痫作用。常见不良反应有头晕、嗜睡、食欲改变、焦虑、易激惹等。

考点：扑米酮、地西泮、氯硝西泮、托吡酯的临床应用

三、抗癫痫药的用药原则

目前癫痫的治疗仍以药物为主，大多数患者需要长期用药。抗癫痫药临床应用时应遵循以下原则。

1. 早期用药 尽早用药可最大限度减少惊厥性脑损伤，防止智力减退。

2. 根据癫痫发作类型合理选药 药物选择的重要原则是必须根据癫痫发作类型、患者具体情况和药物不良反应制订给药方案。单一用药和合理的多药联用治疗，首选单用药，次选多药联用。

3. 恰当的用药剂量和用药方法 癫痫治疗需掌握从小剂量开始的原则。抗癫痫药需经数日（3～5d）才能达到稳态血药浓度出现较佳疗效，故一般1周调整一次剂量为宜。服药要定时定量，以维持稳定的有效浓度。当无效、疗效较差、患者无法耐受、毒性反应较大或诊断有误或转变为混合型癫痫时则必须停药或换药。其原则一定要在逐渐减少原药量的基础上，添加或换用其他药物（从小剂量开始）。严禁突然停药或突然换药，否则可诱发或加重癫痫发作，发生癫痫持续状态。大发作减药过程至少1年完成，小发作则需6个月完成。

4. 长期用药 抗癫痫药物无根治效果，必须坚持长期用药才能减少复发，即使症状完全控制后也至少维持3～4年，再逐渐于1～2年内撤除药物。

5. 定期检查 在用药期间应定期作神经系统、血常规、肝肾功能监测，以便及时发现中毒情况并采取相应措施。抗癫痫药物合用时应避免药理作用相同、不良反应相似的药物。

6. 慎重对待特殊人群用药 孕妇服药有潜在致畸的可能，应高度警惕。凡肝肾功能低下者，应选择对肝肾影响或损害较轻的药物，并应减量用药，严密观察患者肝肾功能变化。

> **链接** 布立西坦——开启癫痫治疗新篇章
>
> 癫痫为世界卫生组织认定的神经系统难治病症，仅次于脑血管疾病。抗癫痫药物历经百年发展，从传统药物苯妥英钠到新一代药物托吡酯，以及第三代药物唑尼沙胺等，明显提升了治疗效果。布立西坦作为新型第三代药物，于2024年6月28日正式获国家药品监督管理局批准上市。该药可用于4岁及以上患者，具有低不良反应、改善认知功能等优势，明显提升患者生活质量，填补了国内治疗空白。我国抗癫痫药行业已步入成熟阶段，得益于制药企业研发战略驱动及全球化研发体系的构建。未来，癫痫治疗将深入探索致病机制，实施个体化精准治疗。

第2节 抗惊厥药

案例6-2

患者，女，32岁，双侧腋臭，行双侧腋皮切除术。术前心肺功能及各项检查均正常，因普鲁卡因过敏，以利多卡因进行麻醉。术者自配利多卡因120ml（1200mg），双侧腋区皮下同时浸润麻醉，共用90ml（900mg）。手术开始10min后，患者突然出现意识消失，全身阵发性痉挛，肌肉强直。立即予面

罩给氧，自静脉给予硫酸镁20mg/kg，地西泮0.1mg/kg，1min后症状消失，血压115/76mmHg，脉搏90次/分。手术结束后安全送回病房。

问题与思考： 1.本案例中，硫酸镁的作用是什么？
2.用硫酸镁时应该注意什么问题？

惊厥是中枢神经系统过度兴奋的一种症状，表现为全身骨骼肌不协调地强烈收缩，呈强直性或阵挛性抽搐。多见于小儿高热、破伤风、癫痫大发作、子痫和中枢兴奋药中毒等。常用抗惊厥药包括硫酸镁、巴比妥类、苯二氮䓬类及水合氯醛等。

硫 酸 镁

硫酸镁（magnesium sulfate）因给药途径不同而产生不同的药理作用。口服不易吸收，产生导泻和利胆作用，外用热敷可消炎去肿，注射则产生抗惊厥和降压作用。

神经冲动传递和骨骼肌收缩均需Ca^{2+}参与，Mg^{2+}与Ca^{2+}由于化学性质相似，可以特异地竞争Ca^{2+}结合位点，拮抗Ca^{2+}的作用，抑制神经化学传递和骨骼肌收缩，引起中枢抑制、骨骼肌松弛、心脏抑制及血管舒张，产生抗惊厥和降压作用。对于各种原因所致的惊厥，尤其是子痫，有良好的作用。过量时，引起呼吸抑制、血压骤降，甚至引起死亡。应注意注射的量及给药的速度。

反复连续注射可发生镁中毒，肌腱反射消失是呼吸抑制的先兆。若发生中毒时应立即停药，及时进行人工呼吸，缓慢静脉注射氯化钙或葡萄糖酸钙进行抢救。

考点： 硫酸镁的药理作用及临床应用

自测题

一、选择题

【A型题】

1.苯妥英钠抗癫痫的作用机制是（　　）
  A.抑制病灶异常高频放电扩散
  B.抑制多巴胺受体
  C.抑制传出神经元群
  D.降低脑内GABA含量
  E.抑制脑干网状结构上行激活系统

2.癫痫大发作应首选（　　）
  A.苯妥英钠　B.丙戊酸钠　C.乙琥胺
  D.唑尼沙胺　E.地西泮

3.具有抗外周神经痛的抗癫痫药是（　　）
  A.地西泮　B.苯巴比妥　C.乙琥胺
  D.卡马西平　E.丙戊酸钠

4.硫酸镁急性中毒的解救药是（　　）
  A.尼可刹米　B.苯妥英钠　C.硫喷妥钠
  D.氯化钙　E.西地兰

5.对惊厥治疗无效的是（　　）
  A.苯巴比妥　B.地西泮　C.氯硝西泮
  D.口服硫酸镁　E.注射硫酸镁

6.丙戊酸钠最严重的不良反应是（　　）
  A.肝脏毒性　B.肾脏毒性
  C.胃肠道反应　D.神经毒性
  E.致畸

【B型题】

（第7～11题备选答案）
  A.乙琥胺　B.卡马西平
  C.丙戊酸钠　D.苯巴比妥
  E.地西泮

7.癫痫持续状态应首选（　　）
8.失神小发作应首选（　　）
9.精神运动性发作应首选（　　）
10.有催眠作用的抗癫痫药是（　　）
11.焦虑症应首选（　　）

【X型题】

12.癫痫持续状态可使用的药物是（　　）
  A.苯巴比妥　B.苯妥英钠
  C.地西泮　D.乙琥胺
  E.丙戊酸钠

13.抗癫痫药用药原则为（　　）
  A.因人而异选择用药　B.剂量应从小到大
  C.严禁突然停药　D.坚持长期用药
  E.勤查血常规和肝、肾功能

二、简答题

1.简述卡马西平的药理作用及临床应用。
2.简述不同给药途径硫酸镁的药理作用及临床应用。

（武彩霞）

第7章 精神障碍治疗药物

> **学习目标**
>
> **知识目标：**
> 1. 掌握氯丙嗪的药理作用、临床应用及不良反应。
> 2. 熟悉碳酸锂的药理作用及临床应用。
> 3. 了解其他抗精神病药、抗抑郁药的作用特点及临床应用。
>
> **能力目标：** 能利用所学知识对精神障碍患者进行合理用药指导、用药咨询和健康教育。
>
> **素质目标：** 具有严肃认真、科学求实的态度，全心全意为患者服务的职业素养。

精神障碍（mental disorder）是指在各种生物、心理、社会环境等因素的影响下，人的大脑发生病理生理变化使其功能损害，导致其认知、情感、行为等精神活动出现异常的总称，包括精神分裂症、抑郁障碍、双相情感障碍和焦虑障碍等。治疗这些疾病的药物统称为精神障碍治疗药物。根据临床应用分为：抗精神病药（antipsychotic drug）、抗躁狂药（antimanic drug）和抗抑郁药（antidepressive drug）、抗焦虑药（antianxiety drug）。

第1节 抗精神病药

> **案例7-1**
>
> 患者，女，35岁，性格内向腼腆，失恋后出现幻觉、思维破裂、妄想等症状，服用大剂量氯丙嗪，出现严重的低血压症状。
>
> **问题与思考：** 1. 氯丙嗪为什么会引起低血压症状？
> 2. 可否使用肾上腺素来进行升压，为什么？

抗精神病药是主要用于治疗精神分裂症和其他精神病性症状的精神障碍药物。精神分裂症是一组常见的、原因未明的重性精神病。以基本个性改变，思维、情感、行为的分裂，精神活动与环境的不协调为主要特征。多起病于青壮年期。抗精神病药可在不影响意识的情况下，消除精神病患者的躁狂不安、精神错乱等精神症状，对非精神病患者的兴奋不安、焦虑、失眠等亦有治疗作用。

【作用机制】

1. 阻断中脑-边缘系统和中脑-皮质系统DA受体 DA受体存在于外周神经系统和中枢神经系统，可分为D_1样和D_2样受体。D_1样受体与兴奋性G蛋白（GS蛋白）相偶联，激动时可经GS蛋白激活腺苷酸环化酶，使环腺苷酸（cAMP）增加，在外周引起血管扩张，心肌收缩增强，但在中枢神经系统的功能尚不清楚。D_2样受体主要分布于脑内DA能神经通路，当D_2样受体被阻断时，可以产生抗精神分裂症作用。

目前认为，吩噻嗪类抗精神病药主要是通过阻断中脑-边缘系统和中脑-皮质系统D_2样受体发挥疗效。但是，临床使用的大多数抗精神病药物并不是选择性阻断D_2样受体，同时能非特异性阻断黑质-纹状体通路的D_2样受体，因此，在抗精神分裂症的同时，均产生不同程度的锥体外系副作用。

2. 阻断5-羟色胺（5-HT）受体　非经典的抗精神病药如氯氮平、利培酮主要是通过阻断5-HT受体而发挥抗精神病作用，本类药物几乎无锥体外系反应发生。

> **链接**　中枢DA神经通路及其生理功能
>
> 人类中枢DA通路主要分为4个通路。
>
> **1. 黑质-纹状体通路**　其胞体位于黑质致密区，主要支配纹状体，是锥体外系运动功能的高级中枢。
>
> **2. 中脑-边缘通路**　其胞体位于顶盖腹侧区，主要支配伏隔核和嗅结节。
>
> **3. 中脑-皮质通路**　其胞体主要位于顶盖腹侧区，支配大脑皮质一些区域。
>
> 中脑-边缘通路和中脑-皮质通路主要调控人类的精神活动，前者主要调控情绪反应，后者则主要参与认知、思想、感觉、理解和推理能力的调控。
>
> **4. 结节-漏斗通路**　其胞体主要位于弓状核和室周核，神经末梢终止在漏斗核和正中隆起。主要调控垂体激素的分泌。

根据化学结构不同，可将抗精神病药分为吩噻嗪类、硫杂蒽类、丁酰苯类和其他类。

一、吩噻嗪类

氯丙嗪

氯丙嗪（chlorpromazine）又称冬眠灵（wintermin），是吩噻嗪类的典型代表药物。

【**体内过程**】　口服吸收慢而不规则，2～4h血药浓度达峰值。肌内注射吸收迅速，但因刺激性强应深部注射。吸收后，约90%与血浆蛋白结合。氯丙嗪具有高亲脂性，易透过血脑屏障，脑组织中分布较广，脑内浓度可达血浆浓度的10倍。主要经肝代谢，经肾排泄。老年患者对氯丙嗪的消除速率减慢。不同个体口服相同剂量氯丙嗪后，血浆药物浓度相差可达10倍以上，临床用药应个体化。氯丙嗪排泄缓慢，体内容易蓄积，停药后数周甚至半年，尿中仍可检出。

【**药理作用及临床应用**】　氯丙嗪主要对DA受体有阻断作用，也能阻断α受体和M受体，药理作用广泛而复杂。

1. 中枢神经系统

（1）抗精神病作用　氯丙嗪对中枢神经系统有较强的抑制作用，也称神经安定作用。正常人服用治疗剂量后，表现为安定、镇静、感情淡漠和对周围事物不感兴趣，在安静环境中易诱导入睡，但易唤醒，醒后神志清楚。精神病患者用药后，在不引起过分抑制的情况下，可迅速控制兴奋躁动；继续用药，可使幻觉、妄想、躁狂及精神运动性兴奋逐渐消失，理智恢复，情绪稳定，生活自理。氯丙嗪抗幻觉及抗妄想作用一般需连续用药6周至6个月才充分显效，且无耐受性，但连续用药后，安定及镇静作用则逐渐减弱，出现耐受性。

抗精神病作用机制与氯丙嗪阻断中脑-皮质和中脑-边缘系统的D_2样受体，拮抗其过度亢进的精神活动有关。

临床上主要治疗各型精神分裂症，对急性患者疗效较好，但无根治作用，必须长期服用以维持疗效，减少复发。此外，也可用于治疗躁狂症及其他精神病伴有的兴奋、紧张及妄想等症状。

（2）镇吐作用　氯丙嗪有强大镇吐作用，小剂量可抑制延髓催吐化学感受区（chemoreceptor trigger zone，CTZ）的DA受体，对抗阿扑吗啡（DA受体激动药）等引起的呕吐；大剂量则直接抑制呕吐中枢。但是，氯丙嗪对刺激前庭引起的晕动病性呕吐无效。对顽固性呃逆有效。临床用于治疗癌症、放射病等多种疾病及某些药物引起的呕吐，对妊娠呕吐也有效。

（3）对体温调节的影响　氯丙嗪抑制下丘脑体温调节中枢，使体温调节失灵，体温可随环境温度变化而变化。氯丙嗪不仅能降低发热患者体温，而且也能降低正常人体温。临床上辅以物理降温用于低温麻醉。若合用某些中枢抑制药如异丙嗪、哌替啶等组成"冬眠合剂"，可使患者处于深睡的"冬眠"状态，体温、代谢及组织耗氧量均降低，有利于患者度过危险的缺氧、缺能阶段，这种状态称为人工冬眠。可用作严重感染、中枢性高热及甲亢危象等病症的辅助治疗。

（4）增强中枢抑制药的作用　氯丙嗪可增强麻醉药、镇静催眠药、镇痛药、乙醇等药物的作用，因此上述药物与氯丙嗪合用时应适当减量，以免加深对中枢神经系统的抑制。

2. 自主神经系统　氯丙嗪阻断α受体，可翻转肾上腺素的升压效应，同时还能抑制血管运动中枢，并有直接舒张血管平滑肌的作用，从而使血管扩张、血压下降。但反复用药降压作用减弱，故不适用于高血压的治疗。氯丙嗪尚可阻断M受体，但作用弱，无治疗意义。

3. 内分泌系统　结节-漏斗DA通路的主要功能是调控下丘脑某些激素的分泌。氯丙嗪可阻断该通路的DA受体，减少下丘脑释放催乳素释放抑制因子，因而使催乳素分泌增加，引起乳房肿大及泌乳。乳腺癌患者禁用。抑制促性腺激素的分泌，使卵泡刺激素和黄体生成素释放减少，引起排卵延迟；此外，抑制促皮质激素和生长激素的分泌，后者可试用于治疗巨人症。

【不良反应】

1. 一般不良反应　有嗜睡、无力、视物模糊、鼻塞、心动过速、口干、便秘等中枢神经及自主神经系统的不良反应。氯丙嗪局部刺激性较强，不应作皮下注射。静脉注射可引起血栓性静脉炎，应以生理盐水或葡萄糖溶液稀释后缓慢注射。静脉注射或肌内注射后，可出现直立性低血压，应嘱患者卧床1~2h后方可缓慢起立。

2. 锥体外系反应　是长期大量应用氯丙嗪最常见的不良反应，表现为以下反应。

（1）帕金森综合征（parkinsonism）　出现肌张力增高、面容呆板（面具脸）、动作迟缓、肌肉震颤、流涎等。

（2）急性肌张力障碍（acute dystonia）　多出现在用药后1~5d，由于舌、面、颈及背部肌肉痉挛，患者出现强迫性张口、伸舌、斜颈、呼吸运动障碍及吞咽困难等。多见于青少年。

（3）静坐不能（akathisia）　患者出现坐立不安，反复徘徊。

（4）迟发性运动障碍（tardive dyskinesia）或迟发性多动症　是一种特殊而持久的运动障碍，较少见，表现为不自主、有节律的刻板运动，出现口-舌-颊三联征。

前三种症状系由氯丙嗪阻断黑质-纹状体通路的DA受体后，使胆碱能神经功能增强所致，可通过减少剂量、停药来减轻或避免，也可用中枢抗胆碱药苯海索缓解。迟发性运动障碍是一种少见的锥体外系反应，造成迟发性运动障碍的原因可能与氯丙嗪长期阻断突触后DA受体，使DA受体数目上调所致。若早期发现及时停药可以恢复，但也有部分患者停药后仍难恢复。应用抗胆碱药反可使之加重，抗DA药可使之减轻，可用硫必利（tiapride）治疗。

3. 过敏反应　常见皮疹、光敏性皮炎。少数患者出现肝细胞内微胆管阻塞性黄疸。也有少数患者出现急性粒细胞缺乏，应立即停药，并用抗生素预防感染。

4. 内分泌系统反应　与氯丙嗪阻断结节-漏斗多巴胺通路DA受体有关，长期应用会引起内分泌功能紊乱，如乳房肿大、泌乳、停经、抑制儿童生长等。

5. 急性中毒　一次吞服大剂量（1~2g）氯丙嗪后，可发生急性中毒，出现昏睡、血压下降甚至休克、心律失常、心电图异常等，应立即停药并进行对症治疗。

【禁忌证】　氯丙嗪能降低惊厥阈，诱发癫痫，有癫痫史者禁用。昏迷患者（特别是应用中枢抑制药后）禁用。伴有心血管疾病的老年患者慎用，冠心病患者易致猝死应加以注意。严重肝功能损害者禁用。

考点： 氯丙嗪的药理作用及作用机制、临床应用及不良反应

其他吩噻嗪类药物

奋乃静(perphenazine)、氟奋乃静(fluphenazine)及三氟拉嗪(trifluoperazine)是吩噻嗪类中的哌嗪衍生物,其共同特点是抗精神病作用强,锥体外系不良反应明显,而镇静作用弱。其中以氟奋乃静和三氟拉嗪疗效较好,最为常用,而奋乃静疗效较差。

硫利达嗪(thioridazine,甲硫达嗪)是吩噻嗪类的哌啶衍生物,疗效不及氯丙嗪,但锥体外系反应少见,镇静作用强。各药特点见表7-1。

表7-1 吩噻嗪类抗精神病药作用特点比较

药物	抗精神病剂量(mg/d)	作用		
		镇静作用	锥体外系反应	降压作用
氯丙嗪	300~800	+++	++	+++(肌内注射)++(口服)
氟奋乃静	1~20	+	+++	+
三氟拉嗪	6~20	+	+++	+
奋乃静	8~32	++	+++	+
硫利达嗪	200~600	+++	+	++

注:+++.强;++.中等;+.弱。

> **链接** 抗精神病史上重大的医学发现
>
> 1947年,法国某制药公司在抗组胺药物研发过程中意外合成了具有镇静特性的异丙嗪。两年后,外科先驱亨利·拉伯里敏锐地观察到异丙嗪能稳定患者中枢神经系统,建议探索更高效的同类化合物。1950年,化学家保罗·卡本成功合成了氯丙嗪。
>
> 1952年,法国精神病学家让·雷德与皮埃尔·德尼尔克,证实了氯丙嗪能够显著缓解精神病患者的症状,震撼了整个医学界。次年,氯丙嗪获得美国食品药品监督管理局(FDA)的认可并上市,迅速成为治疗精神疾病的里程碑式药物。它不仅极大地减少了电休克疗法及脑白质切除术等侵入性治疗手段的使用,还显著提升了精神病患者的生活质量,被誉为精神科领域的"青霉素"。氯丙嗪的问世,标志着精神病治疗的一次革命性飞跃,并有力推动了精神药理学的发展。

二、硫杂蒽类

硫杂蒽类基本化学结构与吩噻嗪类相似,代表药物为氯普噻吨。

氯普噻吨

氯普噻吨(chlorprothixene),又名泰尔登(tardan)。其抗精神分裂症和抗幻觉、妄想作用比氯丙嗪弱,但镇静作用强,而抗肾上腺素作用和抗胆碱作用较弱。其结构与三环类抗抑郁药相似,故有较弱的抗抑郁作用。适用于伴有焦虑或焦虑性抑郁的精神分裂症、焦虑性神经官能症、更年期抑郁症等。不良反应与氯丙嗪相似但较轻,锥体外系反应也较少。

三、丁酰苯类

氟哌啶醇

氟哌啶醇(haloperidol)能选择性阻断DA受体,抗精神分裂症作用及锥体外系反应均很强,镇静、降压作用弱。因对躁狂,幻觉、妄想控制作用显著,常用于治疗以兴奋躁动、幻觉、妄想为主的精神分裂症及躁狂症。镇吐作用较强,用于多种疾病及药物引起的呕吐,对持续性呃逆也有效。锥体外系反应高达80%,常见急性肌张力障碍和静坐不能。大量长期应用可致心肌损伤。

同类药物氟哌利多（droperidol）作用维持时间短，临床常与镇痛药芬太尼合用作神经安定镇痛术。

四、其 他 类

五氟利多

五氟利多（penfluridol）属丁酰苯衍生物，为长效抗精神病药。其长效原因与贮存于脂肪组织，并自其中缓慢释放入血及脑组织有关。每周口服1次即可维持疗效。疗效与氟哌啶醇相似，但无明显镇静作用。适用于急、慢性精神分裂症，尤其适用于慢性精神分裂症患者的维持与巩固疗效。锥体外系反应常见。

舒 必 利

舒必利（sulpiride）属苯甲酰胺类抗精神病药，为选择性DA受体阻断药，能选择性阻断中脑-皮质和中脑-边缘系统的D_2样受体，对急、慢性精神分裂症有较好疗效，对长期用其他药物无效的难治病例也有一定疗效。无明显镇静作用，对自主神经几无影响，对黑质-纹状体通路的D_2样受体亲和力较低，故锥体外系反应少。对抑郁症也有一定治疗作用。

氯 氮 平

氯氮平（clozapine）为非典型抗精神病药，特异性阻断中脑-边缘和中脑-皮质通路的D_2样受体，也能阻断$5-HT_2$受体。其抗精神分裂症疗效与氯丙嗪相似，具有起效快、作用强等特点，主要用于其他抗精神分裂药无效或锥体外系反应明显的患者，慢性精神分裂症患者也有效。几乎无锥体外系反应和内分泌系统不良反应，但可引起粒细胞减少，严重者可致粒细胞缺乏症，用药期间应定期做白细胞计数检查。

奥 氮 平

奥氮平（olanzapine）作用同氯氮平，适用于精神分裂症及其他有严重阳性症状或阴性症状的精神病的急性期和维持期的治疗，也可用于缓解精神分裂症及相关疾病的继发性情感症状。极少见锥体外系反应，也不会引起粒细胞缺乏症。

利 培 酮

利培酮（risperidone）为非典型抗精神病药，对D_2样受体和$5-HT_2$受体都有阻断作用，但不阻断M受体。具有良好的抗精神分裂症作用，对精神分裂症的阳性症状及阴性症状均有良效，锥体外系反应较轻。

考点：其他类抗精神病药的作用特点

> **链接** 精神分裂症的药物治疗原则
>
> **1. 早期治疗** 影响精神分裂症预后的关键时期是在精神障碍前驱期至发病后的头5年，精神分裂症的第一次发病是治疗的关键，药物治疗在此时效果最好，所需药量也较小，如能及时、系统、有效地控制病情，痊愈的机会很大，预后也较好。
>
> **2. 足疗程治疗** 精神分裂症的药物治疗可分为急性期、巩固期、维持期治疗。急性期治疗至少6周，巩固期治疗一般持续3～6个月，首次发病者药物维持治疗1～2年，多次发病者药物维持治疗至少5年，具有自杀、暴力或攻击行为者药物维持治疗时间更长。

第2节 抗躁狂药

双相障碍（bipolar disorder，BD）也称双相情感障碍，指临床上既有躁狂或轻躁狂发作，又有抑郁发作的一类心境障碍。典型表现为心境高涨、精力旺盛和活动增多（躁狂或轻躁狂）与心境低落、兴趣减少、精力降低和活动减少（抑郁）反复或交替发作，可伴有幻觉、妄想或紧张症等精神病性症状及强迫、焦虑症状，也可与代谢综合征、甲状腺功能异常、多囊卵巢综合征，以及物质使用障碍、焦虑障碍、强迫障碍和人格障碍等共病。躁狂发作是以明显而持久的心境高涨为主的一种情感性精神障碍。临床表现可从无忧无虑的高兴到几乎不可控制的兴奋，同时伴有精力增加、活动过多、言语急促及睡眠减少。注意力不能持久，常有显著的随境转移。往往自我膨胀，伴夸大观念或自负、情绪高亢、思维奔逸，具有攻击或暴力性。

用于躁狂发作治疗的药物，包括锂制剂、丙戊酸盐、第二代抗精神病药（喹硫平、奥氮平、阿立哌唑、帕利哌酮、利培酮、齐拉西酮和氯氮平等）。第一代抗精神病药（氟哌啶醇、氯丙嗪、奋乃静等）可作为二线选择。典型抗躁狂药是锂制剂。

碳 酸 锂

【体内过程】 碳酸锂（lithium carbonate）口服吸收快而完全，2～4h血药浓度达峰值。但通过血脑屏障进入脑组织和神经细胞较慢，因此锂盐显效较慢。主要自肾排泄，约80%由肾小球滤过的锂在近曲小管与钠竞争重吸收，故增加钠摄入可促进其排泄，而缺钠或肾小球滤过减少时，可导致体内锂潴留，引起中毒。

【药理作用及临床应用】

1. 抗躁狂作用 治疗量锂盐对正常人精神活动几无影响，但对躁狂症发作者则有显著疗效，使言语、行为恢复正常。实验表明锂盐可抑制脑内NA及DA的释放，并促进其再摄取，使突触间隙NA浓度降低，而产生抗躁狂作用。

临床主要用于治疗躁狂症。对精神分裂症的兴奋躁动也有效，与抗精神病药合用疗效较好，可减少抗精神病药的剂量；同时抗精神病药还可缓解锂盐所致恶心、呕吐等不良反应。

2. 升高外周白细胞 对再生障碍性贫血、放疗、化疗引起的白细胞减少症及其他病理性、药源性白细胞减少均有一定的疗效。

【不良反应】 锂盐不良反应较多，安全范围窄。

1. 胃肠道反应 用药初期有恶心、呕吐、腹泻、疲乏、肌肉无力、肢体震颤、口干、多尿等。常在继续治疗1～2周内逐渐减轻或消失。

2. 毒性反应 锂盐中毒主要表现为中枢神经症状，如意识障碍、昏迷、肌张力增高、深反射亢进、共济失调、震颤及癫痫发作。静脉注射生理盐水可加速锂的排泄。为确保用药安全，对服用锂盐患者，应每日监测血药浓度。

3. 其他 尚有抗甲状腺作用，可引起甲状腺功能低下或甲状腺肿，一般无明显自觉症状，停药后可恢复。

考点： 碳酸锂的药理作用及临床应用

第3节 抗抑郁药

抑郁障碍是以情绪显著而持久的低落为基本临床表现，并伴有相应的思维和行为异常的一种精神障碍。有反复发作倾向，患者情绪低落，自卑忧郁，甚至悲观厌世，可有自杀企图和行为。其病因可能与脑内单胺类功能失衡有关。

抗抑郁药主要通过增加脑内5-HT的含量并纠正NA不足而发挥作用。目前临床使用的抗抑郁药包括三环类抗抑郁药、四环类抗抑郁药、选择性5-HT再摄取抑制药、单胺氧化酶抑制药及其他抗抑郁药。

案例7-2

患者，男，62岁，退休工人，近来出现情感低落、思维迟缓、意志活动减退、睡眠障碍，常闭门独居、疏远亲友、回避社交，偶有自杀念头。

问题与思考： 1. 对该患者应选用何药治疗？
2. 三环类抗抑郁药的药理作用有哪些？

一、三环类抗抑郁药

三环类抗抑郁药（TCA）属于非选择性单胺摄取抑制药，主要抑制NA和5-HT的再摄取，从而增加突触间隙这两种递质的浓度。常用药物包括丙米嗪（imipramine）、地昔帕明（desipramine）、阿米替林（amitriptyline）、多塞平（doxepin）等。

丙 米 嗪

【体内过程】 丙米嗪又称米帕明，口服吸收良好，但个体差异大。血药浓度于2～8h达峰值，血浆$t_{1/2}$为10～20h。广泛分布于全身各组织，以脑、肝、肾及心肌分布较多。主要经肝代谢，代谢产物地昔帕明，仍有显著抗抑郁作用。主要经肾排泄。

【药理作用及临床应用】

1. 中枢神经系统 正常人口服后，出现困倦、头晕、口干、视物模糊及血压稍降等。若连续用药数天，以上症状加重，并出现注意力不集中、思维能力下降。抑郁症患者连续服药后，情绪提高，精神振奋，抗抑郁作用明显，但起效缓慢，连续用药2～3周后才见效。

2. 自主神经系统 治疗量丙米嗪阻断M受体，引起阿托品样作用。

3. 心血管系统 丙米嗪能降低血压，抑制多种心血管反射，易致心律失常，心电图可出现T波倒置或低平。这与它抑制心肌中NA再摄取有关。此外，丙米嗪对心肌有奎尼丁样作用，心血管疾病患者慎用。

丙米嗪主要用于各型抑郁症的治疗。对内源性、反应性及更年期抑郁症疗效较好，而对精神分裂症的抑郁状态疗效较差。

【不良反应】 治疗量可出现口干、便秘、视物模糊、心悸、直立性低血压等。因易致尿潴留及升高眼压，故前列腺肥大及青光眼患者禁用。中枢神经方面表现为乏力、肌肉震颤。某些患者用药后可自抑制状态转为躁狂兴奋状态，剂量大时尤易发生。极少数患者出现皮疹、粒细胞缺乏及黄疸等过敏反应。

【药物相互作用】 三环类抗抑郁药能增强中枢抑制药的作用，以及对抗可乐定的降压作用；与单胺氧化酶抑制药合用，可出现严重的高血压危象；与抗帕金森病药或抗精神病药合用，抗胆碱效应相互增强。

三环类抗抑郁药的作用比较见表7-2。

表7-2 三环类抗抑郁药作用比较

药物	$t_{1/2}$（h）	抑制单胺类递质再摄取		镇静作用	抗胆碱作用
		5-HT	NA		
丙米嗪	10～20	++	++	++	++
地昔帕明	14～76	−	+++	+	+
阿米替林	17～40	+++	+	+++	+++
多塞平	8～24	+	+	+++	+++

注：+++，强；++，中等；+，弱；−，无。

二、四环类抗抑郁药

马普替林

马普替林（maprotiline）为选择性NA再摄取抑制药，对5-HT再摄取几无影响。口服后吸收缓慢但能完全吸收，广泛分布于全身组织，肺、肾、心、脑和肾上腺的药物浓度均高于血液，血浆蛋白结合率约90%。本品抗胆碱作用、镇静作用、对心脏和血压的影响与丙米嗪类似。对睡眠的影响与丙米嗪不同，可延长REMS时间。临床用于各型抑郁症，老年抑郁症患者尤为适用。治疗量可见口干、便秘、眩晕、头痛、心悸等。也有用药后出现皮炎和皮疹的报道。

三、选择性5-HT再摄取抑制药

选择性5-HT再摄取抑制药对其他递质和受体作用甚微，对5-HT再摄取的抑制作用选择性强，既保留了TCA相似的疗效，也克服了TCA的诸多不良反应。本类药物很少引起镇静作用，也不损害精神运动功能。对心血管和自主神经系统功能影响很小。本类药物还具有抗抑郁和抗焦虑双重作用。临床常用药物包括氟西汀、帕罗西汀、舍曲林、艾司西酞普兰、西酞普兰等。

氟西汀

氟西汀（fluoxetine）为强效选择性5-HT再摄取抑制药。对抑郁症的疗效与TCA相当，耐受性与安全性优于TCA。临床主要用于治疗抑郁症，对强迫症、贪食症亦有疗效。不良反应轻，偶有胃肠道症状。氟西汀与MAO抑制药合用时须警惕5-HT综合征（中枢神经系统和外周5-羟色胺受体被5-羟色胺过度激活导致的综合征，表现为反射亢进、可诱发的阵挛、肌阵挛、眼阵挛、自发性阵挛、外周肌张力亢进及寒战，以及心动过速、瞳孔散大、出汗、有肠鸣音和腹泻，还可有高热、躁动和谵妄等，有可能危及生命）。

艾司西酞普兰

艾司西酞普兰（escitalopram）是西酞普兰的立体异构体，为高选择性5-HT再摄取抑制药，对NA和DA的再摄取影响较小，抗抑郁作用强，对内源性和非内源性的抑郁症均有较好疗效，同时对各种类型的焦虑症状有所改善。临床主要用于抑郁症，还可治疗广场恐怖症的惊恐障碍。不良反应较少，可能会出现头晕、口干、恶心、便秘等。

四、单胺氧化酶抑制药

吗氯贝胺

吗氯贝胺（moclobemide）为选择性单胺氧化酶-A（MAO-A）抑制药，影响5-HT和NA代谢。该药治疗抑郁症的疗效与丙米嗪相当，但其耐受性明显优于TCA。不良反应少，主要有恶心、头痛、头晕、失眠、便秘等。

五、其他抗抑郁药

瑞波西汀

瑞波西汀（reboxetine）为选择性NA再摄取抑制剂，可提高中枢内NA的活性，从而改善抑郁症状，对5-HT亦有较弱的抑制作用，对M受体无明显的亲和力。临床主要用于成人抑郁症。常见不良反应为失眠、口干、便秘、头晕、心动过速等。

文拉法辛和度洛西汀

文拉法辛（venlafaxine）和度洛西汀（duloxetine）均为5-HT和NA再摄取抑制药。文拉法辛为前药，其活性代谢产物能有效地拮抗5-HT和NA再摄取，对DA的再摄取也有一定作用，可用于各种抑郁症和广泛性焦虑症。度洛西汀主要用于重型抑郁或伴有糖尿病周围神经炎的抑郁症患者。不良反应与TCA相似。

曲唑酮

曲唑酮（trazodone）为三唑吡啶类抗抑郁药，除具有抗抑郁作用外，还具有中枢镇静作用和轻微的肌肉松弛作用，适于夜间给药。其抗抑郁作用机制可能与抑制5-HT再摄取有关，但目前尚不清楚。无M受体阻断作用，也不影响NA的再摄取，对心血管系统无明显影响，是一种比较安全的抗抑郁药。可用于治疗抑郁症和焦虑症，尤其适用于治疗老年性抑郁症或伴有心脏疾病的患者。不良反应较少。

米 氮 平

米氮平（mirtazapine）是对NA和5-HT具有双重作用的新型抗抑郁症药物。其机制主要是阻断突触前膜α_2受体而增加NA的释放，间接提高5-HT的更新率而发挥抗抑郁作用；同时还有阻断突触后膜5-HT受体和H_1受体作用。适用于各种抑郁症，尤其是伴有焦虑、失眠的抑郁症。主要不良反应为食欲增加及嗜睡。

阿戈美拉汀

阿戈美拉汀（agomelatine）口服后吸收好，进食不影响其生物利用度或吸收率。血浆蛋白结合率为95%，经肝脏代谢。在体内可快速消除，主要以代谢产物形式随尿液排泄。

阿戈美拉汀为褪黑素受体激动剂和5-HT受体拮抗剂。可特异性增加前额皮质NA和DA的释放，而发挥抗抑郁作用。另有研究表明，抗抑郁的机制可能与增加海马部位神经元的可塑性及神经元增生有关。本品有抗抑郁、抗焦虑、调整睡眠节律及调节生物钟作用，同时其不良反应少，主要用于治疗成人抑郁症。

考点：各类抗抑郁药的药理作用、作用机制及临床应用

自测题

一、选择题
【A型题】
1. 氯丙嗪用药过程中引起血压下降，应选用的药物是（ ）
 A. 去甲肾上腺素　　B. 肾上腺素
 C. 多巴胺　　　　　D. 麻黄碱
 E. 异丙肾上腺素
2. 下列几乎无锥体外系反应的抗精神病药是（ ）
 A. 氯丙嗪　　　　　B. 奋乃静
 C. 五氟利多　　　　D. 氟哌啶醇
 E. 氯氮平
3. 长期大剂量应用氯丙嗪引起的最常见的不良反应是（ ）
 A. 心悸、口干　　　B. 锥体外系反应
 C. 直立性低血压　　D. 肝功能损害
 E. 粒细胞减少
4. 丙米嗪主要用于治疗（ ）
 A. 躁狂症　　B. 焦虑症　　C. 精神分裂症
 D. 抑郁症　　E. 神经症
5. 治疗躁狂症优选（ ）
 A. 氯普噻吨　　B. 碳酸锂　　C. 丙米嗪
 D. 阿米替林　　E. 多塞平

【B型题】
（第6～9题备选答案）
 A. 阻断中脑边缘系统和中脑-皮质的多巴胺受体
 B. 阻断黑质-纹状体多巴胺受体
 C. 阻断延髓催吐化学感受区的多巴胺受体
 D. 阻断周围血管的α受体
 E. 阻断M胆碱受体
6. 氯丙嗪治疗精神分裂症的机制是（ ）
7. 氯丙嗪引起锥体外系反应的机制是（ ）
8. 氯丙嗪引起直立性低血压的机制是（ ）
9. 氯丙嗪引起口干、便秘、视物模糊是由于（ ）

【X型题】
10. 关于氯丙嗪，以下说法正确的是（ ）
 A. 可以阻断α受体，翻转肾上腺素的升压作用
 B. 可以加强中枢抑制药的作用
 C. 可以降低正常体温
 D. 可以阻断M受体，引起口干、便秘、视物模糊
 E. 具有抗精神分裂症的作用
11. 丙米嗪的药理作用有（ ）
 A. 抑郁症患者用药后情绪提高，精神振奋
 B. 抑制突触前膜对NA与5-HT的再摄取
 C. 治疗量不影响血压，不易引起心律失常
 D. 阻断M受体，引起阿托品样不良反应
 E. 正常人用药后出现困倦、口干、视物模糊、血压略降

二、简答题
1. 简述氯丙嗪的药理作用及临床应用。
2. 简述氯丙嗪的不良反应。

（武彩霞）

第 8 章
治疗神经退行性变性疾病药

> **学习目标**
>
> **知识目标：**
> 1. 掌握抗帕金森病药的分类；左旋多巴的药理作用、临床应用及不良反应。
> 2. 熟悉治疗阿尔茨海默病药的分类及各药的特点。
> 3. 了解其他治疗中枢神经系统退行性疾病药物的应用。
>
> **能力目标：** 能利用所学知识对帕金森病、阿尔茨海默病患者进行用药指导、用药咨询和健康宣教。
>
> **素质目标：** 具有严肃认真、科学求实的态度，全心全意为患者服务的职业素养。

神经退行性变性疾病是一类慢性进行性大脑和脊髓的细胞神经元退行性变性、丢失而导致的疾病的总称。主要包括帕金森病（Parkinson disease，PD）、阿尔茨海默病（Alzheimer disease，AD）、亨廷顿病（Huntington disease，HD）、肌萎缩侧索硬化（amyotrophic lateral sclerosis，ALS）等。虽然本组疾病的病因及病变部位各不相同，但神经元发生退行性病理性改变是其共同特征。随着社会发展，人口老龄化问题日益突出，本组疾病已成为严重影响人类健康和生活质量的重要因素之一。本章重点介绍抗帕金森病药和治疗阿尔茨海默病药。

第 1 节 抗帕金森病药

案例 8-1

患者，男，55岁，根据患者的肢体颤动、面部表情、行走姿态、少动等表现，经磁共振成像（MRI）检查后，诊断为帕金森病。病史发现该患者有精神病史，长期使用氯丙嗪控制病情，其后逐渐出现帕金森综合征。

问题与思考： 1. 用拟多巴胺药是否合适，为什么？
2. 如果不行应该使用何种药物治疗？

帕金森病又称震颤麻痹，是一种慢性进行性锥体外系功能障碍的中枢系统退行性疾病，典型症状为静止震颤、肌肉强直、运动迟缓和共济失调等。目前认为帕金森病是由黑质-纹状体通路多巴胺能神经功能减弱，胆碱能神经功能相对占优势所致。若由脑动脉硬化、脑炎后遗症及化学药物（抗精神病药、氰化物、一氧化碳、锰）中毒等病因所致，出现类似帕金森病的症状，则称为帕金森综合征（Parkinsonism）。其药物治疗与帕金森病相似。

抗帕金森病药主要指能够增强中枢多巴胺能神经功能或降低中枢胆碱能神经功能的药物。目前常用药物有拟多巴胺药和中枢抗胆碱药两类。

一、拟多巴胺药

左旋多巴

左旋多巴（levodopa）又称L-多巴（L-dopa），为酪氨酸的羟化物，是合成DA和NA的前体物质。

【体内过程】 口服吸收迅速，0.5～2.0h血药浓度达峰值，血浆$t_{1/2}$为1～3h。吸收程度与胃排空时间、胃液的pH有关。口服吸收后大部分在肝脏多巴脱羧酶的作用下转变成多巴胺。也有相当部分在肠、心、肾中被脱羧生成多巴胺。仅约1%的左旋多巴进入中枢神经系统，在脑内经多巴脱羧酶脱羧生成多巴胺而发挥抗帕金森病作用。左旋多巴主要经肝代谢，迅速由肾排泄。

【药理作用及临床应用】

1. 抗帕金森病 左旋多巴在脑内转变为多巴胺，补充纹状体中多巴胺的不足，使黑质-纹状体通路中的多巴胺和乙酰胆碱两种神经递质重新达到平衡，治疗帕金森病。用左旋多巴治疗后，约75%的患者获得较好疗效，治疗初期疗效尤其显著。作用特点如下：①对轻症及年轻患者疗效较好，对重症及年老衰弱患者疗效差；②对肌肉僵直及运动困难疗效较好，而对肌肉震颤症状疗效差；③作用较慢，常需用药2～3周才起效，1～6个月以上才获得最大疗效，但作用持久，且随用药时间延长而递增。

左旋多巴对其他原因引起的帕金森综合征也有效。但对吩噻嗪类等抗精神病药所引起的无效。

2. 治疗肝性脑病（肝昏迷） 左旋多巴能在脑内转变为去甲肾上腺素，使正常神经活动得以恢复，可使患者由昏迷转为苏醒。因不能改善肝功能，作用只是暂时性的。

【不良反应】 左旋多巴的不良反应多，主要由左旋多巴在外周脱羧形成多巴胺所致。

1. 早期反应

（1）胃肠道反应 治疗初期约80%的患者出现恶心、呕吐、食欲减退等，用量过大或加量过快更易引起，继续用药可以消失。偶见溃疡出血或穿孔。

（2）心血管反应 治疗初期约30%患者出现轻度直立性低血压。多巴胺对β受体有激动作用，可引起心律失常。

2. 长期反应

（1）不自主异常运动 为长期用药所引起的不随意运动，多见于面部肌群，如张口、咬牙、伸舌、皱眉、头颈部扭动等。也可累及肢体或躯体肌群，偶见喘息样呼吸或过度呼吸。服药3～5年后，有40%～80%的患者出现症状快速波动，重则出现"开-关现象"（on-off phenomenon），患者突然多动不安（开），而后又出现全身性或肌强直性运动不能（关），严重妨碍患者的正常活动。疗程延长，发生率也相应增加。此时宜适当减少左旋多巴的用量。

（2）精神障碍 出现失眠、焦虑、噩梦、狂躁、幻觉、妄想、抑郁等。需减量或停药。此反应可能与多巴胺功能在中枢神经系统相对亢进有关。

【药物相互作用】

1. 维生素B_6是多巴脱羧酶的辅基，可增强左旋多巴的外周副作用。
2. 抗精神病药既能引起帕金森综合征，又能阻断中枢多巴胺受体，所以能对抗左旋多巴的作用。

考点：左旋多巴的药理作用、临床应用及不良反应

卡比多巴

卡比多巴（carbidopa）又称α-甲基多巴肼，可抑制外周多巴脱羧酶的活性，从而减少多巴胺在外周组织的生成，同时提高脑内多巴胺的浓度。其既能提高左旋多巴的疗效，又能减轻其外周的副作用，是左旋多巴的重要辅助药。卡比多巴单独应用基本无药理作用。临床上将卡比多巴与左旋多巴配伍制成复方制剂应用，可使左旋多巴有效剂量减少75%。例如，常用药物卡左双多巴（carbidopa and levodopa）缓释片就是卡比多巴与左旋多巴按1∶4的比例组成。

苄丝肼

苄丝肼（benserazide）与卡比多巴有同样的效应。与左旋多巴按1∶4比例制成的复方制剂可用于治疗各种原因引起的帕金森病。

司来吉兰

司来吉兰（selegiline）低剂量可选择性抑制中枢单胺氧化酶B（MAO-B），降低脑内DA的降解，使脑内DA浓度增加。与左旋多巴合用，可增强和延长左旋多巴的疗效，降低左旋多巴的用量，减少外周副作用，消除长期单用左旋多巴出现的"开-关"现象。近来发现司来吉兰作为神经保护剂，能优先抑制黑质-纹状体中的超氧阴离子（O_2^-）和羟自由基（·OH）的形成，延迟神经元变性和PD的发展。此类药物还有雷沙吉兰（rasagiline）等。

金刚烷胺

金刚烷胺（amantadine）属促多巴胺释放药，疗效不及左旋多巴，但优于胆碱受体阻断药。该药见效快而药效持续期短，用药数天即可获最大疗效，但连用6～8周后疗效逐渐减弱，与左旋多巴合用有协同作用。可通过多种方式加强多巴胺的功能，其抗帕金森病的机制在于：①促使纹状体中残存的多巴胺能神经元释放多巴胺；②抑制多巴胺的再摄取；③直接激动多巴胺受体；④较弱的抗胆碱作用。长期用药后，常见下肢皮肤出现网状青斑，可能是由儿茶酚胺释放引起外周血管收缩所致。偶致惊厥，故癫痫患者禁用。

溴隐亭

溴隐亭（bromocriptine）是一种半合成的麦角生物碱。对黑质-纹状体通路的多巴胺受体有较强的激动作用，其疗效与左旋多巴相似。小剂量选择性激动结节漏斗部的多巴胺受体，因此可减少催乳素的释放。用于治疗产后回乳、催乳素分泌过多症和肢端肥大症等。

普拉克索

普拉克索（pramipexole）为非麦角生物碱类新型DA受体激动药，能选择性激动D_3受体，对神经元有抗氧化保护作用，具有拟多巴胺类药共有的不良反应，如恶心、直立性低血压和运动功能障碍等。相对溴隐亭而言，帕金森病患者对本类药物耐受性好，1周以内即可达治疗浓度，胃肠道反应较小。

吡贝地尔

吡贝地尔（piribedil）是多巴胺受体激动药，可刺激大脑黑质纹状体突触后的多巴胺D_2亚型受体及中脑皮质、中脑边缘系统通路的D_2和D_3亚型受体，产生多巴胺效应。主要用于治疗帕金森病，可单一用药，特别适用于以震颤为主要症状的患者，亦可与左旋多巴合并使用。对外周循环障碍亦有效。

恩他卡朋

恩他卡朋（entacapone）为新一代COMT抑制剂，具有高选择性、强效、可逆、毒性小的特点。不易通过血脑屏障，能有效抑制外周COMT，减少外周左旋多巴的降解，增加其生物利用度，使左旋多巴更多分布于脑内，增强疗效。可减少左旋多巴的用量及服药次数，并改善左旋多巴长期治疗引起的运动波动。

恩他卡朋主要作为左旋多巴/苄丝肼或左旋多巴/卡比多巴的辅助用药，尤其适用于症状波动的患者。常见不良反应是异动症和恶心呕吐、腹痛等胃肠道症状。

二、中枢抗胆碱药

传统M受体阻断药阿托品、东莨菪碱抗帕金森病有效，但因外周抗胆碱作用引起的副作用大，因此，现主要使用中枢性抗胆碱药如苯海索等。本类药物曾是沿用已久的抗帕金森病药，但自使用左旋多巴以来，它们已退居次要地位。

苯 海 索

苯海索（trihexyphenidyl）又称安坦（artane），口服易吸收，通过阻断中枢M受体而减弱黑质-纹状体通路中乙酰胆碱的作用。其作用特点有：①对早期轻症患者疗效好；②抗震颤疗效好，改善强直及运动迟缓疗效差，对某些继发性症状如过度流涎有改善作用；③对抗精神病药引起的帕金森综合征有效；④与左旋多巴合用，可提高疗效。疗效不如左旋多巴，主要适用于早期轻症患者、不能耐受左旋多巴或禁用左旋多巴的患者、抗精神病药引起的帕金森综合征等。其外周抗胆碱作用为阿托品的1/10～1/2，对心脏的影响比阿托品弱，故应用较安全。但仍有口干、散瞳、尿潴留、便秘等副作用。闭角型青光眼、前列腺肥大者禁用。

第 2 节　治疗阿尔茨海默病药

案例8-2

患者，男，73岁，1个月前出现记忆力减退，开始表现为出门经常忘记带钥匙，有时会出现熟悉的地方忘记怎么走，特别是对刚刚发生的事情容易遗忘，远期记忆力正常，无头晕、头痛等症状，来院就诊，初步诊断为阿尔茨海默病。

问题与思考： 1. 老年痴呆症有哪些类型？
　　　　　　　2. 阿尔茨海默病的治疗药物有哪些？

老年性痴呆症分为原发性痴呆症、血管性痴呆症和两者的混合型，原发性痴呆症又被称为阿尔茨海默病（AD）。AD是一种与年龄高度相关的、以进行性认知障碍和记忆力损害为主的中枢神经系统退行性疾病，表现为记忆力、判断力、抽象思维等一般智力的丧失，但视力、运动能力等则不受影响，AD约占老年性痴呆症患者总数的70%。

AD迄今尚无十分有效的治疗方法，现有的药物治疗策略是增强中枢胆碱能神经功能，主要治疗药物有胆碱酯酶抑制药、M受体激动药、NMDA受体非竞争性拮抗药等。其他的如β-分泌酶抑制剂、非甾体抗炎药、雌激素、AD疫苗、氧自由基清除剂、神经生长因子及增强剂也在研究开发中。

一、胆碱酯酶抑制药

多奈哌齐

多奈哌齐（donepezil）为第二代可逆性中枢胆碱酯酶抑制药，通过抑制AChE增加中枢的ACh含量。与第一代药物他克林相比，本药对中枢AChE有更高的选择性，能改善轻、中度AD患者的认知能力和临床综合功能。临床用于轻、中度AD患者。

多奈哌齐肝毒性小，常见不良反应有恶心、腹泻、失眠，通常比较轻微，无须停药，1～2d内可缓解。

加兰他敏

加兰他敏（galantamine）为第二代胆碱酯酶抑制药，对神经元中的AChE有高度选择性，疗效与他克林相当，但肝毒性小。主要用于轻、中度AD，可能成为AD治疗的首选药。主要不良反应为用药初期（2～3周）的恶心、呕吐及腹泻等胃肠道反应。

石杉碱甲

石杉碱甲（huperzine A）是我国学者从植物千层塔中分离得到的一种强效、可逆性AChE抑制药。对改善衰老性记忆障碍及老年痴呆患者的记忆功能有良好作用，在改善认知功能方面比高压氧治疗的效果显著。可提高记忆力和认知功能，用于治疗老年性记忆功能减退及老年痴呆。不良反应有胃肠道反应和头晕、多汗等。

卡巴拉汀

卡巴拉汀（rivastigmine）又名利斯的明，是第二代胆碱酯酶抑制药。对中枢AChE的抑制作用明显强于对外周AChE的作用，能选择性地抑制大脑皮质、海马中的AChE活性。适用于轻、中度AD患者，可改善患者的记忆力和认知功能，改善日常生活能力，减轻精神症状，对伴有心、肝、肾疾病的AD患者具有独特的疗效。不良反应轻，常有恶心、呕吐、眩晕等。

考点：常用胆碱酯酶抑制药的主要特点

链接　黄手环行动

阿尔茨海默病常被误认为是正常的老化。除认识误区外，社会歧视也使患者就医率偏低，给家庭带来沉重的经济和心理负担。我国目前约有1000万患者，这是对老龄化社会的巨大挑战。

"黄手环行动"是2012年央视新闻中心联合多部门发起的社会公益项目，让阿尔茨海默病患者感受到来自社会的温暖。为患病老人佩戴黄手环，并在其上附上姓名、家庭地址、亲人联系方式等，便于他人发现患者后报警或者将其送回家。"黄手环行动"旨在提高阿尔茨海默病患者的生活质量，促进阿尔茨海默病相关行业的发展，增进社会对该病症的了解、理解和预防，积极促进公共政策改善，应对老龄化社会挑战，大力弘扬慈孝文化。

二、M受体激动药

咕诺美林

咕诺美林（xanomeline）为M_1受体激动药，对M_2、M_3、M_4受体作用很弱，是目前发现的选择性最高的M_1受体激动药之一。口服易吸收，易通过血脑屏障，大脑皮质和纹状体摄取率较高。临床试验表明，本药大剂量可明显改善AD患者的认知功能和行为能力，但易引起胃肠道和心血管方面的不良反应，新研制的透皮吸收贴剂可避免消化道不良反应。

三、NMDA受体非竞争性拮抗药

美金刚

美金刚（memantine）是第一个用于治疗晚期AD的NMDA受体非竞争性拮抗药，其机制可能与干扰谷氨酸兴奋毒性反应、抗氧化应激有关。与AChE抑制药合用效果更好。用药后不良反应有幻觉、头晕、头痛和疲倦等。

自测题

一、选择题
【A型题】

1. 帕金森病的主要病变部位在（　　）
   A. 中脑-皮质多巴胺能神经通路
   B. 中脑-边缘系统多巴胺能神经通路
   C. 黑质-纹状体多巴胺能神经通路
   D. 丘脑下部-垂体多巴胺能神经通路
   E. 结节漏斗多巴胺通路

2. 左旋多巴治疗帕金森病的机制是（　　）

   A. 补充纹状体内DA不足
   B. 提高纹状体中的乙酰胆碱的含量
   C. 提高纹状体中5-HT含量
   D. 降低黑质中乙酰胆碱的含量
   E. 降低黑质中5-HT含量

3. 下列对中枢AChE有高度选择性的胆碱酯酶抑制药是（　　）
   A. 美金刚　　　　　B. 新斯的明
   C. 加兰他敏　　　　D. 咕诺美林

E. 毒扁豆碱

【B型题】

（第4～8题备选答案）

A. 溴隐亭 B. 苯海索
C. 左旋多巴 D. 卡比多巴
E. 金刚烷胺

4. 外周多巴脱羧酶抑制剂是（ ）
5. 多巴胺受体激动剂是（ ）
6. 能在脑内转化为多巴胺的药物是（ ）
7. 促进多巴胺释放的药物是（ ）
8. 中枢抗胆碱的药物是（ ）

【X型题】

9. 治疗帕金森病有效的药物是（ ）

A. 苯海索 B. 左旋多巴
C. 金刚烷胺 D. 利血平
E. 溴隐亭

10. 下列关于苯海索的描述正确的是（ ）

A. 又名安坦
B. 抗震颤疗效好
C. 可以阻断中枢胆碱受体
D. 疗效不如左旋多巴
E. 对强直及运动迟缓疗效差

二、简答题

简述左旋多巴与卡比多巴联合用药的意义。

（武彩霞）

第9章
镇 痛 药

> **学习目标**
>
> **知识目标：**
> 1. 掌握吗啡及哌替啶的药理作用、作用机制、临床应用及不良反应。
> 2. 熟悉可待因、美沙酮、芬太尼、喷他佐辛的药理作用、临床应用及不良反应。
> 3. 了解其他镇痛药的药理作用及临床应用。
>
> **能力目标：** 能利用所学知识对疼痛患者进行合理用药指导、用药咨询和健康宣教。
>
> **素质目标：** 具有严肃认真、科学求实的态度，全心全意为患者服务的职业素养。

疼痛是机体受到伤害性刺激时的一种保护性反应，也是临床许多疾病的常见症状，常伴有不愉快的情绪反应，尤其是剧痛，还可能引起生理功能紊乱，甚至休克，因此适当应用镇痛药是十分必要的。但疼痛发生的原因不同，应区别不同情况选用不同药理作用的药物。另外，疼痛的性质与部位往往是诊断疾病的重要依据，因此，对诊断未明的疼痛不宜先用药物镇痛，以免掩盖病情，贻误诊断。

镇痛药（analgesic）是一类主要作用于中枢神经系统、选择性地消除或缓解疼痛及疼痛引起的精神紧张、烦躁不安等情绪反应，但不影响意识及其他感觉的药物。临床上主要用于缓解剧痛，但多数药物反复应用易成瘾，故又称麻醉性镇痛药或成瘾性镇痛药，仅限用于急性剧烈疼痛的短期使用或晚期癌症性疼痛，属麻醉药品管理范畴。

目前，临床应用的镇痛药分为三类：阿片生物碱类镇痛药、合成镇痛药和其他镇痛药。

第1节 阿片生物碱类镇痛药

案例9-1

患者，男，56岁。3年前诊断为冠心病。近1周来心前区疼痛发作频繁，今晨骑车上班途中，突发胸骨后压榨性剧痛，触电样向左臂内侧放射，舌下含服硝酸甘油不能缓解，出大汗，面色灰白，手足发凉。医院就诊时发现血压80/50mmHg，心电图显示室性期前收缩。用药情况：①吗啡每6h皮下注射5mg，共4次，疼痛缓解；②静脉滴注2%利多卡因注射剂，维持24h；③多巴胺静脉滴注，血压回升有尿后维持1d。

问题与思考： 1. 吗啡用于此患者的目的是什么？
　　　　　　　2. 在使用吗啡时应该注意哪些问题？

阿片（opium）为罂粟科植物罂粟（*Papaver somniferum*）未成熟蒴果浆汁的干燥物，含有20余种生物碱。按化学结构分为菲类和异喹啉类，菲类以吗啡、可待因为代表，具有镇痛、镇咳作用；异喹啉类以罂粟碱为代表，具有松弛平滑肌、舒张血管的作用。本类镇痛药包括天然药物和半合成药物，均具有吗啡的基本结构，属于吗啡的衍生物。

【作用机制】　内源性阿片肽（如脑啡肽、β-内啡肽、强啡肽等）和阿片受体共同组成机体的内源性镇痛系统。当机体受到伤害性刺激时，痛觉传入神经末梢释放谷氨酸、P物质（SP）等递质，将痛觉冲动传入中枢，引起疼痛。此时，脑内特定神经元释放的内源性阿片肽可激动脊髓感觉神经末梢突触前、后膜上的阿片受体，通过G蛋白偶联机制，抑制腺苷酸环化酶，促进K^+外流，减少Ca^{2+}内流，使突触前膜递质（谷氨酸、SP）释放减少、突触后膜超极化，从而减弱或阻滞痛觉信号的传递，产生镇痛作用（图9-1）。阿片类药物通过与不同脑区的阿片受体结合而发挥作用，如吗啡通过与脊髓胶质区、脑室及导水管周围灰质和丘脑内侧等部位的阿片受体结合并激动阿片受体，主要是μ受体，模拟内源性阿片肽对痛觉的调制功能而产生镇痛作用。

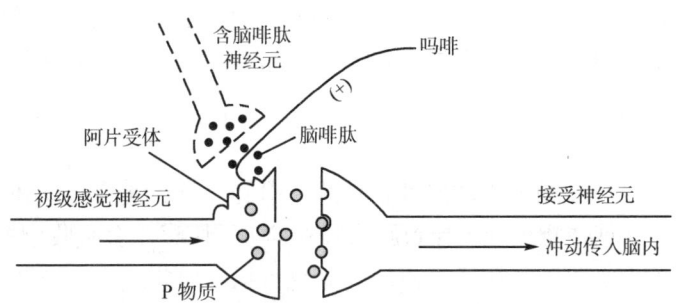

图9-1　痛觉的传递及镇痛药作用机制示意图

链接　阿片受体的类型、效应及分布

20世纪70年代初，药理学研究证实了脑内有阿片受体，机体内主要由μ（包括$μ_1$、$μ_2$）、δ（包括$δ_1$、$δ_2$）、κ（包括$κ_1$、$κ_2$、$κ_3$）三类阿片受体介导阿片类药物的药理效应。其中，μ受体是介导吗啡镇痛效应的主要受体，也介导镇静、呼吸抑制、缩瞳、欣快及依赖性等效应；κ受体主要介导脊髓镇痛效应，也介导镇静作用；δ受体介导的镇痛效应不明显，但能引起抗焦虑和抗抑郁作用，成瘾性较小。

阿片受体在脑内分布广泛而不均匀：①丘脑内侧、脊髓胶质区、脑室及导水管周围灰质的受体密度较高，与疼痛刺激传入、痛觉信号的整合及感受有关；②边缘系统及蓝斑核的受体密度最高，与情绪及精神活动有关；③延髓孤束核处的阿片受体与咳嗽和呼吸有关；④中脑盖前核的阿片受体与缩瞳有关；⑤脑干极后区、孤束核、迷走神经背核等部位的阿片受体与胃肠活动有关。阿片受体也存在于肠道及其他外周部位。

吗　啡

吗啡（morphine）是阿片中的主要生物碱，含量最高，约占10%。

【体内过程】　口服易吸收，但首过消除明显，口服生物利用度仅达25%，故常采用注射给药。约有1/3与血浆蛋白结合，游离型可迅速分布于全身组织，尤以肺、肝、肾和脾等血流丰富的组织中浓度最高。本药脂溶性较低，少量通过血脑屏障进入中枢，但足以发挥中枢性药理作用。吗啡可通过胎盘屏障进入胎儿体内。主要在肝代谢，经肾排泄，少量经乳腺排泄，血浆$t_{1/2}$为2.5～3.0h。

【药理作用】　吗啡主要作用于中枢神经系统、心血管系统及内脏平滑肌。

1. 中枢神经系统

（1）镇痛、镇静、致欣快　有强大的镇痛作用，但意识及其他感觉不受影响，对各种疼痛都有效，其中对持续性慢性钝痛的效力大于急性间断性锐痛。一次给药，镇痛作用可持续4～5h。还有明显镇静作用，可消除由疼痛所引起的焦虑、紧张、恐惧等情绪反应，因而显著提高患者对疼痛的耐受力。在安静环境时，易诱导患者入睡，但睡眠较浅，易被唤醒。还可产生欣快感，表现为满足感和飘然欲仙等，容易造成药物滥用或成瘾。

（2）抑制呼吸　通过直接抑制脑桥呼吸调节中枢和降低延髓呼吸中枢对CO_2的敏感性两种机制抑

制呼吸。治疗量即可使呼吸频率减慢、潮气量降低；剂量增大，则抑制增强。急性中毒时呼吸频率可减慢至每分钟3～4次。呼吸抑制是吗啡中毒致死的主要原因。与镇静催眠药、麻醉药及酒精等合用，可加重其呼吸抑制。但与全麻药和其他中枢抑制药不同，吗啡抑制呼吸的同时，不伴有对延髓心血管中枢的抑制。

（3）镇咳　可直接抑制延髓咳嗽中枢，使咳嗽反射减轻或消失，但易成瘾，临床常用可待因代替。

（4）其他中枢作用　作用于中脑盖前核的阿片受体，兴奋动眼神经缩瞳核，可引起缩瞳，针尖样瞳孔为其中毒特征，有诊断意义。兴奋延髓催吐化学感受区（CTZ）而致恶心、呕吐。作用于下丘脑体温调节中枢，改变体温调定点，使体温略有降低，但长期大剂量应用，体温反而升高。还可抑制下丘脑释放促性腺激素释放激素和促肾上腺皮质激素释放激素，从而降低血浆促肾上腺皮质激素、黄体生成素、卵泡刺激素的浓度。

2. 平滑肌

（1）胃肠道平滑肌　兴奋胃肠道平滑肌和括约肌，引起痉挛，使胃排空和推进性肠蠕动减弱。抑制消化液分泌，抑制中枢而使便意迟钝，导致肠内容物推进受阻，水分吸收增多，引起便秘。

（2）胆道平滑肌　治疗量可引起胆道平滑肌和胆总管括约肌收缩，胆道和胆囊内压增高，致上腹不适甚至诱发胆绞痛，对输尿管也有收缩作用，故胆绞痛和肾绞痛患者不宜单独使用吗啡。

（3）其他平滑肌　降低子宫平滑肌张力、收缩频率和收缩幅度，延长产程。提高尿道外括约肌张力和膀胱容积，可引起尿潴留。治疗量对支气管平滑肌兴奋作用不明显，但大剂量可引起支气管收缩，诱发或加重哮喘。

3. 心血管系统　治疗量的吗啡对心律和心率均无明显影响，但通过扩张阻力血管及容量血管，促进组胺释放，降低中枢交感神经张力，可引起直立性低血压。吗啡可抑制呼吸，使体内CO_2蓄积，引起继发性脑血管扩张和脑血流量增加，使颅内压增高。

4. 免疫系统　吗啡对机体细胞免疫和体液免疫都有抑制作用，还可抑制人类免疫缺陷病毒（human immunodeficiency virus，HIV）蛋白诱导的免疫反应，这可能是吗啡吸食者易感染HIV的主要原因。

【临床应用】

1. 镇痛　对各种疼痛均有效，因有成瘾性，一般仅用于其他镇痛药无效的急性锐痛，如严重创伤、烧伤、战伤、手术等引起的剧痛和晚期癌症疼痛。对内脏平滑肌痉挛引起的绞痛，如胆绞痛和肾绞痛，应与M胆碱受体阻断药如阿托品合用。对心绞痛和心肌梗死引起的剧痛，血压正常时可应用吗啡，不仅能缓解患者疼痛，减轻患者恐惧、焦虑等情绪，还可通过扩张血管减轻心脏负荷，降低心肌耗氧量。

2. 心源性哮喘　对于左心衰竭突发急性肺水肿所致的呼吸困难（心源性哮喘），静脉注射吗啡可迅速缓解患者的气促和窒息感，促进肺水肿液的吸收。其作用机制是：①扩张外周血管，减轻心脏前、后负荷，有利于消除肺水肿；②镇静作用，有利于消除患者由窒息带来的紧张、焦虑情绪，减少耗氧量；③抑制呼吸，降低呼吸中枢对CO_2的敏感性，缓解急促浅表的呼吸，使浅而快的呼吸变为深而慢，改善肺换气功能。除应用吗啡、吸氧外，还应采用强心、利尿等综合治疗措施。

3. 止泻　可用于急、慢性消耗性腹泻以减轻症状。常用阿片酊或复方樟脑酊。如伴有细菌感染，应同时使用抗菌药。

【不良反应】

1. 一般反应　可有头晕、嗜睡、恶心、呕吐、呼吸抑制、便秘及排尿困难（老年患者多见）、直立性低血压、免疫抑制等。

2. 耐受性　吗啡按常规剂量连用2～3周即可产生耐受性。剂量越大，给药间隔时间越短，耐受性发生越快、越强，且与其他阿片类药物有交叉耐受性。

3. 依赖性　连续反复应用1～2周后，可产生依赖性，一旦停药，即出现戒断症状，表现为兴奋、失眠、流泪、流涕、出汗、震颤、呕吐、腹泻,甚至虚脱、意识丧失等,此时给予阿片类药物可迅速控制戒断症状。成瘾者往往为追求欣快感及避免停药所致戒断症状的痛苦,常不择手段获取药品(称为强迫性觅药行为),危害极大,故此类药应按国家颁布的《麻醉药品和精神药品管理条例》严格管理,控制使用。

4. 急性中毒　药物过量时可致急性中毒,表现为昏迷、呼吸深度抑制、瞳孔极度缩小呈针尖样、发绀及血压下降,严重者死于呼吸肌麻痹。抢救措施主要是采取人工呼吸、吸氧、使用中枢兴奋药尼可刹米、静脉注射阿片受体拮抗药纳洛酮等。

【禁忌证】　慢性阻塞性肺疾病、支气管哮喘、肺源性心脏病、颅脑损伤所致颅内压增高、严重肝功能减退者、临产前及哺乳期妇女、新生儿及婴儿禁用。

考点：吗啡的药动学特点、药理作用、临床应用、不良反应及禁忌证

链接　邹冈院士与吗啡

1959年,中国科学院上海药物研究所的学者发现,往小白鼠脑内注射微量吗啡后,可以产生明显的镇痛作用。这一现象引起了邹冈的好奇,于是,他进行了深入的研究。邹冈发现,往家兔侧脑室注射微量吗啡(20μg)产生的效果,与静脉大量注射(10～20mg)的效果相当。这说明,吗啡作用的靶点可能位于脑内。带着这种思路,邹冈凭借着耐心和对脑内解剖的了解,一个区域、一个区域地测试,最终与张昌绍教授共同研究证明了吗啡镇痛的有效部位是第三脑室和大脑导水管周围中央灰质,这一结果被誉为吗啡作用机制研究的里程碑。

可 待 因

可待因(codeine)又称甲基吗啡,口服后易吸收,生物利用度为60%,血浆$t_{1/2}$为2～4h,过量时可延长至6h。大部分在肝内代谢,约10%脱甲基为吗啡。代谢产物及少量原型(10%)经肾排泄。可待因与阿片受体亲和力低,药理作用与吗啡相似,但作用较吗啡弱。其镇痛作用为吗啡的1/12～1/10,镇咳作用为吗啡的1/4。能抑制支气管腺体的分泌,可使痰液黏稠。临床上主要用于剧烈干咳,也可用于轻至中度疼痛。无明显的镇静作用,欣快感和成瘾性也较吗啡弱,但仍属限制性应用的麻醉药品。无明显便秘、尿潴留、直立性低血压等不良反应。

考点：可待因的作用特点及临床应用

第2节　合成镇痛药

吗啡镇痛作用虽然很强,但是依赖性及呼吸抑制等不良反应较严重,一定程度上限制了其临床应用。为了寻找更好的代用品,合成了哌替啶、芬太尼、美沙酮、喷他佐辛等药,它们的依赖性均较吗啡轻。

哌 替 啶

哌替啶(pethidine)又名度冷丁(dolantin),为苯基哌啶衍生物,是临床常用的人工合成镇痛药。

【体内过程】　口服易吸收,生物利用度较低,为40%～60%,皮下或肌内注射后吸收更迅速,起效更快,故临床常用注射给药。血浆蛋白结合率约60%,主要在肝代谢为哌替啶酸及去甲基哌替啶,后者有中枢兴奋作用,故反复大量使用哌替啶可引起肌肉震颤、抽搐甚至惊厥。主要经肾排泄。$t_{1/2}$约3h。

【药理作用】　本药主要激动μ型阿片受体,作用性质与吗啡相似,但无镇咳和缩瞳作用。尚有显著的M受体拮抗作用,导致口干和心动过速。

1. 中枢神经系统　镇痛作用比吗啡弱,仅为吗啡的1/10～1/8。10%～20%患者用药后出现欣快

感，依赖性发生较慢。与吗啡在等效镇痛剂量时，抑制呼吸的程度相等，但作用时间较短。

2. 平滑肌 对胃肠道平滑肌的作用类似吗啡，但因作用较弱、时间短，故不引起便秘，也无止泻作用。能引起胆道括约肌痉挛，提高胆道内压力，但比吗啡弱。治疗量对支气管平滑肌无影响，大剂量则引起收缩。对妊娠末期子宫收缩无影响，也不对抗缩宫素（催产素）兴奋子宫的作用，故不延缓产程。

3. 心血管系统 治疗量能扩张血管，引起直立性低血压；也可使脑血管扩张而致颅内压升高，其机制与吗啡相似。

【临床应用】

1. 镇痛 因其依赖性比吗啡慢且弱，现已取代吗啡用于创伤、手术后及晚期癌症等各种原因引起的剧痛，用于胆绞痛、肾绞痛等内脏绞痛须加用阿托品。新生儿对哌替啶抑制呼吸作用极为敏感，故产妇于临产前2～4h内不宜使用。

2. 麻醉前给药 哌替啶的镇静作用可消除患者手术前紧张、恐惧情绪，减少麻醉药用量并缩短诱导期。

3. 人工冬眠 与氯丙嗪、异丙嗪合用组成冬眠合剂用于人工冬眠。

4. 心源性哮喘 可替代吗啡用于心源性哮喘。其机制与吗啡相同。

【不良反应】 治疗量可致眩晕、出汗、口干、恶心、呕吐、心悸和直立性低血压等。剂量过大可明显抑制呼吸，偶可致震颤、肌肉痉挛、反射亢进甚至惊厥等中枢兴奋症状，中毒解救时可配合抗惊厥药。久用可产生耐受性和依赖性。禁忌证与吗啡相同。

考点：哌替啶的药理作用、临床应用及不良反应

芬 太 尼

芬太尼（fentanyl）为μ受体激动药，属强、短效镇痛药。镇痛效力约为吗啡的100倍。作用快而短，肌内注射15min起效，维持1～2h；静脉注射1min起效，5min达高峰，维持10min。适用于各种疼痛及手术后和手术过程中的疼痛；也用于防止或减轻手术后出现的谵妄；还与麻醉药合用，作为麻醉辅助用药。与氟哌利多配伍组成"安定镇痛剂"，用于外科小手术、医疗检查及大面积换药的镇痛。芬太尼透皮贴剂可使血药浓度维持72h，镇痛效果稳定，使用方便，适用于治疗中至重度慢性疼痛，以及那些只能依靠阿片类镇痛药治疗的难消除的疼痛。不良反应有眩晕、恶心、呕吐及胆道括约肌痉挛。大剂量产生明显肌肉僵直，纳洛酮能对抗之。静脉注射过快可致呼吸抑制，应加以注意。禁用于支气管哮喘、重症肌无力、颅脑肿瘤或颅脑外伤引起昏迷的患者，以及2岁以下儿童等。

考点：芬太尼的作用特点及临床应用

美 沙 酮

美沙酮（methadone）为长效μ受体激动药，左旋体较右旋体作用强8～50倍，常用其消旋体。药理作用与吗啡相似，口服与注射同样有效。其镇痛作用强度与吗啡相当，但持续时间较长，镇静、抑制呼吸、缩瞳、引起便秘及升高胆道内压力作用均较吗啡轻。耐受性与依赖性发生较慢，戒断症状略轻，且易于治疗。口服美沙酮后再注射吗啡不能引起原有的欣快感，亦不出现戒断症状，因而使吗啡等的成瘾性减弱。适用于非麻醉性镇痛药或其他阿片类药物治疗无效的中度至重度疼痛，以及创伤、手术及晚期癌症等所致剧痛，亦可用于吗啡、海洛因等成瘾的脱毒治疗。

考点：美沙酮的作用特点及临床应用

喷 他 佐 辛

喷他佐辛（pentazocine）又名镇痛新。主要激动κ受体，但又可拮抗μ受体。为阿片受体部分激动药。

【体内过程】 口服及注射均易吸收，口服首过消除明显，仅20%药物进入体循环。口服后1h发挥

作用，1次给药，可持续5h以上。肌内注射15min血药浓度达高峰。肌内注射$t_{1/2}$约为2h。主要在肝脏代谢，经肾排泄。24h约排出总量的60%。

【药理作用】 镇痛作用为吗啡的1/3，呼吸抑制作用约为吗啡的1/2，但剂量超过30mg时，呼吸抑制程度并不随剂量增加而加重，故相对较安全。镇静作用弱，大剂量（60～90mg）甚至产生烦躁不安、梦魇、幻觉等精神症状，可用纳洛酮拮抗。对肠道和子宫的作用与哌替啶相似，但对胆道括约肌的兴奋作用弱，胆道内压升高不明显。可兴奋心血管系统，可提高血浆中儿茶酚胺水平，大剂量可致心率加快、血压升高。

【临床应用】 适用于各种慢性疼痛，缓解轻度至中度疼痛，对剧痛的效果不及吗啡，也可用于术前给药和麻醉的辅助用药。成瘾性小，在药政管理上已列入非麻醉药品，但仍属于管制的第二类精神药品。

【不良反应】 有眩晕、恶心、呕吐、出汗等。大剂量可出现呼吸抑制、血压升高和心率加快，可用纳洛酮对抗。

考点：喷他佐辛的药理作用、临床应用及不良反应

地 佐 辛

地佐辛（dezocine）是κ受体激动剂，也是μ受体拮抗剂。镇痛作用强于喷他佐辛，成瘾性小。镇痛效力为哌替啶的10倍，皮下、肌内注射吸收迅速，肌内注射30min内生效，静脉注射15min生效。主要用于术后痛、内脏及癌性疼痛。不良反应常见恶心、呕吐、镇静、头晕、定向障碍、心动过速等。静脉注射可引起呼吸抑制，纳洛酮可对抗此抑制作用。

丁丙诺啡

丁丙诺啡（buprenorphine，布诺啡）是一种半合成、高脂溶性的阿片受体部分激动药，以激动μ受体和κ受体为主，对δ受体有拮抗作用。口服生物利用度较差，舌下给药吸收快，可避免首过消除，给药后3～4h血药浓度达峰值。镇痛效力为吗啡的25倍，镇痛时间约为8h。用于癌症晚期、烧伤、心肌梗死和手术后所致疼痛，也可用于吗啡或海洛因成瘾的脱毒治疗。不良反应常见头晕及胃肠道反应，也能产生耐受性与依赖性。

羟 考 酮

羟考酮（oxycodone）是半合成的中效阿片类镇痛药，其药理作用及作用机制与吗啡相似。体内主要代谢为甲羟考酮和羟氢吗啡酮，主要经肾脏排泄。其缓释片临床应用广泛，主要用于中、重度疼痛，其镇痛效果与吗啡相当。在非癌症疼痛如术后、烧伤及慢性疼痛等治疗中广泛应用。对于诊断明确的慢性疼痛，如腰背痛、血管神经性疼痛、神经源性疼痛、骨关节疼痛等，经非阿片类药物治疗无效时，可使用该药。

羟考酮常见的不良反应与吗啡相似，便秘最为常见，也包括恶心、呕吐、头晕、头痛等。中毒时出现针尖样瞳孔、呼吸抑制和低血压，严重者可能发生嗜睡、昏迷。手术前或手术后24h内不宜使用，孕妇及哺乳期妇女禁用。2019年起，含羟考酮复方制剂等品种列入精神药品管理。

考点：丁丙诺啡、羟考酮的药理作用及临床应用

布 托 啡 诺

布托啡诺（butorphanol）口服可吸收，首过消除明显，生物利用度低。肌内注射吸收迅速而完全，10min起效，血浆$t_{1/2}$为4～5h。主要经肝脏代谢，大部分代谢产物和少量原型药物随尿排出。主要激动κ受体，对μ受体有弱拮抗作用。作用与喷他佐辛相似，镇痛效力为吗啡的3.5～7.0倍，但呼吸抑制程度不随剂量增加而加重。对胃肠道平滑肌作用较吗啡弱。可增加肺动脉压、肺血管阻力、全身动脉压和心脏负荷，因而不能用于心肌梗死的疼痛。常用于缓解轻至中度疼痛，如术后、外伤和癌症疼痛及肾或胆绞痛等，对急性疼痛的效果优于慢性疼痛。经鼻腔给药可用于缓解偏头痛，适用于其他治疗无效的严重偏头痛患者。也可作麻醉前用药。不良反应主要为镇静、乏力、出汗，个别患者出现嗜睡、

头痛、眩晕、飘浮感、精神错乱等。久用产生依赖性。

纳布啡

纳布啡（nalbuphine）为强效镇痛药，对μ受体的拮抗作用比布托啡诺强，对κ受体的激动作用比布托啡诺弱。镇痛作用稍弱于吗啡，呼吸抑制作用较轻，依赖性小，戒断症状轻。不增加心脏负荷，可用于心肌梗死和心绞痛患者的镇痛。用于缓解轻至中度疼痛，也用作复合麻醉时诱导麻醉的辅助用药。不良反应常见恶心、呕吐、眩晕、头痛等。

第3节 其他镇痛药

曲马多

曲马多（tramadol）为非阿片类中枢性镇痛药，具有较弱的μ受体激动作用。口服、注射吸收均好，镇痛功效相同。镇痛作用机制可能是通过抑制神经元突触对去甲肾上腺素的再摄取，并增加神经元外5-羟色胺浓度，影响痛觉传递而产生镇痛作用。镇痛作用与喷他佐辛相当，镇咳作用为可待因的1/2。无抑制呼吸作用，依赖性小。不影响组胺释放，无致平滑肌痉挛作用，也无明显的心血管作用。用于中、重度急慢性疼痛，亦用于术后痛、创伤痛、癌性痛、心脏病突发性痛、关节痛、神经痛及分娩痛等。用于分娩镇痛时较少引起新生儿呼吸抑制。不良反应有多汗、头晕、恶心、呕吐、口干、疲劳等，可引起癫痫，静脉注射过快可有颜面潮红、一过性心动过速。长期或大剂量服用也可成瘾，戒断反应强烈。对吗啡的戒断症状无效，不能作为阿片类药物的脱毒治疗。

考点：曲马多的药理作用及临床应用

罗通定

延胡索乙素为我国学者从中药延胡索中提取的生物碱，即消旋四氢帕马丁，其有效成分是左旋体，即罗通定（rotundine），现已可人工合成。本药口服吸收良好，镇痛作用较哌替啶弱，但强于解热镇痛药，对慢性持续性钝痛效果较好，对创伤或手术后疼痛或晚期癌症的镇痛效果较差，无明显的成瘾性。镇痛机制与激动阿片受体及减少前列腺素合成无关，可能与阻断脑内多巴胺受体及促进脑啡肽和内啡肽释放有关。主要用于胃肠、肝胆等内科疾病引起的钝痛、头痛和月经痛等，也可用于分娩镇痛，对产程和胎儿无不良影响。此外，还有镇静、催眠作用，临床可用于治疗失眠症，作用持续5～6h，且醒来后无后遗效应，尤其适用于因疼痛所致失眠的患者。安全性较高，久用不成瘾，但具有一定的耐受性。不良反应偶见眩晕、乏力、恶心等，剂量过大可致锥体外系症状与嗜睡等。

奈福泮

奈福泮（nefopam）是一种非阿片类新型镇痛药，不具有非甾体抗炎药的特性，亦非阿片受体激动剂。镇痛作用机制包括抑制5-羟色胺、去甲肾上腺素和多巴胺等胺类递质再摄取，阻滞Na^+通道，导致与痛觉过敏有关的突触后膜谷氨酸受体，如NMDA受体激活减少。起效缓慢但维持时间较持久，且无耐受性和成瘾性。对呼吸、循环系统无作用。除镇痛作用外，还具有轻度的解热作用和中枢性肌松作用。临床用于创伤、手术后、癌症晚期的镇痛，也可用于肌痛、牙痛及急性胃炎、胆道蛔虫病、输尿管结石等内脏平滑肌绞痛，还可用于局部麻醉、针麻等麻醉辅助用药。常见不良反应有出汗、恶心、头晕、头痛等，少见皮疹、畏食、欣快和癫痫发作。严重心血管疾病、心肌梗死和惊厥者禁用。

高乌甲素

高乌甲素（lappaconitine）是由高乌头的根中分离得到的生物碱，无依赖性，属于非麻醉性镇痛药，具体作用机制不明。口服或注射给药皆可，镇痛起效慢，镇痛作用强度与哌替啶相似，时间长于哌替啶。还具有解热、抗炎、局部麻醉作用等。用于中度以上疼痛、术后疼痛和坐骨神经痛，也可作为癌痛阶梯疗法中的轻、中度疼痛的备选药。偶见心悸、头晕及荨麻疹。

氟 吡 汀

氟吡汀（flupirtine）为新型中枢性非阿片样镇痛药，镇痛强度与喷他佐辛相当，无呼吸抑制作用，临床应用未发现依赖性。为选择性神经元K^+通道开放剂，间接抑制NMDA受体，阻断痛觉信号传导而发挥镇痛作用。口服易吸收，生物利用度为90%，主要在肝脏代谢，具有一定肝脏毒性，经尿排泄。临床用于外伤、烧伤、手术后疼痛及癌痛等。用药时间不能超过2周。不良反应常见疲乏、头晕、恶心、便秘、氨基转移酶升高、视觉障碍等。

> **链接** 癌症疼痛的三阶梯镇痛疗法
>
> 癌症疼痛遵循WHO推荐的三阶梯镇痛疗法。第一阶梯：轻度疼痛给予非阿片类镇痛药，主要指非甾体抗炎药，如阿司匹林、布洛芬、双氯芬酸钠、吲哚美辛、塞来昔布等；可以联合其他辅助镇痛药物。第二阶梯：中度疼痛可选用弱阿片类药或低剂量强阿片类药物（每日口服剂量羟考酮≤20mg、吗啡≤30mg），并可联合应用非甾体抗炎药及辅助镇痛药，如曲马多、可待因、低剂量羟考酮或吗啡±非甾体抗炎药。第三阶梯：重度疼痛给予强阿片类药物，常用药物吗啡，多采用口服缓释或控释制剂，也可选用哌替啶、美沙酮、芬太尼等。可根据疼痛综合评估情况联合非甾体抗炎药及其他辅助镇痛药。

第4节 阿片受体拮抗药

纳 洛 酮

纳洛酮（naloxone）是阿片受体的拮抗药，对κ、μ、δ受体均具有竞争性拮抗作用，作用强度依次为：μ受体＞κ受体＞δ受体。口服易吸收，但首过消除明显，故常静脉给药。亲脂性强，易透过血脑屏障，脑内药物浓度高于血药浓度。能阻断吗啡的所有作用，本身无明显药理活性。临床主要用于：①解救阿片类药物急性中毒所致的呼吸抑制和改善中枢症状，使昏迷患者意识清醒；②阿片类药物成瘾者的诊断。③急性酒精中毒、休克、脑卒中、脑外伤及脊髓损伤的救治。不良反应少，最常见的为阿片类药物的急性戒断症状，如恶心、呕吐、腹泻、腹痛、焦虑等。偶见非心源性肺水肿，多见于给药后4h内。

考点：纳洛酮的临床应用

纳 曲 酮

纳曲酮（naltrexone）的作用与纳洛酮相似，但对κ受体的拮抗作用强于纳洛酮，口服生物利用度可达50%～60%，作用维持时间较长。临床应用同纳洛酮，主要用于酒精或阿片类药物中毒和产生依赖的患者，治疗成人胆汁淤积性皮肤瘙痒，也可与安非他酮合用治疗肥胖症。

纳 美 芬

纳美芬（nalmefene）是纳曲酮的衍生物，为新一代高选择性阿片受体拮抗剂。作用与纳洛酮相似，强度与之相当，作用持续时间明显延长。能抑制或逆转阿片类药物的呼吸抑制、镇静和低血压作用。无阿片激动活性，不产生呼吸抑制、致幻效应或瞳孔缩小。主要用于已知或疑似阿片类药物过量或中毒的急救促醒、急性颅脑与脊髓损伤、脑缺血、脑梗死等神经功能损坏性疾病，昏迷、休克及术后麻醉催醒、酒精中毒、戒毒后防复吸治疗等。不良反应常见发热、头晕、恶心、呕吐、心动过速、高血压等。

自测题

一、选择题

【A型题】

1. 属于阿片类麻醉性镇痛药的是（　　）
   A. 曲马多　　B. 哌替啶
   C. 罗通定　　D. 吗啡
   E. 美沙酮

2. 吗啡急性中毒致死的主要原因是（　　）
   A. 呼吸抑制　　B. 体温下降
   C. 免疫抑制　　D. 血压下降
   E. 支气管痉挛

3. 吗啡的镇痛作用机制是（　　）
   A. 阻断中枢阿片受体
   B. 激动中枢阿片受体
   C. 抑制痛觉中枢
   D. 阻断中枢多巴胺受体
   E. 抑制外周前列腺素合成

4. 吗啡作用于中脑盖前核的阿片受体可引起（　　）
   A. 镇痛作用　　B. 镇咳作用
   C. 欣快作用　　D. 胃肠活动改变
   E. 缩瞳作用

5. 不宜使用吗啡治疗慢性钝痛的主要原因是（　　）
   A. 易成瘾　　B. 可致便秘
   C. 对钝痛效果差　　D. 可抑制呼吸
   E. 低血压

6. 肾结石诱发的剧烈疼痛镇痛应选用（　　）
   A. 可待因　　B. 吗啡
   C. 喷他佐辛　　D. 阿司匹林
   E. 哌替啶+阿托品

7. 吗啡不具有下列哪种药理作用（　　）
   A. 抑制呼吸　　B. 镇静镇痛
   C. 导泻　　D. 抑制咳嗽
   E. 缩瞳

8. 人工冬眠合剂的组成是（　　）
   A. 芬太尼、氯丙嗪、异丙嗪
   B. 哌替啶、吗啡、异丙嗪
   C. 哌替啶、芬太尼、氯丙嗪
   D. 哌替啶、芬太尼、异丙嗪
   E. 哌替啶、氯丙嗪、异丙嗪

9. 下列属阿片受体拮抗药的是（　　）
   A. 芬太尼　　B. 美沙酮
   C. 纳洛酮　　D. 喷他佐辛
   E. 哌替啶

10. 吗啡抑制呼吸的主要原因是（　　）
    A. 作用于导水管周围灰质
    B. 作用于蓝斑核
    C. 作用于脑干极后区
    D. 降低呼吸中枢对CO_2的敏感性
    E. 作用于迷走神经背核

【B型题】

（第11～14题备选答案）
   A. 可待因　　B. 哌替啶
   C. 美沙酮　　D. 芬太尼
   E. 罗通定

11. 主要用于剧烈干咳的是（　　）
12. 可用于毒品成瘾脱毒治疗的是（　　）
13. 强效镇痛药，用于神经安定的是（　　）
14. 用于钝痛伴失眠的是（　　）

【X型题】

15. 吗啡禁用于（　　）
    A. 哺乳期妇女
    B. 支气管哮喘患者
    C. 颅内压增高患者
    D. 肝功能严重减退患者
    E. 内脏绞痛患者

16. 哌替啶的临床应用有（　　）
    A. 创伤性疼痛　　B. 内脏绞痛
    C. 麻醉前给药　　D. 心源性哮喘
    E. 与氯丙嗪、异丙嗪组成冬眠合剂

17. 吗啡的不良反应有（　　）
    A. 恶心、便秘　　B. 呼吸抑制
    C. 排尿困难　　D. 直立性低血压
    E. 耐受性和依赖性

18. 罗通定的特点是（　　）
    A. 镇痛作用较解热镇痛药强
    B. 镇痛机制与激动阿片受体有关
    C. 对慢性钝痛疗效好
    D. 可用于痛经及分娩镇痛
    E. 可用于疼痛所致失眠的患者

二、简答题

1. 简述吗啡治疗心源性哮喘的机制。
2. 简述哌替啶的药理作用、临床应用及不良反应。

（毛秀华）

第10章 解热镇痛药

> **学习目标**
>
> **知识目标：**
> 1. 掌握解热镇痛药的基本作用，阿司匹林的药理作用、临床应用及不良反应。掌握抗痛风药的分类及代表药物。
> 2. 熟悉对乙酰氨基酚、布洛芬的作用特点、临床应用及不良反应。
> 3. 了解其他解热镇痛药的药理作用及临床应用。
>
> **能力目标：** 能利用所学知识对患者进行用药指导、用药咨询和健康宣教。
>
> **素质目标：** 具有严肃认真、科学求实的态度，全心全意为患者服务的职业素养。

解热镇痛药（又称解热镇痛抗炎药，antipyretic analgesic）是一类具有解热、镇痛，多数还兼有抗炎、抗风湿作用的药物。由于本类药物的化学结构和抗炎作用机制与肾上腺皮质激素不同，故又称非甾体抗炎药（nonsteroidal anti-inflammatory drug，NSAID）。

第1节 解热镇痛药的基本作用

本类药物尽管化学结构各异，但大多数都能抑制体内前列腺素（prostaglandin，PG）的合成。PG广泛存在于人体的各种重要组织和体液中，大多数细胞均有合成PG的能力。PG是一类具有高度生物活性的物质，参与机体发热、疼痛、炎症、速发型过敏反应等多种生理和病理过程。PG的前体是花生四烯酸（AA），AA源于食物，吸收后以磷脂的形式存在于细胞膜中。当细胞受到刺激时，细胞膜磷脂在磷脂酶A_2（phospholipase A_2，PLA_2）的作用下释放出AA。游离的AA分别通过环加氧酶（cyclooxygenase，COX，前列腺素合成酶）和5-脂氧酶途径，进一步代谢成PG、血栓素（TXA_2）和白三烯（LT）（图10-1）。

生成PG的COX有COX-1和COX-2两种同工酶。COX-1为结构型，主要存在于血管、胃、肾和血小板等组织中，属于正常组织成分，在整个细胞周期中维持稳定的表达水平，参与血小板聚集、血管舒缩、胃黏膜血流及肾血流的调节，以维持细胞、组织和器官生理功能的稳定。COX-2为诱导型，在大多数哺乳动物组织中无法检测到，但在炎症损伤刺激的单核细胞、巨噬细胞、成纤维细胞、血管平滑肌或内皮细胞等，COX-2可被快速诱导生成，是触发后续炎症反应的关键环节。解热镇痛药抑制COX的活性，从而阻止了PG的合成。

一、基本作用

（一）解热作用

本类药物仅对内源性致热原所致发热有效，且只能降低发热者的体温并使之恢复正常，对正常人体温几无影响。病理条件下，各种外热原（如病原体及其毒素、抗原-抗体复合物、某些类固醇物质等）与血液中的中性粒细胞、单核细胞及组织中的巨噬细胞等相互作用产生内源性致热原（干扰素、白细胞介素-6等），内源性致热原在下丘脑引起PG的合成及释放增加，使下丘脑体温调定点升高，产热增加、散热减少，引起体温升高。NSAID主要通过抑制下丘脑COX，减少PG的合成而产生解热作用。

发热是机体的一种防御反应，且不同热型是诊断疾病的依据，因此低热或诊断未明时不急于退热，当体温过高或持久发热时可适当应用解热镇痛药，以缓解高热引起的并发症。对年老体弱者应掌握好剂量，以免出汗过多、体温骤降引起虚脱。

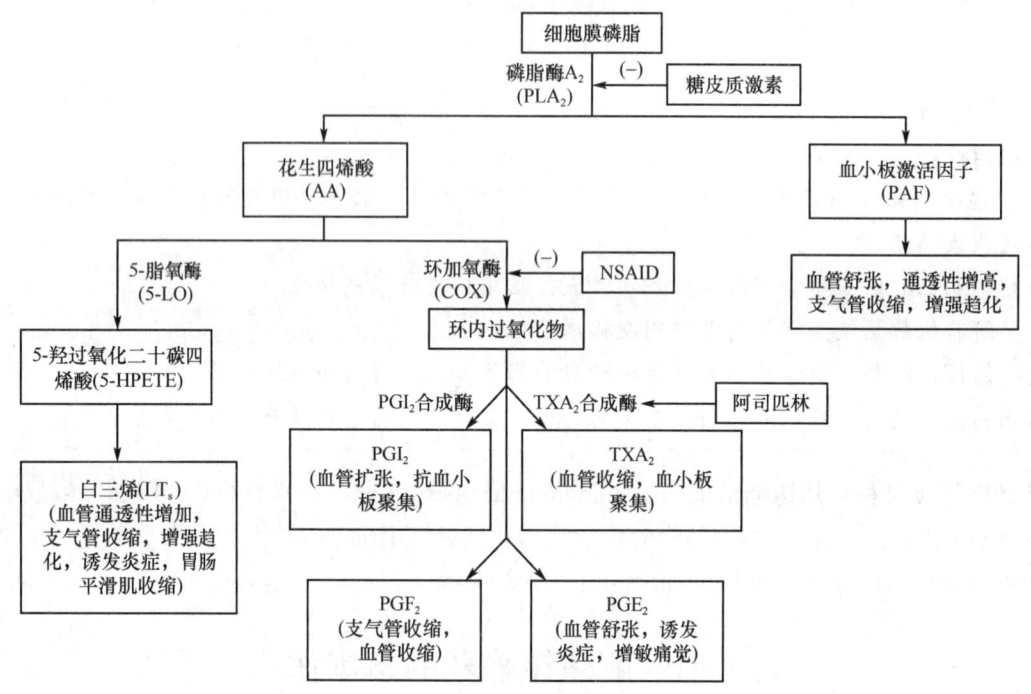

图10-1　膜磷脂代谢途径及抗炎药的作用机制

（二）镇痛作用

本类药物具有中等程度的镇痛作用，对慢性钝痛如牙痛、头痛、神经痛、肌肉痛、关节痛及月经痛等均有较好的镇痛效果，而对创伤性剧痛和内脏平滑肌痉挛引起的绞痛则几乎无效。当组织受到损伤、发生炎症或过敏反应时，局部就可能产生或释放一些致痛的化学物质如缓激肽、组胺、5-羟色胺及PG等，作用于痛觉感受器引起疼痛。PG本身致痛作用较弱，但它可使痛觉感受器对组胺、缓激肽等致痛物质的敏感性提高，因而增强了这些物质的致痛作用（即痛觉增敏）。本类药物通过抑制外周病变部位的COX，使PG合成减少，产生镇痛作用。常用量不会引起精神或情绪改变，也无镇静、催眠等副作用，长期应用不产生耐受性和依赖性，也不抑制呼吸。

（三）抗炎和抗风湿作用

本类药物除苯胺类外，其他均有较强的抗炎和抗风湿作用。在发生炎症反应时，组织会产生许多致炎物质，如组胺、5-羟色胺、缓激肽及PG等。其中PG是重要的致炎物质，它可使局部血管扩张，毛细血管通透性增加，同时也能对其他致炎物质产生增敏作用。大量PG还可促使白细胞外渗从而导致局部组织红、肿、热、痛等炎症病理改变。解热镇痛药的抗炎作用主要是抑制COX的活性，减少PG的合成，消除它对致炎物质的增敏作用。另外，大剂量也能稳定溶酶体膜，抑制溶酶体酶的释放而起到消炎作用。这类药物的抗风湿作用除与其解热、镇痛作用有关外，主要在于抗炎。

二、药物分类

常用的解热镇痛药按化学结构可分为水杨酸类、苯胺类、吡唑酮类及其他类；按其对COX抑制作用的选择性不同可分为非选择性COX抑制药和选择性COX-2抑制药两类。

考点： 解热镇痛药的作用机制及基本作用

第2节 非选择性COX抑制药

目前，非选择性NSAID已发展成结构不同、种类繁多的一大类药物。尽管化学结构各异，但均具有解热、镇痛作用，而其抗炎作用却各具特点，如阿司匹林和吲哚美辛的抗炎作用较强，某些有机酸的抗炎作用中等，而苯胺类几乎无抗炎作用。

一、水杨酸类

案例10-1

患者，男，49岁，双手指间疼痛红肿，不能握拳3个月；双膝关节肿胀疼痛2个月，类风湿因子阳性。诊断为类风湿关节炎，给予阿司匹林片1g/次，4次/日，饭后服用。3d后，患者关节肿胀疼痛明显缓解。1周后患者出现上腹部不适，恶心、呕吐。近日出现鼻黏膜出血，刷牙时牙龈出血，均未作处理。后因腹痛、呕血入院。内镜检查提示十二指肠球部后壁溃疡。

问题与思考： 1. 该患者服用阿司匹林是否合适？为什么？
2. 该患者服用阿司匹林后为什么会出现以上症状？如何处理？

阿司匹林

阿司匹林（aspirin）又称乙酰水杨酸。阿司匹林是最早应用于临床的非选择性NSAID，迄今已有100多年。

【**体内过程**】 口服后小部分在胃、大部分在小肠吸收。1～2h血药浓度达峰值。在吸收过程中与吸收后，迅速被胃黏膜、血浆、红细胞及肝中的酯酶水解为水杨酸，水解后以水杨酸盐的形式迅速分布至全身组织。也可进入关节腔及脑脊液，并可通过胎盘。水杨酸与血浆蛋白结合率高，可达80%～90%。水杨酸经肝药酶代谢，大部分代谢物与甘氨酸结合，少部分与葡萄糖醛酸结合后，自肾排泄。尿液pH的变化对水杨酸盐的排泄量影响很大，碱性尿中，水杨酸盐解离增多，重吸收减少而排出增多；酸性尿中则相反。故同时服用碳酸氢钠可促进其排泄，降低其血药浓度。

阿司匹林用量直接影响其代谢产物水杨酸的含量及$t_{1/2}$。口服小剂量阿司匹林（1g以下）时，水解产生的水杨酸量较少，按一级动力学消除，水杨酸血浆$t_{1/2}$为2～3h，但当阿司匹林剂量达1g以上时，水杨酸生成量增多，其代谢从一级动力学消除转变为零级动力学消除，水杨酸血浆$t_{1/2}$延长为15～30h，如剂量再增大，血中游离水杨酸浓度将急剧上升，可出现中毒症状。

【**药理作用及临床应用**】 阿司匹林及其代谢物水杨酸对COX-1和COX-2的抑制作用基本相当，具有相似的解热、镇痛、抗炎作用。

1. 解热镇痛及抗炎、抗风湿 本药有较强的解热、镇痛作用，常与其他药配成复方，用于头痛、牙痛、肌肉痛、神经痛、痛经及感冒发热等；抗炎抗风湿作用也较强，大剂量可使急性风湿热患者于24～48h内退热，关节红、肿及疼痛缓解，血沉下降，患者主观感觉好转。由于控制急性风湿热的疗效迅速而确实，故也可用于鉴别诊断。对类风湿关节炎也可迅速镇痛，消退关节炎症，减轻关节损伤。为风湿热、风湿性关节炎及类风湿关节炎首选药。

2. 影响血小板功能 小剂量阿司匹林能使COX活性中心的丝氨酸乙酰化而失活，因而减少血小板中血栓素（TXA_2）的生成，从而抑制血小板聚集，达到抗凝作用。但在大剂量时，阿司匹林也能抑制血管壁中COX的活性，减少前列环素（prostacyclin，PGI_2）的合成。PGI_2是TXA_2的生理对抗剂，其合成减少可促进凝血及血栓形成。血小板中COX对阿司匹林的敏感性远高于血管中的COX，因此，临床上采用小剂量（75～100mg/d）阿司匹林治疗缺血性心脏病、脑缺血病、心房颤动、人工心脏瓣膜、动静脉瘘或其他手术后的血栓形成。

3. 其他 儿科用于皮肤黏膜淋巴结综合征（川崎病）的治疗。另外也可用于治疗胆道蛔虫病。粉剂外用可治疗足癣。

【不良反应】 小剂量或短期使用时不良反应较少，长期大量应用则不良反应较多且重。

1. 胃肠道反应 最为常见，口服可直接刺激胃黏膜，引起上腹不适、恶心、呕吐。血药浓度高则刺激延髓催吐化学感受区（CTZ），也可致恶心、呕吐。较大剂量口服（抗风湿治疗）可引起胃溃疡及无痛性出血；原有溃疡病者症状加重，与抑制胃黏膜PG合成有关，内源性PG对胃黏膜有保护作用。服用肠溶片、饭后服药、同服抗酸药或胃黏膜保护药，可减轻或避免以上反应。溃疡病患者禁用。

2. 凝血障碍 一般剂量可抑制血小板聚集，延长出血时间。大剂量（5g/d以上）或长期服用，可抑制凝血酶原形成，延长凝血酶原时间，维生素K可以预防。严重肝病、有出血倾向的疾病如血友病患者、产妇和孕妇禁用。如需手术患者，术前1周应停用阿司匹林。

3. 过敏反应 少数患者可出现荨麻疹、血管神经性水肿、过敏性休克，严重者可导致死亡。某些哮喘患者服用阿司匹林或其他解热镇痛药后可诱发支气管哮喘，称为阿司匹林哮喘。它不是以抗原-抗体反应为基础的过敏反应，而是与它们抑制PG生物合成有关。因PG合成受阻，而由花生四烯酸生成的白三烯及其他脂氧酶代谢产物增多，内源性支气管收缩物质居于优势，导致支气管痉挛，诱发哮喘。肾上腺素治疗阿司匹林哮喘无效，可用抗组胺药和糖皮质激素治疗。哮喘、鼻息肉及慢性荨麻疹患者禁用阿司匹林。

4. 水杨酸反应 阿司匹林剂量过大（5g/d）时，可出现头痛、眩晕、恶心、呕吐、耳鸣、视力与听力减退，总称为水杨酸反应，是水杨酸类中毒的表现。严重者可出现过度呼吸、酸碱平衡失调，甚至精神错乱。严重中毒者应立即停药，静脉滴注碳酸氢钠溶液以碱化尿液，促进水杨酸盐自尿中排出。

5. 瑞氏（Reye）综合征（又称脑病合并内脏脂肪变性综合征、瑞夷综合征） 患病毒性感染（如流行性感冒、水痘、流行性腮腺炎、麻疹等）伴有发热的儿童或青少年使用阿司匹林退热时，偶可引起脑病合并内脏脂肪变性综合征，表现为严重肝功能损害合并脑病，虽少见，但可致死。故儿童病毒感染时不宜用阿司匹林，可用对乙酰氨基酚退热。

6. 对肾脏的影响 阿司匹林对正常肾功能并无明显影响。但在少数人，特别是老年人及伴有心、肝、肾功能损害的患者，即便用药前肾功能正常，也可引起水肿、多尿等肾小管功能受损的症状。其发病原因可能是由于存在隐性肾损害或肾小球灌注不足，由于阿司匹林抑制PG，取消了PG的代偿机制而出现水肿等症状。偶见间质性肾炎、肾病综合征甚至肾衰竭，其机制未明。

【药物相互作用】 阿司匹林通过竞争与白蛋白结合提高游离血药浓度，而引起药物相互作用。当与口服抗凝血药双香豆素合用时易引起出血；与肾上腺皮质激素合用，不但能竞争性与白蛋白结合，且有药效学协同作用，更易诱发溃疡及出血；与磺酰脲类口服降血糖药合用易引起低血糖反应；当与丙戊酸、呋塞米、青霉素、甲氨蝶呤等药物合用时，由于竞争肾小管主动分泌的载体，增加各自的游离血药浓度。

考点：阿司匹林的药理作用、作用机制、临床应用及不良反应

二、苯 胺 类

对乙酰氨基酚

对乙酰氨基酚（acetaminophen）又称扑热息痛（paracetamol），是非那西丁（phenacetin）的体内代谢产物，两者都是苯胺衍生物，具有相同的药理作用。

【体内过程】 口服易吸收,0.5～1.0h血药浓度达高峰。绝大部分药物在肝脏与葡萄糖醛酸或硫酸结合为无活性代谢物,从尿中排出,$t_{1/2}$为2～4h。较高剂量时,上述催化结合反应的代谢酶饱和后,药物经肝微粒体混合功能氧化酶代谢生成有毒性的对乙酰苯醌亚胺,可与谷胱甘肽结合而解毒。长期用药或过量,体内谷胱甘肽被耗竭时,代谢物乙酰苯醌亚胺以共价键形式与肝、肾中重要的酶和蛋白质分子不可逆结合,引起肝细胞、肾小管细胞坏死。

【药理作用及临床应用】 解热、镇痛作用类似阿司匹林,但几乎无抗炎、抗风湿作用,对血小板功能、凝血时间和尿酸水平亦无明显影响。通常认为以上药理作用源于对乙酰氨酚对中枢的COX有抑制作用,但在外周组织对COX没有明显的作用。用于感冒、发热、关节痛、神经痛及偏头痛、癌性痛及手术后镇痛。还可用于对阿司匹林过敏、不耐受或不适于应用阿司匹林的患者(水痘、血友病及其他出血性疾病等)。

【不良反应】 不良反应较少,不引起胃肠道出血。可引起恶心、呕吐、出汗、腹痛及皮肤苍白等,偶见皮疹、粒细胞缺乏症、贫血,严重者伴有药物热及黏膜损害。其代谢后的羟化物能氧化血红蛋白形成高铁血红蛋白,导致组织缺氧、发绀及溶血性贫血。大剂量或长期应用可致急性中毒性肝坏死及肾损害。

考点:对乙酰氨基酚的作用特点及临床应用

三、吡唑酮类

保 泰 松

保泰松(phenylbutazone)口服吸收完全、迅速,蛋白结合率在90%以上,$t_{1/2}$平均为70h,主要经肝脏代谢,代谢产物(羟基保泰松)仍有活性。具有很强的抗炎、抗风湿作用,但解热、镇痛作用较弱,对炎性疼痛效果较好。较大剂量可减少肾小管对尿酸盐的再吸收,故可促进尿酸排泄。用于类风湿关节炎、风湿性关节炎、强直性脊柱炎及急性痛风,亦用于丝虫病急性淋巴管炎。由于该药不良反应多且严重,如粒细胞缺乏症、再生障碍性贫血、肝损伤等,现已少用。

羟基保泰松

羟基保泰松(oxyphenbutazone hydrate)又称羟布宗,是保泰松在体内的代谢产物,作用与保泰松基本相似,具有解热、镇痛、抗炎和抗风湿作用,但无保泰松的排尿酸作用。口服吸收迅速且完全,2h达血药峰值浓度,与血浆蛋白结合率为98%,血浆$t_{1/2}$长达数日。能透过滑液膜,滑液腔内药物浓度可达血药浓度的50%,停药后关节组织中保持较高浓度达3周。主要由肝药酶代谢,并与葡萄糖醛酸相结合。仅有1%原型药物由尿排出。肾小管重吸收率较高,长期应用有蓄积性。适用于活动性类风湿关节炎、强直性脊柱炎、增生性骨关节病。也可用于恶性肿瘤、结核病及急性血吸虫病、丝虫病等寄生虫病引起的高热。不良反应与保泰松相似。

四、其他抗炎有机酸类

吲哚美辛

吲哚美辛(indomethacin)又称消炎痛,属吲哚衍生物。口服吸收迅速而完全,3h血药浓度达峰值。吸收后90%与血浆蛋白结合。直肠给药较口服更易吸收。本品在肝脏代谢为去甲基化物和去氯苯甲酰化物,代谢物从尿、胆汁、粪便排泄;10%～20%以原型从尿中排泄。血浆$t_{1/2}$为2～3h。是最强的PG合成酶抑制药之一。对COX-1和COX-2均有强大的抑制作用,也能抑制磷脂酶A_2和磷脂酶C,减少粒细胞游走和淋巴细胞增殖,其抗炎作用比阿司匹林强10～40倍,故有显著的抗炎及解热作用,对炎性疼痛有明显镇痛效果。用于急、慢性风湿性关节炎、痛风性关节炎和癌性疼痛,也可用于滑囊炎、腱鞘炎及关节囊炎等,还可用于恶性肿瘤引起的发热或其他难以控制的发热。因不良反应较大,不宜作为治疗关节炎的首选药物,仅用于其他NSAID治疗无效或不能耐受的患者。30%～50%患者用治疗量吲哚美辛后发生不良反应；约20%患者必须停药。大多数反应与剂量过大有关。不良反应主要为恶心、呕吐等胃肠道反应；头痛、眩晕、精神失常等中枢神经系统反应；偶见造血功能抑制、肝损伤和过敏反应。与阿司匹林有交叉过敏现象，阿司匹林哮喘者禁用。

考点：吲哚美辛的作用特点及临床应用

双氯芬酸

双氯芬酸（diclofenac）又称双氯灭痛，是邻氨基苯甲酸的衍生物，口服吸收迅速，有首过消除，其口服生物利用度约为50%，血浆蛋白结合率99%，服药后1~2h血药浓度达峰值。可在关节滑液中积聚，经肝广泛代谢后与葡萄糖醛酸或硫酸结合迅速排出体外，$t_{1/2}$为1.1~1.8h，长期应用无蓄积作用。具有显著的解热、镇痛、抗炎和抗风湿作用。其抑制COX作用比吲哚美辛强2~5倍，比阿司匹林强26~50倍。此外，可以通过改变脂肪酸的释放或摄取，降低白细胞间游离花生四烯酸的浓度。适用于类风湿关节炎、神经炎、红斑狼疮及癌症、手术后疼痛，以及各种原因引起的发热等。不良反应轻，除与阿司匹林相同外，偶见肝功能异常，白细胞减少。

考点：双氯芬酸的作用特点及临床应用

布 洛 芬

布洛芬（ibuprofen）又称异丁苯丙酸，是苯丙酸的衍生物。口服吸收迅速且完全，吸收量较少，受食物和药物影响，1~2h血浆浓度达峰值，血浆$t_{1/2}$为2h，血浆蛋白结合率高，可缓慢进入滑膜腔，并在此保持高浓度。经肝代谢，经肾排泄。其抗炎、镇痛、解热作用与阿司匹林、保泰松相似，比对乙酰氨基酚好。临床主要用于风湿及类风湿关节炎、骨关节炎、强直性关节炎、急性肌腱炎等，也可用于痛经的治疗。胃肠道反应是最常见的不良反应，主要有恶心、上腹部不适，长期使用可引起胃出血，头痛、耳鸣、眩晕等中枢神经系统症状也有报道。少数患者有皮肤黏膜过敏、血小板减少、头痛、头晕及视力障碍等不良反应。

考点：布洛芬的作用特点及临床应用

萘 普 生

萘普生（naproxen）又称甲氧萘丙酸，口服吸收迅速而完全。与食物、含镁和铝的制剂同服，吸收率降低；与碳酸氢钠同服促进吸收。2~4h血浆浓度达峰值，$t_{1/2}$为13~14h，99%以上与血浆蛋白结合。经肝脏代谢，约95%自尿中以原型及代谢产物排出。中等程度疼痛可于服药后1h缓解，镇痛作用可持续7h以上。对于风湿性关节炎及骨关节炎的疗效，类似阿司匹林。适用于类风湿关节炎、骨关节炎、强直性脊椎炎、痛风、运动系统（如关节、肌肉、肌腱）的慢性变性疾病及轻、中度疼痛如痛经等。对因贫血、胃肠系统疾病或其他原因不能耐受阿司匹林、吲哚美辛的患者，可获满意效果。不良反应少，易于耐受，偶见轻度头痛、胃痛、眩晕、乏力等，大剂量长期服用可引起消化道出血。

奥沙普秦

奥沙普秦（oxaprozin）为长效镇痛抗炎药，口服后吸收良好，3~4h血药浓度达峰值，血药浓度与服药方式无关，也不受食物影响，与血浆蛋白结合率约99.5%。主要经肝代谢，经肾排泄，$t_{1/2}$约50h。适用于慢性风湿性关节炎、变形性关节炎、强直性脊柱炎、肩关节周围炎、颈肩腕综合征、痛风发作，以及外伤和手术后的抗炎、镇痛。对消化道损伤轻微，主要不良反应为胃痛、胃不适、食欲不振、恶心、腹泻、便秘、口渴和口炎，少见头晕、头痛、困倦、耳鸣、抽搐及一过性肝功能异常。

吡罗昔康

吡罗昔康（piroxicam）又称炎痛喜康，为速效、强效、长效镇痛抗炎药。口服吸收完全，2~4h血药浓度达峰值，蛋白结合率大于90%，$t_{1/2}$平均为50h。主要经肝脏代谢，代谢产物及少量原型药物自尿和粪便中排泄。主要用于治疗风湿性及类风湿关节炎；对急性痛风、腰肌劳损、肩周炎、原发性痛经也有一定疗效，其疗效与阿司匹林、吲哚美辛及萘普生相似。本品还可抑制软骨中的糖胺聚糖

（黏多糖）酶和胶原酶活性，减轻炎症反应及对软骨的破坏。但本品只能缓解疼痛及炎症，不能改变各种关节炎病程的进展，所以必要时还须联用糖皮质激素进行治疗。不良反应最常见的为恶心、胃痛、食欲缺乏及消化不良等胃肠道反应，偶见头晕、水肿、血尿素氮增高、腹泻或便秘、粒细胞减少、再生障碍性贫血等，停药后一般可自行消失。本品不宜长期服用，长期服用可引起胃溃疡及大出血。如需长期服药，应注意血常规及肝、肾功能，并注意大便色泽有无变化，必要时进行大便隐血试验。

考点：吡罗昔康的作用特点及临床应用

美洛昔康

美洛昔康（meloxicam）为烯醇酸类非甾体抗炎药。口服吸收良好，生物利用度为89%，其渗入炎性滑膜的浓度约为血药浓度的50%，与血浆蛋白结合率为99%以上，$t_{1/2}$约为20h。对COX-2的选择性抑制作用比COX-1高10倍。经肝代谢，代谢产物无活性，约50%从尿中排出，其余从粪便排出。主要用于类风湿关节炎和疼痛性骨关节炎。在较低治疗量时胃肠道不良反应少，剂量过大或长期服用可致消化道出血、溃疡，应予以注意。

考点：美洛昔康的作用特点及临床应用

氯诺昔康

氯诺昔康（lornoxicam）作用与美洛昔康类似，对COX-2具有选择性抑制作用，镇痛抗炎作用强，解热作用弱，所需剂量为抗炎剂量的10倍。口服吸收较慢，24h达血药峰浓度，蛋白结合率为99%，分布于全身，亦分布于滑膜液中。在治疗剂量可刺激软骨组织中蛋白多糖合成，进而促进软骨生成，减轻骨和关节的破坏。可用于妇产科和矫形手术后的急性疼痛、急性坐骨神经痛或腰痛。亦可用于慢性腰痛、关节炎、类风湿关节炎和强直性脊柱炎。另外，因其激活阿片神经肽系统，诱导体内强啡肽和β-内啡肽的释放而产生强大镇痛效应，可替代或辅助阿片类药物用于中度至剧烈疼痛时的镇痛，且不产生镇静、呼吸抑制和依赖性等阿片类药物常见的不良反应。不良反应常见腹痛、腹泻、眩晕、头痛等，偶见失眠、嗜睡、脱发、斑疹、心悸等。

氟比洛芬

氟比洛芬（flurbiprofen）是目前已知丙酸类非甾体抗炎药中作用最强的一种，口服易吸收，$t_{1/2}$为3~4h，与血浆蛋白结合率约99%。组织分布广泛，经肝脏代谢，主要以羟化物和结合物形式从尿中排泄。年龄对半衰期无明显影响。抗炎作用和镇痛作用分别是阿司匹林的250倍和50倍，比布洛芬强，且毒性更低。对血小板的黏着和聚集反应也有轻度的抑制作用，故有可能诱导出血。主要用于类风湿关节炎、骨关节炎、强直性脊柱炎等，也可用于软组织病（如劳损及扭伤）及轻中度疼痛（如痛经和手术后疼痛、牙痛等）的对症治疗。有较好的耐受性，对阿司匹林无效或不能耐受者可选用。不良反应主要包括消化不良、恶心、腹泻、腹痛、头痛、视物模糊等。

洛索洛芬

洛索洛芬（loxoprofen）又称环氧洛芬，为前体药，本身没有活性，经消化道吸收后在体内转化为活性代谢产物后才有活性。镇痛作用比萘普生、吲哚美辛、酮替芬强10~20倍，解热作用与萘普生几乎相同，约为吲哚美辛的3倍。主要用于类风湿关节炎、变形性关节炎、腰痛、肩关节周围炎、颈肩腕综合征，以及手术后、外伤后和拔牙后的镇痛抗炎，急性上呼吸道炎症的解热镇痛。恶心、呕吐、腹痛、腹泻等胃肠道反应比较多见，有时会出现皮疹、瘙痒、水肿、困倦、头痛等，偶见休克、急性肾功能不全等。

第3节　选择性COX-2抑制药

传统的NSAID无选择性地抑制了COX-1和COX-2，因此在发挥解热、镇痛和抗炎作用的同时，对消化道和肾功能等也产生了不同程度的损害。为此，近年来选择性的COX-2抑制药相继出现。随着基础和临床研究的发展，多项临床证据提示选择性COX-2抑制药在减少胃肠道不良反应的同时，可能带来心血管系统等更严重不良反应的发生。其中，罗非昔布因可引起死亡事故，已于2004年宣布被全球召回。近年来对选择性COX-2抑制药临床应用的利弊问题争论不休，COX-2抑制药的效果与实际安全性仍有待进一步确定。因此，应综合考虑每种药物给患者带来的利益和风险，权衡利弊后用药，以减少不良反应的发生。

塞来昔布

塞来昔布（celecoxib）是第一个用于临床的选择性COX-2抑制药。

【体内过程】 口服吸收快而完全，血浆蛋白结合率高，约3h达血药浓度峰值，$t_{1/2}$为10～12h，广泛分布于全身各组织，可通过血脑屏障。其血浆蛋白结合率为97%。主要在肝脏通过CYP2C9代谢，随尿和粪便排泄。

【药理作用与临床应用】 具有抗炎、镇痛和解热作用。塞来昔布抑制COX-2的作用较COX-1高375倍，对COX-2的抑制是时间依赖性且可逆的。在治疗剂量时对人体内COX-1无明显影响，也不影响TXA_2的合成，不会抑制血小板聚集，也不会增加出血时间，但可抑制PGI_2合成，对于有心血管或脑血管疾病倾向的患者，应避免使用，以免诱发血栓、高血压等心血管疾病。临床用于急性痛风性关节炎、类风湿关节炎、骨关节炎、慢性腰背疼痛、强直性脊柱炎、原发性痛经和术后牙痛等。同时还可以用来治疗家族性腺瘤性息肉。在临床使用时，应遵循最小有效量和最短疗程的原则，一般不推荐作为首选药。

【不良反应】 头痛、消化不良、腹泻和腹痛是最常见的不良反应。胃肠道不良反应、出血和溃疡发生率均较其他非选择性NSAID低。但其他NSAID能引起的水肿、多尿和肾损害也有可能发生；心血管系统不良反应较为严重，长期使用塞来昔布可能增加严重心血管血栓性不良事件、心肌梗死和卒中的风险，有血栓形成倾向的患者需慎用；磺胺类过敏的患者禁用。

考点：塞来昔布的药理作用、临床应用

帕瑞昔布

帕瑞昔布（parecoxib）是第一个注射用选择性COX-2抑制药，是伐地昔布的水溶性前体药物。2008年3月在我国上市。静脉注射或肌内注射后经肝药酶水解，迅速转化为有药理活性的伐地昔布，伐地昔布的消除在肝脏内通过多种途径进行，$t_{1/2}$约8h。帕瑞昔布对COX-2的选择性抑制作用是COX-1的2.8万倍，因而与其他选择性COX-2抑制药比较，肾、胃肠道、出血等不良反应发生率低，耐受好、安全性高。临床可用于术后或创伤有关的急性疼痛，可减少吗啡用量，满足了围手术期非胃肠道途径给药的需求。常见不良反应有术后贫血、低钾血症、焦虑、失眠、感觉减退、高血压或低血压、呼吸功能不全、咽炎、消化不良、瘙痒、背痛、少尿、外周水肿等。用药期间一旦出现皮疹、黏膜损伤，或其他超敏征兆，应停止帕瑞昔布治疗。

尼美舒利

尼美舒利（nimesulide）是一种新型NSAID，以甲磺酰基为功能基团。由于这一活性基团使其有很强的抗炎、镇痛与解热作用，且胃肠道不良反应较少。对COX-2的选择性抑制作用强，且能抑制炎症过程中的所有介质。口服后吸收迅速完全，与血浆蛋白结合率高达99%，生物利用度高，$t_{1/2}$为2～3h。常用于类风湿关节炎和骨关节炎、腰腿痛、牙痛、痛经、术后痛、发热等。阿司匹林哮喘患者可用。副作用较小，胃肠道反应少而轻微，偶见胃灼热、恶心和胃痛、出汗、脸部潮红、皮疹等，罕见头痛、头晕。曾有肝损害的报道。儿童发热用药的选择上需慎用尼美舒利，并禁止其口服制剂用于12岁以下儿童。

考点：尼美舒利的作用特点及临床应用

依托考昔

依托考昔（etoricoxib）是一种新型非甾体抗炎药，对COX-2的选择性抑制作用较强。口服吸收良好，平均口服生物利用度接近100%，约1h后血药浓度达峰值。血浆蛋白结合率为92%，代谢完全，尿液中回收的原型药物不足1%。用于急性痛风性关节炎、类风湿关节炎、骨关节炎、慢性腰背疼痛、强直性脊柱炎、原发性痛经和术后牙痛等。常见不良反应包括胃肠道不适、消化不良、恶心、呕吐等。在少数情况下，可能会出现过敏反应、出血倾向增加等严重不良反应。

考点：依托考昔的作用特点及临床应用

艾瑞昔布

艾瑞昔布（imrecoxib）为新型选择性COX-2抑制药，是我国具有自主知识产权的第一个COX-2选择性抑制剂。对COX-2抑制作用的选择性高于吲哚美辛，相当或略高于美洛昔康，但低于塞来昔布。口服较易吸收，约2h后血药浓度达峰值，$t_{1/2}$约为20h。在人体内主要由细胞色素氧化酶CYP2C9代谢。是治疗关节疼痛、骨关节炎的一线药物，用于缓解骨关节炎的疼痛症状。与所有NSAID相似，可使胃肠道的出血、溃疡和穿孔风险增加，使严重心血管血栓事件、心肌梗死和卒中的风险增加。本品禁用于冠状动脉旁路移植术围手术期的疼痛治疗。

附 抗痛风药

痛风是指单钠尿酸盐沉积于骨关节、肾脏和皮下等部位，引发的急、慢性炎症和组织损伤，与嘌呤代谢紊乱和（或）尿酸排泄减少所致的高尿酸血症直接相关，属代谢性风湿病。目前我国痛风患病率为1%～3%，并呈逐年上升趋势，男性多见，且患病逐步年轻化，青少年患者亦不罕见。血清尿酸盐浓度升高是痛风发展的最重要危险因素。痛风的典型首发症状是剧烈疼痛的急性炎症性关节炎。急性发作时尿酸盐微结晶沉积于关节而引起炎症反应。如未及时治疗，随着时间的推移，一些患有持续性高尿酸血症的人还会发展为慢性痛风性关节炎、结构性关节损伤或肾病变。急性期治疗原则是快速控制关节炎症和疼痛，一线治疗药物有秋水仙碱和NSAID，慢性痛风的治疗旨在降低血中尿酸浓度，可用别嘌醇和丙磺舒等。

抗痛风药按作用机制可分为：抑制尿酸合成的药物，如别嘌醇等；促进尿酸排泄的药物，如丙磺舒、苯溴马隆等；抑制粒细胞浸润的药物，如秋水仙碱等。

链接 痛风患者的食养方法

痛风患者应避免食用肝脏和肾脏等动物内脏、贝类、牡蛎和龙虾等带甲壳的海产品及浓肉汤和肉汁等。严格控制膳食中高嘌呤含量的动物性食品，如牛肉、羊肉、猪肉等。应限制添加糖摄入和饮酒，急性痛风发作、药物控制不佳或慢性痛风性关节炎的患者还应禁用含酒精饮料。宜选择低血糖生成指数（GI）食物。鼓励全谷物食物占全日主食量的30%以上，全天膳食纤维摄入量达到25～30g。推荐每日摄入脱脂或低脂乳类及其制品300ml。鼓励鸡蛋每日1个。多食新鲜蔬菜，每日应达到500g或更多。充足饮水（包括茶水和咖啡等），每日至少2000ml。另外，超重或肥胖的患者应缓慢减重达到并维持正常体重。

别嘌醇

别嘌醇（allopurinol）为抑制尿酸生成药。口服易吸收，经肝脏代谢，约70%代谢产物为有活性的别黄嘌醇。本品与代谢产物可抑制黄嘌呤氧化酶，使次黄嘌呤及黄嘌呤不能转化为尿酸，即尿酸合成减少，进而降低血中尿酸浓度，并能使组织内的尿酸结晶重新溶解，使痛风症状得到缓解。用于慢性原发性或继发性痛风、痛风性肾病。痛风急性期禁用，因其不仅无抗炎、镇痛作用，而且会使组织中的尿酸减少和血尿酸下降过快，促使关节内痛风石表面溶解，形成不溶性结晶而加重炎症反应，引起疼痛性关节炎急性发作。应用初期可诱发痛风，故开始4～8周内与小剂量秋水仙碱合用。不良反应较少，偶见皮疹、胃肠反应、氨基转移酶升高和白细胞减少。

考点：别嘌醇的作用特点及临床应用

丙 磺 舒

丙磺舒（probenecid）为促进尿酸排泄药。口服吸收完全，大部分通过肾近曲小管主动分泌排出，因其脂溶性大，易被肾小管吸收，此时可竞争性抑制尿酸的重吸收，增加尿酸排泄而降低血中尿酸浓度。丙磺舒在肾小管与青霉素类、头孢菌素类竞争同一分泌机制，可减慢后两者的排泄，提高其血药浓度。用于治疗高尿酸血症伴慢性痛风性关节炎及痛风石，但必须肾小球滤过率大于50～60ml/min、无肾结石或肾结石史。因没有镇痛和抗炎作用，急性痛风期禁用。治疗初期，由于尿酸盐由关节析出，可能会加重痛风发作，因此，在用药期间应摄入大量水（2500ml/d），并加服碳酸氢钠或枸橼酸钾，可防止尿酸盐在泌尿道沉积形成尿路结石。不良反应较少，少数患者可有胃肠道反应、皮疹、发热等。

考点：丙磺舒的作用特点及临床应用

秋 水 仙 碱

秋水仙碱（colchicine）为抑制痛风炎症药。口服吸收迅速，可从胆汁分泌形成肝肠循环。其作用可能是与中性粒细胞的微管蛋白结合，从而阻止微管蛋白聚合形成微管，导致中性粒细胞的迁移、趋化和吞噬功能降低，抑制了急性发作局部的粒细胞浸润。此外，还可抑制白三烯的合成与释放。用于痛风性关节炎的急性发作，预防复发性痛风性关节炎的急性发作、家族性地中海热等。本药是急性痛风性关节炎发作的一线药物，用药后可在12h内缓解关节红、肿、热、痛，但对一般性疼痛及其他类型关节炎无效。不影响尿酸的生成、溶解及排泄，因而无降血尿酸的作用，故对慢性痛风无效。不良反应较多，主要是胃肠道反应如恶心、呕吐、腹痛、腹泻。中毒时出现水样腹泻、血便、脱水、休克；对肾及骨髓也有损害作用。应定期监测肝、肾功能及血常规。

考点：秋水仙碱的作用特点及临床应用

非 布 司 他

非布司他（febuxostat）为新型非嘌呤类黄嘌呤氧化酶（XO）抑制剂，通过抑制黄嘌呤氧化酶活性，减少尿酸合成，从而降低血尿酸水平。口服较易吸收，1.0～1.5h血药浓度达峰值，$t_{1/2}$为5～8h。适用于痛风患者高尿酸血症的长期治疗。不良反应大多轻微，具有自限性。常见的有恶心、皮疹、肝功能异常和关节痛。与别嘌醇相比，可能增加心脏相关性死亡的风险，因此服药期间应监测心肌梗死和脑卒中的症状和体征。服用初期可能会引起痛风发作，建议预防性服用非甾体抗炎药或秋水仙碱。给药时无须考虑食物和抗酸剂的影响。

考点：非布司他的作用特点及临床应用

苯 溴 马 隆

苯溴马隆（benzbromarone）是苯并呋喃衍生物，是一强力促尿酸排泄药。口服易吸收，主要在肝脏代谢，去溴离子后以游离型或结合型从胆汁排出，代谢产物也有一定的活性，服药24h后血中尿酸为服药前的66.5%。能抑制肾小管对尿酸的再吸收，促进尿酸排泄，从而降低血中尿酸的浓度。临床用于慢性痛风、原发性或继发性高尿酸血症、痛风性关节炎间歇期及痛风石患者。因其不会干扰嘌呤核苷酸代谢，适用于长期治疗高尿酸血症及痛风病。痛风急性发作时不宜服用，以防发生转移性痛风。不良反应较少，少数患者可出现粒细胞减少，故用药期间应定期检查血常规。

考点：苯溴马隆的作用特点及临床应用

自测题

一、选择题

【A型题】

1. 解热镇痛药共同的作用机制是（ ）
   A. 抑制白三烯的生成
   B. 抑制中枢阿片受体
   C. 抑制PG的合成
   D. 直接抑制中枢
   E. 抑制TXA_2的生成

2. 主要用于治疗风湿性和类风湿关节炎的药物是（ ）
   A. 布洛芬　　　　B. 对乙酰氨基酚
   C. 秋水仙碱　　　D. 丙磺舒
   E. 非那西丁

3. 非选择性NSAID可引起胃黏膜损伤的原因是（ ）
   A. 抑制COX-1　　B. 抑制COX-2
   C. 阻断β受体　　D. 抑制血管紧张素转化酶
   E. 阻滞钙通道

4. 阿司匹林预防血栓形成的机制是（ ）
   A. 激活抗凝血酶
   B. 加强维生素K促凝血的作用
   C. 使环加氧酶失活，减少TXA_2生成
   D. 直接对抗血小板聚集
   E. 降低血液中凝血酶活性

5. 下列可防治长期大量服用阿司匹林引起的出血的药物是（ ）
   A. 维生素A　　　B. 维生素C
   C. 维生素K　　　D. 维生素E
   E. 维生素B族

6. 对乙酰氨基酚的药理作用特点是（ ）
   A. 抗炎作用强，而解热镇痛作用弱
   B. 解热镇痛作用强，抗炎抗风湿作用弱
   C. 抑制血栓形成
   D. 对COX-2的抑制作用比COX-1强
   E. 大剂量可减少肾小管对尿酸盐的吸收

7. 伴消化性溃疡的发热患者宜选用的解热镇痛药是（ ）
   A. 地西泮　　　　B. 吲哚美辛
   C. 阿司匹林　　　D. 保泰松
   E. 对乙酰氨基酚

8. 属于选择性COX-2抑制药的解热镇痛药是（ ）
   A. 对乙酰氨基酚　B. 布洛芬
   C. 氟比洛芬　　　D. 帕瑞昔布
   E. 吲哚美辛

9. 12岁以下儿童禁用的非甾体抗炎药是（ ）
   A. 尼美舒利　　　B. 阿司匹林
   C. 双氯芬酸　　　D. 塞来昔布
   E. 美洛昔康

10. 抑制粒细胞浸润炎症反应的抗痛风药物是（ ）
    A. 双氯芬酸　　　B. 秋水仙碱
    C. 苯溴马隆　　　D. 丙磺舒
    E. 非布司他

11. 抑制尿酸生成的抗痛风药物是（ ）
    A. 双氯芬酸　　　B. 秋水仙碱
    C. 苯溴马隆　　　D. 丙磺舒
    E. 别嘌醇

12. 促进尿酸排泄的抗痛风药物是（ ）
    A. 双氯芬酸　　　B. 秋水仙碱
    C. 苯溴马隆　　　D. 别嘌醇
    E. 非布司他

【B型题】

（第13～17题备选答案）
A. 阿司匹林　　　B. 尼美舒利
C. 布洛芬　　　　D. 对乙酰氨基酚
E. 保泰松

13. 超量服用可引起急性中毒性肝坏死的药物是（ ）
14. 对COX-2选择性抑制作用较高的是（ ）
15. 广泛用于解热镇痛和抗炎抗风湿无水杨酸反应的是（ ）
16. 可促进尿酸排泄的药物是（ ）
17. 小剂量有抑制血栓形成作用的是（ ）

【X型题】

18. 关于非甾体抗炎药作用特点的叙述正确的有（ ）
    A. 解热作用部位在中枢
    B. 对乙酰氨基酚几乎没有抗炎作用
    C. 作用机制是抑制COX，减少PG的生成
    D. 对各种创伤引起的剧烈疼痛和内脏平滑肌绞痛无效
    E. 镇痛作用部位主要在中枢

19. 阿司匹林的临床应用有（ ）
    A. 感冒发热　　　B. 急性痛风
    C. 预防心肌梗死　D. 用于头痛、牙痛、痛经
    E. 急性风湿性关节炎

20. 阿司匹林的不良反应有（ ）
    A. 凝血障碍　　　B. 过敏反应
    C. 胃肠道反应　　D. 瑞夷综合征
    E. 水杨酸反应

二、简答题

1. 简述阿司匹林的药理作用、临床应用及不良反应。
2. 比较镇痛药与解热镇痛药在镇痛作用、作用机制及临床应用上的区别。

（毛秀华）

第 11 章
中枢兴奋药

> **学习目标**
>
> **知识目标：**
> 1. 熟悉咖啡因、尼可刹米及洛贝林的药理作用、临床应用及不良反应。
> 2. 了解其他中枢兴奋药的药理作用及临床应用。
>
> **能力目标：** 能利用所学知识对患者进行合理用药指导。
>
> **素质目标：** 具有严肃认真、科学求实的态度，全心全意为患者服务的职业素养。

中枢兴奋药（central nervous system stimulant）是指能选择性地兴奋中枢神经系统，从而提高其功能活动的一类药，当中枢神经处于抑制状态或功能低下、紊乱时使用此类药物。根据作用部位可分为三类：①主要兴奋大脑皮质的药物，如咖啡因等；②主要兴奋延髓呼吸中枢的药物，又称呼吸兴奋药，如尼可刹米等；③大脑功能恢复药，如吡拉西坦等。本章主要介绍前两类药物。

第 1 节 主要兴奋大脑皮质的药物

案例 11-1

患儿，男，5岁。因感冒、发热服用家庭备用的小儿速效感冒颗粒剂，每次一包，第二次服用后，患儿呼吸加快、躁动不安，遂被送至医院。就诊后主要用药情况：皮下注射苯巴比妥钠2mg。

问题与思考：1. 该患儿服用感冒药后出现上述症状的原因是什么？
2. 为何使用苯巴比妥钠治疗？

注：小儿速效感冒颗粒剂每包6g，含对乙酰氨基酚125mg、人工牛黄5mg、马来酸氯苯那敏1.5mg、咖啡因7.5mg等。

咖 啡 因

咖啡因（caffeine）为咖啡豆和茶叶的主要生物碱。化学结构属黄嘌呤衍生物，能兴奋中枢神经系统和心肌、松弛平滑肌，具有利尿等作用。对中枢兴奋作用较强，对外周作用较弱。

【体内过程】 咖啡因口服、注射或直肠给药，均能迅速吸收。但吸收不规则，易通过血脑屏障，也可通过胎盘屏障，在肝内迅速代谢，由肾排泄，$t_{1/2}$ 为3.5h。

【药理作用及临床应用】

1. 中枢神经系统 小剂量（50～200mg）口服时能兴奋大脑皮质，表现为精神兴奋、思维活跃，可减轻疲乏、消除困倦，并提高对外界的感受性。剂量增加（200～500mg）时，可引起精神紧张、手足震颤、失眠和头痛等症状。注射300～500mg能直接兴奋呼吸中枢，使呼吸中枢对 CO_2 的敏感性增加，呼吸加深加快，换气量增加。中毒量可引起惊厥。临床上主要用于解救因急性感染中毒、催眠药、麻醉药、镇痛药中毒引起的呼吸循环衰竭，也可用于防治未成熟新生儿呼吸暂停或阵发性呼吸困难。

2. 心血管系统　大剂量咖啡因加快心率、增强心肌收缩力、增加心输出量，可直接松弛血管平滑肌，使血管扩张，外周阻力降低。整体效应视用药剂量和机体状态而定。但对脑血管的作用相反，直接作用于大脑小动脉的平滑肌，使其收缩，脑血管阻力增加，脑血流量减少，可与解热镇痛药合用，治疗脑血管扩张所致头痛。与麦角胺合用治疗偏头痛。

3. 其他　舒张支气管平滑肌、刺激胃酸和胃蛋白酶分泌、利尿等作用，但无治疗意义。

【不良反应】　安全范围较大，不良反应少见。但剂量较大时可致激动、不安、失眠、心悸、头痛；剂量过大也可引起惊厥。因增加胃酸分泌，消化性溃疡患者慎用。婴儿高热时容易发生惊厥，应选用不含咖啡因的制剂。久用易产生依赖，停药后会出现兴奋和头痛。

哌甲酯

哌甲酯（methylphenidate）又称利他林（ritalin），是苯丙胺类药物。口服易吸收，与血浆蛋白结合少，脑内浓度超过血浆浓度，作用维持4h。从尿中排出，少量经粪便排出。对大脑皮质、皮质下中枢及呼吸中枢有兴奋作用，精神兴奋作用强于运动兴奋作用。能兴奋精神，活跃情绪，减轻疲乏，消除睡意及缓解抑郁症状，较大剂量兴奋呼吸中枢，中毒剂量引起惊厥。作用机制与其促进NA和DA等脑内单胺类神经递质的释放，以及抑制这些递质的再摄取有关。临床用于治疗发作性睡病、轻度抑郁、小儿遗尿症及中枢抑制药过量中毒等。此外，对儿童多动综合征有效。治疗量时不良反应较少，偶有失眠、心悸、焦虑、厌食、口干。大剂量可使血压升高而致眩晕、头痛等。癫痫、高血压患者禁用。久用可产生耐受性和依赖性，故属于一类精神药品。因其抑制儿童生长发育，6岁以下儿童尽量避免使用。

第2节　主要兴奋延髓呼吸中枢的药物

尼可刹米

尼可刹米（nikethamide）又称可拉明，属于烟酰胺衍生物。可选择性地直接兴奋延髓呼吸中枢，使呼吸加深加快；也可刺激颈动脉体、主动脉体化学感受器而反射性兴奋呼吸中枢，提高呼吸中枢对CO_2的敏感性。对血管运动中枢有微弱兴奋作用。作用时间短暂，一次静脉注射仅可维持作用5~10min。用于中枢性呼吸及循环衰竭、麻醉药及其他中枢抑制药的中毒。不良反应常见面部刺激、烦躁不安、抽搐、恶心、呕吐等。大剂量可引起血压升高、心悸、出汗、呕吐、震颤及肌肉僵直，应及时停药以防惊厥。

二甲弗林

二甲弗林（dimefline）又称为回苏灵，直接兴奋呼吸中枢，作用比尼可刹米强100倍，亦强于贝美格。能显著改善呼吸功能，增加肺换气量，降低血CO_2分压，提高动脉血氧饱和度。适用于各种原因引起的中枢性呼吸衰竭、麻醉药、催眠药等药物所致的中枢性呼吸抑制，以及外伤、手术等引起的虚脱和休克。安全范围小，过量易引起肌肉震颤和惊厥。静脉给药需稀释后缓慢注射，并严密观察患者反应。不良反应可见恶心、呕吐、皮肤灼烧感等。中毒量吗啡可兴奋脊髓诱发惊厥，故吗啡中毒者慎用。肝肾功能不全者、孕妇和哺乳期妇女禁用。

洛贝林

洛贝林（lobeline）又称山梗菜碱。对呼吸中枢并无直接兴奋作用，但可兴奋颈动脉体和主动脉体化学感受器而反射性兴奋呼吸中枢；对迷走神经中枢和血管运动中枢也同时有反射性兴奋作用；对自主神经节先兴奋而后抑制。作用持续时间短（数分钟），安全范围大，很少引起惊厥。常用于新生儿窒息、小儿感染性疾病所致的呼吸衰竭，以及一氧化碳、阿片类药物中毒等各种原因引起的中枢性呼吸抑制。不良反应可见恶心、呕吐、呛咳、头痛等，大剂量可致心动过速、传导阻滞、呼吸抑制甚至惊厥。

贝美格

贝美格（bemegride）又称美解眠，直接兴奋呼吸中枢及血管运动中枢，使呼吸增强，血压微升。中枢兴奋作用迅速，维持时间短（10～20min）。主要用于巴比妥类、水合氯醛等中枢抑制药过量中毒的解救。本药选择性差，用量过大或注射速度太快可引起恶心、呕吐，反射增强、肌肉震颤及惊厥等，故应严格控制药物剂量和给药速度。

以上中枢兴奋药主要用于对抗中枢抑制药中毒或某些传染病引起的中枢性呼吸衰竭。它们大多选择性不高，安全范围小，兴奋呼吸中枢的剂量与致惊厥剂量之间的距离小。对深度中枢抑制的患者，大多数中枢兴奋药在不产生惊厥的剂量时往往无效；而且它们的作用时间都很短，需要反复用药才能长时间维持患者呼吸，因而很难避免惊厥的发生。所以除严格掌握剂量外，这类药物的应用仅限于短时就能纠正的呼吸衰竭患者。临床主要采用人工呼吸机维持呼吸，因为它远比呼吸兴奋药有效而且安全可靠。

自测题

一、选择题

【A型题】

1. 对咖啡因的叙述不正确的是（　　）
   A. 小剂量兴奋大脑皮质
   B. 较大剂量可直接兴奋延髓呼吸中枢
   C. 中毒剂量时可引起惊厥
   D. 收缩支气管平滑肌
   E. 直接松弛血管平滑肌
2. 中枢兴奋药过量引起的共同不良反应是（　　）
   A. 血压升高　　　　B. 心动过速
   C. 惊厥　　　　　　D. 心律失常
   E. 通气过度
3. 尼可刹米主要用于（　　）
   A. 循环衰竭所致呼吸抑制
   B. 支气管哮喘所致呼吸困难
   C. 中枢性呼吸抑制
   D. 巴比妥类药物中毒引起的呼吸抑制
   E. 惊厥后出现的呼吸抑制
4. 主要用于巴比妥类药物中毒解救的是（　　）
   A. 咖啡因　　　　　B. 洛贝林
   C. 贝美格　　　　　D. 吡拉西坦
   E. 尼可刹米

【B型题】

（第5～9题备选答案）
   A. 二甲弗林　　　　B. 哌甲酯
   C. 山梗菜碱　　　　D. 咖啡因
   E. 尼可刹米

5. 能使脑血管收缩（　　）
6. 治疗儿童多动症（　　）
7. 直接兴奋呼吸中枢（　　）
8. 可用于新生儿窒息（　　）
9. 通过直接和间接两种方式兴奋呼吸中枢（　　）

【X型题】

10. 中枢兴奋药的特点是（　　）
    A. 选择性不高，安全范围窄
    B. 作用时间短，需反复给药
    C. 对呼吸肌麻痹也有效
    D. 反复给药过量易导致惊厥发生
    E. 主要作用于中枢抑制药和传染病所致的中枢性呼吸衰竭
11. 哌甲酯的临床应用包括（　　）
    A. 中枢性呼吸抑制　　B. 儿童多动症
    C. 发作性睡病　　　　D. 小儿遗尿症
    E. 轻度抑郁症
12. 咖啡因主要临床应用有（　　）
    A. 小儿遗尿症
    B. 与麦角胺配伍治疗偏头痛
    C. 一氧化碳中毒
    D. 传染病、镇静催眠药过量所致呼吸抑制
    E. 与解热镇痛药配伍治疗一般性头痛

二、简答题

1. 简述中枢兴奋药的分类及各类代表药。
2. 简述咖啡因的不良反应。

（毛秀华）

第 4 篇　作用于心血管系统的药物

第 12 章　抗心绞痛药

学习目标

知识目标：
1. 掌握硝酸酯类药物、β受体阻断药和钙通道阻滞药的药理作用、临床应用及不良反应。
2. 熟悉硝酸酯类药物、β受体阻断药和钙通道阻滞药的抗心绞痛作用机制。
3. 了解其他抗心绞痛药物的作用特点及临床应用。

能力目标：能利用所学知识对冠心病患者进行合理用药指导。

素质目标：具有生命至上、一切以患者为中心的职业素养。

心绞痛是冠状动脉狭窄或痉挛导致冠状动脉供血不足，心肌急剧、短暂的缺血、缺氧所引起的临床综合征。最常见的病因是冠状动脉粥样硬化性心脏病，简称冠心病。心绞痛发作时胸骨后及心前区出现阵发性压榨性绞痛或闷痛，并可放射至左前臂，疼痛是由缺血、缺氧的代谢产物（乳酸、丙酮酸、K^+、组胺或类似激肽的多肽类物质等）刺激心肌自主神经传入纤维末梢引起的。

心绞痛的主要病理基础是心肌组织血氧的供需失衡。心肌对氧的需求增加、冠状动脉痉挛和血栓形成是引起心绞痛发生的重要病理机制。

心肌的氧供应取决于动、静脉的氧分压差及冠状动脉的血流量。通常情况下心肌细胞只能通过增加冠状动脉血流量来摄取更多的氧，而冠状动脉的血流量又取决于冠状动脉阻力、灌流压、侧支循环及舒张时间等因素。因此，药物通过舒张冠状动脉、解除冠状动脉痉挛或促进侧支循环的形成可增加冠状动脉供血供氧。

影响心肌耗氧量的主要因素是心室壁肌张力、心率和心肌收缩力。心室壁肌张力越大，维持张力所需的能量也就越多，心肌耗氧量就越大。心室壁肌张力与心室内压力和心室容积成正比，心室内压增高和心室容积增大均可使心肌耗氧量增加。心率与心肌耗氧量成正比。每分钟射血时间＝每搏射血时间×心率，射血时心室壁肌张力最高，所以，每搏射血时间越久，耗氧越多；心肌收缩力增强和收缩速度加快均可增加耗氧量。临床上将三项乘积（收缩压×心率×左心室射血时间）或二项乘积（收缩压×心率）作为粗略估计心肌耗氧量的指标。因此，药物通过舒张静脉，减少回心血量，降低前负荷；通过舒张外周小动脉、降低血压，减轻后负荷；降低心室壁肌张力；减慢心率及抑制心肌收缩性等可降低心肌对氧的需求（图12-1）。

此外，冠状动脉粥样硬化斑块的变化、血小板聚集和血栓形成是诱发不稳定型心绞痛的重要因素，应用抗血小板药、抗血栓药，也有助于心绞痛的防治。

抗心绞痛药物主要包括以下几类：①硝酸酯类，如硝酸甘油、硝酸异山梨酯、单硝酸异山梨酯等；②β受体阻断药，如普萘洛尔、阿替洛尔、美托洛尔等；③钙通道阻滞药，包括硝苯地平、维拉帕米、地尔硫䓬等；④其他，如卡维地洛、尼可地尔、吗多明等。

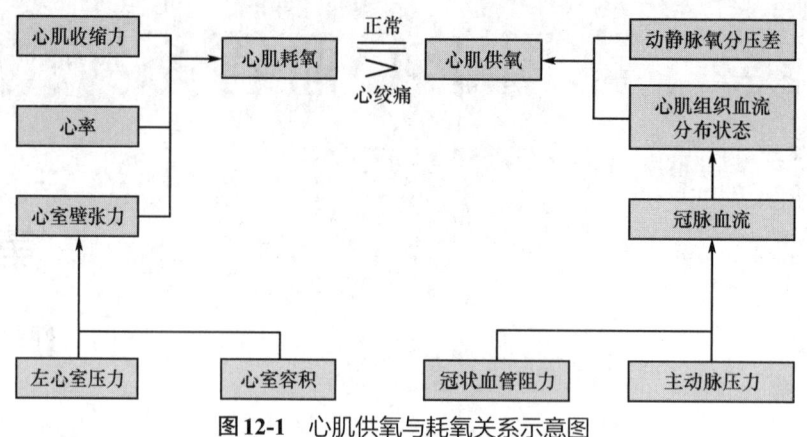

图 12-1 心肌供氧与耗氧关系示意图

第 1 节 硝酸酯类

案例 12-1

患者，女，58岁。半年前剧烈活动后出现胸闷、心前区疼痛，中止活动后疼痛自行缓解。昨日劳累后又出现心前区疼痛，并伴有左肩臂疼痛，休息后能自行缓解，家人将其送至医院就诊，诊断为冠状动脉粥样硬化性心脏病（稳定型心绞痛）。

Rp:

　　硝酸甘油片　0.5mg×30

　　Sig.　0.5mg　p.o. p.r.n.

问题与思考：请分析该处方是否合理，为什么？

硝酸酯类药物包括硝酸甘油、硝酸异山梨酯、单硝酸异山梨酯和戊四硝酯，其分子中的—O—NO$_2$ 是发挥疗效的关键结构（图 12-2）。

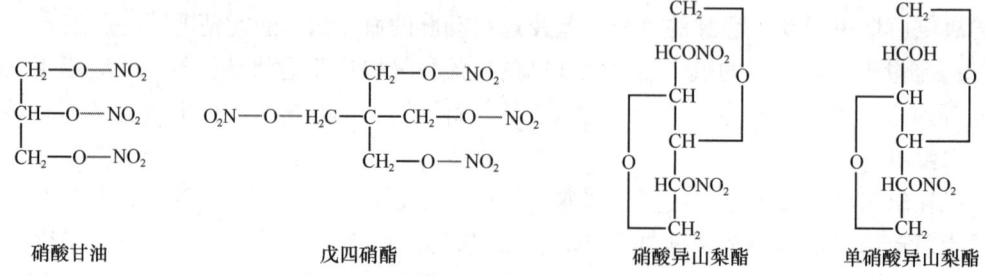

图 12-2 常用硝酸酯类药物的化学结构

硝 酸 甘 油

硝酸甘油（nitroglycerin）为硝酸酯类的代表药，1867年始用于心绞痛的治疗。具有起效快、疗效确切、使用方便和经济等优点，至今仍是防治心绞痛最常用的药物。

【体内过程】 口服因受首过消除影响，生物利用度仅8%左右。舌下含服易经口腔黏膜迅速吸收，1～2min即可起效，3～10min作用达峰值，维持20～30min，$t_{1/2}$为2～4min，也可经皮肤吸收而达到治疗效果。在肝脏经谷胱甘肽-有机硝酸酯还原酶还原形成二硝酸或单硝酸盐而失效，最后与葡萄糖醛酸结合经肾排出。

【药理作用】 硝酸甘油的基本药理作用是松弛平滑肌，尤以松弛血管平滑肌的作用最为显著，因而具有以下作用。

1. 降低心肌耗氧量 硝酸甘油扩张静脉血管,减少回心血量,降低心室容积和心室充盈压,降低心室壁肌张力而降低心肌耗氧量;在较大剂量时也扩张动脉血管,使射血阻力减轻而降低心脏后负荷,从而降低心肌耗氧量。

2. 扩张冠状动脉,增加缺血区血液供应 硝酸甘油能明显扩张较大的心外膜血管和狭窄的冠状血管及侧支血管,尤其在冠状动脉痉挛时尤为明显,但对阻力血管的扩张作用微弱。当冠状动脉因粥样硬化或痉挛而发生狭窄时,缺血区的阻力血管因局部缺氧及代谢产物(如腺苷、乳酸等)堆积而处于舒张状态。这样,非缺血区阻力就比缺血区大,用药后将迫使血液从输送血管经侧支血管流向缺血区,从而改善缺血区的血液供应(图12-3)。

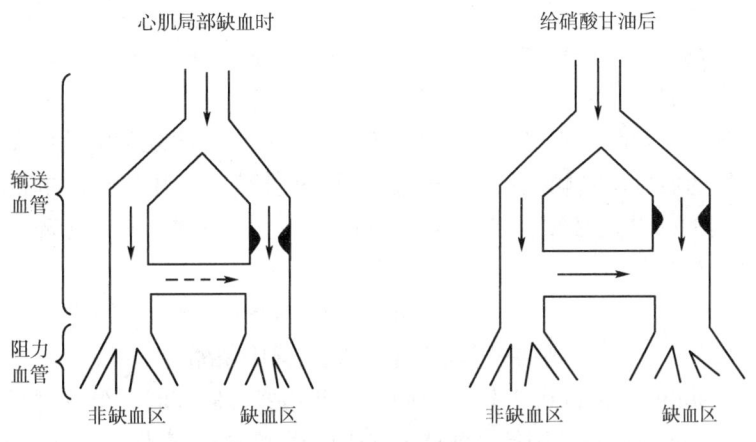

图12-3 硝酸甘油对冠状动脉血流分布的影响
血流从阻力较大的非缺血区经扩张的侧支血管流向阻力较小的缺血区

3. 增加心内膜下的血液供应 冠状动脉从心外膜呈直角分支,贯穿心室壁后呈网状分布于心内膜下。在心绞痛急性发作时,由于左心室舒张末期压力增高,心内膜下区域因垂直穿过心肌壁层的血管受到压迫而缺血最为严重。硝酸甘油能减少回心血量,降低左心室舒张末压和心室壁肌张力,减轻对心肌壁层血管的压迫,同时可舒张心外膜血管及侧支血管,使血液易从心外膜区域向心内膜下缺血区流动,从而增加心内膜下的血液供应。

4. 保护缺血的心肌细胞,减轻缺血损伤 硝酸甘油释放一氧化氮(NO),能促进内源性PGI_2、降钙素基因相关肽(CGRP)等物质的生成与释放,这些活性物质对缺血性心肌具有直接保护作用。硝酸甘油不仅可保护心肌,减轻缺血损伤,缩小心肌梗死范围,改善左心室重构,还能增强缺血心肌的电稳定性,消除折返,改善心室传导等,减少心肌缺血并发症。

链接 诺贝尔与硝酸甘油

硝酸甘油是一种黄色的油状透明液体,可因震动而爆炸,属化学危险品。但在瑞典化学家诺贝尔的改良下,硝酸甘油成为了世界上威力强大的炸药。在诺贝尔的炸药生产车间,常常会出现一种奇怪现象,即工人们每周末离开工厂返回家中,一旦他们度完周末,又返回工厂时就会感到脸上发烫,还伴有严重的头痛,这种现象被称为"周一病"。医生猜测这可能是硝酸甘油具有扩张血管作用导致的。1879年英国医生莫雷尔尝试用稀释后的硝酸甘油给心绞痛患者使用,均取得了很好的疗效,从此,硝酸甘油被广泛应用于心绞痛。由此,硝酸甘油成功地从"炸药圈"跨足至"药界",拥有了"炸药"与"救命药"的双重身份。

【临床应用】

1. 心绞痛 硝酸甘油是缓解心绞痛最常用的药物,可用于预防和治疗各种类型心绞痛,是缓解稳定型心绞痛的首选药物,多采用舌下含服或气雾吸入的方式给药。对于不稳定型心绞痛,宜采用静脉给药的方式，并辅以阿司匹林等其他治疗药物。

2. 急性心肌梗死 多采用静脉给药，不仅能降低心肌耗氧量，尚有抗血小板聚集和黏附作用，使坏死的心肌得以存活或使梗死面积缩小，但应限制用量，以免过度降压。

3. 心功能不全 硝酸甘油扩张血管，降低心脏前、后负荷，有利于缓解肺淤血，增加心输出量，可用于重度及难治性心功能不全的治疗。

4. 急性呼吸衰竭及肺动脉高压 硝酸甘油能舒张肺血管、降低肺血管阻力，改善肺通气，可用于急性呼吸衰竭及肺动脉高压的患者。

【不良反应】

1. 常见不良反应 多与其扩张血管作用有关，患者可出现脸红、搏动性头痛、直立性低血压、心率加快、眼压升高等。剂量过大因使血压过度下降，冠状动脉灌注压过低，反射性兴奋交感神经，引起心率加快、心肌收缩力加强，可使耗氧量增加而加重心绞痛。

2. 高铁血红蛋白血症 大剂量使用可引起高铁血红蛋白血症，表现为呕吐、发绀等。

3. 耐受性 连续用药后可出现耐受性，停药1～2周可缓解。采用小剂量间歇给药，可延缓耐受性的产生，须注意不用药的间歇期必须在8h以上。补充含巯基的药物，如卡托普利、乙酰半胱氨酸等，也可减少耐受性的发生。

考点：硝酸甘油药动学特点、药理作用、临床应用及不良反应

硝酸异山梨酯和单硝酸异山梨酯

硝酸异山梨酯（isosorbide dinitrate）作用与硝酸甘油相似，但较弱，维持时间久（4h以上）。口服后30min见效，含服2～3min见效，因此，舌下含服用于急性心绞痛发作，口服用于心绞痛预防和心肌梗死后心力衰竭的长期治疗，常与普萘洛尔合用。因不易在空气中变性，故便于保管和携带。

单硝酸异山梨酯（isosorbide mononitrate）口服吸收迅速，生物利用度高，无首过消除，$t_{1/2}$为4～5h。药理作用与临床应用同硝酸异山梨酯。

考点：硝酸异山梨酯和单硝酸异山梨酯的临床应用

第2节 β受体阻断药

β受体阻断药如普萘洛尔、吲哚洛尔、噻吗洛尔及选择性β₁受体阻断药如阿替洛尔、美托洛尔、醋丁洛尔等均可用于心绞痛，能使多数患者心绞痛发作次数减少，硝酸甘油用量减少，并增加运动耐量，改善缺血区代谢，缩小心肌梗死范围。

普萘洛尔

普萘洛尔（propranolol）为非选择性β受体阻断药，对$β_1$、$β_2$受体都有阻断作用。

【药理作用及作用机制】

1. 降低心肌耗氧量 心绞痛发作时，交感神经兴奋，心肌局部和血液中儿茶酚胺含量均显著增加，从而激动β受体，使心肌收缩力增强，心率加快，心肌耗氧量增加。心率加快又使心舒张期相对缩短，使冠状动脉血流量减少，进一步加重心肌缺血缺氧。普萘洛尔等药物阻断β受体，使心肌收缩力减弱、心率减慢，减少心脏做功，明显降低心肌耗氧量而缓解心绞痛。

2. 改善心肌缺血区供血 首先，阻断β₂受体使冠状动脉血管收缩，尤其在非缺血区明显，因此，心肌非缺血区的血管阻力升高，缺血区血管阻力降低，非缺血区与缺血区血管张力差增高，促使血液流向已代偿性舒张血管的缺血区，从而增加缺血区的供血。其次，减慢心率，也能使心舒张期相对延长，有利于减少对穿壁血管的压迫，促使血液从心外膜流向心内膜下缺血区。

3. 改善心肌代谢 阻断β受体能抑制脂肪分解酶的活性，降低心肌游离脂肪酸含量，增加缺血心肌对葡萄糖的摄取利用，维持缺血心肌能量的供应；并促进氧合血红蛋白氧的解离而增加心肌组织的供氧。

考点：普萘洛尔等β受体阻断药抗心绞痛的药理作用及机制

【临床应用】 适用于对硝酸酯类不敏感或疗效差的稳定型心绞痛，可减少发作次数，对伴有高血压及快速型心律失常者更为适用。对心肌梗死也有效，能缩小梗死范围，但因抑制心肌收缩力，应慎用。普萘洛尔不宜用于与冠状动脉痉挛有关的变异型心绞痛，因冠状动脉上的β₂受体被阻断后，α受体占优势，易致冠状动脉收缩。

【不良反应】 可见乏力、嗜睡、头晕、失眠、恶心、腹胀、皮疹、晕厥、低血压、心动过缓等。伴有支气管哮喘、房室传导阻滞、严重心力衰竭、外周血管痉挛病（雷诺病）等患者禁用。

普萘洛尔有效剂量的个体差异较大，一般宜从小剂量开始，逐渐增加用药剂量，直至达到能控制发作的目标剂量。久用停药时，应逐渐缓慢减量，切不可突然停药，否则会加剧心绞痛的发作，引起心肌梗死或突然死亡。这与长期用药后导致β受体上调（受体增敏）有关，突然停药时会对内源性儿茶酚胺的反应性明显增强。普萘洛尔长期应用后对血脂也有影响，禁用于血脂异常的患者。

【药物相互作用】 普萘洛尔抗心绞痛有两方面不利影响，一是抑制心肌收缩力，减少心输出量，可使心室容积增大，心室壁肌张力提高、射血时间延长而增加心肌耗氧量；二是阻断β₂受体，易使冠状动脉收缩，减少冠状动脉供血供氧。普萘洛尔与硝酸酯类药物合用可相互取长补短，一方面，普萘洛尔可拮抗硝酸酯类所引起的反射性心率加快和心肌收缩力加强；另一方面，硝酸酯类可拮抗普萘洛尔所致的心室容积扩大和射血时间延长，两药对心肌耗氧量的降低有协同作用，还可减少不良反应的发生。但因两类药物都可降压，合用不宜剂量过大，以防血压降低过多，冠状动脉血流量减少而对心绞痛的治疗不利（表12-1）。

表12-1 硝酸酯类与β受体阻断药或钙通道阻滞药合用治疗心绞痛的效应

影响心肌耗氧因素	硝酸酯类	β受体阻断药	硝酸酯类与β受体阻断药或钙通道阻滞药合用
心率	↑	↓	↓
动脉压	↓	↓	↓↓
射血时间	↓	↑	不变
心肌收缩力	↑	↓	不变或降低
左室舒张末期容积	↓	↑	不变或降低

注：↑升高；↓下降；↓↓显著下降。

考点：β受体阻断药与硝酸酯类合用的合理性

美托洛尔

美托洛尔（metoprolol）为选择性β₁受体阻断药，药理作用及临床应用与普萘洛尔相似，但不良反应较少。

第3节 钙通道阻滞药

抗心绞痛常用的钙通道阻滞药有硝苯地平（nifedipine）、维拉帕米（verapamil）、地尔硫䓬（diltiazem）等。

【药理作用】 本类药物通过阻断电压依赖性Ca^{2+}通道，减少Ca^{2+}内流，舒张冠状血管和外周血管而产生以下作用。

1. 降低心肌耗氧量 钙通道阻滞药能减弱心肌收缩力，减慢心率，松弛血管平滑肌，使血压下降，心脏负荷减轻，从而降低心肌耗氧量。

2. 扩张冠状血管 钙通道阻滞药对冠状动脉中较大的输送血管及小阻力血管有扩张作用，特别是对处于痉挛状态的血管有显著的解除痉挛作用，从而增加缺血区的血液灌注。此外还可增加侧支循环，改善缺血区的供血和供氧。

3. 保护缺血心肌细胞 缺血心肌细胞会出现Ca^{2+}超载，损伤线粒体，使氧化磷酸化脱偶联，导致细胞损伤和死亡。钙通道阻滞药通过阻滞Ca^{2+}内流，减轻缺血心肌细胞的Ca^{2+}超负荷而保护心肌细胞，对急性心肌梗死者，能缩小梗死范围。

4. 抑制血小板聚集 不稳定型心绞痛与血小板黏附和聚集、冠状动脉血流量减少有关，大多数急性心肌梗死也是由动脉粥样硬化斑块破裂，局部形成血栓突然阻塞冠状动脉所致。钙通道阻滞药通过阻滞Ca^{2+}内流，降低血小板内Ca^{2+}浓度，从而抑制血小板聚集。

【临床应用】 钙通道阻滞药对冠状动脉痉挛所致的变异型心绞痛最有效，也可用于稳定型及不稳定型心绞痛。硝苯地平扩张冠状动脉作用强，是治疗变异型心绞痛的首选药。维拉帕米对心脏抑制作用强，对血管的扩张作用弱，对劳累性心绞痛疗效好。地尔硫䓬可用于各型心绞痛。

β受体阻断药与硝苯地平合用较为理想，能增强疗效，降低不良反应。与维拉帕米合用可显著抑制心肌收缩力，减慢传导速度，并导致血压过度下降，故不宜合用。

考点：硝苯地平抗心绞痛的药理作用、临床应用

第4节 其他抗心绞痛药

卡维地洛

卡维地洛（carvedilol）具有$β_1$、$β_2$和α受体阻断作用，抑制心脏功能，扩张动脉血管，降低外周阻力，降低心肌耗氧量。又具有一定的抗氧化作用，改善内皮功能。卡维地洛对稳定型和不稳定型心绞痛均有显著疗效，也可用于心功能不全和高血压的治疗。

尼可地尔

尼可地尔（nicorandil）是钾通道激活药，既能激活血管平滑肌细胞膜K^+通道，促进K^+外流，使细胞膜超极化，抑制Ca^{2+}内流，还能释放NO，增加血管平滑肌细胞内环磷酸鸟苷（cGMP）生成。两者的结果使血管平滑肌松弛，冠状动脉扩张，冠状动脉供血增加，同时减轻Ca^{2+}超载对缺血心肌细胞的损害。主要适用于变异型心绞痛，且不易产生耐受性。

吗多明

吗多明（molsidomine）为新型NO供体，作用机制与硝酸甘油相似，能降低心脏前、后负荷，降低心室壁肌张力，因而降低心肌耗氧量，也能舒张冠状动脉，改善心内膜下心肌的供血。临床用于各型心绞痛，作用时间较硝酸甘油为久，一次口服或舌下含服2mg，可维持疗效6～8h，且不易产生耐受性，与硝酸甘油交替应用可延缓耐受性的产生。

曲美他嗪

曲美他嗪（trimetazidine）是改善心肌能量代谢的药物，能抑制脂肪酸的摄取和（或）氧化，增加葡萄糖的氧化代谢，改善心肌缺血症状。临床适用于对一线抗心绞痛疗法控制不佳或无法耐受的稳定型心绞痛患者的对症治疗。

自测题

一、选择题
【A型题】
1. 治疗心绞痛最常用的硝酸酯类药物是（　　）

A. 硝酸异山梨酯
B. 硝酸甘油
C. 单硝酸异山梨酯

D. 戊四硝酯
E. 亚硝酸异戊酯
2. 变异型心绞痛患者不宜应用（　　）
A. 硝酸甘油　　　　B. 普萘洛尔
C. 维拉帕米　　　　D. 硝苯地平
E. 地尔硫䓬
3. 硝酸甘油、普萘洛尔、硝苯地平治疗心绞痛的共同作用是（　　）
A. 减慢心率
B. 抑制心肌收缩力
C. 降低心肌耗氧量
D. 缩小心室容积
E. 缩短射血时间
4. 伴有哮喘的心绞痛患者不宜选用（　　）
A. 硝酸甘油　　　　B. 普萘洛尔
C. 硝酸异山梨酯　　D. 维拉帕米
E. 硝苯地平
5. 硝酸甘油抗心绞痛的主要药理作用是（　　）
A. 增强心肌收缩力
B. 增加心室壁肌张力
C. 减慢心率
D. 改善心肌供血
E. 直接松弛血管平滑肌

【B型题】
（第6、7题备选答案）
A. 硝酸甘油　　　　B. 硝苯地平
C. 维拉帕米　　　　D. 地尔硫䓬
E. 普萘洛尔
6. 治疗变异型心绞痛的首选药物是（　　）
7. 最常用的治疗各种类型心绞痛的药物是（　　）

【X型题】
8. 普萘洛尔抗心绞痛的作用机制是（　　）
A. 扩张外周血管，降低心脏负荷
B. 减慢心率，减少心肌耗氧量
C. 使心肌收缩力减弱，降低心肌耗氧量
D. 促进氧合血红蛋白氧的解离，增加心肌的供氧
E. 促使血液从心外膜血管流向心内膜缺血区
9. 钙通道阻滞药治疗心绞痛的作用机制是（　　）
A. 减慢心率　　　　B. 舒张血管平滑肌
C. 减弱心肌收缩力　D. 保护缺血区心肌细胞
E. 增加室壁肌张力
10. 硝酸甘油可治疗（　　）
A. 变异型心绞痛
B. 不稳定型心绞痛
C. 稳定型心绞痛
D. 顽固性心力衰竭
E. 急性心肌梗死
11. 硝酸甘油的不良反应包括（　　）
A. 脸红　　　　　　B. 搏动性头痛
C. 直立性低血压　　D. 高铁血红蛋白血症
E. 眼压升高
12. 普萘洛尔产生的不利于缓解心绞痛的因素包括（　　）
A. 冠状动脉收缩　　B. 心室容积增大
C. 延长射血时间　　D. 抑制心肌收缩力
E. 减慢心率

二、简答题
1. 简述硝酸甘油的药理作用。
2. 简述硝酸甘油与普萘洛尔合用治疗心绞痛的药理学基础。

（韩　芳）

第13章 抗高血压药

> **学习目标**
>
> **知识目标：**
> 1. 掌握抗高血压药物的分类及代表药物，常用抗高血压药物的降压机制、作用特点、临床应用及不良反应。
> 2. 熟悉其他抗高血压药的作用特点、临床应用及不良反应，抗高血压药物的用药原则。
> 3. 了解高血压的定义和分类。
>
> **能力目标：** 能利用所学知识对高血压患者进行合理用药指导、用药咨询和健康宣教。
>
> **素质目标：** 具有生命至上、一切以患者为中心的职业素养。

高血压是以体循环动脉血压升高、周围小动脉阻力增高同时伴有不同程度心输出量和血容量增加为主要表现的临床综合征。大多数高血压患者合并其他危险因素，包括脂质异常、糖耐量受损或糖尿病、早发心血管疾病家族史、肥胖和吸烟等。尽管高血压有行之有效的诊断和治疗方法，但能彻底治愈的高血压患者非常有限。《中国高血压防治指南》（2024年修订版），将高血压定义为：在未使用降压药物的情况下，非同日3次测量诊室血压≥140/90mmHg；或连续5～7d测量家庭血压≥130/80mmHg，白天血压≥135/85mmHg，夜间血压≥120/70mmHg。患者既往有高血压史，目前正在使用降压药，血压虽然低于上述诊断界值，仍应诊断为高血压。

高血压的发病原因、发病机制非常复杂，临床表现及并发症多样，有不同的分类方式。目前，我国采用正常血压、正常高值和高血压进行血压水平分类，并根据诊室血压水平进一步将高血压分为1级、2级和3级（表13-1）。

表13-1 基于诊室血压的血压分类和高血压分级（mmHg）

分类	收缩压		舒张压
正常血压	<120	和	<80
正常高值	120～139	和（或）	80～89
高血压	≥140	和（或）	≥90
1级高血压（轻度）	140～159	和（或）	90～99
2级高血压（中度）	160～179	和（或）	100～109
3级高血压（重度）	≥180	和（或）	≥110
单纯收缩期高血压	≥140	和	<90
单纯舒张期高血压	<140	和	≥90

注：当收缩压和舒张压分属于不同级别时，以较高的分级为准。引自《中国高血压防治指南》（2024年修订版）。

抗高血压药物是一类能降低血压、减轻靶器官损害的药物。合理应用抗高血压药物，不仅能控制血压，延缓动脉粥样硬化的形成和发展，更能减少心、脑、肾等靶器官并发症的发生，改善生活质量，降低死亡率，延长寿命。若能配合控制体重、低盐饮食、戒烟限酒、适当运动、保持心理健康等，则有助于取得更好的效果。

> **链接** 世界高血压日和全国高血压日
>
> 高血压是危害人类健康的最主要的慢性病。20世纪70年代，成立了世界高血压联盟，并决定从2005年起将每年的5月17日定为世界高血压日，以更好地在全球范围内唤起人们对高血压防治的重视。我国在1989年5月12日正式成为世界高血压联盟的盟员，成立了相应的中国高血压联盟。1998年，卫生部为提高广大群众对高血压危害的认识、动员全社会参与高血压预防和控制工作、普及高血压防治知识、增强全民的自我保健意识，决定将每年的10月8日定为"全国高血压日"。2024年是第27个全国高血压日，主题是"健康体重，理想血压"，旨在提醒人们做好自我血压管理，控制超重、肥胖等危险因素，养成良好的生活习惯。

第1节 抗高血压药物的分类

影响动脉血压的基本因素是心输出量和外周血管阻力。心输出量受心功能、回心血量和血容量的影响，外周血管阻力主要受小动脉紧张度的影响。交感神经和肾素-血管紧张素-醛固酮系统（RAAS）是参与血压调节的两个主要影响因素。抗高血压药物品种繁多，通常根据药物的作用及作用部位（图13-1）进行分类。

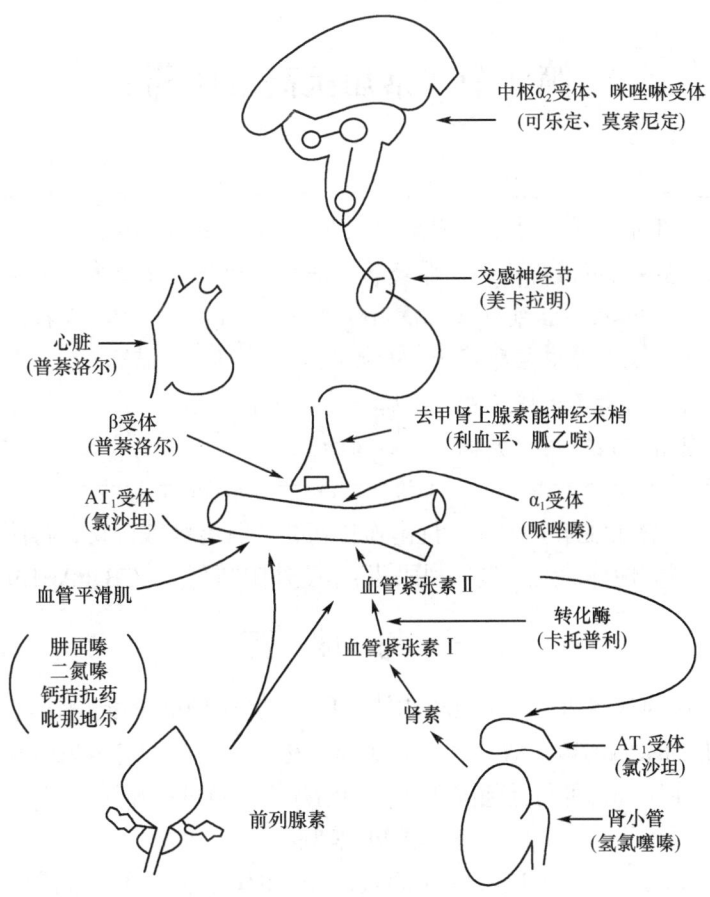

图13-1 抗高血压药作用部位示意图

1. 利尿药 如氢氯噻嗪、吲达帕胺等。

2. 作用于RAAS的药物

（1）血管紧张素转化酶抑制剂（ACEI）　如卡托普利、依那普利、培哚普利等。

（2）血管紧张素Ⅱ受体阻断药（ARB）　如氯沙坦、缬沙坦、坎地沙坦、厄贝沙坦等。

（3）肾素抑制药　如阿利吉仑等。

（4）血管紧张素受体脑啡肽酶抑制剂（angiotensin receptor neprilysin inhibitor，ARNI）　如沙库巴曲缬沙坦。

3. 作用于交感神经系统的药物

（1）中枢性降压药　如可乐定、莫索尼定等。

（2）神经节阻断药　如美卡拉明等。

（3）去甲肾上腺素能神经末梢阻滞药　如利血平、胍乙啶等。

（4）β受体阻断药　如普萘洛尔、美托洛尔、比索洛尔等。

（5）其他肾上腺素受体阻断药　包括α受体阻断药，如哌唑嗪、特拉唑嗪等；α、β受体阻断药，如拉贝洛尔、卡维地洛等。

4. 钙通道阻滞药（CCB）　如硝苯地平、尼群地平、氨氯地平、非洛地平等。

5. 血管扩张药

（1）直接扩张血管平滑肌药　如肼屈嗪、硝普钠等。

（2）钾通道开放药　如米诺地尔、二氮嗪等。

> **考点：** 抗高血压药物的分类及各类代表药

第2节　常用抗高血压药

案例13-1

患者，男，45岁。2年前，常规体检时被诊断为高血压（2级）。患者考虑自己平素体健，虽有高血压，平时也无症状，想尽量不用药而通过非药物疗法降低血压，于是采取戒烟限酒、低盐、低脂饮食，并适当增加运动。今年体检时，发现血压没有降低，反而出现左心室肥厚。

问题与思考： 1. 该患者能单纯依靠非药物治疗使血压达标吗？为什么？

2. 为什么患者又出现了左心室肥厚？有何潜在危险？

3. 该患者应该服用哪类抗高血压药物？

常用抗高血压药物一般在临床上为一线抗高血压药物，具有疗效确切，毒副反应较低，长期应用能保持疗效，不易产生耐受性等优点，包括利尿药、β受体阻断药、CCB、ACEI、ARB和ARNI等。

一、利尿药

利尿药是治疗高血压的常用药物，不仅单用能降压，联合用药时还能增强其他降压药的降压作用，消除某些降压药物引起的水钠潴留，故有基础降压药之称。常用药物有氢氯噻嗪、吲达帕胺、氯噻酮等，可单独治疗轻度高血压，也可与其他降压药合用治疗中、重度高血压。

氢氯噻嗪

氢氯噻嗪（hydrochlorothiazide）口服后1h起效，4~6h作用达高峰，维持6~12h。主要抑制远曲小管近端对Na^+和Cl^-的重吸收，从而促进肾对NaCl的排泄而产生利尿作用。

【药理作用】　降压作用温和、持久，且长期应用无明显耐受性，限制食盐摄入能增强本品的降压作用。初期应用的降压机制是排钠利尿，造成体内Na^+、水负平衡，使细胞外液和血容量减少，血压降低。长期应用后，当血容量及心输出量已逐渐恢复至正常时，血压仍可持续降低，其机制是：①因持续排钠而降低动脉壁细胞内 Na^+ 的含量，并通过 Na^+-Ca^{2+} 交换机制，使细胞内 Ca^{2+} 减少。②细胞内 Ca^{2+} 量减少会使血管平滑肌对缩血管物质（如去甲肾上腺素）的反应性降低。③诱导动脉壁产生扩血管物质，如缓激肽、前列环素等。

【临床应用】 氢氯噻嗪可单独应用治疗轻度高血压；也可与其他抗高血压药合用治疗中、重度高血压；与扩血管药或肾上腺素受体阻断药合用具有协同作用，并可拮抗这些药物所致的水、钠潴留，使用时应限制钠盐的摄入；也用于各种水肿（对慢性心功能不全所致的心脏性水肿疗效最好）及尿崩症。

【不良反应】 长期应用可导致电解质紊乱，对血脂、血糖、血尿酸代谢产生不利影响，如增加血中总胆固醇、甘油三酯及低密度脂蛋白胆固醇含量，增加尿酸及血浆肾素活性，降低糖耐量等。不宜用于伴有高脂血症、高血糖、高尿酸血症的高血压患者。

吲达帕胺

吲达帕胺（indapamide）是一种磺胺类利尿药，通过抑制远端肾小管皮质部对水和电解质的重吸收而发挥作用。

【药理作用及临床应用】 本药利尿作用不能解释其降压作用，因降压作用的剂量远小于利尿剂量，其降压作用可能与以下机制有关：①阻滞 Ca^{2+} 通道，减少 Ca^{2+} 内流，促进血管内皮产生内皮细胞源性血管舒张因子（EDRF）；②刺激具有血管扩张作用的前列腺素 PGE_2 和 PGI_2 的合成；③降低血管对缩血管物质的敏感性，从而抑制血管收缩。主要适用于轻、中度高血压的治疗，并具有明显逆转心肌肥厚的作用，不影响血脂和碳水化合物代谢，故对伴有高脂血症和（或）高血糖的患者可用吲达帕胺代替噻嗪类利尿药。

【不良反应】 不良反应较轻而短暂，呈剂量依赖性。禁用于对磺胺类药过敏、严重肾功能不全、肝性脑病、严重肝功能不全及低钾血症患者。

其他利尿药物如袢利尿药呋塞米、布美他尼等可用于伴有肾功能不全的高血压患者。

考点：氢氯噻嗪抗高血压的药理作用、作用机制及不良反应

二、β受体阻断药

本类药物无论是选择性还是非选择性阻断β受体，都有确切的降压作用，长期应用一般不引起水钠潴留，亦无明显的降压耐受性。大多还具有抗心律失常、抗心绞痛的作用。常用的药物有普萘洛尔、美托洛尔、阿替洛尔、比索洛尔等。

普萘洛尔

普萘洛尔口服首过消除明显，生物利用度低，仅为25%，且个体差异大，血药浓度的个体差异可达20倍。吸收后易通过血脑屏障和胎盘，主要在肝脏代谢，代谢物90%以上经肾排泄。

【药理作用】 本药为非选择性的β受体阻断药，对 $β_1$ 和 $β_2$ 受体都有阻断作用。降压特点有：起效缓慢，口服后2～3周才开始降压，对立位、卧位的收缩压和舒张压都能降低，不易引起直立性低血压，较少引起头痛和心悸。其降压机制为：①阻断心肌 $β_1$ 受体，抑制心肌收缩力，减慢心率，减少心输出量而降低循环血量。②阻断肾小球旁器细胞 $β_1$ 受体，抑制肾素的释放，降低RAAS活性。③阻断去甲肾上腺素能神经突触前膜的 $β_2$ 受体，抑制其正反馈作用，减少NA的释放。④阻断中枢β受体，降低血管中枢兴奋性神经元活性，从而使外周交感神经张力降低，血管阻力降低。

【临床应用】 用于治疗各种类型、不同年龄的轻、中度高血压，合用氢氯噻嗪降压作用更明显。特别适用于交感神经张力较高的青年型高血压，对有心输出量、肾素水平偏高或伴有心绞痛、快速型心律失常、甲亢、脑血管病变的高血压患者更适宜。因口服剂量的个体差异较大，宜从小剂量试用。长期用药时不可突然停药，以防因受体上调，导致血压剧烈回升，出现心绞痛、心律失常甚至心肌梗

死的严重后果。

【不良反应】 乏力、嗜睡、失眠、恶心、腹胀、皮疹、晕厥、低血压、心动过缓；血中甘油三酯升高，高密度脂蛋白（HDL）降低。1型糖尿病、支气管哮喘、末梢血管疾病（如雷诺病）、心动过缓、房室传导阻滞者等禁用。

考点：普萘洛尔抗高血压作用特点、作用机制及不良反应

> **链接** 詹姆斯·布莱克与普萘洛尔
>
> 1948年，美国佐治亚州医学院的阿尔奎斯特提出了体内存在两种肾上腺素受体的假说，并分别称为α受体和β受体。布莱克对此观点深信不疑，他花了整整十年时间探索肾上腺素如何与受体结合。在研究过程中，他提出了"内在拟交感活性"的概念，认为某些β受体阻断药除了阻断受体外，还对β受体有部分激动作用，可引起心脏兴奋，心肌耗氧量增加。因此，他认为无"内在拟交感活性"的阻断药将更为有效。1962年，布莱克和同事成功合成了第一个β受体阻断药丙萘洛尔，然而因其会致癌，不能用于临床。但布莱克不气馁，1964年，合成出了普萘洛尔，它不仅比丙萘洛尔更为有效，且避免了致癌作用，还不存在"内在拟交感活性"。如今，普萘洛尔被广泛用于治疗高血压、心绞痛等。普萘洛尔的发现被认为是药物研发史上的一个里程碑，布莱克也因此获得了1988年诺贝尔生理学或医学奖。

美托洛尔

美托洛尔为选择性β_1受体阻断药。口服1h达最大作用。血压的降低与血药浓度不平行，而心率的减慢则与血药浓度呈直线相关。吸收后迅速进入细胞外组织，能通过血脑屏障及胎盘屏障。其临床药理作用和作用机制与普萘洛尔类似。该药主要优点是：低剂量时主要作用于心脏，而对支气管的影响小，对伴有阻塞性肺疾病患者相对安全。临床主要用于高血压、心力衰竭、心肌梗死后二级预防、心绞痛、嗜铬细胞瘤、扩张型心肌病等疾病的治疗，也可辅助治疗甲亢。

治疗初期，因药物进入中枢神经系统，可出现疲乏、眩晕、抑郁、头痛、失眠、多梦等症状，甚至可引起心动过缓和房室传导阻滞，加重或诱发心力衰竭。偶有过敏反应，使用时可有肢端发冷、雷诺现象等。对β_2受体作用弱，但哮喘患者仍应慎用。

考点：美托洛尔的药理作用特点、临床应用及其主要不良反应

比索洛尔

比索洛尔（bisoprolol）为选择性β_1受体阻断药，对β_1受体的选择性是美托洛尔的2倍，药理作用和临床应用与美托洛尔相似，对伴有阻塞性肺疾病的高血压患者更为安全。不良反应和注意事项同美托洛尔。

三、钙通道阻滞药

钙通道阻滞药（calcium channel blocker，CCB）通过阻断电压依赖性L-型Ca^{2+}通道，阻滞Ca^{2+}内流，使血管平滑肌收缩而失去兴奋-收缩偶联的介质，从而舒张全身血管。以二氢吡啶类药物作用最强，在降低血压方面最常用。主要扩张动脉，冠状动脉对其很敏感，能舒张大的输送血管和小的阻力血管，增加冠状动脉血流量及侧支循环血量，改善心肌缺血；脑血管也较敏感，能缓解血管痉挛。对静脉影响较小。

硝苯地平

【体内过程】 硝苯地平（nifedipine）口服易吸收，$t_{1/2}$为3~4h，生物利用度为45%~75%，血浆蛋白结合率为92%~98%，部分药在肝内代谢，70%~80%以无活性代谢物经肾排泄。

【药理作用】 硝苯地平舒张血管作用较强，其短效药物因扩张血管而作用于窦弓压力感受器兴奋交感神经，可引起反射性心率加快，而长效的缓释剂则无此作用。其降压特点为：对正常血压无明

显影响，对高血压患者则降压作用显著；降压时并不降低重要脏器如心、脑、肾的血流量；不引起脂类代谢及糖耐量的改变；不引起水钠潴留；长期应用可逆转高血压患者的心肌肥厚，改善心血管重构。

【临床应用】 适用于各种类型高血压，可单独使用或与利尿药、β受体阻断药等合用。对合并冠心病、肾脏疾病、糖尿病、哮喘和高脂血症的患者适用，也可用于高血压危象。目前多推荐使用硝苯地平缓释片剂或控释制剂。

【不良反应】 常见的不良反应有头痛、面部潮红、眩晕、心悸、踝部水肿等。硝苯地平短效制剂可能加重心肌缺血，长期大剂量应用可导致血压骤降而增加心肌梗死患者心律失常的发病率及猝死率，故不宜用于心肌梗死后的高血压患者。此外，降压时可反射性引起心率加快、心输出量增加及血浆肾素活性增高，与β受体阻断药合用可减轻这些现象。

尼群地平

尼群地平（nitrendipine）属于中效药物。口服吸收良好，对血管的扩张作用较硝苯地平强，降压作用比硝苯地平短效制剂温和而持久。适用于各型高血压，对高血压伴有心绞痛患者尤佳。不良反应与硝苯地平相似但较轻，肝功能不良者宜慎用或减量。

氨氯地平

氨氯地平（amlodipine）属于长效药物。口服给药吸收好，每天服药一次，$t_{1/2}$ 为 40～50h，作用时间长，起效缓慢，降压作用平稳，可减轻血压的昼夜波动。选择性舒张血管平滑肌，并能减轻或逆转左心室肥厚，对心率、房室结传导、心肌收缩力均无明显影响。适用于高血压和心绞痛的治疗。不良反应较轻，发生率低，主要有头痛、水肿、头晕、恶心等。

非洛地平

非洛地平（felodipine）属于中效药物，临床常用其缓释制剂。主要抑制小动脉平滑肌细胞外的 Ca^{2+} 内流，选择性扩张小动脉，对静脉几乎无作用，不会引起直立性低血压，对心肌也无明显抑制作用。非洛地平在降低肾血管阻力的同时，并不影响肾小球的滤过率，还有排钠利尿的作用。临床常用于治疗轻、中度高血压，也可与其他降压药合用治疗各型高血压。不良反应与其他钙通道阻滞药相似。

考点：钙通道阻滞药的代表药物、药理作用及不良反应

四、血管紧张素转化酶抑制剂

肾素-血管紧张素-醛固酮系统（RAAS）在血压调节及高血压发病中都有重要影响。肾素为一种酸性蛋白水解酶，在肾小球旁器的颗粒细胞内生成并释放入血，当肾供血不足或原尿 Na^+ 含量降低时，都能促进肾素生成与释放。肾素作用于血液循环中的血管紧张素原生成血管紧张素 I（angiotensin I，Ang I），Ang I 又在血管紧张素转化酶（angiotensin converting enzyme，ACE）的作用下水解生成血管紧张素 II（angiotensin II，Ang II）。Ang II 作用于血管紧张素 1 型（angiotensin type 1，AT_1）受体，使全身微动脉和静脉血管平滑肌收缩，外周阻力增大，血压升高；Ang II 还能增强交感神经兴奋性，促进 NA 的释放；另一方面 Ang II 通过增加醛固酮释放，促进肾小管对 Na^+ 和水的重吸收，使血容量增加，也使血压升高；Ang II 还具有生长激素样作用，能促进心肌肥大、血管增生及动脉粥样硬化的过程（即心血管病理性重构），使高血压、动脉粥样硬化、心力衰竭等患者的病死率增加（图13-2）。

自1981年第一个血管紧张素转化酶抑制剂（angiotensin converting enzyme inhibitor，ACEI）卡托普利（captopril）问世以来，ACEI类药物发展迅速，常用药物还有依那普利（enalapril）、雷米普利（ramipril）、赖诺普利（lisinopril）及培哚普利（perindopril）等。它们均能有效地降低血压，对心功能不全及缺血性心脏病等也有良好疗效。

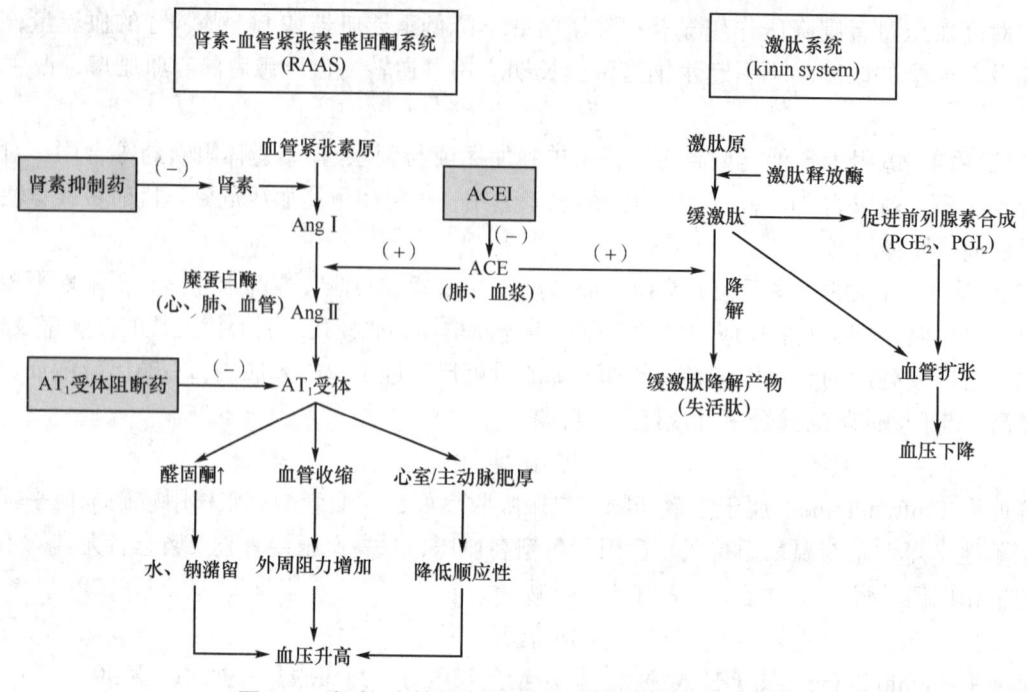

图13-2 肾素-血管紧张素系统及其抑制药的作用环节

ACEI在多种心血管疾病防治过程中具有重要价值,与其他降压药相比,具有以下特点:①适用于各型高血压,在降压的同时,不伴有反射性心率加快;②长期应用,不易出现降压耐受,不引起电解质紊乱和脂质代谢障碍,不影响血尿酸水平,可降低糖尿病肾病和其他肾实质性损害对患者肾小球损伤的可能性,减轻肾小球硬化,增加机体对胰岛素的敏感性;③可减轻左心室肥厚,防止或逆转心血管的病理性重构,发挥对心、肾、脑等器官的保护作用;④能改善高血压患者的生活质量,降低病死率。

ACEI降血压的主要作用机制如下。

1. 抑制循环中RAAS ACEI主要通过抑制ACE减少AngⅡ的形成,减少醛固酮分泌而发挥降压作用。

2. 抑制局部组织中RAAS 许多组织如血管、心脏、肾脏、脑等存在局部组织的RAAS,局部组织的RAAS对其自身调节和心血管系统的稳定具有重要作用。ACEI与局部组织中的ACE结合较持久,因而对酶的抑制时间更长,还能减少去甲肾上腺素释放,降低交感神经对心血管系统的兴奋性,有助于长期降压和改善心功能。

3. 减少缓激肽的降解 当ACE受到药物抑制时,组织内缓激肽(bradykinin,BK)降解减少,局部血管BK浓度增高。BK是血管内皮L-精氨酸-NO途径的重要激活剂,它作用于内皮的激肽β_2受体而引起内皮超极化因子(EDHF)及NO的释放,因而发挥较强的扩血管效应及抑制血小板功能。此外,BK可刺激细胞膜磷脂游离出花生四烯酸(AA),促进前列腺素的合成而增加扩血管效应。

卡 托 普 利

【体内过程】 卡托普利(captopril)口服吸收迅速,15min起效,1~2h达高峰,$t_{1/2}$约为4h,作用维持6~8h。食物能影响其吸收,故宜在餐前1h服用。血浆蛋白结合率30%,生物利用度70%。

【药理作用及临床应用】 为第一个口服有效的含巯基(—SH)的ACEI。

1. 降压作用 对各型高血压均有明显降压作用,增加剂量可延长作用时间,但不增加降压效果。临床适用于治疗各种类型高血压,可单用或与其他药物合用。

2. 抗慢性心功能不全 能改善慢性心功能不全患者的心脏功能,卡托普利通过降低血管紧张素Ⅱ

和醛固酮水平而使心脏前、后负荷减轻，同时扩张外周血管，并能对抗心血管病理性重构，减轻心室肥厚，降低病死率，故成为治疗慢性心功能不全安全、有效的首选药物之一，对洋地黄、利尿药和血管扩张药无效的患者也有效。

3. 抗心肌梗死 对缺血性心肌有保护作用，心肌梗死患者在心肌梗死早期应用能改善心功能，降低病死率。

4. 抗糖尿病肾病 糖尿病患者常并发肾脏病变，因肾小球囊内压升高可导致肾小球和肾功能损伤，卡托普利能舒张肾脏出球小动脉，降低肾小球囊内压力，故对1型、2型糖尿病患者，无论有无高血压都能改善或阻止肾功能恶化。

【不良反应】

1. 首剂低血压反应 与开始剂量过大有关，应从小剂量开始使用。口服吸收快的ACEI易发生，而ACEI的前体药需经体内代谢后才有活性，故不易发生。

2. 刺激性干咳 5%～20%患者出现刺激性干咳，女性多见，需停药才能终止。与抑制ACE，减少缓激肽降解，导致缓激肽、前列腺素及P物质在肺部、气道组织蓄积过多有关。

3. 高钾血症 因醛固酮系统被抑制，血钾易升高，肾功能不全或合用保钾利尿药时更易出现。

4. 其他 可发生皮疹、瘙痒、味觉异常或缺失，与结构中的巯基有关。个别患者可出现血管神经性水肿、蛋白尿、中性粒细胞减少等，但减量或停药后可消失。妊娠期妇女和哺乳期妇女、有双侧肾动脉狭窄者禁用，过敏体质者慎用。

考点：卡托普利的药理作用、作用机制及不良反应

依 那 普 利

依那普利（enalapril）为强效的前体药物。在体内水解为依那普利拉（enalaprilate）才具有生物活性。口服后吸收迅速，0.5～2.0h后血药浓度达峰值，6～8h达最大降压效应。$t_{1/2}$为11h，血浆蛋白结合率约50%。对ACE抑制作用比卡托普利强10倍，起效慢但更持久。其降压作用机制与卡托普利相似，能降低总外周阻力和肾血管阻力，增加肾血流量。主要用于高血压及慢性心功能不全的治疗。不良反应与卡托普利相似但较少，因其化学结构不含巯基，故中性粒细胞减少、蛋白尿、味觉异常或缺失等反应均较少见。

考点：依那普利抗高血压的药理作用特点

同类药物还有贝那普利（benazepril）、培哚普利（perindopril），二者消除半衰期比依那普利更长，属于长效、强效的血管紧张素转化酶抑制药，每天服药只需1次。作用机制和临床应用与卡托普利相似，不良反应较少。

五、血管紧张素Ⅱ受体阻断药

血管紧张素Ⅱ受体有两种亚型，即AT_1受体和AT_2受体。AT_1受体主要分布于血管平滑肌、心肌、肾、肾上腺、脑、肝、肺等组织；AT_2受体广泛分布于胎儿组织内，与胎儿的发育有关。AngⅡ的心血管作用主要通过兴奋AT_1受体而产生，而AT_1受体阻断药可以在受体水平上竞争性拮抗AngⅡ引起的收缩血管、升高血压、刺激醛固酮的分泌、促进心血管重构的病理生理效应。因AngⅡ还可以经糜酶旁路产生，ACEI不能完全抑制全部AngⅡ的产生，故AT_1受体阻断药选择性更高，对AngⅡ的抑制作用更完全。但不能抑制缓激肽降解，不能发挥缓激肽-NO系统对心血管系统的保护作用，却可减少缓激肽蓄积刺激机体咳嗽的发生率。

常用的AT_1受体阻断药有氯沙坦、缬沙坦、厄贝沙坦、坎地沙坦、替米沙坦等。

氯 沙 坦

【体内过程】 氯沙坦（losartan）口服易吸收，但首过消除明显，生物利用度约为口服量的1/3，血药浓度达峰时间约1h。有14%经肝转化为活性更强的代谢产物，大部分药物经肝药酶系统代谢，仅少量以原型经肾排泄。每日服药一次降压作用可持续24h。

【药理作用及临床应用】 选择性拮抗AT_1受体，阻断循环和局部组织Ang Ⅱ所致的血管收缩、醛固酮分泌、交感神经兴奋和压力感受器敏感性增加的效应，产生强大而持久的舒张血管、降低血压和逆转心血管重构的作用。降压时不影响血脂和血糖的水平，不引起直立性低血压，能增加肾血流量和肾小球滤过率，保护肾功能。还能促进肾脏尿酸盐的排泄，防止利尿药引起的高尿酸血症。可用于高血压、糖尿病合并肾功能不全的患者。长期用药可减轻左心室肥厚和血管壁增厚。

【不良反应】 不良反应较少，少数患者用药后可出现头痛、眩晕。禁用于妊娠期妇女、哺乳期妇女及肾动脉狭窄者。

考点：氯沙坦药理作用、临床应用及不良反应

缬沙坦

缬沙坦（valsartan）对AT_1受体亲和力比氯沙坦强5倍。一次口服80mg，2h出现降压作用，4~6h达最大降压效果。降压作用平稳，可持续24h。长期给药也可逆转心室重构和血管壁增厚。临床应用同氯沙坦，对伴有肾衰竭的高血压也有良好疗效，不良反应少，主要有头痛、眩晕、疲劳等，孕妇禁用。

坎地沙坦

坎地沙坦（candesartan）对AT_1受体选择性较高，它对AT_1受体的亲和力比氯沙坦强50~80倍，且结合牢固、解离缓慢，从而产生强效、持久的降压作用。用于治疗2、3级高血压，可以有效防止靶器官损害。不良反应较少。

链接 高血压急症

高血压急症是指原发性或继发性高血压患者在某些诱因作用下血压突然或显著升高（一般超过180/120mmHg），同时伴有进行性心、脑、肾等重要靶器官功能不全的表现，包括高血压脑病、高血压伴颅内出血（脑出血和蛛网膜下腔出血）、脑梗死、心力衰竭、急性冠状动脉综合征（不稳定型心绞痛、急性心肌梗死）、主动脉夹层、嗜铬细胞瘤危象、围手术期高血压、子痫前期或子痫等。应注意血压水平的高低与急性靶器官损害的程度并非成正比。一部分高血压急症并不伴有特别高的血压值，如并发急性肺水肿、主动脉夹层、心肌梗死等，血压仅为中度升高但对靶器官功能影响重大，也应视为高血压急症。

六、血管紧张素受体脑啡肽酶抑制剂

沙库巴曲缬沙坦

沙库巴曲缬沙坦为首个ARNI类药物，由沙库巴曲和缬沙坦以1:1摩尔比例结合构成。于2021年6月在我国获批原发性高血压适应证。通过抑制脑啡肽酶对利钠肽的降解，发挥利尿、利钠和扩血管、抗交感神经的效应，其血管紧张素受体阻断作用可避免脑啡肽酶被抑制后对RAAS的代偿激活，起到协同降压作用。沙库巴曲缬沙坦适用于高血压合并心力衰竭、左心室肥厚（LVH）、肾脏疾病、老年及难治性高血压。可导致血管性水肿、低血压、肾功能损害、高钾血症等。重度肾功能损害、肾动脉狭窄及中度肝功能损害者应慎用，妊娠者禁用。

第3节 其他抗高血压药

一、中枢交感神经抑制药

可乐定

【体内过程】 可乐定（clonidine）为咪唑啉衍生物。口服吸收良好，生物利用度约75%，服后0.5h

起效，2～4h作用达高峰，持续6～8h。在体内分布均匀，也易透过血脑屏障。$t_{1/2}$为7.4～13.0h，约50%经肝代谢，其余以原型经肾排泄。

【药理作用及作用机制】 可乐定通过激动延髓腹外侧区的咪唑啉I_1受体，使控制外周血管的中枢交感神经张力降低，血管扩张，血压下降，还可兴奋延髓背侧孤束核突触后膜的$α_2$受体，抑制交感神经中枢的传出冲动，使外周血管扩张，从而产生降压作用。此外还有镇静作用及抑制胃肠运动和分泌的作用。过大剂量的可乐定也可兴奋外周血管平滑肌上的$α_2$受体，引起血管收缩，使降压作用减弱。

【临床应用】

1. 中度高血压 常在其他降压药无效时应用。降压时不出现直立性低血压，与利尿药或其他降压药合用，比单用疗效明显提高。因能抑制胃肠蠕动和胃酸分泌，故尤适用于伴有消化性溃疡的高血压患者。

2. 偏头痛 口服可用于预防偏头痛。

3. 开角型青光眼 滴眼能降低眼压，可用于治疗开角型青光眼。

4. 戒毒 可用于吗啡类成瘾者的戒毒。

【不良反应】 治疗量下常见口干、便秘、嗜睡、乏力、心动过缓等，停药后很快消失。久用可引起水钠潴留，须同时合用利尿药。不宜用于高空作业或驾驶机动车辆的人员，以免因精力不集中、嗜睡而导致事故发生。此外，久用突然停药可出现反跳现象，表现为头痛、震颤、腹痛、出汗及心悸、血压骤升，恢复用药或用α受体阻断药可以取消。

考点： 可乐定的药理作用、临床应用及主要不良反应

莫索尼定

莫索尼定（moxonidine）为第二代中枢性降压药。口服易吸收，不受食物的干扰。$t_{1/2}$为2～3h，但降压作用可维持24h。主要激动延髓腹外侧区的咪唑啉I_1受体，临床适用于治疗轻、中度高血压。因对$α_2$受体基本无影响，故口干、嗜睡等不良反应较可乐定少见，停药无反跳现象。

二、神经节阻断药

本类药物可阻断交感神经节N_1受体，使节后神经元支配的血管外周阻力降低，血压下降。作用迅速、强大，但因选择性不高，同时也因阻断副交感神经节，不良反应严重，现已少用，仅用于其他药无效的重度高血压或高血压危象的迅速降压。代表药物有樟磺咪芬（trimethaphan camsylate）、美卡拉明（mecamylamine）等。

三、去甲肾上腺素能神经末梢抑制药

本类药物主要作用于去甲肾上腺素能神经末梢，影响递质的再摄取、贮存、释放等过程，从而使交感神经系统冲动的传递受阻，表现为血管扩张、心率减慢、血压下降。代表药物为利血平（reserpine）和胍乙啶（guanethidine）。利血平通过抑制囊泡膜对去甲肾上腺素的再摄取，最终使囊泡递质耗竭而发挥作用。其降压作用缓慢、温和、持久。因长期使用易导致消化性溃疡、抑郁等不良反应，现已不单用，仅在复方制剂中应用。作用较强的胍乙啶主要影响递质的释放，作用强，也因不良反应多而少用。

四、其他肾上腺素受体阻断药

（一）$α_1$受体阻断药

哌 唑 嗪

【体内过程】 哌唑嗪（prazosin）口服易吸收，首过消除显著，生物利用度约65%。经1～2h血药浓度达高峰，$t_{1/2}$为2～3h，作用可持续6～10h。与血浆蛋白结合率约90%，在肝中被代谢，不足10%

的原型药物经肾排泄。

【药理作用及临床应用】 为选择性突触后膜 $α_1$ 受体阻断药,能松弛血管平滑肌,产生降压效应。对突触前膜 $α_2$ 受体影响极小,不会引起明显的反射性心率加快,也不增加肾素的分泌。适用于治疗轻、中度高血压,因可降低低密度脂蛋白胆固醇(LDL-C)和甘油三酯(TG),增加高密度脂蛋白胆固醇(HDL-C),故对血脂代谢产生有利影响。可用于血脂异常的高血压患者,也常与β受体阻断药或利尿药合用,增强降压效果。由于本品既能扩张容量血管,降低前负荷,又能扩张阻力血管,降低后负荷,也可用于治疗难治性慢性心功能不全,对常规疗法(ACEI、洋地黄、利尿药)无效或效果不显著的心功能不全患者也有效,但不能降低死亡率。

【不良反应】 初次服药时可有恶心、眩晕、头痛、嗜睡、心悸、直立性低血压等,称为"首剂现象"。立位、低钠饮食或合用β受体阻断药时较易发生。睡前服用或首剂减半(0.5mg)可克服。其他反应有头痛、口干、鼻塞、乏力等,停药后可消失。

考点: 哌唑嗪抗高血压作用特点、临床应用及不良反应

同类药物特拉唑嗪(terazosin)、多沙唑嗪(doxazosin)、阿夫唑嗪(alfuzosin)的生物利用度高,半衰期长,每日仅需用药一次,由于还可以降低前列腺及膀胱出口平滑肌的紧张度,也适用于伴有前列腺肥大、排尿困难的高血压患者。首剂现象较少发生。

(二) α、β 受体阻断药

拉贝洛尔

拉贝洛尔(labetalol)阻断β受体的作用强于阻断 $α_1$ 受体的作用,适用于各种类型的高血压及高血压急症、妊娠期高血压、嗜铬细胞瘤、麻醉或手术时高血压,合用利尿药能增强其降压效果。静脉注射或静脉滴注主要用于处理高血压急症,如妊娠期高血压综合征。大剂量可造成直立性低血压。

卡维地洛

卡维地洛(carvedilol)阻断β受体的同时具有阻断 $α_1$ 受体作用,因而可以舒张血管,一日1次,降压作用可维持24h。适用于轻、中度高血压或伴有缺血性心肌病、肾功能不全、糖尿病的高血压患者,也可用于慢性心功能不全的治疗。肝功能不全者忌用。

考点: 卡维地洛的药理作用及临床应用

五、血管扩张药

肼屈嗪

肼屈嗪(hydralazine)口服吸收好,给药后1~3h降压作用达峰值,维持约12h以上。降压作用快而强,能直接松弛血管平滑肌,降低外周阻力。主要扩张小动脉,对肾、冠状动脉及内脏血管的扩张作用大于骨骼肌血管。适用于中度以上高血压,但无器官保护作用,很少单独使用。因易引起心悸和水钠潴留,常与普萘洛尔、利尿药等其他降压药合用。其不良反应还有头痛、面红、黏膜充血、心动过速等,较严重时诱发心绞痛,长期大剂量使用时可引起全身性红斑狼疮样综合征,一旦发生应停药,用糖皮质激素治疗。冠心病、心绞痛、脑血管硬化及心动过速者禁用。

考点: 肼屈嗪的药理作用特点、临床应用及主要不良反应

硝普钠

硝普钠(sodium nitroprusside)是一种强效、速效、短效的降压药。直接作用于血管平滑肌,对全身小动脉和小静脉都有松弛作用。静脉滴注给药1min即可出现明显降压作用,但维持时间短,停药5min内血压即快速回升,可通过调整滴速来控制血压水平。作用机制为通过产生NO增加血管平滑肌细胞内cGMP水平而使血管松弛。

硝普钠主要用于高血压危象,特别是伴有急性心肌梗死或左心室功能衰竭的严重高血压患者,也

可用于急、慢性心功能不全。

不良反应有呕吐、出汗、头痛、心悸，均为过度降压所引起。毒性较少，在体内产生的氰酸根（CN^-），在肝中被转化成硫氰酸根（SCN^-），后者基本无毒，经肾排泄。但大剂量或连用数日后，SCN^-在体内蓄积，可导致甲状腺功能减退、高铁血红蛋白症和代谢性酸中毒。其浓度超过20mg/100ml时，易致中毒，有肝、肾功能不全者禁用。遇光易破坏，静脉滴注的药液应新鲜配制和裹黑纸避光。

考点：硝普钠的药理作用特点、临床应用及不良反应

六、钾通道开放药

常用于抗高血压的药物有米诺地尔、二氮嗪、吡那地尔、尼可地尔等。

米诺地尔

米诺地尔（minoxidil）通过激活血管平滑肌细胞膜的ATP敏感型K^+通道，促进K^+外流，血管平滑肌细胞膜超极化，结果Ca^{2+}通道失活，Ca^{2+}内流减少，从而使血管扩张，血压下降。口服吸收完全，能较持久地贮存于小动脉平滑肌中，扩张小动脉作用强大而持久。可用于其他降压药无效的重度高血压。不宜单用，骤然停药可引起血压突升。不良反应有水钠潴留、心悸等，与利尿药、β受体阻断药合用可减轻。还可引起多毛症，促进毛发生长，可能与增加皮肤及毛发滤泡的血流，激活了调节毛发杆蛋白的特殊基因有关，故此药可作为脱发（男性）治疗药。

二 氮 嗪

二氮嗪（diazoxide）降压机制是通过激活血管平滑肌细胞的ATP敏感性K^+通道，促进K^+外流，使Ca^{2+}通道失活。临床上静脉注射用于高血压危象及高血压脑病。因能抑制胰岛素释放，可致高血糖，糖尿病患者禁用。由于不良反应多，常被硝普钠替代。

七、肾素抑制药

阿利吉仑

阿利吉仑（aliskiren）是第一个批准上市的肾素抑制药，对肾素具有高度选择性，通过抑制肾素活性，使血管紧张素原生成AngⅠ减少，进而导致AngⅡ减少，血管扩张，血压下降。降压过程中不产生反射性心率加快，不影响心功能，具有强效、长效、平稳的降压特点，为一类新型的抗高血压药物。临床常用于轻、中度高血压。常见不良反应有全身乏力、胃肠道反应、头痛、头晕等，偶见血管神经性水肿。

第4节 抗高血压药物的应用原则

药物治疗的目的是达到血压目标，并保持血压长期持续达标，最终降低心、脑、肾与血管并发症发生和死亡的总风险。基于以上目的，建议抗高血压药应用的基本原则如下。

1. 降低风险 建议选择有证据支持可降低心血管疾病发病和死亡风险的降压药。

2. 长效降压药 首选每日服药1次可有效控制24h血压的长效药物，具有减少血压波动、维持血压节律的优势，更有利于预防心脑血管并发症。

3. 联合治疗 血压≥160/100mmHg，高于目标血压20/10mmHg的心血管高危/很高危患者，或单药治疗未达标的高血压患者，应进行联合降压治疗。1级高血压患者，也可考虑起始小剂量联合治疗。联合治疗包括自由联合或单片复方制剂（single-pill combination，SPC）。SPC有利于提高依从性，可优先推荐。

4. 起始剂量　一般患者采用常规剂量；高龄老年人，有心、脑、肾疾病的很高危患者，初始治疗时通常应采用较小的有效治疗剂量。根据需要，可考虑逐渐增加至足剂量。

5. 服药时间　一般高血压患者通常应在早晨服用降压药。早上与晚上服药降压治疗（treatment in morning versus evening，TIME）研究结果显示，与早上服药相比，晚上服用降压药并不能带来更多心血管获益。除非明确需要控制夜间血压升高，不应常规推荐睡前服用降压药。

6. 个体化治疗　根据患者合并症的不同和药物疗效及耐受性，以及患者个人意愿或长期承受能力，选择适合患者个体的降压药。

> **考点**：抗高血压药的应用原则

自测题

一、选择题

【A型题】

1. 下列有关利尿药的降压机制叙述不正确的是（　　）
   A. 排钠利尿，降低血容量
   B. 使血管平滑肌对缩血管物质的敏感性降低
   C. 通过Na^+-Ca^{2+}交换机制，使细胞内Ca^{2+}含量减少
   D. 诱导动脉壁产生扩血管物质
   E. 降低肾素活性

2. 卡托普利的抗高血压作用机制是（　　）
   A. 抑制肾素活性
   B. 抑制血管紧张素转化酶的活性
   C. 抑制β-羟化酶的活性
   D. 抑制血管紧张素Ⅰ的生成
   E. 阻滞血管紧张素受体

3. 卡托普利治疗高血压的特点错误的是（　　）
   A. 用于各型高血压
   B. 扩张外周血管
   C. 易引起低血钾
   D. 增加机体对胰岛素敏感性
   E. 防止和逆转心血管的病理性重构

4. 普萘洛尔降压机制不包括（　　）
   A. 减少心输出量
   B. 抑制肾素的释放
   C. 阻止Ca^{2+}内流，松弛血管平滑肌
   D. 降低血管中枢兴奋性神经元活性
   E. 减少NA的释放

5. 血管紧张素转化酶抑制剂的降压特点不包括（　　）
   A. 适用于各型高血压
   B. 降压时可使心率加快
   C. 长期应用不易引起电解质紊乱
   D. 防止和逆转心血管病理性重构
   E. 能改善高血压患者的生活质量，降低死亡率

6. 为避免哌唑嗪的"首剂现象"，可采取的措施是（　　）
   A. 立位　　　　　B. 低钠饮食
   C. 首剂减半　　　D. 首剂加倍
   E. 合用β受体阻断药

7. 高血压合并高尿酸血症患者不宜用（　　）
   A. 阿替洛尔　　　B. 依那普利
   C. 硝苯地平　　　D. 氢氯噻嗪
   E. 伊贝沙坦

8. 伴有消化性溃疡的高血压患者应慎用（　　）
   A. 氯沙坦　　　　B. 可乐定
   C. 肼屈嗪　　　　D. 利血平
   E. 哌唑嗪

9. 抑制肾素的释放，降低RAAS活性的降压药是（　　）
   A. 氢氯噻嗪　　　B. 哌唑嗪
   C. 普萘洛尔　　　D. 硝苯地平
   E. 二氮嗪

10. 对高血压伴有心绞痛的患者宜选用（　　）
    A. 氢氯噻嗪　　　B. 普萘洛尔
    C. 哌唑嗪　　　　D. 肼屈嗪
    E. 可乐定

11. 对α、β受体均有阻断作用的降压药是（　　）
    A. 普萘洛尔　　　B. 哌唑嗪
    C. 美托洛尔　　　D. 特拉唑嗪
    E. 拉贝洛尔

12. 可耗竭去甲肾上腺素能神经末梢神经递质的药物是（　　）
    A. 可乐定　　　　B. 利血平
    C. 卡托普利　　　D. 硝苯地平
    E. 氢氯噻嗪

13. 高血压危象伴有心力衰竭的患者宜选用（　　）
    A. 硝苯地平　　　B. 哌唑嗪
    C. 硝普钠　　　　D. 依那普利
    E. 可乐定

14. 高血压合并支气管哮喘的患者不宜用（　　）
    A. β受体阻断药　　B. $α_1$受体阻断药
    C. 利尿降压药　　　D. 血管扩张药
    E. 钙通道阻滞药

15. 硝普钠主要用于（　　）

A. 高血压危象　　B. 中度高血压
C. 轻度高血压　　D. 肾性高血压
E. 原发性高血压

【B型题】
（第16~18题备选答案）
A. 卡托普利　　B. 可乐定
C. 哌唑嗪　　　D. 肼屈嗪
E. 米诺地尔

16. 可引起心率加快、水钠潴留、多毛症的是（　　）
17. 可引起红斑狼疮综合征的是（　　）
18. 可出现顽固性干咳的是（　　）

【X型题】
19. 下列直接舒张血管的降压药是（　　）
A. 肼屈嗪　　　B. 卡托普利
C. 哌唑嗪　　　D. 硝普钠
E. 米诺地尔

20. 有关硝普钠的叙述正确的是（　　）
A. 降压作用迅速
B. 主要用于治疗高血压危象
C. 降压作用持久

D. 肝、肾功能不全者禁用
E. 遇光不易破坏

21. 关于卡托普利的叙述错误的是（　　）
A. 低血钾
B. 增加缓激肽的降解
C. 治疗肾性高血压
D. 可减轻左心室肥厚
E. 长期用药可出现顽固性干咳

22. 下列属常用抗高血压药的有（　　）
A. 利尿降压药
B. β受体阻断药
C. 钙通道阻滞药
D. 血管紧张素转化酶抑制药
E. 血管紧张素Ⅱ受体阻断药

二、简答题
1. 简述常用抗高血压药物的分类及各类代表药。
2. 简述氢氯噻嗪的降压作用机制。
3. 简述普萘洛尔的降压作用机制及临床应用。
4. 简述硝苯地平降压作用特点。

（韩　芳）

第14章 抗心律失常药

> **学习目标**
>
> **知识目标：**
> 1. 掌握抗心律失常药物的分类及常用药物的药理作用、临床应用及主要不良反应。
> 2. 熟悉抗心律失常药的基本电生理学作用。
> 3. 了解心律失常发生的电生理学机制。
>
> **能力目标：** 能利用所学知识对心律失常患者进行用药指导、用药咨询和健康宣教。
>
> **素质目标：** 具有严肃认真、科学求实的态度，全心全意为患者服务的职业素养。

心律是指心脏的规律性运动，它包括心动的节律和频率两方面。正常心律使心脏各部协调而规律地收缩、舒张、交替活动完成泵血功能。若心动的节律和频率发生改变，称心律失常（arrhythmia），将导致心脏泵血功能障碍，影响血流动力学，严重者甚至危及生命。心律失常是临床心脏病学中一个重要组成部分，它在临床很常见。治疗心律失常的方式有药物和非药物治疗（心导管消融、外科手术、心脏起搏器、心脏电转复律术）两种。临床上，依据心动频率可将心律失常分为两类：缓慢型及快速型心律失常。本章讨论的是快速型心律失常的治疗药物。

第1节 心律失常的心肌电生理学基础

一、正常心肌电生理

心肌细胞可以分为工作细胞和自律细胞。心脏具有兴奋性、传导性、自律性和收缩性四个生理特性。工作细胞如心房肌、心室肌，具有明显的收缩性功能，又有兴奋性、传导性，一般不具有自律性；自律细胞是心脏中的一类特殊细胞如窦房结、希氏束、房室结及浦肯野纤维等，组成了心脏的传导系统，具有自动产生自律性、兴奋性和传导性的能力，但无收缩性功能。心脏节律性跳动冲动是自窦房结发出，经房室结和希氏束到达浦肯野纤维，然后到达心房和心室肌细胞。若上述过程出现障碍时，将表现为心律失常。

（一）心肌细胞膜电位

心肌细胞膜电位分静息电位和动作电位。静息膜电位是指心肌细胞膜在静息状态下细胞膜两侧内负外正的极化状态，这与细胞膜两侧的离子分布及对离子的通透性有关。在静息状态下，心肌细胞膜对K^+的通透性显著高于Na^+，这时K^+有向细胞膜外扩散的趋势，最终达到平衡，膜两侧的电化学势差为零，这时K^+的平衡电位就是静息电位。心肌细胞兴奋时，发生除极化和复极化，形成动作电位。心肌细胞动作电位可分为5个时相（图14-1）。

0相为除极化期，是Na^+通道激活，Na^+快速内流所致。0相上升最大速度和幅度与兴奋传导速度相关。

1相为快速复极初期，由K^+短暂外流所致。

2相为平台期，由Ca^{2+}缓慢内流与K^+外流所致。

3相为快速复极末期，由K⁺快速外流所致。0相至3相的时程合称为动作电位时程（action potential duration，APD）。

4相为静息期，无自律细胞中膜电位维持在静息水平，在自律细胞则为自发性舒张期除极，是由于K⁺外流逐渐减少，而Na⁺或Ca²⁺持续内流结果所致，形成一个4相坡度，当它除极达到阈电位时就重新激发动作电位。4相坡度曲线越大，自律性越高。

（二）快反应和慢反应电活动

根据心肌各种细胞膜的电位差异，可将心脏的自律细胞分为快反应细胞（如工作肌及传导系统的细胞）和慢反应细胞（如窦房结和房室结细胞）。快反应细胞电活动特点为：静息电位大（负值较大），除极速率快，振幅高，传导速度也快，呈快反应电活动，主要由快Na⁺通道开放，快速Na⁺内流所致；慢反应细胞电活动特点为：静息电位小（负值较小），除极化速度慢，振幅小，传导也慢，呈慢反应电活动，为Ca²⁺通道开放，由Ca²⁺缓慢内流所致，没有1相快速复极，也无平台期。心肌病变时，快反应细胞也表现出慢反应电活动，易发生传导阻滞。

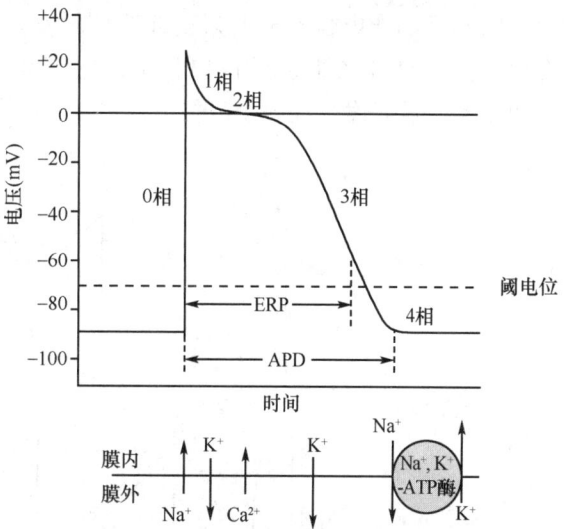

图14-1　心肌细胞膜电位与离子转运示意图
ERP.有效不应期

（三）膜反应性和传导速度

膜反应性是指膜电位水平与其所激发的0相上升最大速率之间的关系。一般膜电位大，0相上升快，振幅大，传导速度就快；反之，则传导减慢。可见膜反应性是决定传导速度的重要因素，多种因素（包括药物）可以增高或降低膜反应性。

（四）有效不应期

复极过程中膜电位恢复到–60～–50mV时，细胞才对刺激产生可扩布的动作电位。从除极开始到这以前的一段时间即为有效不应期（effective refractory period，ERP），ERP反映快Na⁺通道恢复有效开放所需的最短时间。ERP时间长短变化与APD长短变化相应，但变化的程度可有所不同。一个APD中，ERP/APD值越大，意味着有更多冲动落在ERP，对心肌冲动不起反应，就越不易发生快速型心律失常。

考点：心肌细胞膜的电位变化

二、心律失常发生的电生理学机制

心律失常可由冲动形成异常和冲动传导异常或两者兼有所引起。

（一）冲动形成异常

冲动形成异常常由单一心肌细胞或某一群体细胞跨膜离子流发生局部改变造成，分为以下两类。

1. 自律性异常　自律性心肌细胞如窦房结、房室结、浦肯野纤维，其自律性源于4相自动除极，当4相除极加快、最大舒张电位减小，则自律性升高，引起心律失常。交感神经过度兴奋、低血钾、心肌细胞受到机械牵张等都会导致4相斜率增加，自律性增高。非自律性心肌细胞，如心室肌细胞，在某些病理情况下，如心肌缺血缺氧等也会产生异常自律性。

2. 触发活动与后除极　触发活动（triggered activity）指冲动的形成是由紧接着一个动作电位后的第二次阈值除极化即后除极而造成的，它不是舒张期自动除极化引起的。后除极是在一个动作电位除极后引发的频率快、振幅小的振荡电位，膜电位不稳定，呈振荡性波动。这种振荡电位容易达到阈电位，引起新动作电位及期前兴奋即所谓触发活动。后除极分为早后除极与迟后除极（图14-2）。前者发生在完全复极之前的2相和3相中，主要由于Ca^{2+}内流所致，钙通道阻滞药可抑制Ca^{2+}内流，消除心律失常。后者发生在完全复极之后的4相中，发生原因可能是细胞内无Na^+而高Ca^{2+}，诱发Na^+短暂内流。

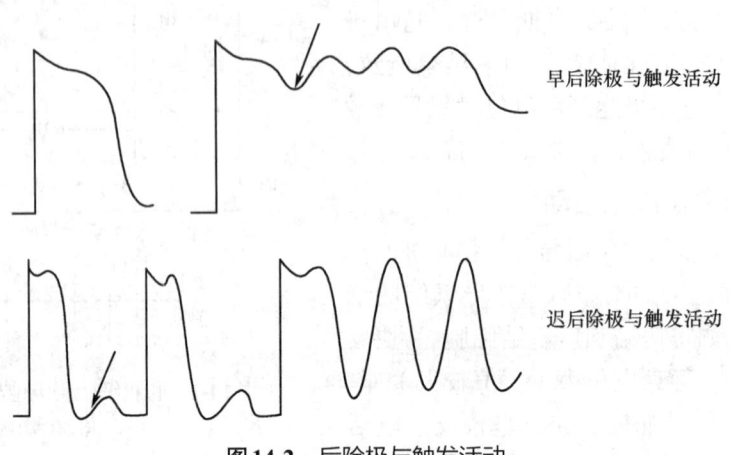

图14-2　后除极与触发活动

（二）冲动传导异常

1. 单纯性传导异常　包括传导减慢、传导阻滞等。当最大舒张电位增大或阈电位上移时，心肌细胞兴奋性降低，传导减慢，0相上升速度减慢，振幅减小。

2. 折返激动（reentrant excitation）　指冲动经传导通路折回原处而反复运行的现象。如图14-3所示，正常时浦肯野纤维A与B两支同时传导冲动到达心室肌，激发除极与收缩，而后冲动在心室肌内各自消失在对方的不应期中。

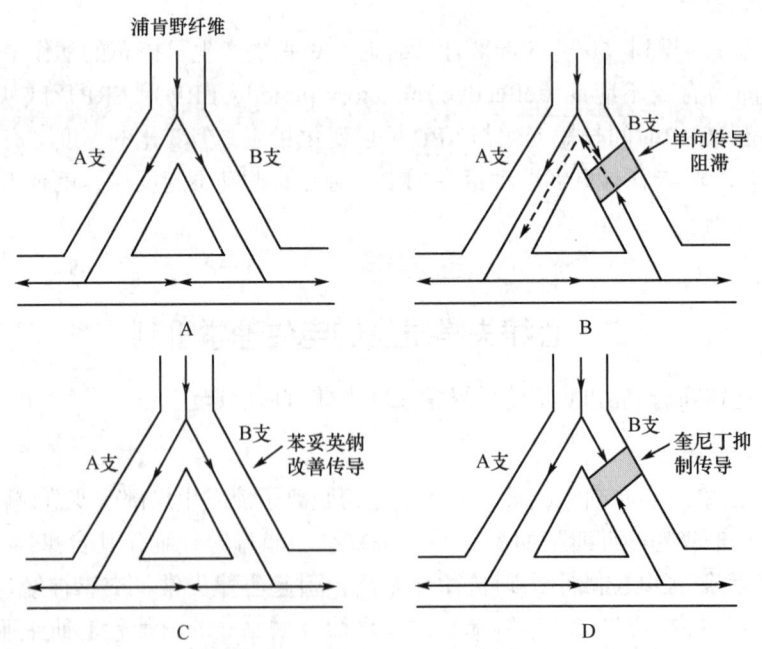

图14-3　折返形成与抗心律失常药作用机制
A. 正常；B. 单向传导阻滞；C. 消除单向传导阻滞；D. 变单向阻滞为双向阻滞

在病变条件下，如B支发生单向传导阻滞，则冲动不能下传，只能沿A支经心室肌而逆行至B支，在此得以逆行通过单向阻滞区而折回至A支，然后冲动继续沿上述通路运行，形成折返。单次折返可引起期前收缩，连续折返则引起阵发性心动过速、心房扑动或心房颤动。

三、抗心律失常药的作用机制

抗心律失常药主要通过影响心肌细胞膜的离子通道，改变离子流，从而改变心脏的自律性、传导性和兴奋性，达到治疗目的。

1. 降低自律性 药物通过抑制快反应细胞4相Na^+内流或抑制慢反应细胞4相Ca^{2+}内流，降低4相自动除极化速率；或通过促进K^+外流而增大最大舒张电位，使其远离阈电位，降低自律性。

2. 减少后除极与触发活动 早后除极的发生与Ca^{2+}内流增多有关，钙通道阻滞药可对抗之。迟后除极所致的触发活动与细胞内Ca^{2+}过多和短暂Na^+内流有关，因此，钙通道阻滞药和钠通道阻滞药能有效对抗之。

3. 改变膜反应性，消除折返 增强膜反应性改善传导或降低膜反应性而减慢传导都能取消折返激动。前者因改善传导而取消单向传导阻滞，因此停止折返激动，某些促使K^+外流加大最大舒张电位的药如苯妥英钠有此作用。后者因减慢传导而使单向传导阻滞发展成双向传导阻滞，从而停止折返激动，某些抑制Na^+内流的药如奎尼丁有此作用（图14-3）。

4. 改变ERP及APD 一般认为ERP与APD的比值（ERP/APD）在抗心律失常作用中有一定意义，比值越大，说明在一个APD中ERP占时越多，折返冲动将有更多机会落入ERP中，折返易被终止。药物对ERP及APD的影响有3种方式：①绝对延长APD、ERP。以延长ERP更为明显，ERP/APD值增大，如奎尼丁类药物。②相对延长APD、ERP。缩短APD、ERP，但缩短APD更显著，ERP/APD值增大，如利多卡因类药物。③促使邻近细胞的ERP趋向均一，也可防止或取消折返的发生。

考点：抗心律失常药的作用机制

第2节 抗心律失常药物的分类及常用药物

案例14-1

患者，女，47岁。自10岁起出现阵发性心悸，发作时，脉率快，常难计数；每次发作达数小时，可自行缓解，诊断为室上性心动过速。2023年6月28日，因心悸复发半小时，再次入院。入院后，压迫颈动脉窦和压迫眼球等刺激迷走神经无效，静脉给予维拉帕米，在数分钟内终止发作，恢复窦性节律。

问题与思考：1. 用物理方法压迫颈动脉窦和压迫眼球等刺激迷走神经会有效吗？
2. 为什么静脉给予维拉帕米，在数分钟内就终止发作，恢复窦性节律？

抗心律失常药众多，根据对心肌电生理影响的不同，可将抗心律失常的药物分为四类（表14-1）。

表14-1 抗心律失常药物的分类

分类		代表药物
Ⅰ类钠通道阻滞药	ⅠA类 适度阻滞Na^+通道	奎尼丁、普鲁卡因胺
	ⅠB类 轻度阻滞Na^+通道，并促进K^+外流	利多卡因、苯妥英钠
	ⅠC类 明显阻滞Na^+通道	氟卡尼、普罗帕酮
Ⅱ类	β受体阻断药	普萘洛尔、美托洛尔
Ⅲ类	延长动作电位时程药	胺碘酮、溴苄铵
Ⅳ类	钙通道阻滞药	维拉帕米

一、Ⅰ类——钠通道阻滞药

（一）ⅠA类

该类药物能适度阻滞Na^+通道，减少除极时Na^+内流，降低0相上升最大速率和动作电位振幅，减慢传导速度；也能减少异位起搏细胞4相Na^+内流而降低自律性，延长ERP及APD，且以延长ERP更为显著；还能不同程度地阻滞K^+外流和Ca^{2+}内流。

奎 尼 丁

奎尼丁（quinidine）是从金鸡纳树皮中提取的生物碱，为抗疟药奎宁的右旋体。

【体内过程】 口服后吸收快而完全，2~4h达血浆峰浓度，生物利用度72%~87%，在血浆中约有80%与血浆蛋白相结合，心肌中浓度约为血浆浓度的10倍。$t_{1/2}$为6~8h。在肝中代谢，最终经肾排泄。当肝、肾功能不全时，$t_{1/2}$延长，并易出现毒性反应。

【药理作用】

1. 降低自律性 奎尼丁可阻滞4相Na^+内流，降低自律性。降低心房肌和浦肯野纤维的自律性作用较强，对正常窦房结影响微弱，但对病态窦房结综合征患者有明显抑制作用。

2. 减慢传导速度 奎尼丁可阻滞0相Na^+内流，降低心房、心室、浦肯野纤维等的0相除极速度和幅度，因而减慢传导速度。这种作用可使病理情况下的单向传导阻滞变为双向传导阻滞，从而终止折返。

3. 延长有效不应期 奎尼丁能阻滞3相K^+外流和2相Ca^{2+}内流，延长ERP和APD，其中ERP的延长更为明显，因而可以终止折返。此外，在心脏局部病变时，常因某些浦肯野纤维末梢部位ERP缩短，造成邻近细胞复极不均一而形成折返，奎尼丁可使这些末梢部位ERP延长而趋向均一化，从而减少折返的形成。

4. 其他 奎尼丁阻滞Ca^{2+}内流，能抑制心肌收缩力；还有较明显的抗胆碱作用及α受体阻断作用，使血管舒张、血压下降而反射性兴奋交感神经。

【临床应用】 奎尼丁为广谱抗心律失常药，用于治疗心房颤动、心房扑动、室上性及室性心动过速。对心房颤动目前虽多采用电转律术，但奎尼丁仍有应用价值，转律后用奎尼丁维持窦性节律。预激综合征时，用奎尼丁可以终止室性心动过速或抑制反复发作的室性心动过速。

【不良反应】 约有1/3患者出现各种不良反应，使奎尼丁的应用受到限制。

1. 胃肠道反应 较常见，多见于用药早期，表现为恶心、呕吐、腹泻、腹痛等。

2. 金鸡纳反应 久用后，出现胃肠不适、耳鸣、头痛、视力减退、听力障碍、眩晕等症状，称为金鸡纳反应（cinchonism）。

3. 过敏反应 表现为药物热、血小板减少、皮疹、血管神经性水肿。

4. 低血压 因扩张血管和减弱心肌收缩力而导致低血压。

5. 心脏毒性 较为严重，治疗浓度可致心室内传导减慢（Q-T间期延长），延长超过50%表明是中毒症状。高浓度可致窦房结功能阻滞、房室传导阻滞、室性心动过速等，室性心动过速是传导阻滞而浦肯野纤维出现异常自律性所致。

奎尼丁的抗胆碱作用和反射性兴奋交感神经均可使房室传导速度加快，因此，应用该药治疗心房颤动或心房扑动时，应先用强心苷抑制房室传导，否则可引起心室频率加快，甚至心室纤颤。

6. 奎尼丁晕厥 是偶见而严重的毒性反应。发作时患者意识丧失，四肢抽搐，呼吸停止，出现阵发性室上性心动过速，甚至心室颤动而死。一旦出现应立即采取人工呼吸、胸外心脏按压、电除颤等抢救措施。药物抢救可用乳酸钠，提高血液pH，能促使K^+进入细胞内，降低血液中K^+浓度，减少K^+对心肌的不利影响。同时，血液偏于碱性可增加奎尼丁与血浆蛋白的结合而减小游离奎尼丁的浓度，从而降低毒性。

【药物相互作用】
1. 奎尼丁与地高辛合用，可降低后者的肾清除率而增加其血药浓度。
2. 肝药酶诱导剂苯巴比妥等能加速奎尼丁在肝脏的代谢，减弱奎尼丁的作用。
3. 西咪替丁和钙通道阻滞药等能减慢奎尼丁在肝脏的代谢。
4. 与香豆素类合用，可竞争与血浆蛋白的结合，从而增强后者的抗凝血作用。
5. 与扩血管药合用应注意诱发严重直立性低血压。

普鲁卡因胺

【体内过程】 普鲁卡因胺（procainamide）口服吸收快而完全，吸收率达75%～95%，生物利用度达80%，血浆蛋白结合率约20%，30%～60%以原型经肾排泄。$t_{1/2}$ 3～4h。当肝、肾功能不全时，$t_{1/2}$延长，并易出现毒性反应。

【药理作用及临床应用】 作用与奎尼丁相似而较弱，适用于阵发性心动过速、频发期前收缩（对室性期前收缩疗效较好）、心房颤动和心房扑动，常与奎尼丁交替使用。

【不良反应】 长期口服应用，有厌食、呕吐、恶心及腹泻等消化道反应。特异体质患者可有畏寒、发热、关节痛、肌痛、皮疹及粒细胞减少症等；偶有幻视、幻听、精神抑郁等症状出现；静脉滴注可使血压下降，发生虚脱，应严密观察血压和心律变化。久用，严重者可出现红斑狼疮样综合征。

丙 吡 胺

【体内过程】 丙吡胺（disopyramide）口服后吸收良好，广泛分布于全身，与血浆蛋白结合率依血药浓度而异，为35%～95%。$t_{1/2}$ 4～10h，1～3h血药浓度达峰值，持续2～3h。尿液pH不影响清除。缓释片口服后血药浓度较速释片峰谷波动现象明显减少，血药浓度曲线平稳，一次给药可维持药效12h。该药可通过胎盘，也可通过乳汁分泌。

【药理作用及临床应用】 电生理作用与奎尼丁相似，具有奎尼丁样抑制心脏兴奋传导和延长不应期的作用，其作用比奎尼丁、普鲁卡因胺强。为广谱抗心律失常药物，可用于治疗多种室上性或室性心律失常，尤其适用于预防心房颤动、电击复律后的复发和预防心肌梗死后的心律失常；也可用于其他药物无效的危及生命的室性心律失常。

【不良反应】 具抗胆碱能作用，引起口干、便秘、排尿不畅或尿潴留。少数可能有皮疹、低血糖及粒细胞减少等。过量可致呼吸暂停、神志丧失、心脏停搏、传导阻滞及室性心律失常，心电图出现PR间期延长、QRS波增宽及Q-T延长，扭转性室性心动过速（室速）及心室颤动（室颤）。负性肌力作用是该药最重要的不良反应，可使50%患者心力衰竭复发或加重，无心力衰竭史者发生心力衰竭的机会少于5%，可致低血压，甚至休克。已有报道静脉注射可产生明显的冠状动脉收缩。

【禁忌证】青光眼、前列腺肥大、心力衰竭、房室传导阻滞或心源性休克等。

莫雷西嗪

【体内过程】 莫雷西嗪（moracizine）口服生物利用度38%。饭后30min服用影响吸收速度，使峰浓度下降，但不影响吸收量。蛋白结合率约95%，约60%经肝脏生物转化，至少有2种代谢产物具药理活性，$t_{1/2}$为1.5～3.5h。口服后0.5～2.0h血药浓度达峰值，抗心律失常作用与血药浓度的高低和时程无关。

【药理作用及临床应用】 为吩噻嗪衍生物，阻滞Na^+通道，并有局麻作用。其作用与奎尼丁相似，具有中度扩张冠状动脉，解痉和抗胆碱作用，抗快速型心律失常作用显著。适用于房性和室性期前收缩（早搏）、阵发性心动过速、心房颤动或扑动。

【不良反应】 有头晕、恶心、头痛、乏力、嗜睡、腹痛、消化不良、呕吐、出汗、感觉异常、口干、复视等。致心律失常作用的发生率约3.7%。静脉注射有短暂眩晕和血压下降。严重传导阻滞、严重低血压及肝、肾功能不全者忌用。

（二）ⅠB类

这类药物能轻度阻滞Na^+通道，降低0相上升最大速率，略能减慢传导速度，在特定条件下还能促进传导；也能抑制4相Na^+内流，降低自律性；还有促进K^+外流的作用，加速复极，缩短ERP、APD，以缩短APD更显著。

利多卡因

【体内过程】 利多卡因（lidocaine）口服吸收良好，但首过消除明显，生物利用度低，且口服易致恶心、呕吐，因此常静脉给药。血浆蛋白结合率约70%，在体内分布广泛，心肌中浓度为血药浓度的3倍。在肝中迅速代谢，仅10%以原型经肾排泄。

【药理作用】 利多卡因对心脏的直接作用是轻度阻滞Na^+内流，促进K^+外流，主要作用于浦肯野纤维和心室肌，对心房组织及自主神经几乎无作用。

1. 降低自律性 治疗量能降低心室内浦肯野纤维的自律性，降低4相除极速率而提高阈电位。治疗量对正常窦房结无明显影响，而对病窦综合征或老年患者可有抑制作用。

2. 影响传导 利多卡因对传导速度的影响比较复杂。治疗量对希-浦系统的传导速度没有影响，高浓度（10μg/ml）的利多卡因可明显抑制0相上升速率而减慢传导。在细胞外K^+浓度较高时则能减慢传导，血液趋于酸性时将增强这一作用。心肌缺血部位细胞外K^+浓度升高而血液偏于酸性，所以利多卡因对之有明显的减慢传导作用，这可能是其防止急性心肌梗死后心室纤颤的原因之一。在低血钾或心肌纤维受损而部分去极的浦肯野纤维，则因促进K^+外流而引起超极化，故可以加快传导，有利于消除折返性心律失常。

3. 相对延长ERP 利多卡因能缩短浦肯野纤维及心室肌的APD和ERP，由于缩短APD比ERP明显，故为相对延长ERP，有利于终止折返形成。

【临床应用】 利多卡因主要用于室性心律失常，是防治急性心肌梗死所致室性心律失常的首选药。

【不良反应】 较少且轻微。常见的不良反应主要有中枢神经系统症状，如嗜睡、眩晕、感觉障碍等，大剂量引起语言障碍、惊厥，甚至呼吸抑制，偶见窦性心动过缓、房室传导阻滞等心脏毒性。剂量过大时，可引起惊厥及心搏骤停。严重房室传导阻滞、室内传导阻滞者禁用。

链接 利多卡因缓解耳鸣的作用

1934年，Lofgren首先合成利多卡因，主要作为局部麻醉药用于局部镇痛。此后研究发现，向鼻甲注入该药可使耳鸣暂时缓解。利多卡因对大约80%的患者有效，特别是可能对高调耳鸣者显示更佳的临床疗效，且一般无不良反应。关于利多卡因缓解耳鸣的机制尚有争论，利多卡因可能不是直接作用于内耳，而主要是作用于外周神经。需要注意的是，利多卡因静脉注射的疗效是短暂的，多持续20min左右，个别人仅作用1～2min，效果最好的可使耳鸣缓解几天。尽管利多卡因静脉注射的疗效是短暂的，但仍被列为耳鸣专科门诊的常规治疗方法之一。

美 西 律

美西律（mexiletine）为利多卡因的衍生物，具有抗心律失常、抗惊厥及局部麻醉作用。口服或静脉注射均有效。适用于急、慢性室性心律失常，特别适用于顽固性心律失常患者长期用药。可有恶心、呕吐、嗜睡、心动过缓、低血压、震颤、头痛、眩晕等。大剂量可引起低血压、心动过缓、传导阻滞等。

苯妥英钠

苯妥英钠（phenytoin sodium）作用与利多卡因相似，可促进K^+外流，增加最大舒张电位，降低浦肯野纤维自律性，缩短APD，相对延长ERP。在低钾状况下，苯妥英钠能增加0相上升速度，加快房室传导和心室内传导，而终止单向传导阻滞。

苯妥英钠主要用于室性心律失常，特别对强心苷中毒所致的室性心律失常有效。对利多卡因无效的心律失常也可用。静脉注射过快可出现低血压、心动过缓、房室传导阻滞，甚至心搏骤停、呼吸抑制。其他不良反应见抗癫痫药。

（三）ⅠC类

这类药物明显阻滞Na^+通道，能较强降低0相上升最大速率而减慢传导，也能抑制4相Na^+内流而降低自律性。对复极过程影响很小。近年报道这类药有致心律失常作用，增高病死率，应予注意。

普罗帕酮

普罗帕酮（propafenone）能降低浦肯野纤维自律性，明显减慢传导，轻度延长APD和ERP，还有较弱的β受体阻断和钙通道阻滞作用。临床上用于治疗室上性心动过速和室性心律失常。

不良反应较少，主要为口干，舌唇麻木，头痛、头晕；恶心、呕吐、便秘等。少数患者出现房室传导阻滞，宜减少剂量或停药。

二、Ⅱ类——β受体阻断药

这类药物主要阻断β受体而影响心脏电生理，高浓度时还有膜稳定作用。表现为减慢窦房结、房室结的4相除极而降低自律性；也能减慢0相上升最大速率而减慢传导速度；延长或相对延长ERP。

普萘洛尔

【药理作用】 交感神经兴奋或儿茶酚胺释放增多时，心肌自律性增高，传导速度增快，不应期缩短，心率加快，易引起快速型心律失常。普萘洛尔则能阻止这些反应。

1. 降低自律性 阻滞窦房结、心房传导束及浦肯野纤维4相Na^+内流而降低自律性，特别是运动及情绪激动时作用明显。也能降低儿茶酚胺所致的迟后除极幅度，进而防止触发活动。

2. 减慢传导速度 较高浓度能明显减慢房室结及浦肯野纤维的传导速度，可能与膜稳定作用有关。

3. 延长ERP 治疗浓度缩短浦肯野纤维APD和ERP，高浓度则延长之。

【临床应用】 临床上用于治疗多种原因所致的心律失常：对窦性心动过速可作为首选；对运动或情绪激动等诱发交感神经兴奋及儿茶酚胺释放过多、甲亢等引起的心律失常疗效好；对各种室上性心律失常及强心苷中毒所引起的快速型心律失常也适用；对麻醉药或心肌缺氧或原发性心肌肥厚而致室性心律失常疗效显著；对心脏外科手术后即时出现心动过速疗效甚佳；对嗜铬细胞瘤而发生的心律失常（尤其在手术中）有特异作用，故可用于术前准备。

【不良反应】 可致窦性心动过缓、房室传导阻滞、低血压等，并可诱发心力衰竭和哮喘。长期应用影响脂质代谢和糖代谢，高脂血症和糖尿病患者慎用。突然停药会产生反跳现象。

艾司洛尔

【体内过程】 艾司洛尔（esmolol）为超短效β受体阻断药。在体内代谢中易被酯酶水解成几乎无β受体阻滞活性的羧酸，起效快而持续时间短。因主要受红细胞细胞质中的酯酶作用，使其酯键水解而代谢，所以不受肝、肾等代谢组织的血流量影响。血浆蛋白结合率为55%，分布半衰期约2min，消除半衰期约9min。负荷剂量5min内即可达到稳态血药浓度，非负荷剂量则需要30min。体内代谢为酸性代谢产物和甲醇。

【药理作用及临床应用】 选择性地阻滞$β_1$受体，故对支气管影响很小，对伴有慢性阻塞性肺疾病的患者有利。临床主要用于治疗室上性快速型心律失常、急性心肌缺血、术后高血压等。对接受冠状动脉手术的患者，预防性使用该品，能明显减少插管及手术刺激所致的高血压、心动过速及心律失常的发生。

【不良反应】 大多数不良反应为轻度和一过性。最重要的不良反应是低血压。主要禁忌证包括支气管哮喘或有支气管哮喘病史、严重慢性阻塞性肺疾病、窦性心动过缓、二至三度房室传导阻滞、难治性心功能不全、心源性休克及对本品过敏者。

三、Ⅲ类——延长动作电位时程药

这类药物能选择性地延长心房肌、心室肌和浦肯野纤维细胞的APD和ERP，而对传导速度的影响较少。

胺碘酮

【体内过程】 胺碘酮（amiodarone）口服吸收缓慢而不完全，且个体差异大，生物利用度约50%，血浆蛋白结合率为95%，广泛分布于组织中，尤以脂肪组织及血流量较高的器官为多。$t_{1/2}$平均14~26d，全部清除需4个月。主要经胆汁由肠道排泄，经肾排泄者仅1%，故肾功能减退者不需要减量应用。

【药理作用及临床应用】 为广谱抗心律失常药，可用于室性和室上性心动过速和期前收缩、阵发性心房扑动和颤动、预激综合征等；也可用于伴有充血性心力衰竭和急性心肌梗死的心律失常患者。

【不良反应】 主要有胃肠道反应（食欲不振、恶心、腹胀、便秘等）及角膜色素沉着（占20%~90%），偶见皮疹及皮肤色素沉着，但停药后可自行消失。本药含碘，部分患者可引起甲状腺功能亢进或减退。偶致严重的肺间质纤维化。房室传导阻滞、心动过缓、甲状腺功能障碍及对碘过敏者禁用。

索他洛尔

【体内过程】 索他洛尔（sotalol）口服几乎完全吸收，无首过消除，生物利用度超过90%，口服后2.5~4h达峰浓度，2~3d达到稳态浓度。进食可影响药物吸收。半衰期为10~20h。不与血浆蛋白结合，血浆浓度的个体差异极小。不易通过血脑屏障，在脑脊液中浓度仅为血浆浓度的10%。在体内不被代谢，几乎全部以原型经肾排泄，肾功能减退时必须减少用量。

【药理作用及临床应用】 索他洛尔为非选择性β受体阻断药，不仅能阻断β受体，还可以阻滞K^+通道，延长复极相而延长动作电位时程。其主要作用为延长心房、心室和旁路的有效不应期。主要用于各种严重室性心律失常的治疗，也可用于阵发性室上性心动过速及心房颤动。对急性心肌梗死存活患者，该药降低猝死发生率较安慰剂高，再梗死发生率明显降低。

【不良反应】 不良反应主要与其阻断β受体和延长心肌动作电位复极时间（延长Q-T间期）有关，主要表现为乏力、头痛、胸闷、气短、恶心、呕吐、皮疹等症状。亦可发生心动过缓、低血压及支气管痉挛，故索他洛尔不宜用于心力衰竭未控制，以及低血压、休克、Ⅱ~Ⅲ度房室传导阻滞的患者。

伊布利特

【体内过程】 伊布利特（ibutilide）清除半衰期平均约6h，组织分布广泛。大部分药物经肾排泄。药动学特征不受心律失常的类型（心房颤动、心房扑动）、患者的年龄和性别、是否同时服用地高辛、钙通道阻滞药或β受体阻断药等的影响。

【药理作用及临床应用】 伊布利特是一种具有新型离子通道活性的Ⅲ类抗心律失常药，主要通过激活缓慢内向电流（主要是钠电流）使复极延迟，这与其他Ⅲ类抗心律失常药物阻断外向钾电流的作用明显不同。现已成为治疗新近发生的心房颤动和心房扑动的首选转复药物，疗效优于胺碘酮、普鲁卡因胺、索他洛尔等抗心律失常药，须注意长期房性心律失常的患者对伊布利特不敏感。

【不良反应】 能引发一定的尖端扭转型室速，但发生率较低，且发生时间早，易于用药过程早期监测，并可被预防和纠正。

四、Ⅳ类——钙通道阻滞药

通过阻滞细胞膜的Ca^{2+}通道，降低窦房结、房室结动作电位4相坡度，从而降低自律性；减慢0相除极速率和振幅，从而抑制传导。

维拉帕米

【体内过程】 维拉帕米（verapamil）口服吸收快而完全，首过消除明显，口服约85%经肝灭活。与血浆蛋白结合率为90%。静脉注射后1~2min显效，作用持续时间约20min。

【药理作用】 维拉帕米通过阻滞心肌细胞膜Ca^{2+}通道，抑制Ca^{2+}内流，降低心脏舒张期自动除极化速率，降低自律性，减慢传导，延长APD和ERP，消除折返。

【临床应用】 可作为阵发性室上性心动过速的首选药，对房室交界区心动过速疗效也很好，也可用于心房颤动、心房扑动、房性期前收缩。

【不良反应】 常见胃肠道反应，如腹泻、腹痛、便秘等。若与β受体阻断药合用，易引起低血压、心动过缓、传导阻滞，甚至停搏。支气管哮喘患者慎用。低血压、传导阻滞及心源性休克患者禁用。

地尔硫䓬

地尔硫䓬（diltiazem）对心肌电生理的影响与维拉帕米相似，但其扩张血管作用较强，而减慢心率的作用较弱。临床主要用于室上性心律失常，如阵发性室上性心动过速及频发性房性期前收缩，对阵发性心房颤动也有效。口服后首过消除明显。不良反应较小，可见头晕、乏力及胃肠道反应，偶见过敏反应。

五、其他类

腺苷

腺苷（adenosine）是细胞代谢的中间产物，是一种内源性的嘌呤核苷酸。腺苷作用于G蛋白偶联的腺苷受体，激活乙酰胆碱敏感性K^+通道，缩短APD，降低自律性。临床主要用于室上性心动过速。由于腺苷可被体内大多数组织细胞摄取，并被腺苷脱氨酶灭活，代谢快，半衰期短，使用时需快速静脉注射。不良反应轻微，常见面部潮红、呼吸困难、胸痛、胸部压迫感等。

考点： 抗心律失常药的分类及代表药物的药理作用、临床应用及不良反应

> **链接** 快速型心律失常的非药物治疗方法
>
> **1. 刺激迷走神经** 是最简便易行的方法。包括颈动脉窦刺激试验、眼球按摩、吞咽反射、潜水反射和直肠刺激等方法。这些方法主要对阵发性室上性心动过速有效。
>
> **2. 消融术** 如冷冻消融术、射频消融术、微波消融术、导管消融术，其中以冷冻消融术较安全、效果较好。
>
> **3. 抗房颤起搏器治疗**（消除房颤的触发因素） 房性早搏是房颤发生的最常见的触发因素，起搏器治疗可预防房颤的发生。
>
> **4. 心脏电复律** 是终止各种快速型心律失常和心室颤动的一种最有效的方法。电击除颤是在瞬间给予心脏发放强电流通过心肌，可使全部心肌细胞在瞬时内同时除极。

第3节 快速型心律失常的药物选用

应综合考虑心律失常的类别、药物作用机制等因素，合理选用有效抗心律失常药物。各种快速型心律失常的选药如下。

1. 窦性心动过速 应针对病因进行治疗，需要时选用β受体阻断药，也可选用维拉帕米。

2. 阵发性室上性心动过速 除先用兴奋迷走神经的方法外，还可选用维拉帕米、普萘洛尔、胺碘酮、奎尼丁、普罗帕酮。

3. 房性早搏 必要时选用普萘洛尔、维拉帕米、胺碘酮，次选奎尼丁、普鲁卡因胺、丙吡胺。

4. 心房颤动或扑动转律 用奎尼丁（宜先给强心苷），或与普萘洛尔合用，预防复发可加用或单用胺碘酮，控制心室频率用强心苷或加用维拉帕米或普萘洛尔。

5. 室性早搏 首选利多卡因、普鲁卡因胺、丙吡胺、美西律、妥卡尼、胺碘酮，急性心肌梗死时宜用利多卡因，强心苷中毒引起的室性心律失常用苯妥英钠。

6. 室性心动过速 选用利多卡因、普鲁卡因胺、丙吡胺、美西律、妥卡尼等。

7. 心室纤颤 选利多卡因、普鲁卡因胺等心室腔内注射。

自测题

一、选择题

【A型题】

1. 对室性心律失常疗效差的是（　　）
   A. 利多卡因　　B. 美西律
   C. 苯妥英钠　　D. 维拉帕米
   E. 普鲁卡因胺

2. 用于阵发性室上性心动过速疗效最佳的是（　　）
   A. 维拉帕米　　B. 苯妥英钠
   C. 利多卡因　　D. 普萘洛尔
   E. 奎尼丁

3. 对室性心动过速疗效最好的药是（　　）
   A. 维拉帕米　　B. 利多卡因
   C. 普萘洛尔　　D. 地高辛
   E. 苯妥英钠

4. 治疗窦性心动过速最宜选用（　　）
   A. 苯妥英钠　　B. 利多卡因
   C. 地尔硫䓬　　D. 普萘洛尔
   E. 奎尼丁

5. 苯妥英钠最佳的适应证是（　　）
   A. 房颤　　B. 房室传导阻滞
   C. 窦性心动过速　　D. 室上性心动过速
   E. 强心苷中毒引起的快速型心律失常

6. 可引起甲状腺功能紊乱的抗心律失常药是（　　）
   A. 胺碘酮　　B. 维拉帕米
   C. 普萘洛尔　　D. 普罗帕酮
   E. 利多卡因

【B型题】

（第7～9题备选答案）
A. 抑制0相Ca^{2+}内流
B. 促进0相Na^+内流
C. 抑制0相Na^+内流、促进K^+外流
D. 促进0相Ca^{2+}内流
E. 抑制4相Na^+内流

7. 奎尼丁降低自律性是由于（　　）

8. 利多卡因加快部分去极化心肌组织的传导是由于（　　）

9. 维拉帕米减慢传导是由于（　　）

【X型题】

10. 利多卡因（　　）
    A. 属于ⅠB类药
    B. 常用静脉给药
    C. 相对延长有效不应期
    D. 也是局部麻醉药
    E. 能抑制Na^+内流和促进K^+外流

11. 胺碘酮的不良反应包括（　　）
    A. 甲状腺功能亢进　　B. 胃肠道反应
    C. 角膜色素沉着　　D. 甲状腺功能减退
    E. 间质性肺炎

二、简答题

1. 简述抗心律失常药的作用机制。
2. 简述抗心律失常药的分类，并列出各类代表药物。

（顾海铮）

第15章 抗慢性心功能不全药

> **学习目标**
>
> **知识目标：**
> 1. 掌握强心苷类药物的药理作用、作用机制、临床应用及不良反应。掌握血管紧张素转化酶抑制剂、血管紧张素Ⅱ受体阻断药的药理作用、临床应用及不良反应。
> 2. 熟悉扩张血管药、利尿药、β受体阻断药的药理作用及临床应用。
> 3. 了解强心苷类药物构效关系与体内过程关系。了解非强心苷类药物作用特点及临床应用。
>
> **能力目标：** 能利用所学知识对慢性心功能不全的患者进行用药指导、用药咨询和健康宣教。
>
> **素质目标：** 具有严肃认真、科学求实的态度，全心全意为患者服务的职业素养。

慢性心功能不全（chronic cardiac insufficiency）是指心脏在多种病因作用下，长期负荷过重，心肌收缩与舒张功能障碍，心脏泵血功能减退，导致动脉系统缺血和静脉系统淤血的临床综合征。因静脉系统淤血症状和体征明显，故又称充血性心力衰竭（congestive heart failure，CHF，图15-1）。

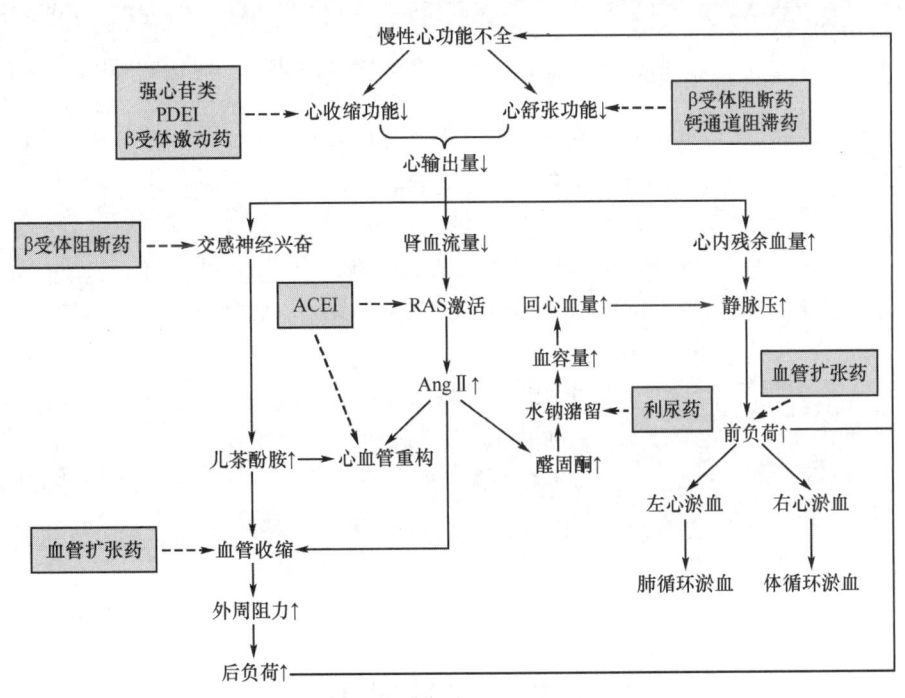

图15-1 慢性心功能不全及药物的作用环节

心功能不全的病理特征会导致发生局部和全身的适应机制。这一机制首先导致心功能代偿性下降，以保证器官的血流灌量。心脏和循环系统代偿的长期结果是功能和结构的改变，并使慢性心功能不全进行性加重。后期才常出现的或早期仅在负荷状态下才出现的症状，是代偿机制已启动的表现。慢性心功能不全曾被认为是心-肾问题及与之相关的水钠潴留，并因而成为应用利尿剂治疗的理由。后来，在对收缩期紧张与舒张期松弛有了更深入认识的基础上，研究人员认为泵功能下降在慢性心功能不全发病机制中发挥重要作用。全身血管收缩也是循环功能不全的重要致病因素。这一心脏循环模式已用于药物治疗，其目的在于增加心肌收缩力和扩张血管。研究表明，慢性心功能不全的特征是神经体液激活，特别是交感神经系统和RAAS的激活，因而，使用血管紧张素转换酶抑制药和血管紧张素受体阻断药抑制RAAS，用β受体阻断药阻断交感神经张力，可延缓心功能不全的进程或发展。最新研究结果也表明，心功能不全过程中可出现前炎症细胞因子的激活，因而炎症因素可能在心功能不全的功能和结构改变中发挥作用，使慢性心功能不全加重。

> **链接** 慢性心功能不全分级
>
> **1. 心功能一级**（心功能代偿期） 无症状，体力活动不受到限制。
>
> **2. 心功能二级**（一度心功能不全） 轻度体力活动无不适感，较重体力活动，有呼吸困难、疲劳和心悸症状。体力活动受到限制。
>
> **3. 心功能三级**（二度心功能不全） 轻度体力活动有呼吸困难、疲劳和心悸症状。休息后减轻，体力活动大受限制。
>
> **4. 心功能四级**（三度心功能不全） 在安静休息时有明显呼吸困难、心悸症状。体力活动完全受到限制。

抗慢性心功能不全药主要包括正性肌力药、减轻心脏负荷药、血管紧张素转化酶抑制药（ACEI）、血管紧张素Ⅱ受体阻断药（ARB）、β受体阻断药等（表15-1）。药物的作用环节见图15-1。

表15-1 抗慢性心功能不全药物分类

分类			代表药物
正性肌力药	强心苷类（洋地黄类）		洋地黄毒苷、地高辛、毛花苷丙（西地兰）、去乙酰毛花苷丙（西地兰D）、毒毛花苷K
非强心苷类正性肌力药	磷酸二酯酶抑制药		氨力农、米力农、维司力农等
	多巴胺受体激动药		异布帕胺
	β受体激动药		多巴酚丁胺
肾素-血管紧张素-醛固酮系统抑制药	血管紧张素转化酶抑制药		卡托普利等
	血管紧张素Ⅱ受体阻断药		氯沙坦、缬沙坦、厄贝沙坦
	抗醛固酮药		螺内酯
减轻心脏负荷药	血管扩张药	扩张小动脉	肼屈嗪
		扩张静脉	硝酸酯类
		均衡扩血管	硝普钠
	利尿药		氢氯噻嗪、呋塞米等
β受体阻断药			美托洛尔、卡维地洛等

第1节 正性肌力药

一、强心苷类

> **案例15-1**
>
> 患者，女，23岁。每天家务劳动1～2h后，就感到疲倦、乏力、心悸、气促，时有咳嗽，泡沫痰带血色、口唇青紫、声音嘶哑、卧位呈呼吸困难，入睡要增加2个枕头或端坐呼吸方能减轻。常感极度胸闷，站在窗口呼吸。体检：体温37.5℃，呼吸30次/分，脉搏109次/分，心率130次/分，脉律不

规则，血压110/85mmHg。口唇青紫，半卧位，慢性病容，颈软，颈静脉怒张，腹部平软，胸部检查除发现气喘及叩响过度外，可闻及两肺底部水泡音及哮鸣音。心脏听诊心前区Ⅱ级收缩期杂音，患者左侧卧位，做深呼气可闻及舒张期奔马律。X线检查发现左心增大、肺门阴影加深增宽、肺野不透明性增加。诊断：充血性心力衰竭（左心衰竭）。

问题与思考： 1. 充血性心力衰竭一般治疗原则有哪些？
2. 充血性心力衰竭常选择何种药物治疗？并指出该种药物理论依据。
3. 该种药物在治疗充血性心力衰竭可能有哪些不良反应症状出现？这些不良反应如何防治？

强心苷来源于植物如紫花洋地黄和毛花洋地黄，所以又称洋地黄类（digitalis）药物。目前常用的药物有洋地黄毒苷（digitoxin）、地高辛（digoxin）、毛花苷丙（lanatoside C，西地兰）、去乙酰毛花苷丙（deslanoside，西地兰D）、毒毛花苷K（strophanthin K，毒毛旋花子苷K）。

强心苷由糖和苷元结合而成（图15-2），苷元由甾核与不饱和内酯环构成，糖的部分除葡萄糖外，都是稀有的糖，如洋地黄毒糖等。强心苷加强心肌收缩性的作用来自苷元，糖则能增强苷元的水溶性，延长其作用，一般以三糖苷作用最强。

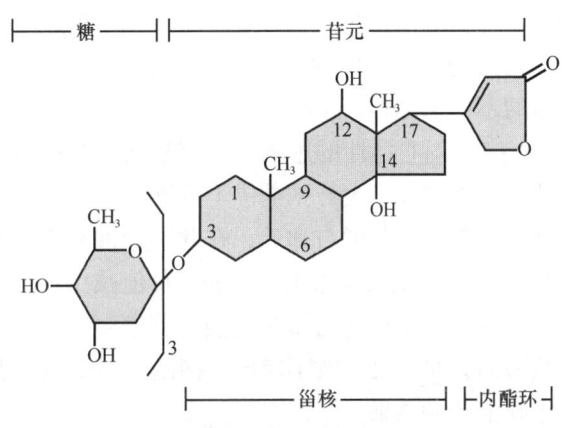

图15-2 强心苷类药物基本化学结构

不同强心苷的作用、作用机制和不良反应基本相同，但作用强度、起效速度、持续时间有所差异。根据药物的起效速度、持续时间把强心苷类药物分为慢效、中效、速效三类。

【**体内过程**】 各类强心苷药物给药途径、与血浆蛋白结合率、代谢方式及半衰期等有很大差异（表15-2）。

表15-2 强心苷类药物的分类及药动学特点

分类	药物	给药途径	口服吸收率（%）	血浆蛋白结合率（%）	肝肠循环（%）	肝代谢（%）	肾排泄（%）	$t_{1/2}$
慢效	洋地黄毒苷	口服	90～100	97	26	30～70	10	5～7（d）
中效	地高辛	口服	50～80	25	7	5～10	60～90	33～36（h）
速效	毒毛花苷K	静脉注射	3～10	5	少	0	90～100	21（h）

【**药理作用**】

1. 正性肌力作用 强心苷对心脏具有高度的选择性，能明显加强心力衰竭患者的心肌收缩力，表现如下。

（1）提高心肌收缩效能　强心苷能提高心肌收缩的最大速率和最大张力，使心脏收缩更敏捷、更有力，这对衰竭心脏恢复泵血功能十分有利。加快心肌收缩速度，使收缩期缩短，舒张期相对延长，有利于衰竭心脏充分休息，增加静脉血回流及冠状动脉供血。

（2）增加衰竭心脏的心输出量　心功能不全时，心输出量不足，血压降低，通过减压反射，交感神经张力提高，血管收缩，外周阻力加大，心脏后负荷加大，使心输出量进一步减少。强心苷可提高心肌收缩性，直接增加心输出量，同时血压回升，血管反射舒张，心脏后负荷减小，使心输出量更大。强心苷对正常人不增加心脏的搏出量，因为对正常人还有收缩血管提高外周阻力的作用，由此限制了心输出量的增加。

（3）降低衰竭心脏的耗氧量　对正常心脏因加强心肌收缩力而导致心肌耗氧量增加。对衰竭心脏，强心苷可增强心肌收缩力，使心输出量增加，心室充盈压降低，心室舒张末期容积减小，心室壁肌张力减轻，加之心率减慢，心脏前、后负荷减轻，使心肌的耗氧量减少，抵消或超过因增强心肌收缩力造成的心肌耗氧量增加，故总耗氧量减少。

2. 负性频率作用　慢性心功能不全患者心输出量减少，通过颈动脉窦、主动脉弓压力感受器的反射，增强交感神经张力而使心率加快。强心苷使心肌收缩力加强所产生的强有力的动脉搏动，增强了对主动脉弓和颈动脉窦压力感受器的刺激，从而提高了迷走神经的兴奋性，使得对心脏的抑制增强，从而引起心率减慢。

3. 对心肌电生理特性的影响

（1）对传导的影响　减慢传导（负性传导作用），治疗量强心苷通过提高迷走神经的活性，减少房室结细胞（慢反应细胞）0相Ca^{2+}内流而减慢冲动在房室结的传导速度，也可促进K^+外流，使心房细胞的不应期缩短。强心苷作用的综合结果使传导速度减慢。

（2）对自律性的影响　治疗量强心苷加强迷走神经活性而降低窦房结自律性，因迷走神经加速K^+外流，能增加最大舒张电位（负值更大），与阈电位距离加大，从而降低自律性。与此相反，强心苷能提高浦肯野纤维的自律性，在此迷走神经影响很小，强心苷直接抑制Na^+-K^+-ATP酶的作用，结果是细胞内失K^+，最大舒张电位减弱（负值减少），与阈电位距离缩短，从而提高自律性。

（3）对不应期的影响　强心苷缩短心房不应期，也是由于迷走神经活性增高而促进K^+外流所致。缩短浦肯野纤维有效不应期是抑制Na^+-K^+-ATP酶，使细胞内失K^+，最大舒张电位减弱，除极发生在较小膜电位的结果。

4. 对肾的作用　强心苷对CHF患者有明显利尿作用，是因为其正性肌力作用使心输出量增加，导致肾血流量和肾小球滤过率增加，而间接产生利尿作用。此外，强心苷可直接抑制肾小管细胞Na^+-K^+-ATP酶，减少肾小管对Na^+的重吸收作用，从而发挥利尿作用。强心苷对正常人或非心源性水肿患者也有轻度利尿作用。

5. 对神经系统的作用　治疗量的强心苷对中枢神经系统无明显的影响。中毒量则可兴奋延髓极后区催吐化学感受区而引起呕吐，可以用氯丙嗪对抗。严重中毒时还可引起中枢神经兴奋症状，如行为失常、精神失常、谵妄甚至惊厥。

【作用机制】　目前认为强心苷的受体就是心肌细胞膜上的Na^+-K^+-ATP酶，强心苷与Na^+-K^+-ATP酶结合并抑制Na^+-K^+-ATP酶的活性，结果Na^+-K^+交换减少，细胞内Na^+量增多，K^+量减少。胞内Na^+量增多后，再通过Na^+-Ca^{2+}交换体，使Na^+外流增加，Ca^{2+}内流增加，结果使细胞内Ca^{2+}量增加，Ca^{2+}量增加还可促使肌浆网内贮存的Ca^{2+}释放（"以钙释钙"）。因而，心肌细胞内可利用的Ca^{2+}进一步增多，激动心肌收缩蛋白使心肌收缩力增强。

【临床应用】

1. 慢性心功能不全　强心苷可加强心肌收缩力，使心输出量和回心血量增多，增强迷走神经活性，使心率减慢、心肌耗氧量减少，最终减轻或解除动脉供血不足和静脉淤血等心力衰竭的症状和体征。强心苷对不同原因引起的心功能不全疗效有一定差异：对伴有心房颤动或心室率过快的心功能不全疗效最好；对瓣膜病、风湿性心脏病、冠状动脉硬化性心脏病也有较好的疗效；对继发于严重贫血、甲亢及维生素B_1缺乏症的心功能不全则疗效较差。对肺源性心脏病、严重心肌损伤或活动性心肌炎的心功能不全疗效也差，因为此时心肌缺氧，又有能量的供应障碍，而且易发生强心苷中毒；对严重二尖瓣狭窄及缩窄性心包炎，强心苷疗效更差，因心脏舒张及血液充盈受限，所以药物难以改善心功能不全时血流动力学异常。

2. 某些心律失常

（1）心房颤动　是心房发生极快而细弱的纤维性颤动，心房率可达400～600次/分，过多的冲动可能下传到心室，引起心室频率过快，妨碍心室射血而致循环障碍。强心苷通过直接和间接增强迷走神经活性而抑制房室结的传导性，阻止引起心房颤动的细小冲动进入心室，从而减慢心室率，用药后多数患者的房颤仍存在，而循环障碍得以纠正。

（2）心房扑动　是快速而规律的心房异位节律，心房率可达250～300次/分，心房扑动时冲动虽然较少，但较强，容易传入心室，故心室率较快，而且难控制。强心苷通过缩短心房不应期，使心房扑动转为心房颤动，然后再发挥治疗心房颤动的作用。此时若停用强心苷，取消了其缩短心房不应期的作用，心房有效不应期相应延长，从而使异位节律落入不应期而终止折返，恢复窦性节律。

（3）阵发性室上性心动过速　强心苷通过兴奋迷走神经，减慢房室传导而终止阵发性室上性心动过速的发作。

【不良反应】　强心苷安全范围较小，一般治疗量已接近中毒量的60%，且个体差异大，加之中毒症状与心功能不全的症状不易鉴别，不良反应发生率较高。

1. 胃肠道反应　最常见，表现为厌食、恶心、呕吐和腹泻等，应注意与强心苷用量不足，心力衰竭未受控制所致的胃肠道症状相鉴别，后者由胃肠道淤血所引起。

2. 中枢神经系统反应和视觉障碍　中枢神经系统反应有眩晕、头痛、乏力、失眠、谵妄等症状。视觉障碍有黄视、绿视症及视物模糊等，可能与强心苷分布在视网膜或与电解质紊乱有关。

3. 心脏毒性　是强心苷最严重、最危险的不良反应，可出现各种类型的心律失常，表现为：①快速型心律失常：室性早搏，房性、房室交界性或室性心动过速，严重者可发生室颤。②房室传导阻滞。③窦性心动过缓。

【不良反应防治】

1. 预防

（1）避免中毒诱发因素　诱发中毒的因素包括低血钾、高血钙、低血镁、心肌缺血、肝肾功能不良等。

（2）警惕中毒的先兆症状　如出现视觉障碍、室性早搏、二联律、三联律、室性心动过速、房室传导阻滞、窦性心动过缓等，应立即停用强心苷药物。对严重的室性心动过速，则需积极治疗。

2. 治疗

（1）补钾　对强心苷中毒所致心律失常，补钾是常用的治疗手段。K^+可阻止强心苷与Na^+-K^+-ATP酶结合，恢复细胞膜的静息电位，降低细胞的自律性和兴奋性，减轻或阻止强心苷毒性发展。强心苷中毒患者，轻者可口服氯化钾，对快速型心律失常者可用钾盐静脉滴注，切忌将氯化钾静脉注射。补钾不应过量，肾衰竭、高血钾患者，绝对禁用钾盐。当心功能不全但伴有Ⅱ度房室传导阻滞、高度或完全房室传导阻滞者，也禁用钾盐，因钾盐可抑制房室传导。

（2）抗心律失常药　对强心苷中毒所致室性心动过速可选用苯妥英钠、利多卡因等药物治疗。对强心苷中毒引起的房室传导阻滞或窦性心动过缓，可用阿托品、异丙肾上腺素治疗。

（3）强心苷抗体　特异性抗体Fab片段和强心苷有很高的亲和力，静脉注射后能与强心苷迅速结合，使血液游离型强心苷浓度大大降低，进而导致与心肌结合的强心苷解离，Fab-强心苷复合物很快由肾脏排出，可迅速纠正强心苷中毒引起的严重心律失常。

【给药方法】

1. 传统的给药方法　分两步进行，首先在短期内给足强心苷，所用剂量称为全效量，又称负荷量、洋地黄化量。获全效后，逐日给予维持量。全效量又分为速给法和缓给法。速给法即在24h内给足全效剂量。缓给法即在3～4d内给足全效剂量。临床实践证明，传统的给药方法引起强心苷中毒发生率高。

2. 逐日维持量给药法　对轻、中度慢性心功能不全患者，给予中效的地高辛，可不必先给全效剂量，而是每天给予维持量，经过4～5个半衰期后，达到稳态血药浓度，从而充分发挥疗效。这种给药方法既能达到治疗目的,又能明显减少药物的不良反应,是目前常用的给药方法。但不适用于危急患者治疗。

【药物相互作用】

1. 糖皮质激素和排钾利尿药可引起低血钾,诱发强心苷中毒,与强心苷合用时应注意补钾。
2. 奎尼丁能将组织中的地高辛置换出来,使地高辛的血药浓度提高1倍,两者合用应减少地高辛用量。
3. 胺碘酮、维拉帕米、普罗帕酮、红霉素等也可提高地高辛血药浓度,合用时注意减量。
4. 与钙剂合用毒性增强。

考点:强心苷的药动学特点、药理作用、作用机制、临床应用、不良反应及防治

链接 威瑟林医生与洋地黄

1775年,英国医生威廉·威瑟林获知他接诊过的一位双下肢严重水肿的患者,因喝了一种吉卜赛草药茶,竟然神奇地康复了。于是,他用三块金币从吉卜赛人手上买下了这种秘制草药茶的配方。经过研究,他发现秘方虽含20多种草药,但真正有效的成分是紫花洋地黄。接下来,威瑟林进行了潜心研究,他将洋地黄的花、叶、花蕊等,分别制成粉剂、煎剂、酊剂、丸剂,并进行比较,结果发现,以开花前采得的叶子研成的粉剂效果最好。1785年,威瑟林出版了《洋地黄的说明及其医药用途》一书。此后洋地黄被广泛用于临床。1874年,德国药物学家施秘迪勃格从洋地黄中提纯了有效的强心成分,一种苷类,被称为强心苷。1799年秋,威瑟林去世。在他的墓碑上,刻着一朵洋地黄花。

二、非强心苷类正性肌力药

非强心苷类正性肌力药包括磷酸二酯酶抑制药、多巴胺受体激动药和β受体激动药。

(一)磷酸二酯酶抑制药

磷酸二酯酶是cAMP降解酶,磷酸二酯酶抑制药可抑制此酶活性,减少cAMP降解,可增加心肌细胞内的cAMP含量,发挥正性肌力作用;同时,磷酸二酯酶抑制药能松弛血管平滑肌,产生扩血管作用。

氨力农与米力农

氨力农(amrinone)是磷酸二酯酶抑制药的代表药物。该药能增加心输出量,减轻心脏负荷,降低心肌耗氧量,缓解心力衰竭的症状。临床用于重度心功能不全的治疗。长期口服不良反应多,约15%患者出现血小板减少,可致死亡。尚有心律失常、肝功能减退等。现仅偶用于急性心功能不全短期静脉滴注。

米力农(milrinone)是氨力农替代品。抑酶作用较前者强20倍,临床应用有效,能缓解症状、提高运动耐力。不良反应较少,未见引起血小板减少。但有报道长期用药后病死率反较对照组为高,用药后疗效并不优于地高辛,反而更多引起心律失常,仅供短期静脉给药用。

考点:氨力农的药理作用及临床应用

奥普力农

奥普力农(olprinone)通过抑制磷酸二酯酶的活性,使心肌细胞内的cAMP水平提高,进而增加心肌的收缩力和心脏排血量;还能扩张血管,降低心脏的前后负荷,从而改善心脏功能,缓解呼吸困难,主要用于治疗心力衰竭。

主要不良反应有室性期前收缩、心动过速、室性快速性心律失常、低血压等,因此,应用奥普力农时应当严密进行心电监护。此外,有报道本药可导致血小板减少症(约0.43%)。80%~90%的奥普力农以原型经肾脏排出,因此,肾功能不全患者应低剂量使用。长期口服因不良反应大,可导致远期

死亡率升高，故仅短期应用。

同类药物还有匹罗昔酮（piroximone）、匹莫苯丹（pimobendan）、维司力农（vesnarinone）等。这些药物除抑制磷酸二酯酶外，也增加细胞内Na^+量，抑制K^+外流，还兼有增强肌钙蛋白对Ca^{2+}敏感性的作用，即不用增加细胞内Ca^{2+}量也能加强心肌收缩性，这种作用具有特定意义，受到重视。

（二）多巴胺受体激动药

异布帕胺

异布帕胺（ibopamine）激动多巴胺受体和β受体。一方面，舒张肾血管，增加肾血流量而产生显著的利尿作用；另一方面，加强心肌收缩力，增加心输出量，舒张外周血管，减轻心脏后负荷。异布帕胺能改善心力衰竭的症状，提高运动耐力，早期应用可减缓病情恶化。

（三）β受体激动药

多巴酚丁胺

多巴酚丁胺（dobutamine）主要激动心脏$β_1$受体，能增强心肌收缩力，增加心输出量，降低外周血管阻力，增加尿量，对心率影响较小。主要用于治疗急性心肌梗死或心脏外科手术并发的心功能不全及慢性难治性的心力衰竭。

> 考点：多巴酚丁胺的药理作用及临床应用

第2节 肾素-血管紧张素-醛固酮系统抑制药

肾素-血管紧张素-醛固酮系统抑制药包括血管紧张素转化酶抑制药（ACEI）、血管紧张素Ⅱ受体阻断药（ARB）和抗醛固酮药。此类药物的应用是心力衰竭药物治疗史上的一大重要进展。临床研究表明，此类药物不仅能缓解心力衰竭症状，长期应用还能降低心力衰竭患者的病死率，逆转或延缓心肌重构，是目前治疗CHF的一线药物。

一、血管紧张素转化酶抑制药

ACEI广泛用于CHF的治疗，常用药物有卡托普利、依那普利、西拉普利、贝那普利等。

【药理作用】

1. 抑制血管紧张素转化酶 ACEI抑制血液循环及局部组织中的AngⅠ转化为AngⅡ，降低血浆及组织（心脏、血管等）中的AngⅡ浓度，同时抑制缓激肽降解，从而扩张血管，降低外周阻力，降低左心室充盈压和心室壁肌张力，增加肾血流量等，能改善心功能，缓解CHF的症状。AngⅡ生成减少又使醛固酮的释放减少，减少水钠潴留。

2. 抑制心肌和血管重构 CHF是一种超负荷心肌病，AngⅡ和醛固酮能促进细胞生长，导致心肌肥厚和心室重构。在CHF的晚期，出现血管壁细胞的增殖，心肌肥厚和心肌纤维化又加剧心脏收缩和舒张功能的障碍。ACEI可通过减少AngⅡ生成，增加缓激肽含量，有效地阻止和逆转心肌肥厚、心肌纤维化及血管壁的增厚。

【临床应用】 ACEI对各阶段心力衰竭患者均有作用，既能消除或缓解CHF症状，提高运动耐力，提高生活质量，防治和逆转心肌肥厚，降低病死率，还可延缓尚未出现症状的早期心功能不全者的进展，延缓心力衰竭的发生。

【不良反应】 见抗高血压药。

二、血管紧张素Ⅱ受体阻断药

ARB能直接阻断血管紧张素Ⅱ与其受体的结合，阻断ACE和非ACE途径产生的AngⅡ对心血管系统的作用，逆转心肌肥厚、左心室重构及心肌纤维化。因其对缓激肽途径无影响，故不引起咳嗽、血管神经性水肿等，尤其适用于不能耐受咳嗽的患者。常用的药物有氯沙坦、缬沙坦、厄贝沙坦等。不良反应较少，孕妇及哺乳期妇女禁用。

三、抗醛固酮药

螺内酯（spirolactone）可拮抗醛固酮，阻断醛固酮在CHF过程中的不良影响，减轻或逆转CHF时的心血管重构，可降低CHF的发病率与病死率。可与氢氯噻嗪、ACEI或ARB等合用治疗CHF。

第3节 减轻心脏负荷药

一、血管扩张药

这类药物通过扩张动脉和静脉，降低心脏前、后负荷，改善心脏功能，改善血流动力学变化，提高运动耐力和改善生活质量，缓解心力衰竭的症状。

1. 主要扩张小动脉药 如肼屈嗪，主要舒张小动脉，降低后负荷，用药后心输出量增加，血压不变或略降，不引起反射性心率加快。主要用于外周阻力高、心输出量明显减少的CHF患者。

2. 主要扩张静脉药 如硝酸甘油等硝酸酯类，主要作用于静脉，降低前负荷，用药后能明显减轻呼吸急促和呼吸困难。

3. 均衡扩血管药 如硝普钠等，能舒张静脉和小动脉，降低心脏前、后负荷，对急性心肌梗死及高血压所致CHF效果较好，但不能降低病死率。

二、利 尿 药

利尿药通过排钠利尿，减少血容量和回心血量。长期使用可降低血管壁张力，减轻心脏前、后负荷，缓解静脉充血及其所引发的肺水肿和外周水肿，是慢性心功能不全的主要治疗措施之一。

第4节 β受体阻断药

长期以来β受体阻断药一直被认为是治疗心力衰竭的禁忌。经过大量的临床研究证实了这类药物对心力衰竭改善症状作用肯定。常用药物有美托洛尔和卡维地洛等。

β受体阻断药治疗心力衰竭的作用机制可能是：①上调心肌β受体：β受体阻断药可恢复β受体的敏感性。②抑制RAAS系统：β受体阻断药能减少肾素释放，因此对RAAS有间接的抑制作用，可防止和逆转心肌和血管重构。③阻断心脏$β_1$受体：抑制儿茶酚胺对心脏的毒性作用，使心率减慢，心脏负荷降低，心肌耗氧减少，心输出量增加。主要用于扩张型心肌病、高血压及缺血性心脏病等所致CHF。

因本类药物对心脏有抑制作用，可出现心动过缓、房室传导阻滞、心肌收缩力减弱、血压下降等。CHF伴有支气管哮喘、房室传导阻滞者禁用。

考点：β受体阻断药抗慢性心功能不全的作用机制及临床应用

CHF是多病因、多病理变化、多症状的慢性综合征，其病死率高。现代研究认为，治疗复杂性CHF很难用一种药物有效治疗。当前临床联合应用ACEI、强心苷、利尿药及β受体阻断药、抗醛固酮药等，已取得比传统治疗更满意的疗效。相信随着心血管疾病研究的推进，在治疗CHF药物上将更有针对性，能消除患者慢性心功能不全的症状和体征，提高运动耐力，改善生活质量，大幅度降低病死率，达到更为满意的效果。

自测题

一、选择题

【A型题】

1. 强心苷提高心肌收缩力作用机制是（ ）
   A. 激活心肌细胞上的 Na^+-K^+-ATP 酶
   B. 激活心肌β受体，提高细胞内 cAMP 浓度
   C. 抑制心肌细胞上的 Na^+-K^+-ATP 酶
   D. 提高交感神经活性
   E. 阻止细胞外 Ca^{2+} 内流

2. 不适于治疗慢性心力衰竭的药物是（ ）
   A. 酚妥拉明   B. 硝普钠
   C. 哌唑嗪   D. 卡托普利
   E. 异丙肾上腺素

3. 强心苷中毒时出现室性心动过速，应选用（ ）
   A. 氯化钙   B. 苯妥英钠
   C. 异丙肾上腺素 D. 奎尼丁
   E. 阿托品

4. 强心苷中毒所引起的心动过缓或房室传导阻滞，可用（ ）
   A. 利多卡因   B. 钾盐口服
   C. 阿托品   D. 苯妥英钠
   E. 钾盐静脉注射

5. 强心苷可治疗阵发性室上速，是因为（ ）
   A. 延长心房不应期
   B. 增强心肌收缩力
   C. 兴奋迷走神经，减慢房室传导
   D. 提高窦房结自律性
   E. 降低浦肯野纤维的自律性

6. 使用强心苷期间禁忌（ ）
   A. 镁盐静脉注射
   B. 钾盐静脉滴注
   C. 钠盐静脉滴注
   D. 葡萄糖静脉滴注
   E. 钙盐静脉注射

7. 强心苷类的不良反应，错误的是（ ）
   A. 胃肠道反应   B. 神经症状
   C. 黄视、绿视   D. 各种心律失常
   E. 肺纤维化

【B型题】

（第8～11题备选答案）
   A. 抑制房室传导，减慢心室率
   B. 加强心肌收缩力
   C. 抑制窦房结
   D. 缩短心房肌的ERP
   E. 增加房室结的隐匿性传导

8. 强心苷治疗心力衰竭的药理基础是（ ）
9. 强心苷治疗心房颤动的药理基础是（ ）
10. 强心苷治疗心房扑动的药理基础是（ ）
11. 强心苷中毒导致窦性心动过缓的原因是（ ）

【X型题】

12. 强心苷的临床应用有（ ）
    A. 心房颤动   B. 心房扑动
    C. 室颤   D. 慢性心功能不全
    E. 室性心动过速

13. 强心苷的主要不良反应有（ ）
    A. 胃肠道反应   B. 过敏反应
    C. 视觉异常   D. 心脏毒性
    E. 粒细胞减少

二、简答题

1. 简述强心苷正性肌力作用的作用机制。
2. 简述强心苷的不良反应及其防治。

（顾海铮）

第16章 抗动脉粥样硬化药

> **学习目标**
>
> **知识目标：**
> 1. 掌握他汀类药物的药理作用、作用特点、临床应用及不良反应。
> 2. 熟悉贝特类药物、螺内酯、氨苯蝶啶及甘露醇的药理作用及机制、临床应用及药物相互作用。
> 3. 了解胆汁酸结合树脂、烟酸类药物的药理作用、作用机制、调脂特点；了解其他抗动脉粥样硬化药的药理作用及临床应用。
>
> **能力目标：** 能利用所学知识对动脉粥样硬化患者进行用药指导、用药咨询和健康宣教。
>
> **素质目标：** 培养学生对高血脂患者充分理解关心的人文精神，具备良好的职业道德。

动脉粥样硬化（atherosclerosis，AS）是一种慢性炎症过程，是心、脑血管病的主要病理基础，主要发生在大、中动脉，特别是冠状动脉、脑动脉和主动脉。此时，动脉可呈现不同程度的内膜增厚、脂质沉着、纤维组织增生，并形成脂肪条纹及斑块，导致血管管腔狭窄、阻塞。如果斑块破裂并形成血栓，则可能发展为急性心脑血管事件。因此，防治AS是防治心脑血管疾病的重要措施，包括调节情志、合理膳食、适量运动、戒烟限酒和药物治疗五个方面。其中，药物治疗主要是消除和控制诱发动脉粥样硬化的各种危险因素，如血脂代谢紊乱、高血压、糖尿病等；同时也要防治AS及其并发症和血栓形成。防治AS的药物主要有调血脂药、抗氧化剂、多烯脂肪酸类及血管内皮保护药。

链接　动脉粥样硬化的发病机制

AS是多种遗传基因与环境危险因素相互作用的结果，其中，内皮细胞功能紊乱是AS发生的始动因素。老龄、脂代谢紊乱、高血压、糖尿病、吸烟、肥胖等都可能损伤血管内皮细胞，使以单核细胞为主的白细胞沿血管壁滚动，并黏附于血管内皮，移向内皮下间隙，转化为巨噬细胞。后者无限制地吞噬和摄取修饰的低密度脂蛋白（LDL），特别是氧化型低密度脂蛋白（ox-LDL），形成泡沫细胞。受损的血管内皮细胞也可以摄取ox-LDL，成为泡沫细胞。最终，泡沫细胞发生坏死，其中的胆固醇酯被释放出来，脂质逐渐累积形成脂质条纹，这种反应持续发生和发展最终形成AS。

第1节 调血脂药

案例16-1

患者，男，56岁。近期常感头部眩晕和脑胀，在当地医院检查发现：血清总胆固醇为6.9mmol/L，甘油三酯为1.8mmol/L，高密度脂蛋白为1.5mmol/L，低密度脂蛋白为3.6mmol/L，诊断为高脂蛋白血症，给予阿托伐他汀进行治疗。

问题与思考： 1. 简述阿托伐他汀的主要药理作用与作用机制。
　　　　　　　2. 简述阿托伐他汀的常见的不良反应。

血脂是血浆或血清中所含脂类的总称，包括游离胆固醇（FC）、胆固醇酯（CE）、甘油三酯（TG）、磷脂（PL）及游离脂肪酸（FFA）等，FC和CE相加为总胆固醇（TC）。它们在血浆中与载脂蛋白（Apo）结合，形成脂蛋白（LP）后才能溶于血浆进行转运和代谢。血浆中的LP可分为乳糜微粒（CM）、极低密度脂蛋白（VLDL）、中间密度脂蛋白（IDL）、低密度脂蛋白（LDL）和高密度脂蛋白（HDL）等。血脂代谢紊乱（俗称高脂蛋白血症）主要是指血浆LDL-C（低密度脂蛋白胆固醇）、TC、TG或VLDL增加，可分为六型（表16-1）。

表16-1 高脂蛋白血症分型

分型	脂蛋白变化	脂质变化	
		TG	TC
Ⅰ	CM↑	↑↑↑	↑
Ⅱa	LDL↑	正常或↓	↑↑
Ⅱb	VLDL及LDL↑	↑↑	↑↑
Ⅲ	IDL↑	↑↑	↑↑
Ⅳ	VLDL↑	↑↑	↑
Ⅴ	CM及VLDL↑	↑↑	↑

按作用机制不同，调血脂药可分为：①主要降低TC和LDL的药物：如3-羟基-3-甲基戊二酰辅酶A（HMG-CoA）还原酶抑制药和胆汁酸结合树脂。②主要降低TG和VLDL的药物：如烟酸类和苯氧酸类。

一、HMG-CoA 还原酶抑制药

HMG-CoA还原酶抑制药也称为他汀类，是治疗高胆固醇血症的常用药物，包括洛伐他汀（lovastatin）、辛伐他汀（simvastatin）、普伐他汀（pravastatin）、氟伐他汀（fluvastatin）、阿托伐他汀（atorvastatin）等。其中，洛伐他汀系由霉菌发酵液提取的天然药物，辛伐他汀、普伐他汀为半合成他汀类化合物，而阿托伐他汀及氟伐他汀等药为全合成他汀类。

链接 他汀类药物的发现

日本学者远藤彰（Akira Endo）认为许多微生物的生长都需要胆固醇。1971年，受弗莱明发现青霉素的鼓舞，他和他的同事们用两年多时间，测试了6800多种菌种抑制脂类合成的能力，在一种与产生青霉素的青霉菌同类菌种中，找到了能够抑制胆固醇合成的物质，并发现第一个有活性的他汀类药物——美伐他汀。随后，普伐他汀、洛伐他汀、氟伐他汀等一系列他汀类药物相继问世。1997年，美国Warner-Lambert公司和辉瑞（Pfizer）公司共同开发了阿托伐他汀。2004年，阿托伐他汀（辉瑞公司商品名"立普妥"）成为世界药物销售冠军，销售额达109亿美元，成为第一个销售额超过100亿美元的药物。

【体内过程】口服吸收迅速，除氟伐他汀生物利用度稍高外，多数药物首过消除作用明显。洛伐他汀和辛伐他汀均为前体药物，需在肝脏内代谢将内酯打开才具有药理活性。除普伐他汀外，大多数他汀类药物与血浆蛋白结合率较高，经肝代谢，主要经胆汁从肠道排泄，少量经肾排泄。常用他汀类药物药动学特点见表16-2。

表16-2 常用他汀类药物药动学特点

项目	洛伐他汀	辛伐他汀	普伐他汀	氟伐他汀
原药	无活性	无活性	活性型	活性型
代谢物	活性型	活性型	无活性	无活性
肠道吸收（%）	30	60～85	35	≥98
血浆蛋白结合率（%）	≥95	>95	50	≥98
生物转化	高	高	高	高
肾脏排泄率（%）	<10	13	20	5
$t_{1/2}$（h）	3	1.9	1.5～2	1.2
剂量范围（mg/d）	10～80	5～40	10～40	20～40

【药理作用及作用机制】

1. 调血脂作用 他汀类药物具有明显的调血脂作用。治疗剂量下，他汀类对LDL-C的降低作用最强，TC次之，降TG作用较弱，而对HDL-C还略有升高。调血脂作用呈剂量依赖性，一般用药2周后显效，4～6周作用达高峰。肝脏是合成内源性胆固醇的主要场所，HMG-CoA还原酶是肝细胞合成胆固醇过程中的关键限速酶，催化HMG-CoA生成甲羟戊酸（mevalonic acid，MVA）。他汀类药物与HMG-CoA结构非常相似，与HMG-CoA还原酶的亲和力较HMG-CoA高数千倍，能竞争性抑制HMG-CoA还原酶，从而减少肝胆固醇合成。胆固醇合成的减少，可触发肝代偿性地增加LDL受体的合成，增加肝脏对血浆内LDL的摄取，这就使血浆LDL-C下降，从而降低血浆TC、LDL及VLDL的水平，也能降低TG的水平，增加HDL水平。

2. 非调血脂作用 他汀类药物还有改善血管内皮，抑制血管平滑肌细胞的增殖和迁移，促进其凋亡；减少动脉壁巨噬细胞及泡沫细胞的形成，减轻动脉粥样硬化过程的炎症反应；抑制血小板聚集和提高纤维蛋白溶解（纤溶）系统活性等作用，均有助于抗动脉粥样硬化。

3. 肾保护作用 他汀类药物不仅可以纠正因脂代谢异常而引发的肾损害，还可通过抗细胞增殖、抗炎、抗骨质疏松、免疫抑制等作用减轻肾损害，保护肾功能。

【临床应用】 主要用于Ⅱa、Ⅱb型和Ⅲ型高脂蛋白血症患者；也可用于合并2型糖尿病和肾病综合征引起的高胆固醇血症患者。病情较重者，可与胆汁酸结合树脂合用。

【不良反应】 不良反应较少、轻，且短暂。大剂量应用时，偶见胃肠道反应、皮肤潮红、头痛等。偶见无症状性氨基转移酶升高，肌酸激酶（CK）升高，但停药后即恢复正常。极少数人如出现全身性肌肉疼痛、僵硬、乏力时，应警惕肌病（横纹肌溶解症）的发生。与贝特类药物、烟酸、环孢素A、红霉素等合用时，可能增加肌病的发生率。用药期间应定期检查肝功能，有肌痛者应检测CK，必要时停药。孕妇、哺乳期妇女、对本品过敏者及持续肝功能异常者禁用。

考点：他汀类药物的药理作用、作用机制、临床应用及不良反应

链接 拜斯亭事件

2001年8月8日，德国拜耳公司宣布停止销售拜斯亭（西立伐他汀钠），原因是美国有31例，其他国家有21例因服用该药导致横纹肌溶解症而死亡的病例。横纹肌溶解症是指横纹肌细胞受损后，使细胞膜的完整性发生改变，细胞内蛋白质、离子、酶等溶解释放入血，最后从尿中排出。其临床特征是肌痛、肌紧张、肌肉注水感，尿色异常（黑红色或可乐色），血清CK显著增高，可超过正常10倍；血、尿肌红蛋白阳性，甚至导致急性肾衰竭死亡。拜斯亭事件说明新药上市前必须有较长时间的临床药理试验，较大的人群样本量，才能准确客观地评价一个药物的安全性和有效性。

二、胆汁酸结合树脂

胆汁酸结合树脂包括考来烯胺（cholestyramine，消胆胺）和考来替泊（colestipol），此类药物均为碱性阴离子交换树脂。

【药理作用及作用机制】 胆汁酸是胆固醇的代谢产物，正常时95%在空肠和回肠被重吸收。胆汁酸结合树脂进入肠道不被吸收，却能与胆汁酸牢固结合，阻止胆汁酸的肝肠循环和反复利用，使胆汁酸的排泄率提高10倍以上。由于胆汁酸清除率增加，促使肝内胆固醇经7α-羟化酶向胆汁酸转化，致使肝内TC水平下降。肝胆固醇水平降低，导致肝细胞表面LDL受体增敏，同时HMG-CoA还原酶活性增加，促进血浆中LDL向肝中转移并加快分解代谢，从而减少血浆TC和LDL-C水平。本类药物对TG和VLDL影响较小。

【临床应用】 临床主要用于治疗Ⅱa型高脂蛋白血症，如与他汀类药物合用，作用显著增强。考来烯胺与普罗布考合用有协同降低TC和LDL-C的作用，还可互相减轻便秘和腹泻的不良反应。对Ⅱb型高脂蛋白血症者，应与贝特类药物联合应用。

【不良反应】 由于本类药物用量大，且有特殊的臭味（考来烯胺）和一定的刺激性，可致恶心、腹胀和便秘等消化道症状，其中便秘最常见。长期服用可使肠内结合胆盐减少，脂肪吸收不良，引起脂肪痢，并增加出血风险。应适当补充脂溶性维生素A、维生素D、维生素K及钙盐；偶尔可出现短时的氨基转移酶升高和高氯酸血症。因胆汁酸结合树脂会影响多种药物的吸收，特别是酸性药物，因此，必须使用时，其他药物应在服树脂类药物前1h或后3~4h服用。

考点： 考来烯胺的药理作用、作用机制、临床应用及不良反应

三、烟 酸 类

该类药物包括烟酸（nicotinic acid）、烟酸肌醇酯（inositol nicotinate）、阿昔莫司（acipimox，氧甲吡嗪）等。

烟 酸

烟酸即维生素B_3，为水溶性维生素，属广谱调血脂药。

【药理作用及作用机制】 大剂量可通过降低VLDL水平而迅速降低血浆中甘油三酯的浓度；长期用药也可降低LDL和胆固醇水平。与胆汁酸结合树脂合用，疗效增加，若再加用他汀类药物作用还可增强。其机制可能是抑制脂肪组织中的脂肪酶，减少脂肪分解，使肝中合成TG的原料不足，减少了VLDL的合成与释放，也使得LDL来源减少。此外，该药还具有升高HDL、抗血小板聚集和扩张血管的作用。

【临床应用】 主要适用于除Ⅰ型高脂蛋白血症以外的各型高脂蛋白血症，对Ⅱb和Ⅳ型疗效最好，与他汀类或贝特类药物合用可以提高疗效。此外，长期应用烟酸或烟酸加胆汁酸结合树脂有稳定和消退AS的作用，可降低冠心病事件发生率和死亡率。

【不良反应】 较多。因扩张血管常致面红和皮肤瘙痒，用药前30min服用阿司匹林或吲哚美辛可以减轻；还可刺激胃肠道引起恶心、呕吐、腹泻甚至溃疡；大剂量可引起血糖升高、尿酸增加及肝功能异常；与他汀类合用，有潜在引起横纹肌溶解症的危险。糖尿病、痛风、肝功能不全及消化性溃疡患者禁用，肾功能不全患者慎用。

考点： 烟酸的药理作用、临床应用及不良反应

阿昔莫司

阿昔莫司（acipimox）为烟酸衍生物，具有良好的调血脂作用，对血浆TG和TC均有降低作用，并可升高HDL、抑制VLDL和LDL的合成。不良反应较烟酸少见，临床主要替代烟酸用于Ⅱ、Ⅲ、Ⅳ、Ⅴ型高脂血症。

四、苯氧酸类

苯氧酸类又称贝特类、苯氧芳酸类或纤维酸类。氯贝丁酯（clofibrate）是最早应用的贝特类药物，调血脂作用明显，但不良反应多而严重，现已少用。新型贝特类，包括吉非贝齐（又称吉非罗齐，gemfibrozil）、苯扎贝特（benzafibrate）、非诺贝特（fenofibrate）、环丙贝特（ciprofibrate）等，具有疗效高、毒性低等优点，临床应用广泛。

【体内过程】 口服吸收快而完全，血浆蛋白结合率高，达92%~96%，不易分布到外周组织。吉非罗齐和苯扎贝特具有活性酸形式，吸收后作用快，持续时间短；氯贝丁酯和非诺贝特为前药，需先水解成活性酸形式才能发挥作用，起效稍慢，$t_{1/2}$长，为13~20h。

【药理作用及作用机制】 贝特类主要能降低血浆TG、VLDL，也能降低TC和LDL-C，并能升高HDL-C。此外，还具有抗血小板聚集、抗血栓、降低血液黏度和抗炎等非调血脂作用。贝特类药物的调血脂作用机制为：①抑制乙酰辅酶A羧化酶，减少脂肪酸从脂肪组织进入肝脏合成TG及VLDL。②增强脂蛋白酯酶（LPL）的含量和活性，加速CM和VLDL的分解，以及VLDL中TG的分解代谢。③增加HDL的浓度，减慢其清除速率，以及加快LDL颗粒的清除速率等。

【临床应用】 临床上常作为以血清TG增高为主的高脂蛋白血症的首选药，主要用于高TG和VLDL血症为主的Ⅱb型高脂蛋白血症，对Ⅲ型和Ⅳ型高脂蛋白血症也有较好疗效，也用于有2型糖尿病的高脂血症患者。非诺贝特尚可降低血尿酸水平，可用于伴有高尿酸血症的患者。苯扎贝特能改善糖代谢，适合于伴有糖尿病的高TG患者。

【不良反应】 新型贝特类不良反应较轻。个别患者有恶心、呕吐、食欲不振等胃肠道症状；其次为乏力、头痛、失眠；偶有皮疹、视物模糊、血常规及肝功能异常等。有肝胆系统疾病者、孕妇、儿童、肾功能不全者禁用。因本类药物可增强口服抗凝血药的抗凝血活性，与抗凝剂合用时，要调整后者的剂量；与他汀类药物合用，有增加肌病发生的可能性。

五、胆固醇吸收抑制剂

依折麦布

依折麦布（ezetimibe）是一种口服、强效的降脂药物，也是首个选择性胆固醇吸收抑制剂。该药附着于小肠绒毛刷状缘，抑制胆固醇的吸收，从而降低小肠中的胆固醇向肝脏中的转运，使得肝脏胆固醇贮量降低，从而增加血液中胆固醇的清除，主要降低血浆TC、LDL-C水平，升高HDL水平，用于原发性高胆固醇血症、纯合子家族性高胆固醇血症、纯合子谷甾醇血症（或植物甾醇血症）。不良反应较少且轻微，主要表现为感觉异常、腹痛、腹泻、乏力、关节和背部疼痛等。

六、PCSK9抑制剂

前蛋白转化酶枯草杆菌蛋白酶/kexin9型（PCSK9）是一种参与调节肝脏低密度脂蛋白受体（LDLR）生命周期的分泌性蛋白。PCSK9抑制剂能干扰PCSK9与LDLR的结合，减少LDLR的降解，从而降低血浆LDL-C水平。临床常用的PCSK9抑制剂有依洛尤单抗、阿利西尤单抗等。

依洛尤单抗于2018年8月首次获批在中国使用，成为首个治疗成人或12岁以上青少年纯合子型家族性高胆固醇血症的PCSK9抑制剂，该药也可用于动脉粥样硬化性心血管疾病（ASCVD）。该药为皮下给药，请勿在同一注射部位同时注射依洛尤单抗和其他注射药物。每次注射时应轮换使用注射部位。阿利西尤单抗主要用于ASCVD成人患者的心血管事件预防，以及成人原发性高胆固醇血症（包括杂合子型家族性和非家族性）和混合型血脂异常的治疗。阿利西尤单抗主要的副作用有：①注射部位反应，如红斑、疼痛和淤青等；②上呼吸道症状，如鼻咽炎、流行性感冒（流感）等；③过敏反应，如瘙痒等。

第2节 抗氧化剂

氧自由基（oxygen free radical，OFR）是体内氧代谢的产物，有极强的氧化性。OFR能损伤生物膜，导致细胞功能障碍，特别是氧化修饰脂蛋白，形成的ox-LDL是导致AS发生发展的重要致病因素。抗氧化剂能抑制LDL的氧化，可有效防治AS。

普罗布考

普罗布考（probucol）又称丙丁酚，为人工合成抗氧化剂。

【体内过程】 口服吸收不规则，饭后服用可增加吸收。服药后24h血药浓度达峰值，长期服用3～4个月达稳态血药浓度（C_{ss}），药物大部分经粪便排出。

【药理作用及作用机制】 普罗布考具有较强的抗氧化作用，能阻断脂质过氧化，减少脂质过氧化物（LPO）的产生，并能抑制ox-LDL的生成，以及所引起的一系列细胞病变过程，延缓AS。还能抑制HMG-CoA还原酶，使胆固醇合成减少。用药后使TC和LDL-C下降，但HDL-C及Apo A也明显下降。对血浆TG和VLDL一般无影响。

【临床应用】 用于各型高胆固醇血症，与他汀类、胆汁酸结合树脂合用，可增强其调血脂作用。长期应用可使冠心病发病率明显降低，已形成的AS停止发展或消退，肌腱等部位的黄色瘤明显缩小或消除。

【不良反应】 少而轻，常见恶心、腹痛、腹胀、腹泻等胃肠道反应。偶有嗜酸性粒细胞增多、肝功能异常、高尿酸血症、高血糖、肌痛、感觉异常等。个别患者心电图Q-T间期延长，有室性心律失常和近期有心肌损伤者、孕妇及小儿禁用，用药期间应定期监测心电图。

考点：普罗布考的药理作用与机制、临床应用及不良反应

第3节 多烯脂肪酸类

多烯脂肪酸类又称多不饱和脂肪酸类（polyunsaturated fatty acids，PUFAs）。多烯脂肪酸是指含有2个或2个以上不饱和键结构的直链脂肪酸，根据第一个不饱和键位置不同，可分为n-3及n-6型两大类。n-6型PUFAs主要存在于植物油中，调血脂作用较弱。n-3型PUFAs主要包括二十碳五烯酸（EPA）、二十二碳六烯酸（DHA），主要存在于海洋生物藻类、鱼及贝壳类中。大量进食海洋鱼类的因纽特人及北极居民冠心病发病率很低。

EPA和DHA能通过调血脂和非调血脂机制发挥抗AS作用，其作用机制为：①降低血浆TG及TC，升高HDL-C。②抗血小板聚集，防止血栓形成，降低血液黏滞度，改善血液流变学。③减少血管平滑肌细胞增殖，防止AS发生。

因EPA和DHA药理作用较弱，可作为调血脂药的辅助用药，适用于高TG血症的治疗；对心肌梗死患者的预后有改善作用；亦可用于糖尿病并发高脂蛋白血症等。

第4节 血管内皮保护药

血管内皮保护药（angioendothelium-protecting agent）能保护血管内皮细胞免受各种危险因子损伤，防止血细胞与血管内皮细胞发生黏附聚集反应，是防治动脉粥样硬化的重要环节。目前常用的药物主要是糖胺聚糖（黏多糖）和多糖类，如肝素、硫酸乙酰肝素（heparan sulfate）、硫酸软骨素A（chondroitin sulfate A）、藻酸双酯钠、右旋糖酐硫酸酯钠等。肝素因其抗凝血活性太强，且口服无效，故不便于临床应用。低分子量肝素（low moleculer heparin，LMWH）因分子量低，生物利用度高，抗凝血因子Ⅹa活力大于抗凝血因子Ⅱa活力，抗血栓形成作用强，可用于不稳定型心绞痛、急性心肌梗死等。

藻酸双酯钠

藻酸双酯钠是以海藻提取物为基础原料，经引入有效基团精制而得的多糖类化合物，属类肝素药。

【**药理作用**】 藻酸双酯钠具有阴离子聚电解质纤维结构的特点，能使富含负电荷的细胞表面增强相互间的排斥力，故能阻抗红细胞之间和红细胞与血管壁之间的黏附，具有改善血液流变学的黏弹性的作用。能使凝血酶失活，抑制由于血管内膜受损、凝血酶激活等所致的血小板聚集，具有抗凝血的作用。此外，也能降低血浆中TC、TG、LDL、VLDL的水平，同时又能升高HDL的水平，抑制动脉粥样硬化病变的发生和发展。

【**临床应用**】 用于缺血性脑血管疾病如脑血栓、脑栓塞、短暂性脑缺血发作，以及心血管疾病如高血压、高脂蛋白血症、冠心病、心绞痛等的治疗。也用于治疗弥散性血管内凝血、慢性肾小球肾炎及出血热等。

【**不良反应**】 可有发热、白细胞及血小板减少、血压降低、肝功能及心电图异常、子宫或眼结合膜下出血、过敏反应、头痛、心悸、烦躁、乏力、嗜睡等。

考点：藻酸双酯钠的药理作用及临床应用

自测题

一、选择题

【A型题】

1. 通过抗氧化作用而发挥抗动脉粥样硬化作用的药物是（ ）
   A. 考来烯胺　　　B. 洛伐他汀
   C. 烟酸　　　　　D. 非诺贝特
   E. 普罗布考

2. 下列可阻断胆汁酸的肝肠循环和反复利用的药物是（ ）
   A. 烟酸　　　　　B. 考来烯胺
   C. 普罗布考　　　D. 苯扎贝特
   E. 氟伐他汀

3. 下列药物中，需经肝代谢才具有药理活性的是（ ）
   A. 氟伐他汀　B. 考来替泊　C. 普伐他汀
   D. 考来烯胺　E. 辛伐他汀

4. 下列属胆固醇吸收抑制剂的药物是（ ）
   A. 依折麦布　B. 洛伐他汀　C. 阿昔莫司
   D. 氯贝丁酯　E. 普罗布考

【B型题】

（第5～9题备选答案）
   A. 考来烯胺　　　B. 吉非贝齐
   C. 藻酸双酯钠　　D. 洛伐他汀
   E. 烟酸

5. 能与胆汁酸牢固结合降低胆固醇的药物是（ ）
6. 可抑制HMG-CoA还原酶降低胆固醇的药物是（ ）
7. 广谱调血脂药物是（ ）
8. 属血管内皮保护药的是（ ）
9. 属苯氧酸类的药物是（ ）

【X型题】

10. 下列有关贝特类药物的叙述正确的是（ ）
    A. 降低TG、VLDL，升高HDL
    B. 抑制乙酰CoA羧化酶
    C. 显著增强LPL活性，加速CM和VLDL分解
    D. 有抗血小板聚集作用
    E. 可降低血液黏度

11. 洛伐他汀的调血脂作用包括（ ）
    A. 减少胆固醇合成
    B. 抑制HMG-CoA还原酶
    C. 减少胆汁酸、胆固醇吸收
    D. 降低胆固醇和LDL-C
    E. 降低甘油三酯

12. 考来烯胺的调血脂机制为（ ）
    A. 与胆汁酸络合而减少胆汁酸吸收
    B. 增加胆固醇向胆汁酸转化
    C. 影响胆固醇吸收
    D. 使HMG-CoA还原酶活性减弱
    E. 降低血浆LDL

13. 大剂量服用烟酸的主要不良反应有（ ）
    A. 皮肤潮红及瘙痒　　B. 胃肠道刺激
    C. 血尿酸增加　　　　D. 血糖升高
    E. 肾功能不良

二、简答题

1. 主要降低血浆TC和LDL-C的药物有哪些？
2. 简述他汀类药物的不良反应及用药注意事项。
3. 简述考来烯胺和他汀类药物调血脂的作用机制。

（王桂平）

第 5 篇 作用于内脏系统的药物

第 17 章 利尿药及脱水药

> **学习目标**
> 知识目标：
> 1. 掌握利尿药的分类、各类药物的作用机制；掌握呋塞米、氢氯噻嗪的药理作用、临床应用及不良反应。
> 2. 熟悉螺内酯、氨苯蝶啶的药理作用及临床应用。
> 3. 了解利尿药作用的生理学基础；了解脱水药的作用机制、药理作用及临床应用。
> 能力目标：能利用所学知识对水肿患者进行用药指导、用药咨询和健康宣教。
> 素质目标：具有严肃认真、科学求实的态度，全心全意为患者服务的职业素养。

第 1 节 利 尿 药

利尿药（diuretic）是作用于肾脏，增加电解质及水排泄，使尿量增多的一类药物。临床上主要用于治疗各种水肿性疾病，也用于治疗高血压及药物中毒等非水肿性疾病。

一、利尿药作用的生理学基础

肾结构与功能的基本单位是肾单位，它由肾小球、肾小囊和肾小管构成。尿液的生成是通过肾小球滤过、肾小管和集合管重吸收、肾小管和集合管分泌3个阶段而实现的。利尿药通过作用于肾单位的不同部位而产生利尿作用（图17-1）。

（一）增加肾小球的滤过率

血液流经肾小球时，除蛋白质和血细胞外，其他成分均可滤过而形成原尿。正常成人每日原尿量可达180L，但进入输尿管排出的终尿仅为1～2L，表明约有99%的原尿在肾小管和集合管被重吸收。可增加肾小球滤过率的药物，其利尿作用极弱，一般不作利尿药使用。

（二）减少肾小管和集合管的重吸收

1. 近曲小管 此段重吸收Na^+占原尿中Na^+量的60%～65%，原尿中约有85%的$NaHCO_3$及40%的NaCl在此段被重吸收。

在肾小管上皮细胞基底膜Na^+-K^+-ATP酶（钠泵）的作用下，Na^+被重吸收，细胞内Na^+浓度降低，小管液中的Na^+在Na^+-H^+交换体的作用下进行逆向转运，H^+被分泌到小管液中，小管液中Na^+顺浓度梯度进入上皮细胞内。

H^+的产生来自H_2O与CO_2所生成的H_2CO_3，这一反应需上皮细胞内碳酸酐酶的催化，然后H_2CO_3再解离成H^+和HCO_3^-，H^+将Na^+交换入细胞内，然后由钠泵将Na^+送至组织间液。

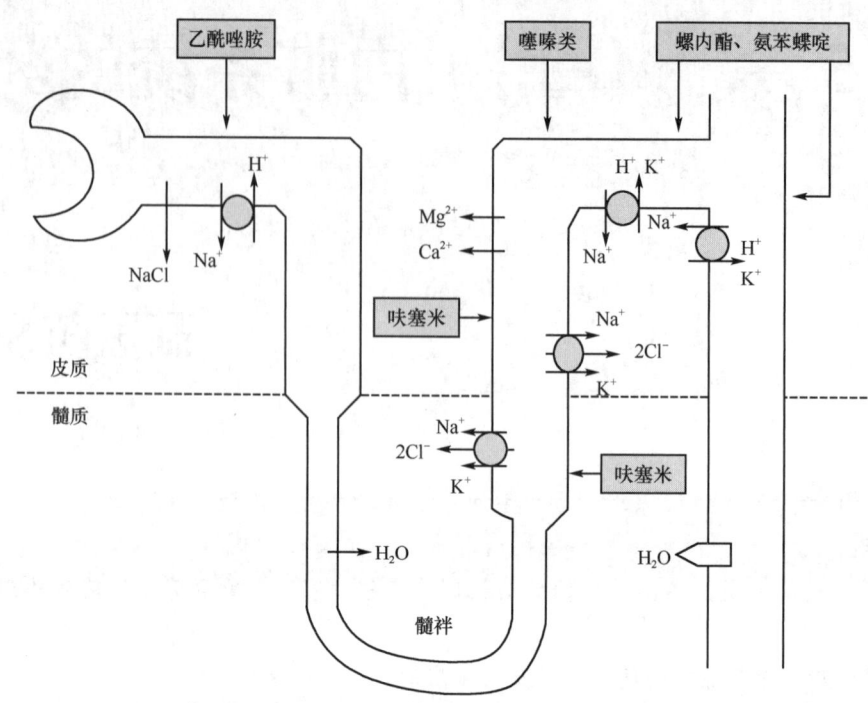

图17-1 利尿药的作用部位

碳酸酐酶抑制剂乙酰唑胺（acetazolamide）能使H^+的生成减少，Na^+-H^+交换减少，致使Na^+的重吸收减少而利尿。

2. 髓袢升支粗段髓质部和皮质部 重吸收原尿中30%～35%的Na^+，而不伴有水的重吸收。髓袢升支的功能与利尿药作用关系密切。也是高效利尿药的重要作用部位，此处转运是通过Na^+-K^+-$2Cl^-$同向转运体（symporter，图17-1）完成。当尿液流经髓袢升支粗段时，随着Na^+、Cl^-的重吸收不断进入髓质间隙，使髓质间隙保持高渗状态，而管腔内滤液则呈现低渗状态，使尿液稀释。重吸收的Na^+、Cl^-与尿素一起维持此段髓质的高渗，当尿液流经集合管时，在抗利尿激素的调节下，大量的水被重吸收，使尿液浓缩。呋塞米等高效能利尿药可抑制升支粗段髓质和皮质部对Na^+、K^+、Cl^-的重吸收，使肾的稀释功能降低，同时影响肾的浓缩功能。噻嗪类等中效能利尿药则抑制髓袢升支粗段皮质部（远曲小管开始部分）对NaCl的重吸收，使肾的稀释功能降低，但不影响肾的浓缩功能。

3. 远曲小管及集合管 在远曲小管始端，主要通过Na^+-Cl^-同向转运体重吸收原尿中约10%的Na^+，对水的通透性低，小管液进一步被稀释。噻嗪类利尿药通过阻断Na^+-Cl^-同向转运体产生利尿作用。

远曲小管后段和集合管重吸收原尿中2%～5%的Na^+，除Na^+-H^+交换外，同时也有Na^+-K^+交换，这是在醛固酮调节下进行的。药物如能拮抗醛固酮的调节功能或直接抑制Na^+-K^+交换，就会造成排钠留钾的利尿作用。螺内酯、氨苯蝶啶等药作用于此部位，它们又称留钾利尿药。

二、利尿药的分类

利尿药按其利尿效能可分为三类：①高效能利尿药，包括呋塞米、依他尼酸、布美他尼等；②中效能利尿药，包括噻嗪类、氯噻酮；③低效能利尿药，包括留钾利尿药，如螺内酯、氨苯蝶啶，以及碳酸酐酶抑制剂，如乙酰唑胺等。

考点： 利尿药的分类

三、常用利尿药

案例 17-1

患者，男，40岁，建筑工人，因意外事故导致严重创伤，大量出血，血压下降，少尿。经抢救，低血压和低血容量已纠正后，尿量仍很少。

问题与思考： 为增加尿量，防止出现肾衰竭，应给予患者什么药物治疗？

（一）高效能利尿药

高效能利尿药主要作用于髓袢升支粗段，又称袢利尿药，利尿作用快而强。常用药物有呋塞米（furosemide，呋喃苯胺酸）、依他尼酸（ethacrynic acid，利尿酸）、布美他尼（bumetanide，丁尿胺）。

呋 塞 米

【体内过程】 口服吸收迅速，约30min起效，生物利用度为50%～70%，1～2h达药峰浓度，维持6～8h。静脉注射5min后起效，30～60min达药峰浓度，维持2～3h。药物可通过近曲小管有机酸转运机制分泌，以原型经肾排泄。$t_{1/2}$约为1h，肾功能不全和老年患者$t_{1/2}$延长。

【药理作用】 本药作用于髓袢升支粗段髓质部和皮质部，抑制$Na^+-K^+-2Cl^-$同向转运体，抑制NaCl重吸收，降低了尿液的稀释功能；同时，使髓质间隙渗透压降低，也降低了尿液的浓缩功能，从而发挥强大的利尿作用。药物增加Na^+、K^+、Cl^-排出的同时，也增加Ca^{2+}、Mg^{2+}的排泄，原因是K^+重吸收减少，降低了K^+再循环导致的管腔正电位，减小了Ca^{2+}、Mg^{2+}重吸收的驱动力，导致重吸收减少，排泄增加。此外，Cl^-的排出量往往超过Na^+，故可出现低氯碱血症。

【临床应用】

1. 急性肺水肿和脑水肿 呋塞米能扩张血管，减少回心血量，降低外周阻力，从而减轻左心负荷，故是治疗急性肺水肿的首选药。同时，由于大量排尿，血液浓缩，血浆渗透压升高，有助于消除脑水肿。

2. 其他严重水肿 呋塞米能治疗心、肝、肾等疾病引起的各类水肿。因利尿作用强大，一般不作为首选，多用于其他利尿药无效的严重水肿患者。

链接 水 肿

过多的体液在组织间隙或体腔中积聚称为水肿，可分为全身性水肿和局部性水肿。全身性水肿时，液体在体内组织间隙呈弥漫性分布，当液体量相当多时，可出现凹陷性水肿。全身性水肿可分为心源性水肿、肝源性水肿、肾源性水肿、营养缺乏性水肿、妊娠性水肿、内分泌性水肿、特发性水肿等。局部性水肿可分为淋巴性水肿、静脉阻塞性水肿、炎症性水肿、过敏性水肿、血管神经性水肿等。

3. 急、慢性肾衰竭 急性肾衰竭时，呋塞米强大的利尿作用可使阻塞的肾小管得到冲洗，并可扩张肾血管，增加肾血流量，减少肾小管萎缩、坏死。慢性肾衰竭时，大剂量的呋塞米可增加尿量，保护肾脏，在其他药物无效时仍然有效。

4. 加速毒物排泄 强大的利尿作用可促使毒物排出，主要用于某些经肾排泄的药物中毒的抢救，如巴比妥类、水杨酸类、氟化物、碘化物等。

5. 高钙血症 呋塞米可抑制钙的重吸收，增加钙排出而降低血钙。

【不良反应】

1. 水与电解质紊乱 为最常见的不良反应，表现为低血容量、低钾血症、低钠血症、低氯碱血症等。其中低钾血症最为常见，主要症状有恶心、呕吐、腹胀、肌无力及心律失常等，故应注意及时补充钾盐，合并留钾利尿药可避免或减少低血钾的发生。长期应用还可引起低血镁，由于Na^+，K^+-ATP

酶的激活需要Mg^{2+}，当低血钾与低血镁同时存在时，应先纠正低血镁，否则即使补充K^+也不易纠正低血钾。

2. 耳毒性 表现为眩晕、耳鸣、听力减退或暂时性耳聋，依他尼酸最易引起，且可发生永久性耳聋。耳毒性可能与药物引起内淋巴液电解质成分改变，使耳蜗基底膜毛细胞受损伤有关。肾功能不全患者易发生，合并应用其他有耳毒性的药物如氨基糖苷类、万古霉素等抗生素时更易发生。

3. 高尿酸血症 长期用药时，多数患者可出现高尿酸血症，并诱发痛风，这与利尿后血容量降低、胞外液浓缩，使尿酸经近曲小管的重吸收增加有关；此外，呋塞米与尿酸竞争有机酸分泌途径，使尿酸排出减少也是原因之一。

4. 胃肠道反应 表现为恶心、呕吐、上腹部不适，大剂量时还可出现胃肠道出血。

考点：呋塞米的药理作用、临床应用及不良反应

布美他尼

布美他尼（bumetanide）与呋塞米均为磺胺类衍生物。其作用机制、临床应用和不良反应与呋塞米相似，具有高效、速效、短效和低毒的特点。作用强度为呋塞米的40～60倍，是目前最强的利尿药，也能扩张血管，增加肾血流量。临床上主要用于各类顽固性水肿及急性肺水肿等；对急、慢性肾衰竭尤为适宜；对用呋塞米无效的病例仍有效。孕妇禁用。严重肝功能不全、糖尿病、痛风患者及小儿慎用。

托拉塞米

托拉塞米（torasemide）是新一代高效髓袢利尿药，作用部位、作用机制与呋塞米相同，具有起效迅速、作用持久、量效关系稳定、适应证广泛及疗效好等特点。因其能拮抗醛固酮受体，故排K^+作用较呋塞米弱。不良反应较呋塞米少。

（二）中效能利尿药

噻嗪类利尿药

噻嗪类（thiazide）利尿药有共同的基本结构，是由杂环苯并噻二嗪与一个磺酰氨基（—SO_2NH_2）组成。作用部位及作用机制相同，但各个利尿药的效价强度可相差达千倍，从弱到强的顺序依次为：氯噻嗪（chlorothiazide）＜氢氯噻嗪（hydrochlorothiazide）＜氢氟噻嗪（hydroflumethiazide）＜苄氟噻嗪（bendroflumethiazide）＜环戊噻嗪（cyclopenthiazide）。但噻嗪类药物的效能相同，所以有效剂量的大小在各药的实际应用中并无重要意义。临床最常用的是氢氯噻嗪。氯噻酮（chlortalidone）无噻嗪环结构，但其药理作用相似，故在此一并介绍。

【体内过程】 口服吸收良好，除氯噻嗪吸收率只有30%～35%外，其他噻嗪类药因脂溶性高，吸收率都在80%以上。它们在体内不被代谢，主要通过肾小球滤过及近曲小管分泌而排泄，少量由胆汁排泄。

【药理作用】

1. 利尿作用 噻嗪类药物作用于髓袢升支粗段皮质部（远曲小管开始部位），抑制NaCl的重吸收。由于转运至远曲小管的Na^+增加，促进了Na^+-K^+交换，尿中除含较多的Cl^-及Na^+外，还含K^+。长期服用可致低血钾、低血镁。本类药物具有磺酰氨基的结构，对碳酸酐酶有轻度抑制作用，所以也略增加HCO_3^-的排泄。

2. 抗利尿作用 噻嗪类利尿药能明显减少尿崩症患者的尿量，其机制可能与噻嗪类对磷酸二酯酶的抑制作用有关，因此能增加远曲小管及集合管细胞内cAMP的含量，提高远曲小管对水的通透性。同时因增加NaCl的排出，造成负盐平衡，导致血浆渗透压降低而减轻口渴感和减少饮水量，从而使尿量减少。

3. 降压作用 噻嗪类是基础降压药，用药早期通过排钠利尿、使血容量减少而降压，长期用药则通过扩张外周血管而产生降压作用（详见抗高血压药）。

【临床应用】

1. 各型水肿 对心性及肾性水肿效果好；肝性水肿慎用，以防低血钾诱发肝性脑病。

2. 高血压 与其他降压药配合使用，用于各型高血压。

3. 尿崩症 主要用于肾性尿崩症及升压素无效的垂体性尿崩症。

> **链接** 尿崩症
>
> 尿崩症（diabetes insipidus）是指血管升压素（vasopressin，VP，抗利尿激素，antidiuretic hormone，ADH）分泌不足（又称中枢性或垂体性尿崩症），或肾脏对血管升压素反应缺陷（又称肾性尿崩症）而引起的一组症候群，其特点是多尿、烦渴、低比重尿和低渗尿，24h尿量可多达5~10L。因低渗性多尿，血浆渗透压常轻度升高，因而兴奋口渴中枢，患者因烦渴而大量饮水。尿崩症常用血管升压素替代治疗，还可以用氯磺丙脲及噻嗪类利尿药进行治疗。对继发性尿崩症应先进行病因治疗，如不能根治也可考虑药物治疗。

【不良反应】

1. 电解质紊乱 可导致低钾血症、低镁血症、低氯碱血症等，其中低钾血症多见，可合用留钾利尿药克服。

2. 高尿酸血症、高钙血症 因降低了细胞内Na^+浓度，可增加基底侧膜Na^+-Ca^{2+}交换，提高近曲小管对Ca^{2+}的重吸收。同时，还与尿素竞争有机酸分泌系统，减少Ca^{2+}和尿酸排泄有关，痛风患者不宜应用。

3. 代谢性变化 与剂量有关，可致高血糖、高脂血症。可使糖尿病患者及糖耐量异常患者血糖升高，其机制可能是由于低血钾，抑制胰岛素原转变为胰岛素，使胰岛素分泌减少而升高血糖。还可以增加血清胆固醇和低密度脂蛋白的含量。糖尿病、高脂血症患者不宜应用。

4. 过敏反应 可见发热、皮疹、光敏性皮炎等。与磺胺类药物有交叉过敏反应，禁用于对磺胺类药过敏者。

考点：氢氯噻嗪的药理作用、临床应用及不良反应

> **案例 17-2**
>
> 患者，男，50岁，充血性心力衰竭2年，近期出现水肿加重，颈静脉怒张，呼吸困难。医生给予口服地高辛和氢氯噻嗪治疗，半个月后，患者出现心悸，血钾2.8mmol/L，心电图检查显示为室性早搏。
>
> **问题与思考**：分析患者出现室性早搏的原因，应该给予什么药物进行治疗？

吲达帕胺

吲达帕胺（indapamide）为磺胺类利尿药，具有利尿和钙拮抗作用，主要通过抑制远端肾小管皮质稀释段再吸收水和电解质而发挥利尿作用。临床上主要用于治疗轻度、中度高血压，特别对肾性高血压、糖尿病性高血压有较好的疗效。其主要优点：①降压时对心输出量、心率及心律影响小，长期用药很少影响肾小球滤过率或肾血流量；②对血糖和血脂代谢无不良影响。严重肾功能不全、肝性脑病、严重肝功能不全、低钾血症、对本药及磺胺类药过敏者禁用。

（三）低效能利尿药

螺 内 酯

螺内酯（spironolactone）又名安体舒通（antisterone），结构与醛固酮相似，作用于远曲小管和集合管，与醛固酮竞争醛固酮受体，阻止醛固酮-受体复合物的形成，从而干扰醛固酮的作用，抑制Na^+-K^+交换，减少Na^+的重吸收和K^+的分泌，发挥排钠留钾的利尿作用。

螺内酯的利尿作用弱而缓慢、持久，其利尿作用与体内醛固酮的浓度有关。仅当体内有醛固酮存在时，它才发挥作用。对切除肾上腺的动物则无利尿作用。由于其利尿作用较弱，抑制Na^+重吸收量还不到3%，因此较少单用。常与噻嗪类利尿药或高效能利尿药合用，治疗伴有醛固酮升高的顽固性水肿，如肝硬化和肾病综合征水肿。还可用于充血性心力衰竭的治疗。

久用可引起高钾血症，尤其是肾功能不良时，故肾功能不良者禁用。还有性激素样副作用，可引起男子乳房女性化和性功能障碍，致妇女多毛症等。

考点： 螺内酯利尿作用特点及临床应用

案例17-3

患者，男，37岁，肝硬化伴严重腹水，医生给予螺内酯和呋塞米进行治疗。

问题与思考： 请分析该治疗方案是否合理？为什么？

氨苯蝶啶及阿米洛利

氨苯蝶啶（triamterene）及阿米洛利（amiloride）虽结构不同，却有相同的药理作用，均可作用于远曲小管及集合管，阻滞Na^+通道，抑制Na^+-K^+交换，减少Na^+重吸收，从而产生排钠留钾的利尿作用。两药作用并非竞争性拮抗醛固酮所致，因此，对切除肾上腺的动物仍有留钾利尿作用。在远曲小管阿米洛利还可抑制Ca^{2+}的排泄，这一作用也是与抑制Na^+重吸收相偶联的。

临床上常与排钾利尿药合用治疗顽固性水肿。两药长期服用均可引起高钾血症。肾功能不良者、糖尿病患者、老年人较易发生。其中氨苯蝶啶还可抑制二氢叶酸还原酶，引起叶酸代谢障碍，肝硬化患者服用此药可发生巨幼细胞贫血，偶可引起高敏反应及形成肾结石。

考点： 氨苯蝶啶和阿米洛利利尿作用特点及临床应用

乙酰唑胺

乙酰唑胺（acetazolamide）是碳酸酐酶抑制剂，通过减少近曲小管Na^+-H^+交换，使Na^+的重吸收减少，但在集合管引起继发性的Na^+-K^+交换增加而发挥排钾利尿作用。由于利尿作用弱，且易致酸中毒，现在很少作利尿药使用。

因能抑制睫状体上皮碳酸酐酶的活性，从而减少房水生成（50%～60%），使眼压下降。主要用于多种类型的青光眼。

常见的不良反应有代谢性酸中毒、低血钾、过敏反应等，长期用药可致肾结石及中枢神经系统毒性。

第2节 脱 水 药

脱水药（dehydrant agent）又称渗透性利尿药（osmotic diuretic），是指能迅速提高血浆和肾小管腔液渗透压，使组织水分向血浆转移，从而使组织脱水并产生渗透性利尿作用的药物，包括甘露醇、山梨醇、高渗葡萄糖等。共同特点如下：①静脉注射后不易从毛细血管进入组织；②易经肾小球滤过；③不易被肾小管重吸收；④在体内不被代谢。

甘 露 醇

甘露醇（mannitol）为己六醇结构，不被肠道吸收，可发挥导泻作用，脱水必须静脉给药，临床用其20%的高渗溶液。

【药理作用及临床应用】

1. 脱水作用 静脉注射后，因不易从毛细血管渗入组织，能迅速提高血浆渗透压，使组织间液水分向血浆转移而产生组织脱水作用，降低颅内压、眼压。对多种原因引起的脑水肿（如脑瘤、颅脑外伤缺氧等情况时）作为首选药。此外，甘露醇也能降低青光眼患者的房水量及眼压，短期用于急性青光眼，或术前使用以降低眼压。

2. 利尿作用 静脉注射高渗甘露醇后，血浆渗透压升高，血容量增加，扩张肾血管，增加肾小球滤过率和肾血流量；由于不被肾小管重吸收，增加肾小管腔液渗透压，产生渗透性利尿作用。一般在10min左右起效，能迅速增加尿量及排出Na^+、K^+，经2～3min利尿作用达高峰，主要用于预防急性肾衰竭。早期应用，甘露醇能扩张血管，增加肾血流量，改善肾实质的缺血缺氧状态；甘露醇的脱水作用可减轻肾实质水肿；渗透性利尿作用，可维持足够的尿量，且使肾小管内有害物质稀释，从而保护肾小管，使其免于坏死。

【不良反应】 注射过快时可引起一过性头痛、眩晕、视物模糊、心悸等。禁用于慢性心功能不全者，因可增加循环血量而加重心脏负荷。活动性颅内出血者，一般不用。静脉输入时防止外漏，以免引起局部疼痛、组织坏死。

考点：甘露醇的药理作用及临床应用

山 梨 醇

山梨醇（sorbitol）是甘露醇的同分异构体，药理作用与临床应用同甘露醇，但其水溶性较高，一般可制成25%的高渗液使用，进入体内后可在肝内部分转化为果糖，故作用较弱。

高渗葡萄糖

50%的高渗葡萄糖（hypertonic glucose）也有脱水和渗透性利尿作用，因易被代谢，并有部分葡萄糖从血管弥散到组织中，故作用不持久。停药后，可出现颅内压回升而引起反跳，临床上常与甘露醇或山梨醇合用，治疗脑水肿。

甘油果糖

甘油果糖（glycerin fructose）是由甘油、果糖制成的一种复方制剂，是高渗透性脱水药。

静脉注射后能提高血浆渗透压，降低颅内压、眼压和脑脊液容量及其压力；降低毛细血管周围的水肿，改善微循环，增加脑血流量，增加缺血部位的供血量及供氧量；促进脑代谢，增强细胞活力。主要用于脑梗死、颅内出血、蛛网膜下腔出血、头外伤、脑膜炎、脑外科手术后颅内降压。

自测题

一、选择题

【A型题】

1. 作用于髓袢升支粗段皮质部（远曲小管开始部位），抑制Na^+、Cl^-重吸收的是（ ）
   A. 依他尼酸　　　　B. 乙酰唑胺
   C. 氢氯噻嗪　　　　D. 氨苯蝶啶
   E. 甘露醇

2. 急性肺水肿首选（ ）
   A. 甘露醇　　　　　B. 螺内酯
   C. 氢氯噻嗪　　　　D. 呋塞米
   E. 氯噻酮

3. 促进毒物排泄首选的利尿药是（ ）
   A. 氢氯噻嗪　　　　B. 呋塞米
   C. 螺内酯　　　　　D. 氨苯蝶啶
   E. 甘露醇

4. 拮抗醛固酮而引起利尿作用的药物是（ ）
   A. 布美他尼　　　　B. 氢氯噻嗪
   C. 螺内酯　　　　　D. 氨苯蝶啶
   E. 阿米洛利

5. 可用于治疗尿崩症的利尿药是（ ）
   A. 布美他尼　　　　B. 氢氯噻嗪
   C. 螺内酯　　　　　D. 乙酰唑胺
   E. 呋塞米

6. 易引起听力减退或耳聋的利尿药是（ ）
   A. 呋塞米　　　　　B. 氢氯噻嗪
   C. 氨苯蝶啶　　　　D. 螺内酯
   E. 乙酰唑胺

7. 呋塞米用药后不会引起（ ）
   A. 低氯性碱中毒　　B. 低钾血症
   C. 低钠血症　　　　D. 耳毒性
   E. 低血糖

【B型题】

（第8～11题备选答案）
   A. 呋塞米　　　　　B. 氢氯噻嗪
   C. 螺内酯　　　　　D. 甘露醇
   E. 乙酰唑胺

8. 属于高效能利尿药的是（ ）

9. 属于中效能利尿药的是（ ）

10. 属于保钾利尿药的是（ ）

11. 属于渗透性利尿药的是（ ）

【X型题】

12. 可引起血钾降低的药物是（ ）
    A. 呋塞米　　　　　B. 氢氯噻嗪
    C. 螺内酯　　　　　D. 乙酰唑胺

E. 氨苯蝶啶
13. 氢氯噻嗪的临床应用有（　　）
    A. 轻、中度高血压
    B. 各类水肿
    C. 轻症尿崩症
    D. 急性肾衰竭
    E. 高钙血症
14. 螺内酯与氢氯噻嗪合用的目的有（　　）
    A. 增强利尿作用
    B. 纠正氢氯噻嗪引起的低钾血症
    C. 克服螺内酯引起的高钾血症
    D. 延长氢氯噻嗪作用持续时间
    E. 防止氢氯噻嗪引起血容量改变

15. 呋塞米的不良反应包括（　　）
    A. 水与电解质紊乱　　B. 耳毒性
    C. 高尿酸血症　　　　D. 胃肠道反应
    E. 高钙血症
16. 属于渗透性利尿药的有（　　）
    A. 呋塞米　　　　　　B. 高渗葡萄糖
    C. 螺内酯　　　　　　D. 山梨醇
    E. 甘露醇

二、简答题
1. 简述利尿药的分类、代表药及各类利尿药的作用部位。
2. 简述氢氯噻嗪的药理作用、临床应用及不良反应。
3. 简述呋塞米的作用机制、临床应用及不良反应。

（王桂平）

第18章 作用于呼吸系统的药物

> **学习目标**
>
> **知识目标:**
> 1. 掌握平喘药分类、代表药及沙丁胺醇的药理作用、临床应用及不良反应。
> 2. 熟悉镇咳药分类、代表药及可待因的药理作用、临床应用及不良反应。
> 3. 了解祛痰药氯化铵和乙酰半胱氨酸的药理作用及临床应用。
>
> **能力目标:** 能利用所学知识对呼吸系统疾病患者进行用药指导、用药咨询和健康宣教。
>
> **素质目标:** 具有严肃认真、科学求实的态度,全心全意为患者服务的职业素养。

咳、痰、喘为呼吸系统疾病的常见症状。镇咳药(antitussive)、祛痰药(expectorant)和平喘药(antiasthmatic)是呼吸系统疾病对症治疗的常用药物。

第1节 平喘药

案例18-1

患者,女,60岁,支气管哮喘,正在服用氨茶碱,由于心动过速,医生加用普萘洛尔进行治疗。
问题与思考: 请问医生的治疗方案是否有效,为什么?

平喘药是一类能缓解或消除哮喘及其他呼吸系统疾病所致喘息症状的药物。喘息是支气管哮喘和喘息性支气管炎的主要症状,主要是由于支气管平滑肌痉挛和支气管黏膜炎症引起的呼吸道分泌物增加和黏膜水肿所致的气道阻塞的结果。

按药理作用,平喘药可分为:①支气管扩张药,包括β受体激动药、M受体阻断药和茶碱类药物,主要缓解喘息症状;②抗炎平喘药,包括糖皮质激素类、抗白三烯药等,主要是对因治疗,有效缓解哮喘患者的疾病进程;③抗过敏平喘药,包括肥大细胞膜稳定药和H_1受体阻断药,主要用于预防哮喘的发作。

链接 cAMP/cGMP 值与哮喘控制

细胞内cAMP/cGMP值可决定支气管平滑肌的功能状态,药物通过提高细胞cAMP含量或降低cGMP含量,从而升高cAMP/cGMP值缓解哮喘。

当激动β受体时(如沙丁胺醇),细胞内cAMP含量增加,cAMP/cGMP值升高,支气管平滑肌松弛,哮喘缓解;当磷酸二酯酶活性被抑制时(如氨茶碱),cAMP降解减少,细胞内cAMP含量增加,cAMP/cGMP值升高,支气管平滑肌松弛,哮喘缓解;当阻断M受体时(如异丙托溴铵),细胞内cGMP含量降低,cAMP/cGMP值升高,支气管平滑肌松弛,哮喘缓解。

一、支气管扩张药

（一）β受体激动药

根据药物对β受体的选择性不同，可分为非选择性β受体激动药和选择性β_2受体激动药。

1. 非选择性β受体激动药 包括肾上腺素、麻黄碱、异丙肾上腺素等。肾上腺素、异丙肾上腺素主要用于控制哮喘的急性发作，麻黄碱口服用于预防哮喘的发作及轻症治疗（详细内容见第2章传出神经系统药物）。因本类药物对β_1和β_2受体缺乏选择性，易发生心悸等不良反应，故临床现已少用。

2. 选择性β_2受体激动药 本类药物对β_2受体有较强选择性，对心脏β_1受体的作用较弱，对α受体无作用。临床常用的有中效β_2受体激动药沙丁胺醇（salbutamol，舒喘灵）、特布他林（terbutaline，间羟舒喘宁）、克仑特罗（clenbuterol）；长效β_2受体激动药福莫特罗（formoterol）、沙美特罗（salmeterol）、班布特罗（bambuterol，吡舒喘）、丙卡特罗（procaterol）等。

【**药理作用**】 β_2受体激动药选择性激动气道内不同细胞的β_2受体，激活腺苷酸环化酶，增加平滑肌细胞内cAMP浓度，导致支气管平滑肌松弛；此外，还通过抑制组胺、白三烯等炎症介质的释放，以及促进黏液分泌和纤毛的运动，增强气道清除功能等多种药理效应发挥平喘作用。

【**临床应用**】 主要用于支气管哮喘和喘息性支气管炎，也可用于肺气肿、慢性阻塞性肺疾病及其他呼吸系统疾病所致的支气管痉挛。多数药物可口服，用于预防哮喘发作或轻症的治疗。气雾吸入或静脉注射给药，适用于哮喘的急性发作和控制哮喘持续状态。长效的β_2受体激动药主要用于慢性哮喘或缓解慢性呼吸系统疾病的喘息症状。

【**不良反应**】 常规剂量口服或吸入给药时很少产生心血管系统不良反应。但剂量过大，可引起：①心脏反应，表现为心悸，甚至心律失常；②肌肉震颤，与激动骨骼肌慢收缩纤维上β_2受体，破坏了快慢收缩纤维之间的融合现象有关，好发于四肢和颈部，随着用药时间的延长可逐渐减轻或消失；③增加糖原分解，促进糖异生，使血糖升高，促进K^+进入细胞内导致低血钾；④长期或反复应用可产生耐受性或气道的高反应性，使哮喘加重、病死率增加。

沙丁胺醇

沙丁胺醇（salbutamol）口服30min起效，作用维持4～6h。气雾吸入5min起效，作用维持3～4h。吸入给药起效快，心血管系统不良反应少。用于各种类型支气管哮喘或喘息性支气管炎。临床上有缓释和控释剂型，可使作用时间延长，适用于哮喘夜间发作患者。

克仑特罗

克仑特罗（clenbuterol）为强效选择性β_2受体激动药，松弛支气管平滑肌作用为沙丁胺醇的100倍。口服后，10～20min起效，持续4～6h，气雾吸入5～10min起效，持续2～4h。

特布他林

特布他林（terbutaline）作用与沙丁胺醇相似，既可口服，也可注射。本品静脉滴注15min内开始起效，30～60min达高峰，持续1.5～4.0h。重复用药易致蓄积作用。

考点：异丙肾上腺素、沙丁胺醇和克仑特罗的药理作用及临床应用

> **链接　瘦肉精**
>
> 瘦肉精主要包括在中国使用的克仑特罗（clenbuterol）和在美国允许微量残留的莱克多巴胺（ractopamine）。克仑特罗最早作为平喘药使用，20世纪80年代初，研究人员发现将一定量的盐酸克仑特罗添加在饲料中，可促进动物肌肉，特别是骨骼肌蛋白质的合成，抑制脂肪的合成和积累，从而使瘦肉率提高。但克仑特罗易在猪体内蓄积，人食用这种猪肉后就可能中毒。中毒症状有心慌、胸闷、面颈和四肢肌肉颤动、手抖、不能站立、头晕、乏力、心律失常等。如出现克仑特罗中毒，应当进行洗胃、导泻，监测血钾浓度，并少量多次口服β受体阻断药以对抗中毒症状。

其他选择性 $β_2$ 受体激动药的作用特点见表18-1。

表18-1 其他选择性 $β_2$ 受体激动药的特点

药名	药理作用	临床应用	不良反应
福莫特罗 formoterol	长效选择性 $β_2$ 受体激动药，扩张支气管作用较沙丁胺醇强而持久。尚有明显的抗炎作用	用于慢性哮喘与慢性阻塞性肺疾病的维持治疗与预防发作。吸入后作用可持续12h，特别适用于哮喘夜间发作的患者	偶见心动过速、室性早搏、面部潮红、胸部压迫感、头痛、头晕、发热、腹痛和皮疹等
沙美特罗 salmeterol	长效选择性 $β_2$ 受体激动药，是沙丁胺醇的衍生物。尚有强大地抑制肺肥大细胞释放组胺等过敏反应介质的作用	用于哮喘（包括夜间哮喘和运动性哮喘）、喘息性支气管炎和可逆性气道阻塞等。对夜间哮喘发作疗效更好	偶见恶心、呕吐、震颤、心悸、头痛及口咽部刺激症状等
班布特罗 bambuterol	长效选择性 $β_2$ 受体激动药，为特布他林的前体药物。通过扩张支气管、抑制内源性过敏介质释放、减轻肺水肿及腺体分泌的作用而改善肺和支气管通气功能	用于支气管哮喘、慢性喘息性支气管炎、阻塞性肺气肿及其他伴有支气管痉挛的肺部疾病	偶见震颤、头痛、强直性肌肉痉挛及心悸等
丙卡特罗 procaterol	长效选择性 $β_2$ 受体激动药，除了舒张支气管平滑肌，还有一定的抗过敏作用，以及促进呼吸道纤毛运动的作用	用于支气管哮喘、喘息性支气管炎、伴有支气管反应性增高的急性支气管炎、慢性阻塞性肺疾病	偶有口干、鼻塞、倦怠、恶心、胃部不适、肌颤、头痛、眩晕或耳鸣。还可能发生皮疹、心律失常、心悸、面部潮红等

（二）茶碱类药物

茶碱（theophylline）类为甲基黄嘌呤的衍生物，是一类常用的支气管扩张药。常用药物有氨茶碱、胆茶碱、二羟丙茶碱等。

氨茶碱

氨茶碱（aminophylline）是茶碱与乙二胺的复盐，碱性较强，水溶性比茶碱高，可注射给药。

【药理作用及临床应用】

1. 平喘作用　本药能松弛支气管平滑肌，对处于痉挛状态的支气管作用更为突出。作用机制包括：①抑制磷酸二酯酶，使cAMP降解减少，支气管扩张；②促进内源性的儿茶酚胺类物质释放，使支气管平滑肌松弛；③阻断腺苷受体，解除腺苷引起的支气管平滑肌痉挛；④干扰气道平滑肌 Ca^{2+} 转运，影响细胞外 Ca^{2+} 的内流和细胞内质网贮存 Ca^{2+} 释放，从而产生气道平滑肌松弛作用；⑤对炎症细胞的抑制作用和免疫抑制作用；⑥能增强膈肌收缩力，减轻膈肌疲劳及促进气道纤毛运动。

本药适用于治疗支气管哮喘、喘息性支气管炎、阻塞性肺气肿等。

2. 强心、利尿作用　本药能增加心肌收缩力，增加心输出量，增加肾血流量和肾小球滤过率，并抑制肾小管对 Na^+、Cl^- 的重吸收。可用于心源性哮喘及心源性水肿的辅助治疗。

【不良反应】

1. 局部刺激　本药碱性较强，口服对胃有刺激性，易致恶心、呕吐、胃痛，饭后服用可减轻。

2. 中枢兴奋作用　治疗量可出现失眠、烦躁不安、头痛、头晕等症状。

3. 急性中毒　剂量过大或静脉注射过快，可致心律失常、血压骤降、谵妄、惊厥、昏迷等急性中毒症状，严重时可致心搏骤停或猝死。

其他茶碱类药物

胆茶碱（choline theophylline）为茶碱与胆盐的复盐，二羟丙茶碱（diprophylline，甘油茶碱）为茶碱与甘油的缩合物，二者对胃的刺激性小，胆茶碱的疗效与氨茶碱相似，二羟丙茶碱疗效不及氨茶碱。

茶碱衍生物多索茶碱（doxofylline）及恩丙茶碱（enprofylline）为非腺苷受体阻断药，扩张支气管作用比茶碱强数倍，安全性高，较少引起胃肠道、中枢及心血管系统的不良反应。

考点：氨茶碱的药理作用及临床应用

（三）M受体阻断药

阿托品、东莨菪碱等为非选择性M受体阻断药，对支气管作用弱，不良反应较多，一般不用于治疗哮喘。临床常用阿托品的衍生物，代表药有异丙托溴铵、噻托溴铵等。

异丙托溴铵

异丙托溴铵（ipratropium bromide）又称异丙阿托品，为阿托品的异丙基衍生物，对呼吸道平滑肌具有较高的选择性，发挥较强地舒张支气管平滑肌的作用。口服不易吸收，常气雾吸入给药，吸入后5min左右起效，30～60min作用达峰值，作用维持4～6h，起效快，持续时间较长。因吸收少，全身不良反应少，对心血管系统无明显影响。主要用于缓解慢性阻塞性肺疾病的喘息症状，还可用于β受体阻断药引起的支气管痉挛。

噻托溴铵

噻托溴铵（tiotropium bromide）能选择性阻断M_1、M_3受体，为长效的抗胆碱类平喘药。平喘作用强大，疗效好，不良反应少，$t_{1/2}$约5d，作用可维持24h，一天用药一次，使用方便。适用于慢性阻塞性肺疾病的维持治疗。

考点：异丙托溴铵、噻托溴铵的适应证

二、抗炎平喘药

抗炎平喘药通过抑制气道炎症反应，防止哮喘的发作，已成为平喘药中的一线药物。

（一）糖皮质激素

糖皮质激素（glucocorticoid，GC）是目前治疗哮喘最有效的抗炎药物，是哮喘持续状态或危重哮喘发作的重要抢救药物，也适用于预防和治疗轻、中度哮喘。作用机制主要有：抑制炎症细胞的活化和炎症介质的释放，减轻气道肿胀、黏液分泌，降低微血管通透性；增加平滑肌β_2受体的反应性，防止向下调节。为避免全身性不良反应，常采用吸入疗法，药物在气道内达到较高浓度，充分发挥糖皮质激素对气道的抗炎作用。长期用药药物在咽部和呼吸道存留，可引起声音嘶哑、声带萎缩变形、口咽部白念珠菌感染等，故吸入给药后须立即漱口。

目前常用的吸入型糖皮质激素类药物有二丙酸倍氯米松（beclomethasone dipropionate）、丙酸氟替卡松（fluticasone propionate）、布地奈德（budesonide，丁地去米松）、曲安奈德（triamcinolone acetonide）、氟尼缩松（flunisolide）等。

考点：糖皮质激素抗炎平喘时常用的给药方法

（二）抗白三烯药物

白三烯（leukotriene，LT）是花生四烯酸经5-脂氧酶代谢后的产物，是哮喘发病过程中重要的炎症介质，对呼吸道平滑肌有强大的收缩作用，还可引起黏液分泌增加，降低支气管纤毛功能，促进气道微血管通透性增加而导致肺水肿等。拮抗白三烯受体或抑制5-脂氧酶的活性，均可有效治疗支气管哮喘。

扎鲁司特（zafirlukast）和孟鲁司特（montelukast）为白三烯受体阻断药，临床主要用于预防哮喘发作，尤其对阿司匹林哮喘、冷空气诱发哮喘或运动性哮喘效果较好。

考点：孟鲁司特的临床应用

三、抗过敏平喘药

案例 18-2

患儿，男，7岁，过敏体质，有哮喘病史。近日住进刚装修的新家中，突发气急、胸闷、呼吸困难等哮喘症状，其母亲立即取出家里的色甘酸钠气雾剂，让他吸入。

问题与思考： 色甘酸钠气雾剂用于哮喘急性发作是否有效，为什么？

抗过敏平喘药具有抗过敏作用和轻度的抗炎作用，这类药物起效较慢，不宜用于哮喘的急性发作，临床主要用于预防哮喘的发作。抗过敏平喘药包括肥大细胞膜稳定药，如色甘酸钠、奈多罗米钠、曲尼司特，以及 H_1 受体阻断药，如酮替芬等。

色甘酸钠

【**体内过程**】 色甘酸钠（sodium cromoglicate）口服吸收很少，仅1%。治疗支气管哮喘主要用其微粒粉末（直径约6μm）吸入给药，约10%到达肺深部组织并吸收入血，15min达血药浓度峰值。血浆蛋白结合率60%～75%。$t_{1/2}$约80min。以原型从胆汁和尿排出。

【**药理作用**】 色甘酸钠无松弛支气管及其他平滑肌的作用，也没有对抗组胺、白三烯等过敏介质的作用。它能抑制肺肥大细胞对各种刺激所产生的脱颗粒作用，抑制组胺、白三烯等过敏介质的释放而发挥作用，但对已经释放的过敏介质无效。因此，在接触抗原前用药，可预防Ⅰ型变态反应所致的哮喘，也能预防运动或其他刺激所致的哮喘。需提前7～10d用药。

【**临床应用**】 主要用于支气管哮喘的预防性治疗，能防止变态反应或运动引起的速发和迟发型哮喘反应。应用2～3d，能降低支气管的高反应性。也可用于过敏性鼻炎、溃疡性结肠炎及其他胃肠道过敏性疾病。

【**不良反应**】 毒性很低。少数患者因粉末的刺激可引起呛咳、气急、胸部紧迫感，甚至诱发哮喘，与少量异丙肾上腺素合用可以预防。

奈多罗米钠

奈多罗米钠（nedocromil sodium）能抑制支气管黏膜炎症细胞释放多种炎症介质，肥大细胞膜稳定作用比色甘酸钠强，并有一定的抗炎作用，但较糖皮质激素弱。吸入给药能降低哮喘患者的气道反应，改善哮喘症状和肺功能。可防治哮喘、喘息性支气管炎。偶有头痛，儿童、妊娠期妇女慎用。

曲尼司特

曲尼司特（tranilast）是一种过敏介质阻滞剂，具有稳定肥大细胞和嗜碱性粒细胞的细胞膜作用，阻止其脱颗粒，从而抑制组胺和5-羟色胺过敏性反应物质的释放。临床主要用于预防和治疗支气管哮喘和过敏性鼻炎。

酮 替 芬

酮替芬（ketotifen）为抗组胺药，其特点是兼具有很强的H_1受体阻断作用和抑制过敏介质释放的作用。作用较色甘酸钠强。口服有效，作用持续时间较长，一日仅需给药2次。对多种类型的支气管哮喘均有明显疗效，对过敏性哮喘的预防效果优于色甘酸钠。

考点： 色甘酸钠的药理作用及临床应用

第2节 镇 咳 药

咳嗽是呼吸系统的一种防御性反射，当炎症、异物或痰液刺激呼吸道机械感受器、化学感受器或牵张感受器时，刺激可通过传入神经传到延髓咳嗽中枢，通过传出神经和效应器引起咳嗽。咳嗽可促进呼吸道内痰液和异物的排出，保持呼吸道的清洁与畅通。但剧烈而频繁的咳嗽会影响患者的生活和休息，还可引起并发症，需应用镇咳药。

镇咳药通过抑制咳嗽反射弧中某一个或多个环节产生镇咳作用。根据作用机制分为两类：①中枢性镇咳药：直接抑制延髓咳嗽中枢而发挥镇咳作用。中枢性镇咳药包括成瘾性镇咳药，如吗啡、可待因等，以及非成瘾性镇咳药，如喷托维林等。②外周性镇咳药：通过抑制延髓咳嗽反射弧中的感受器、传入神经、传出神经或效应器中的任一环节而发挥镇咳作用，包括苯佐那酯等。有的药物兼有中枢和外周镇咳作用，如苯丙哌林。

一、中枢性镇咳药

可 待 因

可待因（codeine）为阿片生物碱。药理作用与吗啡相似但较弱，镇咳剂量不抑制呼吸，依赖性也较吗啡弱。临床上主要用于各种原因引起的剧烈干咳，也用于中等强度的疼痛，对胸膜炎干咳伴胸痛患者尤为适用。

反复应用可产生依赖性，应控制使用。偶有恶心、呕吐、便秘等副作用，大剂量可致中枢兴奋、烦躁不安和呼吸抑制。能抑制支气管腺体分泌和纤毛运动，使痰液黏稠度增高，对黏痰且量多者易造成气道阻塞及继发感染，故痰多者禁用。

右 美 沙 芬

右美沙芬（dextromethorphan）是吗啡类左吗喃甲基醚的右旋异构体。

镇咳强度与可待因相似或略强，起效快。治疗量无镇痛作用，对呼吸中枢无抑制作用。临床上用于各种原因引起的干咳。安全范围大，偶有头晕、嗜睡、口干、恶心、呕吐、便秘等。中毒量有中枢抑制作用。超大剂量滥用可造成严重的不良反应，如脑损伤、癫痫发作、意识丧失、心律失常、呼吸抑制等，甚至导致死亡。2024年《麻醉药品和精神药品管理条例》将右美沙列入第二类精神药品目录。孕妇、哮喘、肝病及痰多患者、儿童慎用。青光眼、精神病史者禁用。

喷 托 维 林

喷托维林（pentoxyverine）对咳嗽中枢有直接抑制作用，兼有轻度阿托品样作用和局部麻醉作用，能松弛支气管平滑肌和抑制呼吸道感受器。镇咳强度为可待因的1/3。适用于上呼吸道感染引起的干咳、阵咳。对小儿百日咳效果尤好。偶有轻度头痛、头晕、口干、便秘等。有阿托品样作用，青光眼、前列腺肥大及心功能不全患者慎用。

考点：可待因、右美沙芬和喷托维林的药理作用及临床应用

二、外周性镇咳药

本类药物通过抑制咳嗽反射弧中的感受器、传入或传出神经的传导而起镇咳作用。

苯 丙 哌 林

苯丙哌林（benproperine）主要阻断肺及胸膜牵张感受器的传入神经冲动，对咳嗽中枢也有一定的抑制作用，且有平滑肌解痉作用。镇咳作用比可待因强2～4倍。口服后15～20min生效，镇咳作用维持4～7h，可用于各种原因引起的刺激性干咳。有轻度口干、头晕、胃部烧灼感和皮疹等不良反应。

苯 佐 那 酯

苯佐那酯（benzonatate）为丁卡因的衍生物，有较强的局部麻醉作用，抑制肺牵张感受器及感觉神经末梢，减少咳嗽冲动的传导，兼有中枢镇咳作用。用药后20min左右产生作用，维持3～4h。对干咳、阵咳效果良好，也可用于支气管镜等检查前预防咳嗽。有轻度嗜睡、头晕、鼻塞等副作用，偶见过敏性皮炎。服用时勿将药丸咬碎，以免引起口腔麻木。

第3节 祛痰药

案例 18-3

患者，女，35岁，哮喘复发3日，伴轻微咳嗽，痰显泡沫状，量不多，医生给予醋酸泼尼松片、氨茶碱片、溴己新片三种药物治疗。

问题与思考：请问医生的治疗方案是否合理，为什么？

祛痰药是一类能使痰液变稀、黏稠度降低，或能加速呼吸道黏膜纤毛运动，使痰液易于咳出的药物。祛痰药可促进呼吸道内积痰排出，减少了痰液对呼吸道黏膜的刺激，有利于缓解咳嗽等症状，也有利于控制继发感染。按作用机制可分为：痰液稀释药和黏痰溶解药。

一、痰液稀释药

痰液稀释药口服后可刺激胃黏膜，引起恶心，反射性促进呼吸道腺体分泌增加，使痰液稀释而易于咳出。常用药物有氯化铵、碘化钾、酒石酸锑钾、愈创甘油醚、桔梗等。

氯 化 铵

氯化铵口服对胃黏膜产生局部刺激作用，反射性地引起呼吸道的分泌，使痰液变稀，易于咳出。本品很少单独应用，常与其他药物配伍制成复方。用于急、慢性呼吸道炎症而痰稠不易咳出的患者。

氯化铵口服吸收后可使体液及尿液呈酸性，可用于酸化尿液及某些碱血症。溃疡患者与肝、肾功能不良者慎用。

二、黏痰溶解药

黏痰溶解药可分解痰液的黏液成分，使痰液液化，降低痰液的黏滞度，从而易于咳出。常用药物有乙酰半胱氨酸、羧甲司坦、氨溴索、溴己新等。

乙酰半胱氨酸

乙酰半胱氨酸（acetylcysteine）性质不稳定，为一还原剂，其分子结构中的巯基可破坏黏蛋白的双硫键，使之裂解，变成小分子的肽链，从而降低痰液的黏滞度，易于咳出。雾化吸入乙酰半胱氨酸用于治疗黏稠痰阻塞气道、咳嗽困难者。紧急时可气管内滴入，迅速使痰液变稀，便于吸引排痰。

乙酰半胱氨酸有特殊臭味，可引起恶心、呕吐。对呼吸道有刺激性，可致支气管痉挛，加用异丙肾上腺素可避免。支气管哮喘患者慎用。滴入气管可产生大量分泌液，故应及时吸引排痰。雾化吸入不宜与铁、铜、橡胶和氧化剂接触，应以玻璃或塑料制品作喷雾器。不宜与青霉素、头孢菌素、四环素混合，以免降低抗生素活性。

羧 甲 司 坦

羧甲司坦（carbocisteine）为黏液调节剂，主要调节支气管腺体的分泌，使低黏度的唾液黏蛋白分泌增多，高黏度的岩藻黏蛋白产生减少，因而使痰液的黏稠性降低而易于咳出。口服起效快，服用4h可见明显疗效。用于治疗慢性支气管炎、支气管哮喘等疾病引起的痰液黏稠、咳痰困难和痰阻气管所致的肺通气功能不全。有轻度头晕、恶心、胃部不适、腹泻及皮疹等不良反应。消化性溃疡患者慎用或禁用。

同类药物还有厄多司坦（erdosteine）等。

溴 己 新

溴己新（bromhexine）有较强的黏痰溶解作用，可裂解黏痰中的糖胺聚糖，并抑制其合成，使痰液变稀，还可促进呼吸道腺体分泌增加，使痰液易于咳出，保持呼吸道畅通。适用于慢性支气管炎、哮喘及支气管扩张症痰液黏稠不易咳出患者。少数患者可感胃部不适、偶见氨基转移酶升高。消化性溃疡、肝功能不良者慎用。

氨溴索

氨溴索（ambroxol）为溴己新在体内的活性代谢产物，可显著促进排痰、降低痰黏稠度，还可改善呼吸状况。适用于伴有痰液分泌不正常及排痰功能不良的急、慢性肺部疾病。例如，慢性支气管炎急性加重、喘息性支气管炎及支气管哮喘的祛痰治疗。也可用于婴儿呼吸窘迫综合征（IRDS）的治疗。不良反应较少，主要为胃部灼热、消化不良及恶心、呕吐。过敏反应极少出现，主要为皮疹。

考点： 氯化铵、溴己新、氨溴索的临床应用

自测题

一、选择题

【A型题】

1. 心血管系统不良反应较少的平喘药是（　　）
   A. 茶碱　　　　　B. 肾上腺素
   C. 沙丁胺醇　　　D. 异丙肾上腺素
   E. 麻黄碱

2. 用于平喘的M胆碱受体阻断药是（　　）
   A. 哌仑西平　　　B. 异丙阿托品
   C. 阿托品　　　　D. 后马托品
   E. 氨茶碱

3. 明显抑制支气管炎症过程的平喘药是（　　）
   A. 肾上腺素　　　B. 倍氯米松
   C. 沙丁胺醇　　　D. 异丙肾上腺素
   E. 异丙阿托品

4. 为减少全身性不良反应，用糖皮质激素平喘时适宜的给药方法是（　　）
   A. 口服　　　　　B. 静脉滴注
   C. 皮下注射　　　D. 气雾吸入
   E. 肌内注射

5. 能刺激胃黏膜，反射性引起呼吸道腺体分泌增加而稀释痰液的药物是（　　）
   A. 乙酰半胱氨酸　B. 溴己新
   C. 羧甲司坦　　　D. 氯化铵
   E. 酮替芬

【B型题】

（第6~10题备选答案）
　A. 氨茶碱　　　　B. 沙丁胺醇
　C. 噻托溴铵　　　D. 倍氯米松
　E. 色甘酸钠

6. 选择性激动β_2受体的平喘药是（　　）
7. 可阻断腺苷受体的平喘药是（　　）
8. 阻断M胆碱受体的平喘药是（　　）
9. 稳定肥大细胞膜的平喘药是（　　）
10. 具有抗炎、抗过敏作用的平喘药是（　　）

【X型题】

11. 关于选择性β_2受体激动药的说法正确的是（　　）
    A. 心血管系统的不良反应少
    B. 可激动α受体
    C. 剂量过大可引起手指震颤
    D. 口服无效
    E. 代表药有麻黄碱

12. 祛痰药包括（　　）
    A. 乙酰半胱氨酸　B. 氯化铵
    C. 溴己新　　　　D. 苯佐那酯
    E. 可待因

二、简答题

1. 简述平喘药的分类，并列举各类代表药。
2. 简述可待因的主要不良反应。

（岑菲菲）

第19章 作用于消化系统的药物

> **学习目标**
>
> **知识目标：**
> 1. 掌握抗消化性溃疡药的分类、作用环节及代表药；掌握西咪替丁、奥美拉唑、枸橼酸铋钾的药理作用、临床应用及不良反应。
> 2. 熟悉其他的抗消化性溃疡药。熟悉助消化药的药理作用及临床应用；熟悉硫酸镁的药理作用及临床应用。
> 3. 了解常用的止泻药和利胆药的药理作用及临床应用。
>
> **能力目标：** 能利用所学知识对消化系统疾病患者进行用药指导、用药咨询和健康教育。
>
> **素质目标：** 具有严肃认真、科学求实的态度，全心全意为患者服务的职业素养。

消化系统疾病是发生在消化系统的器质性和功能性疾病，是常见病、多发病。作用于消化系统的药物主要包括助消化药、抗消化性溃疡药、止吐药、泻药、止泻药和利胆药等。

第1节 助消化药

助消化药多为消化液中成分或促进消化液分泌的药物，能促进食物的消化，临床用于消化道分泌功能减弱或消化不良的治疗。有些助消化药能阻止肠道内容物的过度发酵，也可用于消化不良的治疗。

稀盐酸（dilute hydrochloric acid）为10%的盐酸溶液，口服后使胃内酸度增加，胃蛋白酶活性增强，并能促进胰液和胆汁分泌。服用后可消除胃部不适、腹胀、嗳气等症状。适用于胃酸缺乏症、发酵性消化不良等。

胃蛋白酶（pepsin）系自牛、猪、羊等的胃黏膜提取而得。常与稀盐酸同服用于胃蛋白酶缺乏症。不能与碱性药物配伍。

胰酶（pancreatin）系自猪、羊或牛的胰腺中提取的多种酶的混合物，主要为胰蛋白酶、胰淀粉酶与胰脂肪酶。用于胰腺外分泌不足引起的消化不良。在酸性溶液中易被破坏，一般制成肠衣片服用。

复方消化酶（compound digestive enzyme）是含有胃蛋白酶、木瓜酶、淀粉酶和纤维素酶等多种消化酶的复方制剂。口服后有助于碳水化合物、脂肪、蛋白质、纤维素的消化，并具有促进肠内气体排出、胆汁分泌的功能。主要用于消化不良、食欲缺乏症，包括腹部不适、嗳气、早饱、餐后腹胀、恶心、排气过多、脂肪便等。也可用于治疗胆囊炎、胆结石和胆囊切除患者的消化不良。

乳酶生（lactasin）为干燥活乳酸杆菌制剂，能分解糖类产生乳酸，使肠内酸性增高，从而抑制肠内腐败菌的繁殖，减少发酵和产气。常用于消化不良、腹胀及小儿消化不良性腹泻。本药不宜与抗菌药或吸附剂同时服用，以免降低疗效。

枯草杆菌二联活菌（live combined bacillus subtilis and enterococcus faecium）为复方制剂，制剂中含有枯草杆菌和屎肠球菌。枯草杆菌可产生多种酶，分解碳水化合物、脂肪、蛋白质和纤维蛋白、明胶等，促进物质的消化和吸收。屎肠球菌对致病菌抑制作用强，繁殖迅速。主要用于治疗和预防消化不良、食欲不振、营养不良、肠道功能紊乱引起的腹泻、便秘、腹胀、肠道内异常发酵、肠炎和使用抗生素引起的肠黏膜损伤等。

考点：胃蛋白酶和乳酶生的临床应用

第 2 节　抗消化性溃疡药

案例 19-1

患者，男，36 岁，患有严重的十二指肠溃疡。口服雷尼替丁片和硫糖铝片进行治疗。

问题与思考：以上两药联合治疗的方案合理吗？为什么？

消化性溃疡（peptic ulcer）是由消化道黏膜受损造成的，主要指发生在胃和十二指肠的慢性溃疡，分别称为胃溃疡和十二指肠溃疡，发病率为 10%～12%。消化性溃疡的发生是"损伤因子"（胃酸、胃蛋白酶和幽门螺杆菌）的作用增强、"保护因子"（黏液/HCO_3^- 屏障、前列腺素和胃黏膜修复）的作用减弱引起的。

根据作用机制的不同，抗消化性溃疡药可分为以下几类。

1. 抗酸药　如三硅酸镁、氢氧化铝等。

2. 抑制胃酸分泌药　包括：①H_2 受体阻断药，如西咪替丁；②M 受体阻断药，如哌仑西平；③促胃液素受体阻断药，如丙谷胺；④H^+-K^+-ATP 酶抑制药，如奥美拉唑；⑤钾离子竞争性酸阻滞药，如伏诺拉生。

3. 胃黏膜保护药　包括：①前列腺素衍生物，如米索前列醇；②硫糖铝；③铋制剂，如枸橼酸铋钾等。

4. 抗幽门螺杆菌药　如阿莫西林、克拉霉素、甲硝唑等。

一、抗 酸 药

抗酸药（antacids）是一类弱碱性物质，口服后可中和胃酸、降低胃内酸度和胃蛋白酶的活性，缓解疼痛，促进溃疡愈合。餐后服药可延长药物作用时间。合理用药应在餐后 1h 左右及临睡前各服一次。理想的抗酸药应该作用迅速持久、不吸收、不产气、不引起腹泻或便秘，对黏膜及溃疡面有保护收敛作用。因为单一药物很难达到这些要求，所以临床常用复方制剂。

氢氧化镁（magnesium hydroxide）抗酸作用较强、较快。镁离子有导泻作用，少量吸收经肾排出，如肾功能不良可引起血镁过高。

三硅酸镁（magnesium trisilicate）抗酸作用较弱而慢，但持久。在胃内生成胶状二氧化硅，对溃疡面有保护作用。

氢氧化铝（aluminum hydroxide）抗酸作用较强、起效缓慢、作用持久。作用后产生的氧化铝有收敛、止血和致便秘作用。还可影响肠道对磷酸盐、四环素、地高辛、异烟肼、泼尼松等的吸收。

碳酸钙（calcium carbonate）抗酸作用较强、快而持久。可产生 CO_2 气体。进入小肠的 Ca^{2+} 可促进促胃液素分泌，引起反跳性胃酸分泌增多。

碳酸氢钠（sodium bicarbonate）又称小苏打。作用强、快而短暂。可产生 CO_2 气体。未被中和的碳酸氢钠几乎全部被吸收，能引起碱血症。

铝碳酸镁（hydrotalcite）抗酸作用迅速、温和、持久，并兼有胃黏膜保护作用，对胆酸也有一定的吸收作用。

二、抑制胃酸分泌药

胃酸是由胃壁细胞分泌的，乙酰胆碱、组胺、促胃液素可分别激动壁细胞上相应的M_1受体、H_2受体及G受体，通过不同的信号转导途径，激活壁细胞小管膜上的质子泵（H^+-K^+-ATP酶），将H^+分泌到小管内，与Cl^-结合成胃酸，进入胃腔。因此，能阻断上述受体或抑制质子泵的药物，均可以抑制胃酸的分泌，促进溃疡愈合。抑酸药的作用机制见图19-1。

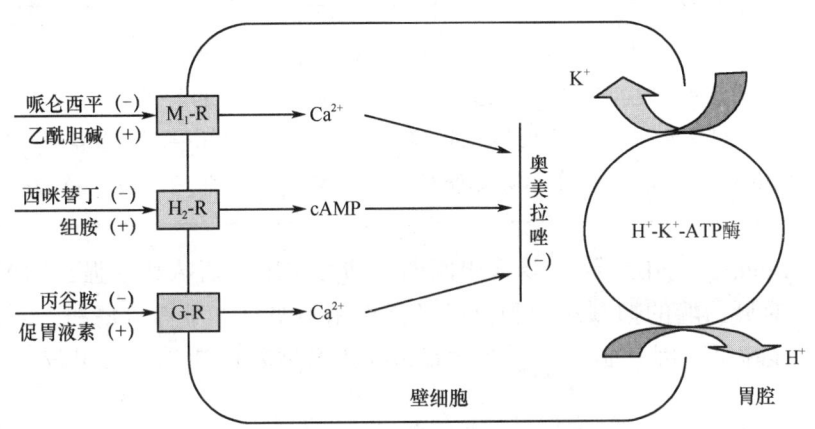

图19-1 抑制胃酸分泌药的作用机制
M_1-R：M胆碱受体；H_2-R：组胺受体；G-R：促胃液素受体；（+）：激动；（−）：抑制

（一）H_2受体阻断药

常用的药物有第一代的西咪替丁（cimetidine，甲氰咪胍）；第二代的雷尼替丁（ranitidine）、拉呋替丁（lafutidine）；第三代的法莫替丁（famotidine）、尼扎替丁（nizatidine）；第四代的罗沙替丁（roxatidine）等。

西咪替丁

【体内过程】 口服后60%～70%由肠道迅速吸收，生物利用度约为70%，45～90min血药浓度达高峰。吸收后广泛分布于全身组织中，少部分可通过血脑屏障进入脑组织。蛋白结合率为15%～20%，$t_{1/2}$约2h，但有效血药浓度可维持5h。部分在肝脏内代谢，主要经肾排泄，可经胎盘转运和从乳汁排出。

【药理作用】 本药通过阻断壁细胞上的H_2受体，抑制基础胃酸和夜间胃酸分泌，以及组胺、胆碱、促胃液素、食物等引起的胃酸分泌。作用较抗胆碱药强而持久，溃疡愈合率高。突然停药，会导致胃酸分泌反跳性增加。

【临床应用】 本药可用于治疗十二指肠溃疡、胃溃疡、急性胃黏膜出血、应激性溃疡、反流性食管炎及佐林格-埃利森综合征（Zollinger-Ellison syndrome）。

【不良反应】

1. 消化系统　常见的有恶心、呕吐、腹泻、腹胀、口苦、口干、血清氨基转移酶轻度升高，偶见严重肝炎、肝坏死等。

2. 中枢神经系统　常见头晕、头痛、疲乏、嗜睡等。少数患者可出现不安、感觉迟钝、语言不清、幻觉、妄想等症状。老年人、幼儿或肝肾功能不全的患者，宜慎用。

3. 造血系统　对骨髓有一定的抑制作用，少数患者可发生白细胞或粒细胞减少等。

4. 内分泌系统　具有抗雄激素作用，用药剂量较大（每日剂量>1.6g）时可引起男性乳房发育、女性溢乳、性欲减退等。

【药物相互作用】

1. 西咪替丁为肝药酶抑制剂，可抑制华法林、茶碱、苯妥英钠、苯巴比妥、卡马西平、普萘洛尔、地西泮等药物的代谢。

2. 与抗酸药同时服用，可使血药浓度降低，如需合用，则至少相隔1h。另外，硫糖铝需经胃酸水解后才能发挥作用，本药可抑制胃酸分泌，二者合用可能使硫糖铝疗效降低。

> **链接** 佐林格－埃利森综合征
>
> 佐林格-埃利森综合征又称促胃液素瘤，是胰腺非B细胞瘤分泌大量促胃液素所致，大量促胃液素刺激壁细胞增生，分泌大量胃酸，使上消化道经常处于多酸环境。其特点是高促胃液素血症伴大量胃酸分泌而引起的上消化道多发性、难治性消化性溃疡。该病由Zollinger和Ellison于1955年首先报道，故命名为Zollinger-Ellison综合征。治疗方法有外科切除疾病部位或服用胃酸分泌抑制药。

雷尼替丁（ranitidine）为第二代H_2受体阻断药，抑酸作用比西咪替丁强5～10倍，有效血药浓度可维持8～12h。对肝药酶的抑制作用和抗雄激素作用不明显。对胃溃疡和十二指肠溃疡疗效优于西咪替丁，且复发率低。因其制剂中可能含有超标致癌物质N-亚硝基二甲胺（NDMA），已较少使用。

法莫替丁（famotidine）为第三代H_2受体阻断药，抑酸作用为西咪替丁的40～50倍，为雷尼替丁的7～10倍，有效血药浓度可维持12h。不抑制肝药酶，无抗雄激素作用。

尼扎替丁（nizatidine）也属于第三代的H_2受体阻断药，第四代有罗沙替丁（roxatidine）等。作用和雷尼替丁相似。

（二）M受体阻断药

哌仑西平

哌仑西平（pirenzepine）选择性阻断胃壁细胞的M_1受体，抑制胃酸分泌。而对唾液腺、平滑肌、心房的M胆碱受体亲和力低。治疗效果与西咪替丁相似，主要用于胃及十二指肠溃疡的治疗。不良反应轻微，大剂量使用可出现口干、视物模糊、心动过速等。

（三）促胃液素受体阻断药

丙谷胺

丙谷胺（proglumide）由于化学结构与促胃液素相似，可竞争性阻断促胃液素受体，减少胃酸分泌，并对胃黏膜有保护和促进愈合作用。可用于胃溃疡、十二指肠溃疡和胃炎，疗效不及H_2受体阻断药。停药后不易发生胃酸分泌的反跳现象。本品还具有利胆作用。偶有口干、便秘、瘙痒、失眠、腹胀等不良反应。

（四）H^+-K^+-ATP酶抑制药

H^+-K^+-ATP酶抑制药（质子泵抑制药，PPI）可与ATP酶α亚单位的巯基以共价键结合而使H^+-K^+-ATP酶失去活性，抑制胃酸分泌。

奥美拉唑

奥美拉唑（omeprazole）为第一个用于临床的质子泵抑制药。

【体内过程】 口服易吸收，生物利用度为35%。重复给药，可能因胃内pH降低，使生物利用度增至60%。1～3h达血液浓度高峰。$t_{1/2}$为0.5～1.0h，但因抑制H^+泵为非可逆性，故作用持久。主要在肝脏代谢，80%代谢产物经肾排泄，其余随粪便排出。有肝肠循环，血浆蛋白结合率95%左右。肾衰竭患者对本药的清除无明显变化，肝功能受损者清除半衰期可延长。

【药理作用与作用机制】

1. 抑制胃酸的分泌 口服后可浓集于壁细胞分泌小管周围,并转变为有活性的次磺酰胺衍生物。它的硫原子与H^+-K^+-ATP酶上的巯基结合,形成酶-抑制剂复合物,抑制H^+-K^+-ATP酶,从而有效地抑制胃酸的分泌。由于H^+-K^+-ATP酶是壁细胞泌酸的最后一个过程,故奥美拉唑抑酸能力强大,它不仅能抑制促胃液素、组胺、胆碱及食物、刺激迷走神经等引起的胃酸分泌,还能抑制基础胃酸分泌,对胃蛋白酶分泌也有抑制作用。

2. 促进溃疡愈合 抑制胃酸分泌,使胃内酸度降低,反射性使促胃液素分泌增加,促进贲门、胃体、胃窦处黏膜血流量增加,有利于溃疡的愈合。

3. 抗幽门螺杆菌作用 可干扰幽门螺杆菌的生存环境,对幽门螺杆菌阳性的患者,合用抗菌药物,可使细菌转阴率达90%以上,并明显降低复发率。

【临床应用】

1. 胃和十二指肠溃疡 缓解疼痛迅速,服药1~3d即见效。经4~6周,溃疡愈合率达97%。其他药物包括H_2受体阻断药无效者用药4周,愈合率也高达90%左右。

2. 其他 还可用于应激性溃疡、反流性食管炎、佐林格-埃利森综合征、消化性溃疡急性出血。对反流性食管炎,有效率达75%~85%,优于雷尼替丁。佐林格-埃利森综合征给药第一天胃内酸度降低,症状改善。

【不良反应】 不良反应发生率较低,主要有头痛、头晕、口干、恶心、腹胀、失眠及便秘。偶有皮疹、外周神经炎、男性乳房女性化等。长期持续抑制胃酸分泌,可致胃内细菌过度滋长,亚硝酸类物质含量升高,是否会引起胃嗜铬细胞增生与胃癌形成,尚无定论。长期服用应定期检查胃黏膜有无肿瘤样增生。奥美拉唑对肝药酶有抑制作用,可延缓经肝脏代谢药物如地西泮、苯妥英钠、华法林的消除。

兰索拉唑

兰索拉唑(lansoprazole)为第二代质子泵抑制药。作用机制同奥美拉唑,能特异性地抑制胃壁细胞的H^+-K^+-ATP酶系统,阻断胃酸分泌的最后步骤,产生持续性地抑制胃酸分泌的作用。兰索拉唑及其活性代谢物具有一定的抗幽门螺杆菌的作用。临床主要用于:①胃溃疡、活动性十二指肠溃疡和吻合口溃疡;②胃-食管反流病(GERD);③佐林格-埃利森综合征;④与适当的抗生素合用,可根治幽门螺杆菌。

泮托拉唑(pantoprazole)与雷贝拉唑(rabeprazole)为第三代质子泵抑制药。两药对肝药酶的抑制作用较奥美拉唑和兰索拉唑弱。艾司奥美拉唑(esomeprazole,埃索美拉唑),是奥美拉唑的S形异构体,抑酸作用和作用时间都优于奥美拉唑。艾普拉唑(ilaprazole)是我国首个自主研发上市的质子泵抑制药,属不可逆型质子泵抑制药,具有抑制胃酸活性强、起效快、个体差异小及作用时间长等特点。

(五)钾离子竞争性酸阻滞药

钾离子竞争性酸阻滞药(P-CAB)是一类新型抑酸药,是H^+-K^+-ATP酶的竞争性可逆抑制剂,通过竞争性阻断K^+与酶的结合而起作用。具有起效快、持久和可逆性地抑制H^+-K^+-ATP酶的作用。对酸稳定,在胃酸中不被降解,可以口服给药。临床上主要用于治疗十二指肠溃疡、胃炎、胃溃疡和反流性食管炎等。药物有伏诺拉生、替戈拉生、凯普拉生等。

伏诺拉生

伏诺拉生(vonoprazan)以K^+竞争性方式可逆性抑制H^+-K^+-ATP酶活性,可长时间停留在胃壁细胞而抑制胃酸的生成,可有效抑制胃肠道上部黏膜损伤,具有首剂全效、持久抑酸的优点。主要用于治疗反流性食管炎,与适当的抗生素联用以根除幽门螺杆菌。

考点: 各类抑酸药的作用机制、临床应用及不良反应

三、胃黏膜保护药

前列腺素衍生物

胃黏膜能合成前列腺素E_2（PGE_2）及前列环素（PGI_2），它们能防止有害因子损伤胃黏膜，预防化学刺激引起的胃黏膜出血、糜烂与坏死，发挥细胞或黏膜保护作用。临床应用性质比较稳定的、作用较强的前列腺素衍生物如下。

米索前列醇（misoprostol）性质稳定，口服吸收良好，口服后可促进胃黏膜血液循环，还可抑制基础胃酸和组胺、促胃液素、食物刺激所致的胃酸分泌，胃蛋白酶分泌也减少。临床应用于胃、十二指肠溃疡及急性胃炎引起的消化道出血。主要不良反应为腹痛、腹泻、恶心等。因能引起子宫收缩，孕妇禁用。本药与米非司酮序贯合并使用，可用于终止停经49d内的早期妊娠。

恩前列醇（enprostil）作用类似米索前列醇，而持续时间较长，抗溃疡作用较米索前列醇强。用途及不良反应同米索前列醇。

硫 糖 铝

硫糖铝（sucralfate）是蔗糖硫酸酯的碱式铝盐，在pH<4时，可聚合成胶体，牢固地黏附于上皮细胞和溃疡基底，在溃疡面形成保护屏障，抵御胃酸、胃蛋白酶、胆汁酸的侵蚀；还能促进胃黏液和碳酸氢盐分泌，从而发挥细胞保护效应；对幽门螺杆菌也有一定抑制作用。治疗消化性溃疡、慢性胃炎、反流性食管炎有较好疗效。硫糖铝在酸性环境中才发挥作用，所以不能与抗酸药、抑制胃酸分泌药同用。不良反应较轻，较常见的是便秘，个别患者可出现口干、恶心、皮疹、胃痉挛等，发生胃痉挛时可与适当的抗胆碱能药物合用。

考点：硫糖铝的药理作用及临床应用

枸橼酸铋钾

枸橼酸铋钾（bismuth potassium citrate）又名三钾二枸橼酸铋，溶于水形成胶体溶液。本药不抑制胃酸，在胃液pH条件下能形成氧化铋胶体沉着于溃疡表面或基底肉芽组织，形成保护膜而抵御胃酸、胃蛋白酶、酸性食物对溃疡面的刺激。并具有降低胃蛋白酶的活性、促进黏液分泌和一定的抗幽门螺杆菌作用。用于胃、十二指肠溃疡和慢性胃炎等。疗效与H_2受体阻断药相似，但复发率较低。牛奶、抗酸药可干扰其作用。服药期间可使舌、粪染黑。偶见恶心等消化道症状。肾功能不良者禁用，以免引起血铋过高而导致神经毒性。

考点：枸橼酸铋钾的药理作用及临床应用

胶体果胶铋

胶体果胶铋（colloidal bismuth pectin）口服后可在胃黏膜上形成保护性薄膜，并能刺激胃黏膜上皮细胞分泌黏液，增加对黏膜的保护作用。此外，能杀灭幽门螺杆菌，促进胃炎愈合。用于慢性胃炎及缓解胃酸过多引起的胃痛、胃灼热感、反酸。用药后粪便可呈无光泽的黑褐色，停药后1～2d内粪便色泽转为正常。严重肾功能不全者及孕妇禁用。

替普瑞酮

替普瑞酮（teprenone）可增加胃黏液合成、分泌，使黏液层中的脂类含量增加，疏水性增强，防止胃液中H^+回渗作用于黏膜细胞。不良反应较轻，极少数患者有胃肠道反应，皮肤瘙痒，谷丙转氨酶（GPT，又称丙氨酸转氨酶，ALT）、谷草转氨酶（GOT，又称天冬氨酸转氨酶，AST）轻度增高。

瑞巴派特

瑞巴派特（rebamipide）是一种新型的胃黏膜保护药，有预防溃疡发生和促进溃疡愈合作用，可增加胃黏膜血流量、前列腺素E_2的合成，增加胃黏膜液量，清除氧自由基，促进消化性溃疡的愈合及炎症的改善。

聚普瑞锌

聚普瑞锌（polaprezinc）是锌和 L-肌肽形成的螯合物，能够特异性黏附于黏膜损伤部位，保护胃黏膜，用于胃溃疡的治疗。

四、抗幽门螺杆菌药

幽门螺杆菌寄生于胃和十二指肠的黏液层与黏细胞之间，分泌蛋白分解酶，破坏黏液屏障，对黏膜产生损伤，是引起慢性胃炎和消化性溃疡的重要病因。因此，根治幽门螺杆菌对治疗慢性胃炎和消化性溃疡具有重要意义。

幽门螺杆菌在体外对多种抗菌药非常敏感，但体内单用一种药物，几乎无效。临床推荐铋剂四联方案，即1种PPI/P-CAB和1种铋剂联合阿莫西林、克拉霉素、呋喃唑酮、甲硝唑、左氧氟沙星及四环素等抗菌药物中的两种，组成四联疗法根除治疗。

链接 幽门螺杆菌与消化性溃疡

1982年两位澳大利亚科学家罗宾·沃伦（Robin Warren）和巴里·马歇尔（Barry Marshall）发现了幽门螺杆菌（*Helicobacter pylori*，Hp）。1984年6月，沃伦和马歇尔共同撰写的有关幽门螺杆菌与胃炎和消化性溃疡的论文在著名医学杂志《柳叶刀》上发表。但却遭到了质疑，因为当时人们深信在胃液强酸环境下，不可能生长细菌。马歇尔为了证明他们的观点，以身试验，喝下了含有活动幽门螺杆菌的培养液，结果可想而知，10d后经组织学检查证实马歇尔出现了胃炎，并从他的胃黏膜上检测出幽门螺杆菌。2005年诺贝尔生理学或医学奖授予了这两位科学家，以表彰他们"发现了幽门螺杆菌以及它在胃炎和胃溃疡等疾病中扮演的角色。"Hp的发现是20世纪医学史上最重大的发现之一，它的发现使得胃溃疡不再是一种慢性、难以治愈的疾病，而变成了可以通过短期抗生素和抑酸药就可治愈的疾病。

第3节 止 吐 药

止吐药（antiemetic）是指作用于不同环节抑制呕吐反应的药物。呕吐是由多种原因引起的胃肠逆蠕动，如药物、胃肠道疾病、晕动病、外科手术等。中枢的催吐化学感受区（CTZ）、孤束核参与呕吐中枢的活动。中枢和外周的许多受体与呕吐有关，如多巴胺受体、5-羟色胺受体、组胺受体、M胆碱受体，这些受体的阻断药都可以发挥止吐作用。M受体阻断药东莨菪碱、H_1受体阻断药苯海拉明等药物的止吐作用已在有关章节介绍过。本节主要介绍多巴胺受体阻断药和5-羟色胺受体阻断药的止吐作用。

甲氧氯普胺

甲氧氯普胺（metoclopramide）是第一代胃肠促动药。口服生物利用度为75%，易通过血脑屏障和胎盘屏障。$t_{1/2}$为4～6h。阻断CTZ的D_2样受体，发挥止吐作用。阻断胃肠多巴胺受体，可引起从食管至近段小肠平滑肌的运动，加速胃的正向排空（多巴胺使胃体平滑肌松弛、幽门肌收缩），加速肠内容物从十二指肠向回盲部推进，发挥胃肠促动作用。常用于慢性功能性消化不良引起的胃肠运动障碍，包括恶心、呕吐及肿瘤化疗、放疗引起的各种呕吐。常见不良反应为嗜睡、倦怠，长期大量应用，可引起锥体外系反应、男子乳房发育、溢乳等。

西沙必利

西沙必利（cisapride）为非选择性$5-HT_4$受体激动药，对胃肠道有促动力作用，通过兴奋胃肠道$5-HT_4$受体，促进乙酰胆碱释放，从而增强胃肠道运动，改善功能性消化不良患者的胃肠道症状。

西沙必利主要用于功能性消化不良，X线、内镜检查为阴性的上消化道不适，症状为早饱，饭后饱胀、食量降低、胃胀、嗳气过多、食欲缺乏、恶心、呕吐或类似溃疡的主诉（上腹部灼痛）。另可用于轻度反流性食管炎的治疗。

西沙必利无锥体外系、催乳素释放及胃酸分泌等不良反应。偶有过敏反应，包括红疹、瘙痒、荨麻疹、支气管痉挛、轻度短暂的头痛或头晕，以及剂量相关的尿频报道。有心脏病、心律失常、Q-T间期延长者禁用。

莫沙必利

莫沙必利（mosapride）为选择性5-HT_4受体激动药，可选择性作用于上消化道，增强胃肠道运动。与西沙比利不同的是本药对结肠的亲和力比较低。莫沙必利也无锥体外系、催乳素释放及胃酸分泌等不良反应。

莫沙必利主要用于功能性消化不良伴有胃灼热、嗳气、恶心、呕吐、早饱、上腹胀等消化道症状；也可用于胃食管反流性疾病、糖尿病性胃轻瘫及部分胃切除患者的胃功能障碍。不良反应主要表现为腹泻、腹痛、口干、皮疹、倦怠、头晕等。

昂丹司琼

昂丹司琼（ondansetron）又称奥丹西隆，能选择性阻断中枢及迷走神经传入纤维5-HT_3受体，产生强大止吐作用。对化疗药（如顺铂、环磷酰胺、多柔比星）引起呕吐的止吐作用迅速且强大。但对晕动病及多巴胺受体激动药阿扑吗啡引起的呕吐无效。临床用于化疗、放疗引起的恶心、呕吐。不良反应较轻，可有头痛、疲劳或便秘、腹泻。

同类药物还有格拉司琼（granisetron）、托烷司琼（tropisetron）、阿扎司琼（azasetron）、帕洛诺司琼（palonosetron）等。

阿瑞匹坦

阿瑞匹坦（aprepitant）是人P物质神经激肽1（NK_1）受体的选择性高亲和力拮抗剂。可透过血脑屏障，占领脑内NK_1受体，抑制细胞毒性化疗药物如顺铂引起的急性期和延迟期呕吐，并增强5-HT_3受体拮抗药昂丹司琼和糖皮质激素地塞米松对顺铂引起呕吐的止吐活性。阿瑞匹坦与其他止吐药物联合用药，适用于预防高度致吐性抗肿瘤化疗的初次治疗，以及重复治疗过程中出现的急性和迟发性恶心和呕吐。

福沙匹坦（fosaprepitant）是阿瑞匹坦的前药，其止吐作用来自阿瑞匹坦。

考点： 甲氧氯普胺、昂丹司琼、阿瑞匹坦的药理作用及临床应用

第4节 泻 药

案例19-2

患者，女，25岁。因与父母发生分歧，争吵后口服大量地西泮，出现昏迷、血压下降、脉搏细弱、呼吸困难、反射减弱等症状。

问题与思考： 请问抢救时能否用硫酸镁导泻，为什么？应选择何药进行导泻？

泻药（laxative, cathartic）是能增加肠内水分、促进胃肠蠕动、软化粪便或润滑肠道促进排便的药物。临床主要用于治疗功能性便秘，分为容积性、接触性和润滑性泻药三类。

一、容积性泻药

硫酸镁及硫酸钠

硫酸镁（magnesium sulfate）和硫酸钠（sodium sulfate）在肠道难以吸收，形成高渗透压而阻止肠

内水分的吸收,从而扩张肠道,刺激肠壁,促进肠道蠕动。此外镁盐还能引起十二指肠分泌缩胆囊素(cholecystokinin),此激素能刺激肠液分泌和蠕动。一般空腹应用,并大量饮水,1~3h即发生泻下作用,排出液体性粪便。导泻作用剧烈,故临床主要用于排除肠内毒物,或某些驱肠虫药服后加速虫体排出。可引起反射性盆腔充血和失水。月经期、妊娠期妇女及老年人慎用。

口服高浓度硫酸镁或用导管直接注入十二指肠,因反射性引起胆总管括约肌松弛,胆囊收缩,发生利胆作用。可用于阻塞性黄疸、慢性胆囊炎。注射硫酸镁,可引起中枢抑制和骨骼肌松弛而产生抗惊厥作用,用于各种原因引起的惊厥,尤其对子痫的惊厥有良好效果。此外,注射给药后Mg^{2+}可直接扩张外周血管,降低血压,且降压作用迅速;也可扩张冠状动脉,增加心肌供血、供氧。临床上用于治疗高血压危象和高血压脑病,也可用于急性心肌梗死。

乳 果 糖

乳果糖(lactulose)口服后在小肠内不被吸收,也不被代谢,在肠腔内形成高渗透压而滞留水分,到结肠后被细菌分解成乳酸及其他有机酸,刺激结肠,使局部渗出增加,肠蠕动加快,产生轻泻作用。用于慢性或习惯性便秘,并用于预防和治疗各种肝病引起的高氨血症,以及高血氨所致的肝性脑病。对本药过敏、胃肠道梗阻和急腹症者、尿毒症和糖尿病酸中毒者禁用。

小麦纤维素

大多数人食物中的纤维素含量不能满足身体需要,而纤维素摄入不足是便秘的主要原因之一。小麦纤维素是一种不能被消化的纤维素制剂。通过增加粪便体积,使粪便硬度正常化,使肠道转运时间正常化。同时还增加粪便水结合能力,使粪便排出更加顺畅。长期使用还可改善高脂血症患者的血脂情况。少数患者用药后可能出现腹胀和腹鸣,但短时间内可以缓解,并在1~2周内消失。肠梗阻的患者禁用。

二、接触性泻药

蒽 醌 类

大黄、番泻叶和芦荟等植物,含有蒽醌苷类物质,口服后被大肠内细菌分解为蒽醌,刺激结肠推进蠕动。用药后4~8h排便,常用于急、慢性便秘。

比 沙 可 啶

比沙可啶(bisacodyl)口服或直肠给药后,转换成有活性的代谢物,在结肠产生较强刺激作用。一般口服6h内,直肠给药后15~60min起效,排软便。用于急、慢性便秘和习惯性便秘。该药有较强刺激性,可致胃肠痉挛、直肠炎等。急腹症、炎症性肠病患者及妊娠期妇女、6岁及以下儿童禁用。

三、润滑性泻药

润滑性泻药是通过局部润滑并软化粪便而发挥作用。适用于老年患者及痔、肛门手术患者。

液 体 石 蜡

液体石蜡(liquid paraffin)为矿物油,不被肠道消化吸收,产生滑润肠壁和软化粪便的作用,使粪便易于排出。

甘 油

甘油(glycerol)以50%浓度的液体注入肛门,由于高渗透压刺激肠壁引起排便反应,并有局部润滑作用,数分钟内引起排便。适用于儿童及老年患者。

考点:硫酸镁、乳果糖和比沙可啶的临床应用

第5节 止 泻 药

腹泻是多种疾病的症状，治疗时应采取对因疗法。例如，肠道细菌感染引起的腹泻，应选用抗菌药物。但剧烈而持久的腹泻，可引起脱水和电解质紊乱，可在对因治疗的同时，适当给予止泻药。常用的药物如下。

1. 阿片制剂 如阿片酊（opium tincture）多用于较严重的非细菌感染性腹泻。

2. 地芬诺酯（diphenoxylate） 又称苯乙哌啶，为人工合成品的哌替啶衍生物，对肠道运动的影响类似阿片类，可用于急性功能性腹泻。不良反应轻而少见。大剂量长期服用可产生依赖性。

3. 洛哌丁胺（loperamide） 又称苯丁哌胺，结构类似地芬诺酯，但治疗量无中枢作用，除直接抑制肠道蠕动外，还可减少肠壁神经末梢释放乙酰胆碱。作用强而迅速、持久。用于急、慢性腹泻。不良反应轻微。

4. 收敛吸附剂 鞣酸蛋白（tannalbin）、次碳酸铋（bismuth subcarbonate）、蒙脱石（montmorillonite）等。

考点： 地芬诺酯的临床应用

第6节 利 胆 药

利胆药为促进胆汁分泌或加速胆囊排空的药物。

去氢胆酸

去氢胆酸（dehydrocholic acid）可增加胆汁的分泌，使胆汁变稀。对脂肪的消化吸收也有促进作用。临床上用于胆囊及胆道功能失调、胆囊切除后综合征、慢性胆囊炎、胆石症及某些肝脏疾病（如慢性肝炎）。对胆道完全梗阻及严重肝肾功能减退者禁用。

熊去氧胆酸

熊去氧胆酸（ursodeoxycholic acid）可减少普通胆酸和胆固醇吸收，抑制胆固醇合成与分泌，从而降低胆汁中胆固醇含量，不仅可阻止胆石形成，长期应用还可促进胆石溶解。对胆囊炎、胆道炎也有治疗作用。对胆色素结石、混合性结石无效。

自测题

一、选择题
【A型题】
1. 中和胃酸的抗消化性溃疡药是（　　）
   A. 氢氧化铝　　　B. 西咪替丁
   C. 哌仑西平　　　D. 米索前列醇
   E. 硫糖铝
2. 属第一代 H_2 受体阻断药的是（　　）
   A. 雷尼替丁　　　B. 西咪替丁
   C. 法莫替丁　　　D. 尼扎替丁
   E. 奥美拉唑
3. 阻断胃壁细胞质子泵的抗消化性溃疡药是（　　）
   A. 米索前列醇　　B. 奥美拉唑
   C. 丙谷胺　　　　D. 丙胺太林
   E. 西咪替丁
4. 米索前列醇抗消化性溃疡的机制是（　　）
   A. 中和胃酸
   B. 阻断壁细胞促胃液素受体
   C. 阻断壁细胞 H_2 受体
   D. 阻断壁细胞 M_1 受体
   E. 保护细胞或黏膜
5. 甲氧氯普胺的主要止吐机制是（　　）
   A. 阻断多巴胺 D_2 样受体
   B. 激动多巴胺 D_2 样受体
   C. 激动M受体
   D. 阻断M受体
   E. 阻断 H_1 受体

【B型题】

（第6～10题备选答案）
A. 奥美拉唑　　　　B. 哌仑西平
C. 法莫替丁　　　　D. 碳酸氢钠
E. 枸橼酸铋钾

6. 阻断H_2受体的是（　　）
7. 阻断M_1受体的是（　　）
8. 抑制H^+-K^+-ATP酶的是（　　）
9. 直接中和胃酸的是（　　）
10. 黏附于溃疡面形成保护膜的是（　　）

【X型题】

11. 下列有关雷尼替丁的作用说法正确的是（　　）
　　A. 竞争性阻断H_2受体
　　B. 选择性阻断M_1受体
　　C. 抑制胃壁细胞H^+-K^+-ATP酶功能
　　D. 抑制胃酸分泌，促进溃疡愈合
　　E. 作用较西咪替丁强
12. 抗消化性溃疡的药物有（　　）
　　A. 丙谷胺　　　　B. 哌仑西平
　　C. 氢氧化铝　　　D. 奥美拉唑
　　E. 西咪替丁

二、简答题

1. 简述抗消化性溃疡药的分类及各类代表药。
2. 简述硫酸镁不同给药途径的作用及临床应用。

（岑菲菲）

第20章
作用于血液系统的药物

> **学习目标**
>
> **知识目标：**
> 1. 掌握铁剂、叶酸和维生素B_{12}的药理作用、临床应用及不良反应。
> 2. 熟悉抗凝血药及促凝血药的药理作用、临床应用及不良反应。
> 3. 了解纤维蛋白溶解药、抗血小板药、促白细胞增生药及血容量扩充药的药理作用、临床应用及不良反应。
>
> **能力目标：** 能够理解维生素K、肝素和华法林的临床用药依据，对患者进行用药指导；会观察、判断维生素K、肝素及华法林的不良反应，并提出防治措施；能对不同类型的贫血患者进行用药咨询。
>
> **素质目标：** 养成良好的饮食习惯，开展防治营养性贫血及出血性、凝血性疾病的科普宣教。

第1节 抗贫血药

案例20-1

患者，女，58岁。乳腺癌患者，手术后服用甲氨蝶呤进行化疗。服用2周后，患者出现巨幼细胞贫血。

问题与思考： 1. 出现巨幼细胞贫血的机制是什么？
2. 能否直接应用叶酸治疗？应选择什么药物进行治疗，为什么？

循环血液中红细胞数或血红蛋白含量低于正常值称为贫血。贫血可导致机体出现全身无力、头晕、眼花、心慌、面色苍白，甚至心脏病变。根据病因及发病机制可分为缺铁性贫血、巨幼细胞贫血和再生障碍性贫血。去除致病因素是贫血的主要治疗原则。因此，缺铁性贫血，可用铁剂进行治疗；巨幼细胞贫血，需用叶酸或维生素B_{12}进行治疗；再生障碍性贫血，药物治疗一般无效，需进行骨髓移植等治疗措施。

铁 剂

常用的有硫酸亚铁（ferrous sulfate）、枸橼酸铁铵（ferric ammonium citrate）和右旋糖酐铁（iron dextran）等。

【体内过程】 口服铁剂或食物中的铁以亚铁形式在十二指肠和空肠上段吸收。胃酸、维生素C、食物中果糖、半胱氨酸等有助于促进铁的吸收。胃酸缺乏、高磷、高钙、鞣酸、四环素、喹诺酮类抗菌药等可妨碍铁的吸收。吸收进入肠黏膜的铁根据机体需要，或直接进入骨髓供造血使用，或与肠黏膜去铁蛋白结合以铁蛋白（ferritin）形式贮存其中。肉类的血红素中的铁吸收最佳，蔬菜中铁吸收较差，一般食物中铁吸收率为10%。铁的排泄主要通过肠黏膜细胞脱落，以及胆汁、尿液、汗液及粪便而排出体外，每日约1mg。

【药理作用及临床应用】 铁是红细胞合成血红蛋白必不可少的物质，体内的一些生化反应也需要铁，如线粒体电子传递、儿茶酚胺代谢及DNA合成等。多种酶也需要铁作为辅基，如细胞色素c还原酶、过氧化物酶、黄嘌呤氧化酶等。当铁缺乏时，不仅血红蛋白合成减少引起贫血，而且能影响细胞及组织的氧化还原能力，造成多方面功能紊乱。

链接 缺铁性贫血的病因

1. 营养因素 饮食结构不合理或铁供给不足，导致铁吸收与利用降低。例如，婴幼儿、青少年、生育期妇女对铁的需要量增加，单纯从食物中很难获得足量的铁。

2. 慢性失血 如消化性溃疡、胃肠道恶性肿瘤、钩虫病、食管胃底静脉曲张破裂出血、女性月经量过多、咯血、尿血及其他长期慢性失血导致铁丢失过多是缺铁性贫血的常见原因。

3. 吸收障碍 胃切除术后、胃酸缺乏、慢性萎缩性胃炎等胃肠道疾病、腹泻均可引起铁吸收不良，导致贫血的发生。

铁剂对于治疗失血过多或需铁量增加所致的缺铁性贫血，疗效极佳。硫酸亚铁吸收良好，价格也低，最常用。枸橼酸铁铵为三价铁，吸收差，但可制成糖浆供小儿应用。右旋糖酐铁供注射应用，仅限于少数严重贫血而又不能口服的患者。

【不良反应】 口服铁剂对胃肠道有刺激性，可引起恶心、腹痛、腹泻，饭后服用可以减轻。铁与肠腔中硫化氢结合，可减少硫化氢对肠壁的刺激，导致肠蠕动减弱，引起便秘。小儿误服1g以上铁剂可引起急性中毒，表现为坏死性胃肠炎、呕吐、腹痛、血性腹泻、休克、呼吸困难、死亡。急救措施为以磷酸盐或碳酸盐溶液洗胃，并以特殊解毒剂去铁胺（deferoxamine）灌胃以结合残存的铁。

叶 酸

叶酸（folic acid）广泛存在于动、植物性食品中，现已人工合成。

【体内过程】 正常机体每日最低需要叶酸50μg，食物中每天有50～200μg叶酸在十二指肠和空肠上段吸收，妊娠期妇女可增至300～400μg。食物中的叶酸多为聚谷氨酸形式，吸收前必须在肠黏膜经α-L-谷氨酰转移酶（α-L-glutamyl transferase）水解成单谷氨酸形式，并经还原和甲基化为具有活性的5-甲基四氢叶酸（5-$CH_3H_4PteGlu$）后才吸收进入肝及血液，广泛分布于体内。经肾和胆汁排泄。

【药理作用】 食物中的叶酸和叶酸制剂以5-甲基四氢叶酸形式进入细胞后，作为甲基供给体使维生素B_{12}转化成甲基维生素B_{12}，而自身变为有活性的四氢叶酸（$H_4PteGlu$），后者能与多种一碳单位结合成四氢叶酸类辅酶，传递一碳单位，参与核酸合成和氨基酸代谢，促进红细胞的生长和成熟。当叶酸缺乏时，导致DNA和蛋白质合成障碍，红细胞发育和成熟停滞，出现巨幼细胞贫血。

【临床应用】 用于各种原因所致的巨幼细胞贫血。对于营养不良或婴儿期、妊娠期对叶酸的需要量增加所致的营养性巨幼细胞贫血，治疗以叶酸为主，辅以维生素B_{12}，效果更好。二氢叶酸还原酶抑制剂，如甲氨蝶呤、乙胺嘧啶、甲氧苄啶等所致巨幼细胞贫血，由于二氢叶酸还原酶被抑制，应用叶酸无效，需用亚叶酸钙（calcium leucovorin）治疗。对维生素B_{12}缺乏所致的恶性贫血，大剂量叶酸治疗可纠正血常规异常，但不能改善神经症状。

【不良反应】 无明显不良反应，个别患者会出现轻微胃肠刺激，偶见过敏反应。

案例20-2

患者，男，60岁。头晕、乏力3个月，双下肢水肿1个月，伴口腔溃疡、舌尖部疼痛。10年前因胃溃疡穿孔，行胃大部切除术。经检查，诊断为巨幼细胞贫血。

问题与思考：1. 出现该病的主要病因是什么？
2. 试用你学过的知识阐述该患者的治疗方案。

维生素 B_{12}

维生素 B_{12}（vitamin B_{12}）为含钴复合物，动物内脏、牛奶、蛋黄中含量丰富，而植物性食物几乎不含维生素 B_{12}。

【体内过程】 口服维生素 B_{12} 必须与胃壁细胞分泌的糖蛋白即内因子结合，才能免受胃液消化而进入空肠吸收。胃黏膜萎缩、胃切除等导致内因子缺乏，可影响维生素 B_{12} 吸收，引起恶性贫血。恶性贫血者口服维生素 B_{12} 不能吸收，必须注射给药。吸收后的维生素 B_{12} 有90%贮存于肝。正常人每天需要维生素 B_{12} 1μg，每天从食物中获得2～3μg，即可满足需要。由于肝有大量贮存，食物中即使无维生素 B_{12}，也不易造成缺乏。

【药理作用】
1. **促进体内叶酸的循环利用** 使5-甲基四氢叶酸转变成四氢叶酸，促进DNA和蛋白质的合成。缺乏时，导致DNA合成障碍，影响红细胞的成熟，引起与叶酸缺乏相似的巨幼细胞贫血。
2. **促进神经髓鞘脂质的合成** 维生素 B_{12} 促进甲基丙二酰辅酶A转化为琥珀酰辅酶A，参与三羧酸循环，此过程关系到神经髓鞘脂质的合成。维生素 B_{12} 缺乏时，合成异常脂肪酸，影响正常神经髓鞘磷脂的合成，神经髓鞘结构缺损而出现神经病变。

【临床应用】 主要用于治疗恶性贫血，需注射给药，辅以叶酸；也可联合叶酸治疗其他巨幼细胞贫血；也可作为神经系统疾病、肝脏疾病、白细胞减少症、再生障碍性贫血等的辅助治疗。

【不良反应】 维生素 B_{12} 本身无毒，但有可能引起过敏反应，甚至过敏性休克，故不能滥用。

红细胞生成素

红细胞生成素（erythropoietin，EPO）又名促红细胞生成素、促红素，是由肾皮质近曲小管管壁细胞分泌的糖蛋白，在贫血和低氧血症时，肾脏合成和分泌EPO迅速增多。现临床应用的是用DNA重组技术制备的重组人促红细胞生成素（recombinant human erythropoietin，rhEPO）。

【药理作用与临床应用】 EPO能与红系干细胞表面上的EPO受体结合，刺激红系干细胞增生和成熟，并促使网织红细胞入血，增加红细胞数目和血红蛋白含量。临床对多种原因引起的贫血有效，尤其是慢性肾衰竭所致的贫血，对尿毒症血液透析所致的贫血疗效显著，有效率达95%以上。对骨髓造血功能低下、肿瘤化学治疗及艾滋病药物治疗引起的贫血也有效。

【不良反应】 主要是因红细胞快速增长，血黏度增高引起的高血压，偶可诱发脑血管意外或癫痫发作等，应用时应经常进行血细胞比容测定。此外还可引起流感样症状。骨髓肿瘤、白血病患者禁用。

考点： 铁剂、叶酸、维生素 B_{12} 和重组人促红细胞生成素的临床应用

第2节 抗凝血药和促凝血药

案例20-3

患者，男，25岁。患流行性脑脊髓膜炎，发生弥散性血管内凝血，用肝素抗凝治疗后，出现严重的自发性出血。

问题与思考： 1. 为什么选用肝素治疗会出现自发性出血？
2. 针对此出血，宜使用的抢救药物是什么？

血液凝固是由一系列凝血因子参与的复杂的蛋白质水解活化过程，最终使可溶性的纤维蛋白原变成稳定、难溶的纤维蛋白，产生血凝块。正常机体中，凝血和抗凝系统维持动态平衡（图20-1）。促凝血药（coagulant）是指能加速血液凝固、抑制纤维蛋白降解或降低毛细血管通透性而使出血停止的药物，又称为止血药；抗凝血药（anticoagulant）是一类干扰凝血因子功能，阻止血液凝固的药物，主要

用于血栓栓塞性疾病的预防与治疗。

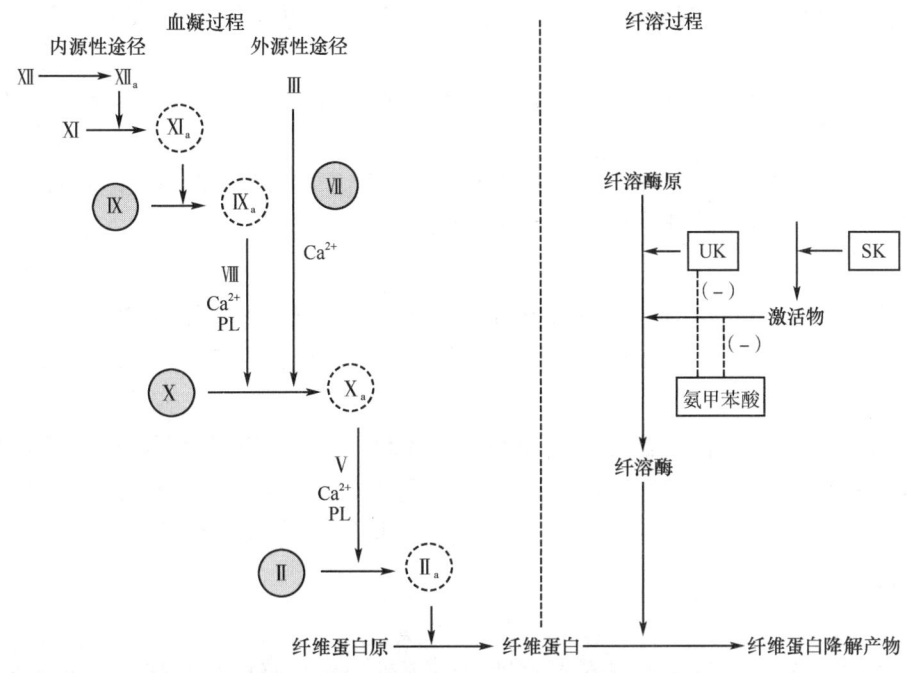

图20-1 生理血凝过程与纤溶过程示意图

○ 内为维生素K促进生成的凝血因子　◌ 内为肝素促进灭活的凝血因子
PL：血小板磷脂；UK：尿激酶；SK：链激酶；⟶ 激活或促进；（-）：抑制

一、抗凝血药

（一）体内、体外抗凝血药

肝　素

肝素（heparin）是一种硫酸化的酸性糖胺聚糖混合物，结构中含有大量硫酸基（占40%）和羧基，带大量负电荷，呈强酸性。药用肝素是从猪小肠和牛肺中提取而得。

【体内过程】 肝素分子量大，不易透过生物膜，口服给药无效。皮下注射血浆浓度低，肌内注射易致局部血肿，故临床多静脉给药。静脉注射后，60%集中于血管内皮，大部分经肝脏单核-巨噬细胞系统的肝素酶分解破坏，以肝素降解产物或原型经肾排出。肝素的$t_{1/2}$因剂量而异，个体差异较大，治疗量的肝素$t_{1/2}$为40~90min，肺气肿、肺栓塞及肝、肾功能严重障碍者，$t_{1/2}$明显延长。

【药理作用】 肝素在体内、体外均有强大抗凝作用。主要通过激活抗凝血酶Ⅲ（antithrombinⅢ，ATⅢ）来发挥作用。ATⅢ与凝血酶及凝血因子Ⅻa、Ⅺa、Ⅸa、Ⅹa相结合，形成稳定的复合物而使凝血因子灭活。除了抗凝作用之外，肝素能抑制血小板的聚集和释放。此外，肝素具有降脂作用，能使血管内皮释放脂蛋白酯酶，水解乳糜微粒及VLDL。还可抑制炎症介质活性和炎症细胞活动，呈现抗炎作用。

【临床应用】

1. 血栓栓塞性疾病 肝素主要用于防止血栓形成与扩大，如深静脉血栓、肺栓塞、脑栓塞及急性心肌梗死。对已形成的栓塞则无溶解作用。

2. 弥散性血管内凝血（DIC） 肝素用于各种原因如细菌性脓毒血症、恶性肿瘤细胞溶解、胎盘早期剥离等引起的DIC。应早期应用，防止因纤维蛋白原及其他凝血因子耗竭而发生继发性出血。

3. 体外抗凝 肝素用于心血管手术、心导管检查、血液透析、体外循环等，防止血液凝固。

【不良反应】 应用过量易引起自发性出血。一旦发生，应立即停用肝素，同时静脉注射硫酸鱼精蛋白（protamine sulfate）（强碱性，带正电荷），每1mg硫酸鱼精蛋白可中和100U肝素，每次用量不可超过50mg。

连续应用肝素3～6个月，可引起骨质疏松，产生自发性骨折，也可引起皮疹、药物热等过敏反应。

【禁忌证】 肝素过敏者、出血倾向者，以及血友病、严重高血压、肝肾功能不全、溃疡病、颅内出血、先兆流产及产后、外伤、术后等患者和孕妇禁用。

低分子量肝素

低分子量肝素（low molecular weight heparin，LMWH）由普通肝素分离或由普通肝素降解后再分离而得，平均分子质量4000～5000Da。临床应用的LMWH制剂有依诺肝素（enoxaparin）、替地肝素（tedelparin）等。

LMWH具有选择性高、抗凝作用强、生物利用度较高、相对比较安全等特点。如引起出血，也可用硫酸鱼精蛋白来解救。

> 考点：肝素、低分子量肝素的药理作用、临床应用、不良反应

（二）体内抗凝血药

香豆素类

香豆素类是一类含有4-羟基香豆素基本结构的物质，需口服后参与体内代谢才能发挥抗凝作用，故称口服抗凝药。临床使用的有双香豆素（dicoumarol）、华法林（warfarin）和醋硝香豆素（acenocoumarol）等。

【体内过程】 华法林口服吸收快而完全，2～8h达血药浓度高峰，血浆蛋白结合率达99%以上，$t_{1/2}$为10～60h，主要经肝代谢。双香豆素口服吸收不规则，血浆蛋白结合率为90%～99%，$t_{1/2}$为10～30h。醋硝香豆素$t_{1/2}$为8h，还原型代谢产物仍有抗凝作用，$t_{1/2}$为20h。

【药理作用】 香豆素类的化学结构与维生素K相似，在肝脏中能竞争性抑制维生素K的作用，影响含有谷氨酸残基的凝血因子Ⅱ、Ⅶ、Ⅸ、Ⅹ前体的羧化作用，使这些凝血因子停留于无凝血活性的前体阶段，从而影响凝血过程。对已生成的上述凝血因子无抑制作用，因此抗凝作用起效较慢，作用持久。一般需8～12h后才能发挥作用，1～3d达高峰，停药后抗凝作用尚可维持数天。

【临床应用】 防治血栓栓塞性疾病。口服有效，作用时间较长，但作用缓慢，剂量不易控制。对需快速抗凝者应先用肝素，发挥治疗作用后再用香豆素类药物维持疗效。也用于风湿性心脏病、髋关节固定术、人工置换心脏瓣膜等手术后防止静脉血栓发生。

【不良反应】 过量易发生自发性出血，可用维生素K对抗，必要时输入新鲜血浆或全血。因此，用药期间需测定凝血酶原时间，控制在18～24s（正常值12s）内为宜，并据此调整用药剂量。此外也可引起胃肠道反应、过敏反应等不良反应。禁忌证同肝素。

【药物相互作用】

1. 食物中维生素K缺乏，或应用广谱抗生素抑制肠道细菌使体内维生素K含量降低，可使本类药物作用加强。

2. 阿司匹林、保泰松、甲苯磺丁脲等使血浆游离香豆素类药物浓度升高，抗凝作用增强。西咪替丁、胺碘酮等肝药酶抑制剂可使本类药物作用加强。

3. 巴比妥类、苯妥英钠、利福平等肝药酶诱导剂可加速本类药物的代谢，降低其抗凝作用。口服避孕药可使本类药物抗凝血作用减弱。

> 考点：华法林的药理作用、临床应用及不良反应

（三）体外抗凝血药

枸橼酸钠

枸橼酸钠（sodium citrate）为体外抗凝药，可与血液中的Ca^{2+}形成难解离的可溶性络合物，使血液中Ca^{2+}浓度降低，从而产生抗凝作用。如果大量枸橼酸钠进入体内，可干扰体内正常的Ca^{2+}浓度，故不用于体内抗凝，仅适用于体外抗凝。用于保存新鲜血液时，一般每100ml全血中加入2.5%枸橼酸钠10ml。

当大量输血（超过1000ml）或输血速度过快时，机体不能及时氧化枸橼酸钠，可引起血钙下降，导致手足抽搐、心功能不全、血压骤降，新生儿及幼儿因缺少枸橼酸钠氧化酶，更易发生，必要时可静脉注射钙剂解救。

（四）新型抗凝血药

新型抗凝血药包括Ⅱa因子抑制剂如达比加群酯和Ⅹa因子抑制剂如利伐沙班等，是血栓栓塞性疾病治疗的新兴替代药物。

达比加群酯

达比加群酯（dabigatran etexilate）是前体药，通过在体内转化成达比加群之后竞争性抑制凝血酶发挥作用，生物利用度低。酒石酸可促进达比加群的吸收。用药后一旦发生出血，宜选用特异性拮抗剂依达赛珠单克隆抗体抑制其抗凝作用。同类药物还有阿加曲班（argatroban anhydrous）、比伐卢定（bivalirudin）等。

利伐沙班（rivaroxaban）、阿哌沙班（apixaban）和艾多沙班（edoxaban）是Ⅹa因子抑制剂，生物利用度高，通过竞争性结合Ⅹa位点而发挥抗凝作用。磺达肝癸钠（fondaparinux sodium）通过选择性结合抗凝血酶Ⅲ，进而间接性抑制Ⅹa因子而达到抗凝作用。

二、促凝血药

（一）促进凝血因子生成药

维生素K

维生素K（vitamin K）的基本结构为甲萘醌。存在于植物中的为维生素K_1，由肠道细菌合成或从腐败鱼粉提取得到的为维生素K_2，均为脂溶性，其吸收需要胆汁参与。人工合成的维生素K_3为亚硫酸氢钠甲萘醌（menadione sodium bisulfate），维生素K_4为乙酰甲萘醌（menadione diacetate），均为水溶性。

【药理作用】 维生素K作为γ-羧化酶的辅酶，参与凝血因子Ⅱ、Ⅶ、Ⅸ、Ⅹ的合成。维生素K缺乏可导致上述凝血因子合成停留于前体状态，凝血酶原时间延长，引起出血。

【临床应用】 用于维生素K缺乏引起的出血：①梗阻性黄疸、胆瘘、慢性腹泻等，因肠道胆汁减少，维生素K吸收障碍所致的出血；②早产儿、新生儿或长期应用广谱抗生素者，因肠道缺乏正常菌群，维生素K合成不足所致的出血；③长期应用香豆素类、水杨酸类或其他原因导致凝血酶原含量过低所致的出血。

【不良反应】 维生素K_1静脉注射速度太快可产生面部潮红、呼吸困难、胸痛、虚脱。较大剂量维生素K_3对新生儿、早产儿可发生急性溶血性贫血及高铁血红蛋白症。G-6-PD缺乏患者也可诱发急性溶血性贫血。

考点：维生素K的药理作用及临床应用

（二）抗纤维蛋白溶解药

抗纤维蛋白溶解药（antifibrinolysin）是一类竞争性对抗纤溶酶原激活因子，高浓度也抑制纤溶酶活性的物质。临床常用的有氨甲苯酸（aminomethylbenzoic acid, PAMBA）、氨甲环酸（tranexamic acid，AMCHA）等。用量过大可致血栓形成，诱发心肌梗死。

氨甲苯酸

氨甲苯酸（aminomethylbenzoic acid，PAMBA）又称止血芳酸、对羧基苄胺、抗血纤溶芳酸。

【药理作用】 低剂量竞争性抑制纤溶酶原激活因子，导致纤溶酶原不能转变为纤溶酶，从而抑制纤维蛋白的溶解，产生止血效果。大剂量直接抑制纤溶酶的活性，抑制纤维蛋白原和纤维蛋白的降解而止血。

【临床应用】 主要用于治疗纤维蛋白溶解过程亢进所致出血，如肺、肝、胰、前列腺、甲状腺、肾上腺等手术时的异常出血；妇产科和产后出血，以及肺结核咯血或痰中带血、前列腺肥大出血、上消化道出血等。对一般慢性渗血效果较显著，但对癌症出血及创伤出血无止血作用。此外，也可用于链激酶或尿激酶过量引起的出血。

【不良反应】 用量过大可促进血栓形成。对有血栓形成倾向或有血栓栓塞病史者禁用。

氨甲环酸

氨甲环酸（tranexamic acid，AMCHA）又称止血环酸。药理作用及临床应用与氨甲苯酸相似，但促凝血作用较强，是PAMBA的7～10倍。用于各种出血性疾病、手术时异常出血等。不良反应有头痛、头晕、恶心、呕吐、胸闷等。

> **考点：** 抗纤维蛋白溶解药的临床应用

（三）作用于血管的促凝药

生长抑素

生长抑素（somatostatin）是一种能抑制生长激素、胰岛素及胰高血糖素分泌的多肽类激素。人工合成的生长抑素与天然生长抑素具有相同的生物效应，主要用于治疗食管静脉曲张破裂出血、上消化道出血等疾病。妊娠期及哺乳期妇女禁用。

垂体后叶素

垂体后叶素（pituitrin）是脑垂体后叶分泌的含氮激素，包括缩宫素和血管升压素，其中血管升压素可直接作用于血管平滑肌，收缩毛细血管、小动脉和小静脉，对内脏血管特别是肺和肠系膜血管收缩作用强，可降低肺及门静脉的血流量和压力，达到止血目的。

用于肺咯血、肝硬化食管静脉曲张破裂出血、产后大出血。

血管升压素还可增加肾远曲小管和集合管对水的重吸收，减少尿量，产生抗利尿作用，临床用于治疗尿崩症。

静脉注射速度过快可引起面色苍白、心悸、腹痛、血压升高、过敏反应等。高血压、冠心病、妊娠高血压、胎位不正、产道异常、剖宫产史者禁用。

酚磺乙胺

酚磺乙胺（etamsylate）又称止血敏，能增加毛细血管的抵抗力，降低其通透性，还能增加血小板的数量并增强血小板聚集和黏附性，促使凝血活性物质释放，缩短凝血时间，但止血作用较弱。主要用于防止毛细血管脆性增加所致出血、血小板功能不足等原因引起的出血。也用于预防和治疗外科手术出血过多。可与其他类型止血药如维生素K、氨甲苯酸合用。

（四）凝血因子制剂

凝血因子制剂是从健康人或动物血液中提取、分离、纯化、冻干而制得的含有各种凝血因子的制剂，主要用于凝血因子缺乏时的替代或补充疗法。

凝血酶原复合物

凝血酶原复合物（prothrombin complex）又称人因子Ⅸ复合物，是由健康人静脉血分离和浓缩制得的，含有凝血因子Ⅱ、Ⅶ、Ⅸ、Ⅹ等凝血因子的混合制剂。临床上主要用于治疗乙型血友病（先天性凝血因子Ⅸ缺乏）、严重肝脏疾病、口服香豆素类过量和维生素K依赖性凝血因子（凝血因子Ⅱ、Ⅶ、Ⅸ、Ⅹ）缺乏等引起的出血。

抗血友病球蛋白

抗血友病球蛋白（antihemophilic globulin）由新鲜冰冻健康人血浆或新鲜血浆制得，主要成分为凝血因子Ⅷ。临床主要用于甲型血友病（先天性凝血因子Ⅷ缺乏）的治疗，也可用于严重肝病、DIC和系统性红斑狼疮等引起的获得性凝血因子Ⅷ缺乏症。

此外，对缺乏人凝血因子Ⅷ所致的凝血功能障碍具有纠正作用，主要用于防治甲型血友病及获得性凝血因子Ⅷ缺乏而致的出血症状。人纤维蛋白原主要用于治疗先天性或获得性纤维蛋白原减少或缺乏症。

凝 血 酶

凝血酶（thrombin）是从牛、猪血提取和精制而成的凝血酶无菌制剂。可直接作用于血液中纤维蛋白原，使其转变为纤维蛋白，加速血液凝固而迅速发挥止血作用。此外，还能促进上皮细胞的有丝分裂，加速创伤愈合。局部应用1～2min即可止血。

临床用于结扎困难的小血管出血、毛细血管及实质性脏器的出血；也用于外伤、手术、口腔、泌尿道及消化道等部位的出血。因其具有抗原性，可发生过敏反应。严禁血管内注射、肌内注射或皮下注射给药，否则可导致血栓形成，引起局部坏死而危及生命。凝血酶局部止血宜用灭菌氯化钠注射液溶解成50～200单位/ml的溶液喷雾于创面。消化道止血宜用生理盐水溶解成10～100单位/ml的溶液，口服或局部灌注。

第3节 纤维蛋白溶解药

纤维蛋白溶解药（fibrinolytic drug）可使纤溶酶原转化为纤溶酶，纤溶酶通过降解纤维蛋白原和纤维蛋白而限制血栓增大和溶解血栓，又称溶栓药（thrombolytic drug），用于治疗急性血栓栓塞性疾病。对形成已久并已机化的血栓难以发挥作用。

链 激 酶

链激酶（streptokinase，SK）是β溶血性链球菌培养液中提取的一种蛋白质，能与纤溶酶原结合，形成SK-纤溶酶原复合物后，促使游离的纤溶酶原转变成纤溶酶，迅速水解血栓中的纤维蛋白，使血栓溶解。

临床主要用于治疗血栓栓塞性疾病。静脉或冠状动脉内注射可使急性心肌梗死面积缩小，梗死血管重建血流。对深静脉血栓、肺栓塞、眼底血管栓塞均有疗效。但须早期用药，血栓形成不超过3h疗效最佳，24h后几乎无效。

严重不良反应为出血。SK有抗原性，可引起过敏反应。活动性出血3个月内，有脑出血或近期手术史者禁用。有出血倾向、胃十二指肠溃疡、分娩未满4周、严重高血压、癌症患者禁用。

尿 激 酶

尿激酶（urokinase，UK）为健康人新鲜尿液中提取的蛋白质酶，抗原性低，极少发生过敏反应。能直接激活纤溶酶原，使纤溶酶原从精氨酸-缬氨酸处断裂成纤溶酶。临床应用同SK，用于脑栓塞疗效明显。因价格昂贵，仅用于SK过敏或耐受者。不良反应为出血及发热，较SK少。禁忌证同SK。

阿尼普酶

阿尼普酶（anistreplase）是将SK进行了改良的第2代溶栓药。进入体内缓慢脱去酰基后才发挥作用，故其作用有一段潜伏期。用于急性心肌梗死，可改善症状，降低病死率，亦可用于其他血栓性疾病。常见的不良反应为注射部位和胃肠道出血、一过性低血压和过敏反应。

同属第2代溶栓药的还有阿替普酶（alteplase）、西替普酶（silteplase）等。

瑞替普酶

瑞替普酶（reteplase，rPA）是应用基因重组技术改良而成的第3代溶栓药。具有溶栓疗效高、见效快、耐受性好、生产成本低、给药方法简便等特点。临床用于急性心肌梗死的患者。常见的不良反应有出血。有出血倾向者慎用。

考点：链激酶、尿激酶的临床应用

第4节 抗血小板药

血小板的黏附、聚集、释放功能在止血、血栓形成、动脉粥样硬化等过程中起着重要作用。根据作用机制可分为：①抑制血小板花生四烯酸代谢的药物；②增加血小板内cAMP含量的药物；③抑制腺苷二磷酸（ADP）活化血小板的药物；④血小板膜糖蛋白Ⅱb/Ⅲa受体阻断药。

一、抑制血小板花生四烯酸代谢的药物

（一）环加氧酶抑制药

阿司匹林

阿司匹林（aspirin）又称乙酰水杨酸，通过不可逆抑制环加氧酶，抑制花生四烯酸代谢，减少血栓素A_2（TXA_2）的合成，从而抑制血小板聚集。小剂量用于预防脑血栓，也用于心绞痛和心肌梗死的预防和治疗。

（二）TXA_2合酶抑制药

利多格雷

利多格雷（ridogrel）是强大的TXA_2合酶抑制药。在急性心肌梗死患者的血管梗死率、复灌率及增强链激酶的纤溶作用等方面与阿司匹林相当。有轻度胃肠道反应，易耐受，未发现有出血性卒中等并发症。

二、增加血小板内cAMP含量的药物

双嘧达莫

双嘧达莫（dipyridamole）又名潘生丁（persantin），对血小板有抑制作用。能抑制磷酸二酯酶，使cAMP含量增高，也能抑制腺苷摄取，进而激活血小板腺苷环化酶使cAMP含量增高。主要用于治疗血栓栓塞性疾病。单独应用作用较弱。与华法林合用可防止心脏瓣膜置换术后血栓形成。但少数心绞痛患者用药后可出现"窃血"现象，诱发心绞痛发作，应慎用。

依前列醇

依前列醇又称前列环素（prostacyclin，PGI_2），是目前活性最强的内源性血小板聚集抑制药，具有强大的抗血小板聚集及松弛血管平滑肌作用。还能阻止血小板在血管内皮细胞上黏附，对体外旁路循环中形成的血小板聚集有解聚作用。临床上用于急性心肌梗死、外周闭塞性血管疾病等，还可用于体外循环，以防止血小板减少、微血栓形成。

三、抑制ADP活化血小板的药物

噻氯匹定

噻氯匹定（ticlopidine）为一强效血小板抑制药，能抑制ADP、花生四烯酸、胶原、凝血酶和血小板活化因子等引起的血小板聚集。口服吸收良好，用于预防急性心肌再梗死、短暂性脑缺血发作及卒中等，特别适用于不宜用阿司匹林治疗的患者。

氯吡格雷

氯吡格雷（clopidogrel）为一种前体药，通过氧化作用形成2-氧基氯吡格雷，再经过水解形成活性代谢产物发挥作用。药理作用及作用机制与噻氯匹定相似，但作用较强，不良反应少。肝功能不良者慎用。

替格瑞洛

替格瑞洛（ticagrelor）是新型ADP受体（P2Y12）阻断药，为活性药，起效快，与ADP受体可逆性结合，半衰期短。

四、血小板膜糖蛋白Ⅱb/Ⅲa受体阻断药

替罗非班

替罗非班（tirofiban）通过竞争性抑制纤维蛋白原和血小板膜糖蛋白Ⅱb/Ⅲa受体的结合，进而抑制血小板聚集、延长出血时间、抑制血栓形成，对各种刺激因素诱发的血小板聚集均有效，用于急性心肌梗死、溶栓治疗、不稳定型心绞痛和血管成形术后再梗死的效果良好，不良反应较少。同类药物有依替巴肽、拉米非班、珍米洛非班、夫雷非班、西拉非班等。

考点： 阿司匹林、双嘧达莫和噻氯匹定的药理作用及临床应用

第5节 促进白细胞增生药

血液中白细胞总数减少或功能异常，可使机体免疫功能下降，引起威胁生命的感染。导致白细胞缺乏的原因很多，如苯中毒、药物、放射线、疾病等。

维生素B_4、鲨肝醇等作为升白细胞药应用多年，但疗效较差。基因重组及克隆技术则为集落刺激因子的生产和应用创造了条件。

一、基因重组类

粒细胞集落刺激因子

粒细胞集落刺激因子（granulocyte colony-sitmulating factor，G-CSF）是血管内皮细胞、单核细胞和成纤维细胞合成的糖蛋白。能促进中性粒细胞成熟；刺激成熟的粒细胞从骨髓释放；增强中性粒细胞趋化及吞噬功能。对巨噬细胞、巨核细胞影响很小。现用的G-CSF为基因重组产品。1987年起用于肿瘤化疗、放疗引起的骨髓抑制，也用于自体骨髓移植。对再生障碍性贫血、骨髓再生不良和艾滋病也有效果。可升高中性粒细胞，减少感染发生率。患者耐受良好，略有轻度骨骼疼痛，长期静脉滴注可引起静脉炎。应在化疗药物应用前或后24h应用。

粒细胞/巨噬细胞集落刺激因子

粒细胞/巨噬细胞集落刺激因子（granulocyte-macrophage colony-stimulating factor，GM-CSF）在T淋巴细胞、单核细胞、成纤维细胞、血管内皮细胞均有合成。它与白细胞介素-3（interleukin 3，IL-3）共同作用于多向干细胞和多向祖细胞，因此可刺激粒细胞、单核细胞、巨噬细胞和巨核细胞等多种细胞的集落形成和增生。对红细胞增生也有间接影响。对成熟中性粒细胞可增加其吞噬功能和细胞毒性作用。临床用于骨髓移植、肿瘤化疗、骨髓衰竭及艾滋病有关的中性粒细胞缺乏症，也可用于血小板减少症。不良反应有皮疹、发热、骨及肌肉疼痛、皮下注射部位红斑等。首次静脉滴注时可出现潮红、低血压、呼吸急促、呕吐等症状，应予以吸氧及输液处理。

考点： 粒细胞集落刺激因子和粒细胞/巨噬细胞集落刺激因子的临床应用

> **链接** 骨髓移植
>
> 造血干细胞是生成各种血细胞的原始细胞，具有高度的自我更新或自我复制能力，来源于红骨髓，可以经血流迁移到外周血液循环中，不会因献血和捐献造血干细胞而损坏造血功能。因此，临床上对于急慢性白血病、重型再生不良性贫血、骨髓增生异常综合征等难治疾病可采用骨髓移植的方式。根据骨髓的来源，骨髓移植有自体骨髓移植和异体骨髓移植之分，自体骨髓移植的骨髓来自患者本人，异体骨髓移植的骨髓来自捐献者。限制骨髓移植应用的关键因素是缺少供者。可采用有血缘关系的供者，也可从无血缘关系的捐献者找到真正人类白细胞抗原（HLA）相配供者取得骨髓。

二、其他促白细胞增生药

维生素 B_4

维生素 B_4（vitamin B_4）参与 RNA 和 DNA 的合成，是核酸的前体物质，可促进白细胞的增生。用药后 2~3 周，一般可见白细胞数量明显增加。用于各种原因引起的白细胞减少症。

鲨肝醇

鲨肝醇（batilol）对抗肿瘤放射治疗、化学治疗引起的骨髓抑制有一定疗效。可用于放射线及其他原因引起的白细胞减少。

利血生

利血生（leucogen）可增强造血系统功能。临床上用于治疗各种原因所致的白细胞减少症、血小板减少症和再生障碍性贫血。

肌苷

肌苷（inosine）参与体内核酸代谢、蛋白质合成和能量代谢，提高各种酶的活性，从而使细胞在缺氧状态下进行正常代谢，有助于受损细胞功能的恢复。为辅酶类药，具有改善机体代谢作用。临床上用于各种原因所致的白细胞减少和血小板减少症、心力衰竭、心绞痛、肝炎等辅助治疗。

第6节 血容量扩充药

大量失血或失血浆（如烧伤）可引起血容量降低，导致休克。此时，迅速补足血容量是抗休克的基本疗法。除全血和血浆外，也可应用人工合成的血容量扩充药。目前最常用的是右旋糖酐。

右旋糖酐

右旋糖酐（dextran）是葡萄糖的聚合物，由于聚合的葡萄糖数目不同，可得到不同分子量的产物。临床应用的有右旋糖酐70（中分子量）、右旋糖酐40（低分子量）和右旋糖酐10（小分子量）。分子量低者改善微循环的效果好。

【药理作用与临床应用】 中分子和低分子右旋糖酐分子量较大，不易透过血管，静脉给药后可提高血浆胶体渗透压，从而扩充血容量，维持血压，临床用于防治低血容量性休克。低分子和小分子右旋糖酐能抑制红细胞和血小板聚集，从而防止血栓形成和改善微循环，用于防治血栓栓塞性疾病。右旋糖酐具有渗透性利尿作用，以分子量小者更为明显，常用于防治急性肾衰竭。

【不良反应】 少数人出现皮肤过敏反应，极少数人可出现过敏性休克。故首次用药应严密观察，一旦出现相关症状立即停药，及时抢救。用量过大可出现凝血障碍，禁用于血小板减少症及出血性疾病，心功能不全患者慎用。

自测题

一、选择题

【A型题】

1. 用于肝素过量时解救的药物是（ ）
   A. 氨甲环酸　　　　B. 酚磺乙胺
   C. 维生素 K_1 　　　D. 鱼精蛋白
   E. 凝血酶
2. 可拮抗香豆素类药物抗凝血作用的药物是（ ）
   A. 亚叶酸钙　　　　B. 维生素 B_6
   C. 乙酰半胱氨酸　　D. 还原型谷胱甘肽
   E. 维生素K
3. 属于直接抑制凝血酶的抗凝血药是（ ）
   A. 依诺肝素　　　　B. 肝素
   C. 华法林　　　　　D. 利伐沙班
   E. 达比加群酯
4. 替罗非班的作用机制是（ ）
   A. 拮抗维生素K
   B. 阻断血小板膜糖蛋白Ⅱb/Ⅲa受体
   C. 抑制凝血酶
   D. 抑制凝血因子Ⅹa
   E. 抑制凝血因子Ⅱ
5. 叶酸治疗巨幼细胞贫血，需同时联合使用的药物是（ ）
   A. 维生素 B_1　　　　B. 维生素 B_2
   C. 维生素 B_{12}　　　D. 依诺肝素
   E. 酚磺乙胺
6. 可升高红细胞，用于肾性贫血的药物是（ ）
   A. 硫酸亚铁
   B. 重组人促红细胞生成素
   C. 维生素 B_{12}
   D. 人血白蛋白
   E. 非格司亭
7. 口服有利于铁剂吸收的物质是（ ）

　　A. 维生素C　　　　B. 牛奶
　　C. 茶　　　　　　　D. 咖啡
　　E. 氢氧化铝

【B型题】

（第8～12题备选答案）
　　A. 叶酸　　　　　　B. 肝素
　　C. 硫酸亚铁　　　　D. 华法林
　　E. 维生素 B_{12}
8. 治疗小细胞低色素性贫血的药物是（ ）
9. 治疗恶性贫血的药物是（ ）
10. 治疗巨幼细胞贫血的药物是（ ）
11. 治疗弥散性血管内凝血的药物是（ ）
12. 口服预防血栓形成的药物是（ ）

【X型题】

13. 与其他抗凝药相比，凝血因子Ⅹa直接抑制剂具有的药理作用特点包括（ ）
    A. 选择性高　　　　B. 血浆半衰期长
    C. 治疗窗宽　　　　D. 出血风险低
    E. 抗凝作用强
14. 属于抗血小板药物的有（ ）
    A. 氯吡格雷　　　　B. 双嘧达莫
    C. 替罗非班　　　　D. 华法林
    E. 阿司匹林
15. 属于溶栓药的有（ ）
    A. 重组链激酶　　　B. 尿激酶
    C. 瑞替普酶　　　　D. 纤维蛋白酶
    E. 阿替普酶

二、简答题

1. 简述维生素K的药理作用及临床应用。
2. 比较肝素与香豆素类在抗凝血作用上的区别。
3. 简述影响铁剂吸收的因素。

（杨　杰）

第21章 子宫平滑肌兴奋药和抑制药

> **学习目标**
>
> **知识目标：**
> 1. 掌握缩宫素的药理作用、临床应用、不良反应及禁忌证。
> 2. 熟悉麦角新碱的作用特点及临床应用。
> 3. 了解子宫平滑肌抑制药的作用特点及临床应用。
>
> **能力目标：** 能正确指导患者用药；开展计划生育人工流产方面的科普宣教。
>
> **素质目标：** 养成自尊、自爱、自重的人生价值观及正确的生育观。

第1节 子宫平滑肌兴奋药

案例21-1

患者，女，26岁。初产妇，妊娠39周，规律性下腹痛17h。检查：骨盆外测量正常，估计胎儿体重2800g，宫缩20～30s/(5～6min)，胎心136次/分，先露头，0位，宫口开大3cm。临床诊断：协调性宫缩乏力，潜伏期延长。

问题与思考： 1. 可选用什么药物促进分娩？
　　　　　　　2. 用药的剂量和速度有何要求？用药的禁忌证有哪些？

子宫平滑肌兴奋药是一类能选择性兴奋子宫平滑肌、增强子宫收缩力的药物。其作用因子宫生理状态和剂量不同而有差异，小剂量可引起子宫节律性收缩，用于催产和引产；大剂量引起子宫强直性收缩，用于产后止血或产后子宫复原。临床使用必须严格掌握适应证和剂量，做到合理用药。

一、垂体后叶素类

缩 宫 素

缩宫素（oxytocin）又称催产素，是垂体后叶分泌的一种激素。临床应用的多数为人工合成品，效价以单位（U）计算，1U的缩宫素相当于2μg缩宫素。

【体内过程】 口服极易被消化酶所破坏，宜注射或鼻黏膜给药。肌内注射3～5min起效，作用持续20～30min；静脉滴注立即起效，滴注完毕后20min，其效应逐渐减退。鼻黏膜给药吸收较快，作用维持时间约20min。

【药理作用】

1. 兴奋子宫平滑肌 能选择性兴奋子宫平滑肌，增加子宫收缩力和收缩频率。小剂量缩宫素（2～5U）增强子宫体和子宫底节律性收缩，使子宫颈松弛，类似于正常分娩，有利于胎儿的娩出。子宫对缩宫素的敏感性与激素水平有关。妊娠早期，孕激素水平高，子宫对缩宫素不敏感，有利于安胎；妊娠后期，雌激素水平逐渐升高，子宫对缩宫素的敏感性增高，临产时最敏感，有利于胎儿娩出。大剂量缩宫素（5～10U）可使包括子宫颈在内的整个子宫产生持续强直性收缩，易导致胎儿窒息和子宫破裂，对产妇及胎儿造成威胁。但对于产后子宫可产生压迫性止血。

2. 其他作用 能使乳腺腺泡周围的肌上皮细胞收缩，促进排乳。大剂量还能短暂松弛血管平滑肌，引起血压下降，并有抗利尿作用。

【临床应用】

1. 催产和引产 小剂量缩宫素用于胎位正常、头盆相称、产道无异常、宫缩乏力的产妇，也可用于各种原因需终止妊娠者的引产。

2. 产后出血 大剂量缩宫素引起子宫强直性收缩，压迫子宫肌层内血管，用于产后出血。因作用时间短，需加用麦角制剂。

【不良反应】 不良反应较少，偶有恶心、呕吐、血压下降等。大剂量引起子宫持续性强直收缩，可致胎儿窒息或子宫破裂，因此用于催产或引产时，必须注意严格掌握剂量、滴速和禁忌证。

凡产道异常、胎位不正、头盆不称、前置胎盘、胎儿窘迫及有剖宫产史者或三胎以上的经产妇禁用。

考点：缩宫素的临床应用及不良反应

二、前列腺素类

前列腺素（prostaglandin）是一类广泛存在于人体组织的不饱和脂肪酸，对机体具有广泛的生理作用，现已能够人工合成。作为子宫兴奋药应用的有地诺前列酮（dinoprostone，PGE_2，前列腺素E_2）、地诺前列素（dinoprost，$PGF_{2\alpha}$，前列腺素$F_{2\alpha}$）、硫前列酮（sulprostone）和卡前列素（carboprost，15-Me $PGF_{2\alpha}$，15-甲基前列腺素$F_{2\alpha}$）等，其中以地诺前列酮（PGE_2）和地诺前列素（$PGF_{2\alpha}$）活性最强。

前列腺素类对妊娠各期子宫都有兴奋作用，尤其分娩前的子宫更为敏感。与缩宫素相比，前列腺素类对妊娠初期和中期的作用更强。引起子宫收缩的特性类似于生理性的阵痛，能促进宫颈成熟化，使子宫颈变软、松弛，有利于胎儿娩出。临床可用于人工流产、中期或足月引产、28周前的宫腔内死胎及良性葡萄胎排除宫腔内异物、避孕等。

不良反应主要为恶心、呕吐、腹痛等。支气管哮喘患者和青光眼患者不宜使用。引产时的禁忌证和注意事项与缩宫素相同。

三、麦角生物碱类

麦角（ergot）是寄生在黑麦及其他禾本科植物上的一种麦角菌的干燥菌核，含有多种生物碱。按化学结构分为两类：①胺类生物碱类：以麦角新碱（ergometrine）为代表；②肽类生物碱：以麦角胺（ergotamine）和麦角毒（ergotoxine）为代表。

【药理作用和临床应用】

1. 兴奋子宫平滑肌 兴奋子宫平滑肌作用迅速、强而持久，对临产前与新产后的子宫最为敏感。剂量稍大即引起子宫平滑肌强直性收缩，对子宫体和子宫颈的兴奋性无明显区别，因此，不用于催产和引产。临床用于预防和治疗产后子宫出血、子宫复原不全等。

2. 收缩血管 麦角胺能直接作用于动脉和静脉血管，使其收缩，减轻脑动脉搏动，可用于偏头痛的治疗。

【不良反应】 注射麦角新碱可引起恶心、呕吐及血压升高等。偶见过敏反应，严重者出现呼吸困难、血压下降。大剂量应用麦角胺和麦角毒可损害血管内皮细胞，长期服用可导致肢端干性坏疽。

考点：麦角生物碱的药理作用、临床应用及不良反应

第 2 节　子宫平滑肌抑制药

子宫平滑肌抑制药（inhibitor of uterus），又称抗分娩药，能抑制子宫平滑肌收缩，减弱子宫收缩力和频率，主要用于防治早产和痛经。临床应用的药物有 $β_2$ 受体激动药、钙通道阻滞药和硫酸镁等。

子宫平滑肌上有 $β_2$ 受体，利托君（ritodrine）、沙丁胺醇（salbutamol）等 $β_2$ 受体激动药，都具有松弛子宫平滑肌作用，其中利托君作用最强。利托君的化学结构与异丙肾上腺素相似，对妊娠子宫和非妊娠子宫均有抑制作用，用于治疗先兆早产。

钙通道阻滞药硝苯地平（nifedipine）等能阻断子宫平滑肌细胞膜上的 Ca^{2+} 通道，使 Ca^{2+} 内流减少，从而抑制子宫收缩，能明显拮抗缩宫素所致的子宫平滑肌兴奋作用，用于预防早产。

硫酸镁（magnesium sulfate）可降低子宫对缩宫素的敏感性，明显抑制子宫平滑肌收缩。可用于防治早产、妊娠高血压综合征和子痫发作。

吲哚美辛（indometacin）对子宫收缩平滑肌呈现非特异性抑制作用，可用于早产的治疗。但因其能引起胎儿动脉导管提前关闭，导致肺动脉高压，继而引发肾脏损害、羊水减少等情况，故临床上仅限于在 $β_2$ 受体激动药、硫酸镁等药物无效或使用受限时，给予妊娠 34 周前的妊娠期妇女使用。

自测题

一、选择题

【A型题】

1. 关于缩宫素的作用叙述错误的是（　　）
   A. 能增加子宫平滑肌的收缩力
   B. 能增加子宫平滑肌的收缩频率
   C. 小剂量增强子宫体和子宫底节律性收缩
   D. 孕激素水平升高时，子宫对缩宫素敏感性增强
   E. 大剂量可使整个子宫产生持续强直性收缩

2. 关于麦角生物碱叙述错误的是（　　）
   A. 兴奋子宫平滑肌作用迅速、强而持久
   B. 剂量稍大即引起整个子宫平滑肌强直性收缩
   C. 临产前与新产后的子宫对其最为敏感
   D. 只能用于催产和引产
   E. 麦角胺可用于偏头痛的治疗

【B型题】

（第 3～7 题备选答案）

   A. 缩宫素　　　　B. 麦角胺
   C. 利托君　　　　D. 硫酸镁
   E. 麦角生物碱类

3. 可用于治疗偏头痛的是（　　）
4. 可用于预防早产的是（　　）
5. 可用于防治妊娠高血压综合征的是（　　）
6. 小剂量用于催产，大剂量用于产后止血的是（　　）
7. 剂量稍大即引起整个子宫平滑肌强直性收缩的是（　　）

【X型题】

8. 缩宫素的临床应用包括（　　）
   A. 催产　　　　　B. 引产
   C. 产后出血　　　D. 偏头痛
   E. 防治妊娠早产

9. 应用缩宫素的禁忌证包括（　　）
   A. 产道异常　　　B. 胎位不正
   C. 头盆不称　　　D. 前置胎盘、胎儿窘迫
   E. 有剖宫产史者

二、简答题

比较缩宫素和麦角生物碱对子宫平滑肌的作用有何异同。

（杨　杰）

第22章 组胺受体阻断药

> **学习目标**
>
> **知识目标：**
> 1. 掌握 H_1 受体阻断药的药理作用及临床应用。
> 2. 熟悉组胺受体的类型、分布及其效应。
> 3. 了解组胺与变态反应的关系。
>
> **能力目标：** 能对皮肤过敏反应实施初步的药物处理措施，并减少不良反应的发生。
>
> **素质目标：** 遵循过敏性疾病的防治原则，树立预防为主的健康观念。

组胺（histamine）是广泛分布于人体内，具有多种生理效应的一类自身活性物质（autacoid）。主要以无活性形式（结合型）存在于肥大细胞及嗜碱性粒细胞中，物理或化学等因素（如组织损伤、炎症、药物或抗原-抗体反应等）刺激能使肥大细胞脱颗粒，导致组胺以活性形式（游离型）释放进入血液循环。组胺可与靶细胞上特异性受体结合，产生多种生理及病理效应。目前发现的组胺受体有 H_1、H_2、H_3 三种亚型，各亚型受体功能见表22-1。

表22-1 组胺受体分布及效应表

受体类型	效应组织	效应	阻断药
H_1	支气管、胃肠、子宫等平滑肌	收缩	苯海拉明、异丙嗪、氯苯那敏等
	皮肤血管	扩张	
	毛细血管	通透性增加	
	心房，房室结	收缩增强，传导减慢	
H_2	胃壁细胞	胃酸分泌增多	西咪替丁、雷尼替丁、法莫替丁
	血管	扩张	
	心室，窦房结	收缩加强，心率加快	
H_3	中枢与外周神经末梢	负反馈性调节组胺合成与释放	硫丙咪胺

组胺的临床应用已逐渐减少，但其受体阻断药在临床上却有重大价值。

组胺受体阻断药又称抗组胺药。根据药物对组胺受体的选择性不同，可将抗组胺药分为 H_1 受体阻断药、H_2 受体阻断药和 H_3 受体阻断药三类。其中，前两类已广泛应用于临床。

第1节 H_1 受体阻断药

案例22-1

患者，男，35岁，长途汽车司机。因局部皮肤出现片状红色突起，瘙痒难忍，诊断为荨麻疹。

问题与思考： 1. 可选用哪些药物治疗？其药理学基础是什么？

2. 如选用 H_1 受体阻断药进行治疗，应选用哪种？不能选用哪种？为什么？

常用的第一代H_1受体阻断药有苯海拉明（diphenhydramine）、异丙嗪（promethazine，非那根）、氯苯那敏（chlorphenamine，扑尔敏）、赛庚啶（cyproheptadine）、布克利嗪（buclizine，安其敏）等，第二代H_1受体阻断药有阿司咪唑（astemizole，息斯敏）、特非那定（terfenadine，迪敏）、西替利嗪（cetirizine）、氯雷他定（loratadine）等。它们的药理作用和临床应用基本相似，但各药对中枢的作用有所差异（表22-2）。

表22-2 常用H_1受体阻断药作用特点比较

药物	镇静催眠	防晕止吐	抗胆碱作用	作用时间（h）
苯海拉明	+++	++	+++	4～6
异丙嗪	+++	++	+++	4～6
氯苯那敏	+	−	++	4～6
布克利嗪	+	+++	+	16～18
赛庚啶	++	+	+	4～6
美克洛嗪	+	+++		12～24
阿司咪唑	−	−	−	10（d）
特非那定	−	−	−	12～24
氯雷他定	−	−	−	24～28

注：+++.作用强；++.作用中等；+.作用弱；−.无作用。

【体内过程】 多数H_1受体阻断药口服吸收良好，2～3h达血药浓度高峰，作用持续4～6h。药物在肝内代谢后，经肾排泄。肝病可使药物作用时间延长。特非那定口服后1～2h达血药浓度高峰，$t_{1/2}$为4～5h，然而作用持续12～24h以上，因其代谢产物尚有活性。阿司咪唑口服后2～4h达血药浓度高峰，$t_{1/2}$约20h。在肝脏代谢成去甲基阿司咪唑，仍具活性，$t_{1/2}$为10d，数周后才达稳态血药浓度。

【药理作用】

1. 抗外周H_1受体效应 H_1受体阻断药通过竞争性结合H_1受体可拮抗组胺引起的血管扩张、毛细血管通透性增加、血压下降，以及胃肠、支气管平滑肌收缩作用。

2. 中枢作用 治疗量H_1受体阻断药有镇静与催眠作用。作用强度因个体敏感性和药物品种而异，以苯海拉明、异丙嗪作用最强；阿司咪唑、特非那定因不易通过血脑屏障，几无中枢抑制作用。中枢抑制可能与阻断中枢H_1受体有关。它们还有抗晕、镇吐作用，可能与其中枢抗胆碱作用有关。

3. 其他作用 多数H_1受体阻断药有抗胆碱作用、局麻作用和奎尼丁样作用。

【临床应用】

1. 变态反应性疾病 本类药物对由组胺释放所引起的荨麻疹、枯草热和过敏性鼻炎等皮肤黏膜变态反应性疾病效果良好。对昆虫咬伤引起的皮肤瘙痒和水肿也有良效。对药疹和接触性皮炎有止痒效果。对支气管哮喘患者疗效差。对过敏性休克无效。

2. 晕动病 苯海拉明、异丙嗪、布克利嗪、美克洛嗪对晕动病、妊娠呕吐及放射病呕吐有镇吐作用。防晕动病应在乘车、船前15～30min服用。

3. 其他 对中枢有明显抑制作用的异丙嗪、苯海拉明可用于失眠，对变态反应引起的失眠尤为适用。也可作为复方抗感冒药、复方镇咳祛痰药的成分。

【不良反应】 常见镇静、嗜睡、乏力等，故服药期间应避免驾驶车、船和高空作业。此外尚有消化道反应及头痛、口干等。美克洛嗪可致动物畸胎，妊娠早期禁用。氯雷他定对心脏无毒性，阿司咪唑及特非那定过量可致晕厥、心脏停搏。青光眼患者禁用。

【药物相互作用】
1. 苯海拉明可增强中枢抑制药的作用。可干扰口服抗凝血药（如华法林）的活性，降低其疗效。
2. 氯苯那敏可抑制苯妥英钠的代谢，使其血药浓度升高，甚至出现毒性反应，故应避免合用。
3. 氯苯那敏可增强金刚烷胺、抗胆碱药、氟哌啶醇、吩噻嗪类及拟交感神经药等药物的作用。与中枢抑制药同服，可使本品药效增强。
4. 特非那定不宜与大环内酯类抗生素、氟康唑、酮康唑、伊曲康唑及咪康唑同时服用，否则会导致严重的心律失常。

考点： H_1受体阻断药的药理作用、临床应用及不良反应

第2节 H_2受体阻断药

以含有甲硫乙脒的侧链代替H_1受体阻断药的乙基胺链，获得有选择作用的H_2受体阻断药，它能拮抗组胺引起的胃酸分泌，主要用于治疗消化性溃疡，常用药有西咪替丁、雷尼替丁、法莫替丁等（见抗消化性溃疡药）。

自测题

一、选择题

【A型题】

1. H_1受体阻断药最常见的不良反应是（　　）
   A. 烦躁、失眠　　B. 镇静、嗜睡
   C. 消化道反应　　D. 致畸
   E. 荨麻疹

2. H_1受体阻断药无效的是（　　）
   A. 过敏性鼻炎　　B. 过敏性休克
   C. 接触性皮炎　　D. 枯草热
   E. 荨麻疹

【B型题】

（第3~5题备选答案）
   A. 西咪替丁　　B. 异丙嗪
   C. 苯海拉明　　D. 阿司咪唑
   E. 法莫替丁

3. 是冬眠合剂的组成成分之一（　　）

4. 作用时间最长的H_1受体阻断药是（　　）

5. 茶苯海明的组成成分之一，可用于防治晕动病的是（　　）

【X型题】

6. H_1受体阻断药的药理作用有（　　）
   A. 抗过敏　　B. 抗胆碱
   C. 局部麻醉　　D. 中枢抑制
   E. 抑制胃酸分泌

7. 异丙嗪可治疗（　　）
   A. 过敏性鼻炎　　B. 药疹
   C. 过敏性休克　　D. 荨麻疹
   E. 晕动病

二、简答题

1. 简述H_1受体阻断药的药理作用及临床应用。
2. 简述H_1受体阻断药的不良反应。

（杨　杰）

第6篇 作用于内分泌系统的药物

第23章 甲状腺激素与抗甲状腺药

> **学习目标**
>
> **知识目标：**
> 1. 掌握硫脲类、碘及碘化物的药理作用、临床应用及不良反应。
> 2. 熟悉甲状腺激素的药理作用及临床应用。
> 3. 了解甲状腺激素的合成、分泌与调节。
>
> **能力目标：** 能对甲状腺功能减退和甲状腺功能亢进患者进行用药指导、用药咨询和健康宣教。
>
> **素质目标：** 具有严肃认真、科学求实的态度，全心全意为患者服务的职业素养。

甲状腺激素是由甲状腺合成并分泌的，是维持机体正常代谢、促进生长发育所必需的激素。甲状腺激素合成、分泌减少，可引起甲状腺功能减退（hypothyroidism，简称甲减），需用甲状腺激素治疗；甲状腺激素合成、分泌增多，可引起甲状腺功能亢进（hyperthyroidism，简称甲亢），需要抗甲状腺药或手术治疗。

第1节 甲状腺激素

甲状腺激素包括甲状腺素（thyroxin，即四碘甲状腺原氨酸，T_4）和三碘甲状腺原氨酸（triiodothyronine，T_3）。正常人每日释放T_4与T_3的量分别为75μg及25μg。T_3的活性较强，是甲状腺激素发挥生理作用的主要形式。临床使用的甲状腺激素多由家畜（猪、牛、羊等）甲状腺体脱脂、干燥、研碎而得。人工合成的有左甲状腺素，口服易吸收，每天需用药一次。

【甲状腺激素的合成、储存、释放和调节】

1. 合成

（1）碘的摄取　甲状腺细胞通过碘泵主动摄取血液中的碘化物。

（2）碘的活化和酪氨酸碘化　摄入的碘化物（I^-）在过氧化物酶的作用下被氧化成活性碘，活性碘迅速与甲状腺球蛋白（TG）上的酪氨酸残基结合，生成单碘酪氨酸（MIT）和双碘酪氨酸（DIT）。

（3）偶联　在过氧化物酶作用下，一分子MIT和一分子DIT偶联生成T_3，两分子DIT偶联生成T_4。

2. 储存　合成的T_3、T_4与甲状腺球蛋白结合，储存于腺泡腔内的胶质中。

3. 释放　在促甲状腺激素和蛋白水解酶的作用下，T_3、T_4从甲状腺球蛋白上分离出来进入血液循环。

4. 调节　甲状腺激素的分泌受下丘脑-垂体前叶-甲状腺轴调节。下丘脑分泌促甲状腺激素释放激素（TRH），促进垂体前叶分泌促甲状腺激素（TSH），TSH又可促进甲状腺细胞增生及T_3、T_4的合成和释放。血中游离的T_3、T_4对下丘脑和垂体前叶产生负反馈调节作用。

【药理作用】

1. 维持生长发育 适量甲状腺激素能促进蛋白质的合成，促进骨骼的生长发育，对神经系统的发育尤为重要。幼年缺乏可导致呆小病（克汀病），表现为智力低下、身材矮小。成年人甲状腺功能不全时，则可引起黏液性水肿，表现为中枢兴奋性降低、记忆力减退等。

2. 促进代谢 甲状腺激素能促进蛋白质、糖、脂肪正常代谢，促进物质氧化，增加耗氧量，提高基础代谢率，使产热增多。

3. 提高交感神经系统反应性 甲状腺激素能够提高机体对儿茶酚胺的敏感性，显著影响心脏的活动，使心率加快、心肌收缩力增强、心输出量增加等；还可使中枢神经系统兴奋性提高，表现为易激动、神经过敏、震颤等。

【临床应用】

1. 甲状腺功能减退

（1）呆小病 始于胎儿或新生儿，重在预防，若尽早诊治，则发育尚可维持正常。若治疗过迟，躯体虽能发育正常，但智力仍然低下。治疗应从小剂量开始，须终身用药。

（2）黏液性水肿 宜由小剂量开始，逐渐增至足量，一般能消除水肿、缓脉、困倦、低体温和肌无力等症状。昏迷患者需静脉注射大剂量T_3，苏醒后改为口服。垂体功能低下者，宜给予足量糖皮质激素后再用甲状腺素。

2. 单纯性甲状腺肿 缺碘所致者应适当补充碘剂；无明显病因者可给予适量甲状腺激素，以补充内源性激素的不足，抑制促甲状腺激素过多分泌，以缓解甲状腺组织代偿性增生肥大。

【不良反应】 甲状腺激素过量时可出现类似甲状腺功能亢进症状，如心悸、手震颤、多汗、神经过敏、失眠等不良反应，严重者可有腹泻、呕吐、发热、脉搏快而不规则，甚至可诱发心绞痛、心力衰竭等。一旦出现上述症状，应立即停药，必要时应用β受体阻断药对抗。

考点：甲状腺激素的药理作用、临床应用及不良反应

第2节 抗甲状腺药

案例 23-1

患者，女，35岁，消瘦、怕热、多食半年，脾气暴躁、突眼1个月就诊。经检查T_3、T_4增高，诊断为甲状腺功能亢进。

处方：甲巯咪唑　　10mg　　tid
　　　普萘洛尔　　10mg　　tid
　　　地西泮　　　2.5mg　　qn

问题与思考：此处方是否合理？为什么？

抗甲状腺药是一类能抑制甲状腺激素的合成与释放，用于治疗甲亢的药物。常用的有硫脲类药、碘与碘化物、放射性碘和β受体阻断药四类。

一、硫 脲 类

硫脲类是临床最常用的抗甲状腺药，分为两大类：①硫氧嘧啶类，包括丙硫氧嘧啶（propylthiouracil）和甲硫氧嘧啶（methylthiouracil）；②咪唑类，包括甲巯咪唑（thiamazole，他巴唑）示卡比马唑（carbimazole，甲亢平）。

【体内过程】 口服吸收迅速，生物利用度约为80%，血浆蛋白结合率约为75%，分布于全身组织，但甲状腺组织药物浓度高，易透过胎盘，能进入乳汁。主要在肝内代谢，部分以结合型随尿排出。

【药理作用】

1. 抑制甲状腺激素的合成 通过抑制过氧化物酶,阻止酪氨酸碘化及偶联,从而抑制T_3、T_4的生物合成。对已合成的甲状腺激素无作用,需待已合成的激素耗竭后方能显效,故起效缓慢。一般用药2~3周后甲亢症状开始减轻,1~2个月后基础代谢率恢复正常。

2. 抑制外周组织T_4转化为T_3 丙硫氧嘧啶能抑制外周组织中的脱碘酶,减少T_4转化为T_3,可迅速控制血清中T_3水平,故在重症甲亢、甲状腺危象时该药可作为首选。

3. 免疫抑制作用 能轻度抑制甲状腺免疫球蛋白的生成,降低血液循环中甲状腺刺激性免疫球蛋白(TSI)的水平,因此对甲亢有一定的病因性治疗作用。

【临床应用】

1. 甲亢的内科治疗 适用于轻症、不宜手术或不宜接受^{131}I治疗的患者。开始治疗给予大剂量,最大程度抑制甲状腺激素的合成。经1~3个月治疗后症状明显减轻,当基础代谢率接近正常时,药量可递减至维持量,继续用药1~2年。

2. 甲亢术前准备 对需做甲状腺次全切除术的患者,术前宜先服用硫脲类药,使甲状腺功能接近正常,以减少麻醉和手术后并发症,防止术后发生甲状腺危象。但用硫脲类后TSH分泌增加,致使腺体增生,组织脆而充血,故应在术前2周加服大剂量碘剂,可使甲状腺缩小、变硬,减少手术出血。

3. 甲状腺危象的辅助治疗 感染、手术、外伤等应激诱因可使大量甲状腺激素突然释放入血,患者可出现高热、虚脱、心力衰竭、肺水肿、电解质紊乱,甚至死亡,称为甲状腺危象。此时除对症治疗外,应给予大剂量碘剂以抑制甲状腺激素释放,并同时合用大剂量(治疗量的2倍)硫脲类(常选用丙硫氧嘧啶)辅助阻断甲状腺激素的合成。

【不良反应】

1. 过敏反应 最常见,多为皮肤瘙痒、药疹等,少数伴有发热,停药后可自行消退。

2. 消化道反应 表现为厌食、呕吐、腹泻、腹痛等。

3. 粒细胞缺乏症 为最严重的不良反应,多于用药后2~3个月出现,故应定期检查血常规,若出现白细胞总数明显降低或患者有咽痛、发热等症状,必须立即停药。

4. 肝功能损伤 丙硫氧嘧啶可引起肝细胞损伤,导致氨基转移酶升高;甲巯咪唑可引起阻塞性黄疸、胆红素含量升高等。

5. 甲状腺肿大 长期应用后因血清甲状腺激素水平下降,可反馈性引起TSH分泌增多,以致腺体代偿性增生,腺体增大、组织充血。

6. 甲状腺功能减退 长期过量用药时可以发生,故应定期复查,及时调整用药量。孕妇应慎用,哺乳期妇女用药期间应停止哺乳,以免对胎儿及乳儿造成影响。

> **考点:** 硫脲类的药理作用、临床应用及不良反应

案例23-2

一位重症甲亢住院患者,医生给予丙硫氧嘧啶(PTU)200mg,2次/日口服,联合普萘洛尔10mg,3次/日,1个月后改PTU100mg,3次/日,并继续用普萘洛尔治疗。约3周后患者出现乏力、纳差、全身皮肤及巩膜黄染,肝功能检查明显异常。停用PTU,并加用保肝药,黄疸逐渐消退,肝功能恢复正常。行^{131}I治疗,甲亢症状缓解出院。

问题与思考: 1. 处方中,治疗药物选择是否合理?
2. 请阐述患者口服PTU3周后出现一系列症状的原因。

二、碘与碘化物

常用的有碘化钾、碘化钠、复方碘溶液(compound iodine solution,又称鲁氏碘液或卢戈液,

Lugol's solution）等。

【药理作用】 不同剂量的碘与碘化物对甲状腺功能可产生不同的作用。

1. 小剂量碘剂参与甲状腺激素合成 碘为甲状腺激素合成必需原料，碘不足可导致甲状腺激素合成减少。

2. 大剂量碘剂产生抗甲状腺作用 其机制是：①抑制甲状腺球蛋白水解酶而抑制甲状腺激素的释放；②抑制过氧化酶而抑制甲状腺激素的合成；③拮抗TSH的作用，使腺体缩小变硬，血管减少。大剂量碘剂作用快而强，用药后1～2d起效，10～15d达最大效应。此时若继续用药，碘的摄取功能会被抑制从而使胞内I⁻浓度下降，因此失去抑制激素合成的效应，甲亢症状又可复发，故大剂量碘剂不能作为甲亢的一般内科治疗。

【临床应用】

1. 小剂量碘剂用于单纯性甲状腺肿 在食盐中加入碘化钠，预防单纯性甲状腺肿。疾病早期用复方碘溶液或碘化钾，必要时加用甲状腺片以抑制腺体增生。对晚期患者疗效差，应考虑手术治疗。

2. 大剂量碘剂应用

（1）甲亢手术前准备 在硫脲类药物控制的基础上，术前2周加用大剂量碘剂能抑制垂体分泌促甲状腺激素，使甲状腺腺体缩小，血管减少，组织变韧，有利于手术进行及减少出血。

（2）甲状腺危象 应用大剂量碘剂可迅速控制甲状腺激素释放，使甲状腺危象缓解，需同时使用硫脲类药物。

【不良反应】

1. 一般反应 可出现口腔烧灼感、喉头不适、口内金属味、唾液分泌增多、眼刺激症状等。

2. 过敏反应 主要表现为发热、皮疹等，严重者可出现血管神经性水肿、上呼吸道水肿及严重喉头水肿甚至窒息。

3. 诱发甲状腺功能紊乱 长期服用可诱发甲亢。碘可通过胎盘屏障，并可进入乳汁引起新生儿甲状腺肿，故孕妇及哺乳期妇女慎用。

考点：碘与碘化物的药理作用、临床应用及不良反应

三、放射性碘

放射性碘是^{131}I，其$t_{1/2}$约为8d，用药1个月后其放射性可消除90%，56d后消除99%以上。

【药理作用和临床应用】 甲状腺有高度的摄碘能力，^{131}I被甲状腺摄取后，可产生β射线（占99%）和γ射线（占1%）。β射线在组织内的射程仅约2mm，因此其辐射作用仅限于甲状腺内，破坏甲状腺实质，而很少波及周围组织。故可用于甲亢的治疗，适用于不宜手术或手术后复发及硫脲类无效或过敏者。γ射线穿透力强，可在体表通过仪器测得，故可用作甲状腺摄碘功能的测定。

【不良反应】 剂量过大易致甲状腺功能减退。由于本品个体差异大，剂量较难准确掌握，因而在使用中应严格计算剂量并密切观察，一旦发生甲状腺功能减退应立即停药，并适当补充甲状腺激素。

考点：放射性碘的药理作用及临床应用

四、β受体阻断药

【药理作用】 甲亢患者交感神经活动增强，β受体阻断药可阻断心脏$β_1$受体从而控制甲亢患者交感神经兴奋引起的心率加快、心肌收缩力增强等症状；阻断心脏中枢β受体，减轻焦虑；阻断肾上腺素能神经突触前膜的$β_2$受体，减少去甲肾上腺素的释放，拮抗儿茶酚胺的作用；还可抑制外周T_4脱碘转化为T_3。

【临床应用】 本类药物常作为辅助治疗药用于甲亢和甲状腺危象。由于不干扰硫脲类药物对甲状腺的作用，且作用迅速，可与硫脲类药物合用增强疗效，适用于不宜用其他抗甲状腺药、不宜手术及

^{131}I治疗的甲亢患者,也用于甲状腺手术前准备,可使腺体不易撕裂,有利于手术进行。

考点: β受体阻断药的药理作用特点及临床应用

链接　瘿瘤病

在我国古代,瘿瘤病是一种常见病,尤其在一些缺碘的地区,古代的瘿瘤包括现在的单纯性甲状腺肿、结节性甲状腺肿、甲状腺结节、甲状腺囊肿、甲状腺腺瘤等甲状腺肿瘤。《神农本草经》记载用海带治"瘿瘤"是最早用含碘食物治疗甲状腺疾病的文献。医圣张仲景、华佗等历代中医均采用中药保守治疗瘿瘤,治愈了无数患者。

自测题

一、选择题

【A型题】

1. 甲状腺功能亢进的内科治疗宜选用（　　）
   A. ^{131}I　　　　　　B. 大剂量碘
   C. 甲状腺激素　　　D. 小剂量碘
   E. 甲巯咪唑

2. 大剂量碘用于（　　）
   A. 黏液性水肿　　　B. 呆小症
   C. 单纯性甲状腺肿　D. 甲状腺危象
   E. 轻度甲亢

3. 碘化物不能单独用于甲亢内科治疗的原因是（　　）
   A. 使甲状腺组织退化
   B. 使腺体增大、肥大
   C. 使甲状腺功能减退
   D. 使甲状腺功能亢进
   E. 用药2周后失去抑制甲状腺激素合成的效应

4. 硫脲类药物的基本作用是（　　）
   A. 抑制碘泵
   B. 抑制Na$^+$-K$^+$泵
   C. 抑制甲状腺过氧化物酶
   D. 抑制甲状腺蛋白水解酶
   E. 阻断甲状腺激素受体

5. 甲亢术前准备的给药方法是（　　）
   A. 先给硫脲类,术前2周再给碘化物
   B. 先给碘化物,术前2周再给硫脲类
   C. 只给硫脲类
   D. 只给碘化物
   E. 大剂量碘剂

【B型题】

（第6~9题备选答案）
   A. 单纯甲状腺肿
   B. 甲状腺危象
   C. 甲亢术前
   D. 黏液性水肿昏迷者
   E. 甲亢术后复发及硫脲类药物无效者

6. 立即大量注射T$_3$用于（　　）
7. ^{131}I用于（　　）
8. 小剂量碘剂用于（　　）
9. 甲硫氧嘧啶+大剂量碘用于（　　）

【X型题】

10. 下列可用于治疗甲状腺危象的药物有（　　）
    A. 大剂量碘　　B. 小剂量碘
    C. 甲巯咪唑　　D. 甲状腺片
    E. 放射性碘

11. 大剂量碘和碘化物临床主要用于（　　）
    A. 甲亢术前准备　B. 甲亢内科治疗
    C. 甲状腺危象　　D. 单纯性甲状腺肿
    E. 呆小病

12. 硫脲类药物的不良反应包括（　　）
    A. 过敏反应　　B. 厌食、腹痛
    C. 粒细胞缺乏症　D. 肝功能损伤
    E. 甲状腺功能减退

二、简答题

1. 简述甲状腺激素的药理作用及临床应用。
2. 简述硫脲类药物的临床应用及不良反应。

（甘　琴）

第24章 降血糖药

学习目标

知识目标：
1. 掌握胰岛素的药理作用、临床应用及不良反应。
2. 熟悉常用口服降血糖药的分类，各类药物的药理作用、作用机制、临床应用及不良反应。
3. 了解其他降血糖药的药理作用及临床应用。

能力目标： 能利用所学知识对糖尿病患者进行合理用药指导、用药咨询和健康宣教。

素质目标： 具有严肃认真、科学求实的态度，全心全意为患者服务的职业素养。

糖尿病是由体内胰岛素分泌绝对或相对不足和（或）胰岛素作用障碍引起的以血糖升高为特征的慢性代谢性疾病。

目前国际上通用WHO1999年提出的病因学分型体系，将糖尿病分为四类。

1. 1型糖尿病 胰岛β细胞破坏，导致胰岛素绝对缺乏，又分为自身免疫性和特发性两种。

2. 2型糖尿病 包括以胰岛素抵抗为主伴胰岛素分泌不足，和以胰岛素分泌不足为主伴胰岛素抵抗两种。90%以上糖尿病患者都属于2型糖尿病。

3. 特殊类型糖尿病 指目前病因已明确的继发性糖尿病，包括胰岛β细胞功能的基因缺陷、胰腺外分泌疾病、内分泌疾病、感染及药物等导致的糖尿病。

4. 妊娠糖尿病 指在妊娠期间初次发现的任何程度的糖耐量异常。

糖尿病如得不到满意治疗，极易引起各种并发症，如心血管疾病、脑血管疾病、肾病、视网膜病变等，这些并发症严重威胁糖尿病患者的生命。目前，治疗糖尿病的药物主要有胰岛素及其类似物、口服降血糖药及其他降血糖药。

第1节 胰岛素及其类似物

案例24-1

患者，男，15岁，因腹痛1日就诊。自述近来口渴多饮，饭量增加但体重减轻明显。患者血压正常，心动过速，皮肤黏膜干燥，全腹压痛，无反跳痛和肌紧张。浸渍检查法显示有尿酮体及尿糖阳性，手指采血测定血糖为30.5mmol/L。经检查，以1型糖尿病伴酮症酸中毒收治入院，静脉滴注胰岛素进行治疗。

问题与思考： 1. 简述胰岛素的给药途径。
2. 简述胰岛素的药理作用、常见的不良反应及防治。

胰岛素（insulin）是由胰岛β细胞分泌的分子质量为56kDa的酸性蛋白质，含51个氨基酸，由两条多肽链（A、B链）通过二硫键相连接。药用胰岛素经历了动物胰岛素、重组人胰岛素和胰岛素类似物等3个阶段。动物胰岛素是从猪、牛等动物胰腺中提取分离并纯化的第一代胰岛素，目前临床常用

的普通胰岛素即为猪胰岛素。因其结构与人胰岛素存在一定的差别，易致过敏反应，且血糖波动较大，易出现低血糖等。重组人胰岛素是利用重组生物技术合成的第二代胰岛素，其结构与内源性人胰岛素相同，故抗原性小，过敏反应发生率大大减小，生物活性高，降糖效率高，但不能模拟生理性胰岛素的分泌，需要餐前30min注射。胰岛素类似物是利用基因工程生产的第三代胰岛素，通过对胰岛素的结构进行修饰或改变理化性质，使其更符合生理需要，可模拟生理胰岛素的分泌，具有起效快，无须餐前30min给药，不易引起低血糖，抗原性小，不易引起过敏反应等优点。

链接 胰岛素的发现

1921年加拿大医生Banting和生理学家Best在多伦多大学著名生理学教授Mcleod实验室里，经历无数次的失败，最终从狗的胰腺中提取分离得到胰岛素，并确定它有降血糖作用。胰岛素的发现拯救了无数糖尿病患者的生命。1923年10月25日，诺贝尔生理学或医学奖授予Banting和Mcleod，以表彰他们对人类战胜疾病所作出的巨大贡献。1992年，世界卫生组织和国际糖尿病联盟决定，将Banting的生日11月14日定为"世界糖尿病日"。

胰岛素根据起效时间和作用时间可分为短效胰岛素、中效胰岛素、长效胰岛素及预混胰岛素。常规胰岛素作用时间短，为延长胰岛素的作用时间，可用碱性蛋白（珠蛋白、精蛋白）与之结合，并加微量锌使之稳定，制成中效及长效制剂。这类制剂经皮下及肌内注射后，在注射部位发生沉淀，再缓慢释放、吸收。所有中、长效制剂均为混悬剂，不可静脉注射。预混胰岛素是将短效与中效胰岛素按一定比例混合而成的胰岛素制剂，如预混人胰岛素（30R）是由30%短效胰岛素和70%中效胰岛素混合而成。胰岛素类似物根据作用时间可分为超短效、短效、中效、长效及预混制剂。常用胰岛素及其类似物见表24-1。

表24-1 常用胰岛素及其类似物

分类	胰岛素类型	药物	注射途径	作用时间（h）			给药时间
				开始	高峰	维持	
超短效	胰岛素类似物	赖脯胰岛素	皮下注射	0.25	1~2	4~6	餐前10min
		谷赖胰岛素	皮下注射	—	1~2	4~6	
		门冬胰岛素	皮下注射	0.2~0.3	1~2	4~6	
短效	动物胰岛素	普通胰岛素	静脉注射	立即	0.5	2	用于急救
			皮下注射	0.5~1.0	2~4	6~8	餐前30min，剂量视病情而定
中效	动物胰岛素	低精蛋白锌胰岛素	皮下注射	2~3	5~7	13~16	早餐前30min注射1次，必要时晚餐前加1次。剂量视病情而定
		珠蛋白锌胰岛素	皮下注射	2~4	6~10	12~18	
长效	动物胰岛素	精蛋白锌胰岛素	皮下注射	3~6	16~18	24~36	早餐或晚餐前1h，一日1次
	胰岛素类似物	甘精胰岛素	皮下注射	2~4	无峰值	20~24	每天同一时间注射
		地特胰岛素	皮下注射	3~4	3~14	24	每天同一时间注射
预混	重组人胰岛素	人胰岛素（预混30R）	皮下注射	0.5	2~12	16~24	早、晚餐前30min，注射前需要充分混匀
		人胰岛素（预混50R）	皮下注射	0.5	2~8	18~20	
	胰岛素类似物	预混门冬胰岛素30	皮下注射	0.2~0.3	0.5~1.2	14~24	餐时即刻注射
		预混门冬胰岛素50	皮下注射	0.2~0.3	0.5~1.2	14~24	
		预混赖脯胰岛素25	皮下注射	0.25	0.5~1.2	16~24	
		预混赖脯胰岛素50	皮下注射	0.25	0.5~1.2	16~24	

【体内过程】 胰岛素因易被消化酶破坏，口服无效，必须注射给药，多采用皮下注射。主要在肝、

肾灭活，经谷胱甘肽转氨酶还原二硫键，再由蛋白水解酶水解成短肽或氨基酸，也可被肾胰岛素酶直接水解。严重肝肾功能不良者能影响其灭活。

【药理作用】

1. 糖代谢 胰岛素可增加葡萄糖的转运，加速葡萄糖的氧化和酵解，促进糖原的合成和贮存，抑制糖原分解和糖异生，从而降低血糖。

2. 脂肪代谢 胰岛素能增加脂肪酸的转运，促进脂肪合成并抑制其分解，减少游离脂肪酸和酮体的生成。

3. 蛋白质代谢 胰岛素可增加氨基酸的转运，促进蛋白质合成，抑制蛋白质分解。

4. 促进 K^+ 转运 胰岛素可促进 K^+ 进入细胞内，增加细胞内 K^+ 浓度，降低血钾浓度。

【作用机制】 现认为胰岛素是通过胰岛素受体而发挥作用的。胰岛素受体是一种跨膜糖蛋白复合物，由两个α亚单位和两个β亚单位通过二硫键连接组成。α亚单位裸露在细胞膜外，带有一个胰岛素识别结合部位。β亚单位是带有酪氨酸蛋白激酶的跨膜蛋白，起到信号转导作用。当胰岛素与受体的α亚单位结合后，使β亚单位的构型发生改变，进而激活酪氨酸蛋白激酶，引起一系列连锁反应，最终降低血糖。

【临床应用】

1. 糖尿病 主要用于：①1型糖尿病；②2型糖尿病经饮食控制或用口服降血糖药未能控制者；③糖尿病发生各种急性或严重并发症者，如酮症酸中毒及非酮症性高渗昏迷；④合并重度感染、消耗性疾病、高热、妊娠、创伤及手术的各型糖尿病。

2. 细胞内缺钾 临床上将葡萄糖（glucose）、胰岛素（insulin）、氯化钾（KCl）组成GIK极化液，促进 K^+ 内流，纠正细胞内缺钾，可用于防治心肌梗死或其他心脏病变时的心律失常。

【不良反应】

1. 低血糖反应 为胰岛素过量所致，是最常见也是最严重的不良反应。普通胰岛素降糖迅速，患者出现饥饿感、出汗、心跳加快、焦虑、震颤等症状，严重者引起昏迷、惊厥、休克，甚至死亡。轻者可进食或饮用糖水，重者应立即静脉注射50%葡萄糖溶液。

2. 过敏反应 多数为使用牛胰岛素所致，它作为异体蛋白进入人体后可产生相应抗体并引起过敏反应。一般反应轻微而短暂，偶可引起过敏性休克。可用高纯度制剂或人胰岛素代替。

3. 胰岛素抵抗（insulin resistance，IR） 是指各种原因导致的机体细胞对胰岛素的敏感性降低，胰岛素的生物学效应减弱的现象。包括急性胰岛素抵抗和慢性胰岛素抵抗两种。急性胰岛素抵抗常由于并发感染、创伤、手术、情绪激动等应激状态所致，此时血中抗胰岛素物质增多，或因酮症酸中毒时，血中大量游离脂肪酸和酮体的存在妨碍了葡萄糖的摄取和利用。此时需短时间增加胰岛素用量，诱因消除后可恢复常规治疗量。慢性胰岛素抵抗是指每日需用200U以上的胰岛素并且无并发症者。原因较为复杂，可能与体内产生了胰岛素抗体、胰岛素受体数量减少、靶细胞膜上葡萄糖转运系统失常等有关。此时应换用抗原性小的高纯度的胰岛素或人胰岛素制剂，并对剂量进行适当调整。

4. 局部反应 注射部位可出现红肿、硬结、皮下脂肪萎缩等。应用高纯度胰岛素可减少该反应。

考点：胰岛素的药理作用、临床应用及不良反应

> **链接** 开创人类合成蛋白质的先河——人工结晶牛胰岛素的合成
>
> 1958年，上海生物化学研究所、上海有机化学研究所联合北京大学的科学家提出了合成一个蛋白质的设想。他们在条件困难、经费有限、设备落后、国际同行竞争激烈等情况下，克服重重困难，秉持科学精神，经过6年多的艰苦努力，于1965年9月17日，世界上第一个人工合成的具有生物活性的蛋白质晶体——结晶牛胰岛素在中国诞生。这一重大研究成果，开辟了人类合成蛋白质的先河，标志着人类在认识生命、揭开生命奥秘伟大历程中实现了里程碑式的飞跃。

第2节 口服降血糖药

案例 24-2

患者，女，50岁，肥胖多年，近来易口渴，乏力嗜睡，有糖尿病家族史，其姐姐、姑母、祖母患糖尿病，且均肥胖。经检查尿糖（+），空腹血糖7.9mmol/L，饭后2h血糖12.1mmol/L，诊断为2型糖尿病。医生建议控制饮食、规律运动，同时使用二甲双胍治疗，症状缓解。

问题与思考： 1. 简述二甲双胍的药理作用、常见的不良反应。
2. 2型糖尿病患者除了药物治疗外，日常生活起居还应该注意什么？

常用口服降血糖药包括磺酰脲类促进胰岛素分泌剂、双胍类、α-葡萄糖苷酶抑制剂、胰岛素增敏剂、非磺酰脲类促进胰岛素分泌剂等。

一、磺酰脲类促进胰岛素分泌剂

磺酰脲类药物是在磺胺类药物基础上发展起来的，是最早被广泛应用的口服降血糖药。目前已发展到第三代。第一代以甲苯磺丁脲（tolbutamide，D_{860}）、氯磺丙脲（chlorpropamide）为代表，因不良反应大，现已少用。第二代有格列本脲（glibenclamide）、格列吡嗪（glipizide）、格列喹酮（gliquidone）等，作用明显增强，且不良反应较少发生。第三代以格列齐特（gliclazide）、格列美脲（glimepiride）为代表，该药口服吸收迅速，维持时间长，对老年人和伴有肾功能不全患者无特殊危害，不受食物影响，低血糖发生率低。

【体内过程】 磺酰脲类药物口服吸收迅速而完全，与血浆蛋白结合率很高。多数药物在肝内氧化成羟基化合物，并迅速从尿中排出。常用磺酰脲类药物作用见表24-2。

表24-2 磺酰脲类药物作用比较

药物	降糖作用	血药达峰时间（h）	作用持续时间（h）	$t_{1/2}$（h）	消除方式
甲苯磺丁脲	+	4～6	6～12	4～6	肝内代谢后由肾排出
氯磺丙脲	+++	10	40～72	25～40	药物原型由肾排出
格列本脲	++++	1.5	16～24	10～16	肝代谢，由肾及胆汁排出
格列齐特	++++	2～6	20～24	10～12	肝内代谢

注：++++. 作用很强；+++. 作用强；+. 作用弱。

【药理作用】

1. 降血糖 磺酰脲类药物对正常人和胰岛功能尚未完全丧失的糖尿病患者均有降血糖作用。

2. 抗利尿 格列本脲、氯磺丙脲能够促进抗利尿激素的分泌并增强其作用，从而产生抗利尿作用。

3. 影响凝血功能 格列齐特有抑制血小板黏附、刺激纤溶酶原合成的作用，从而影响凝血功能，引起出血倾向。

【作用机制】 主要是通过刺激胰岛β细胞释放胰岛素，长期应用还可抑制胰高血糖素的分泌及提高靶细胞对胰岛素的敏感性。

【临床应用】

1. 糖尿病 主要用于单用饮食控制无效的胰岛功能尚存的2型糖尿病。对胰岛素已产生耐受的患者用后可刺激内源性胰岛素的分泌。对1型或严重糖尿病患者及切除胰腺者无作用。

2. 尿崩症 格列本脲、氯磺丙脲可使患者尿量明显减少，适用于尿崩症，与噻嗪类合用可提高疗效。

【不良反应】
1. 低血糖反应 较严重的不良反应为持久性的低血糖反应，常因药物过量所致，尤以氯磺丙脲为甚，老年人及肝、肾功能不良者较易发生，故老年糖尿病患者不宜用磺酰脲类药物。
2. 胃肠道反应 表现为恶心、呕吐、厌食、腹痛、腹泻等，减量后可减轻。
3. 中枢神经系统症状 大剂量氯磺丙脲可引起中枢神经系统症状，如精神错乱、嗜睡、眩晕、共济失调等。
4. 其他 常见红斑或皮疹等过敏反应，少数患者可出现粒细胞减少、胆汁淤积性黄疸及肝损害等。
【药物相互作用】
 1. 磺酰脲类药物与血浆蛋白结合率高，当与青霉素、保泰松、水杨酸钠、双香豆素、吲哚美辛等高结合率药物合用时，产生竞争，使磺酰脲类游离药物浓度增加而引起低血糖反应。
 2. 氯丙嗪、糖皮质激素、噻嗪类利尿药、口服避孕药等可降低磺酰脲类药物的降血糖作用。

考点：磺酰脲类的药理作用、作用机制、临床应用及不良反应

二、双 胍 类

目前临床上使用的主要为二甲双胍（metformin）。
【药理作用】 双胍类对正常人血糖无影响，可明显降低糖尿病患者血糖，降血糖作用与胰岛功能无关，对胰岛功能完全丧失的糖尿病仍有降血糖作用。
【作用机制】 其降糖作用机制可能是通过促进组织细胞摄取利用葡萄糖、抑制肝糖原异生、促进肌肉组织内糖的无氧酵解、抑制肠道对葡萄糖的吸收、抑制胰高血糖素的释放、改善胰岛素抵抗等，使血糖降低。
【临床应用】 主要用于2型糖尿病患者，尤其适用于肥胖、超重及单用饮食控制无效者。
【不良反应】 主要有胃肠道反应，多见于服药初期，表现为食欲下降、恶心、腹部不适、腹泻等，肾功能正常的患者一般不易引起乳酸性酸血症。

考点：二甲双胍的药理作用、作用机制、临床应用及不良反应

三、α-葡萄糖苷酶抑制剂

α-葡萄糖苷酶抑制剂目前临床常用的有阿卡波糖（acarbose）、伏格列波糖（voglibose）和米格列醇（miglitol）等。其降血糖作用主要是通过在小肠竞争性抑制α-葡萄糖苷酶，从而减慢碳水化合物的水解及产生葡萄糖的速度，延缓葡萄糖的吸收，使餐后血糖降低。

阿卡波糖

阿卡波糖（acarbose）对餐后血糖降低作用最明显，长期服用也可降低空腹血糖。
临床上用于餐后血糖增高明显的糖尿病患者。主要不良反应为胃肠道反应，可出现肠胀气、腹痛、腹泻等症状。单独用药通常不会发生低血糖反应。

考点：阿卡波糖的临床应用及主要不良反应

四、胰岛素增敏剂

噻唑烷二酮类（thiazolidinedione，TDZ），是20世纪80年代初研制的一类具有2,4-二酮噻唑烷结构的化合物，临床应用的有罗格列酮（rosiglitazone）、吡格列酮（pioglitazone）、环格列酮（ciglitazone）、恩格列酮（englitazone）等。该类药物能增强靶组织对胰岛素的敏感性，显著改善胰岛素抵抗及相关代谢紊乱，降低血糖，对2型糖尿病及其心脑血管并发症均有明显疗效，故被称为胰岛素增敏剂。临床上主要用于治疗其他降糖药疗效不佳的2型糖尿病，尤其是有胰岛素抵抗的糖尿病患者。该类药物低血糖发生率低。主要有嗜睡、水肿、体重增加、肌肉和骨骼痛、头痛、消化道症状等

不良反应。

噻唑烷二酮类降糖药作用机制是通过激活过氧化物酶体增殖物激活受体γ（peroxisome proliferator-activated receptor γ，PPARγ）后，增加众多影响糖代谢的相关基因的转录和蛋白质的合成，最终增加胰岛素的作用。

考点：噻唑烷二酮类的临床应用

五、非磺酰脲类促进胰岛素分泌剂

非磺酰脲类促进胰岛素分泌剂为一种新型促胰岛素分泌的药物，现用于临床的有瑞格列奈（repaglinide）、那格列奈（nateglinide）、米格列奈（mitiglinide）等。本类药物为苯甲酸的衍生物，其化学结构完全不同于已知的各类降血糖药，但作用与磺酰脲类相似，主要是通过促进胰岛素分泌而起作用。该类药物起效快，但作用时间短，磺酰脲类一天只用服一次，而该类药物需要在每餐前服用，一天三次。临床用于2型糖尿病患者，老年糖尿病及糖尿病肾病患者也适用。与双胍类药物合用发挥协同作用。其突出的优点是可以模拟胰岛素的生理性分泌，较磺酰脲类能更好地控制餐后高血糖，并能预防糖尿病的心血管并发症。

该类药物不蓄积，安全性良好。对血脂代谢无不良影响；仅少数患者有轻度的副作用，如头晕、头痛、上呼吸道感染、乏力、震颤、食欲增加等；低血糖发生率较磺酰脲类低，且多在白天发生，而磺酰脲类则趋于晚上发生。

考点：瑞格列奈的优点及临床应用

第3节　其他降血糖药

一、胰高血糖素样肽-1受体激动药

胰高血糖素样肽-1（glucagon-like peptide-1，GLP-1）是一种肠促胰素，由肠道细胞分泌。GLP-1具有促进胰岛β细胞合成和分泌胰岛素，抑制胰岛α细胞分泌胰高血糖素，抑制食欲，延缓胃内容物排空等作用。

GLP-1受体激动药通过激动GLP-1受体而发挥降血糖作用。目前临床应用的GLP-1受体激动药有艾塞那肽、利拉鲁肽、度拉糖肽、司美格鲁肽等，通常需皮下注射。可单独使用或与其他口服降糖药联合使用。GLP-1受体激动药有显著的降体重作用，单独使用无明显导致低血糖发生的风险，尤其适用于伴有肥胖的糖尿病患者。常见不良反应有胃肠道不良反应（如恶心、呕吐等），多为轻到中度，主要见于初始治疗时，可随治疗时间延长而逐渐减轻。

考点：GLP-1受体激动药的作用特点及临床应用

二、二肽基肽酶-4抑制剂

二肽基肽酶-4（dipeptidyl peptidase 4，DPP-4）抑制剂，通过选择性抑制DPP-4，升高内源性GLP-1和葡萄糖依赖性促胰岛素释放多肽（glucose-dependent insulinotropic peptide，GIP）水平，从而增强胰岛素分泌，抑制胰高血糖素分泌而降血糖。目前临床应用的DPP-4抑制剂有西格列汀、沙格列汀和维格列汀。研究表明，DPP-4抑制剂可有效降低空腹血糖和餐后血糖，且不会增加低血糖发生的风险，也不增加体重。

考点：西格列汀的临床应用

三、钠-葡萄糖协同转运蛋白2抑制剂

钠-葡萄糖协同转运蛋白2（sodium-glucose cotransporter 2，SGLT2）抑制剂目前临床用药有坎格列

净、达格列净、艾托格列净等，其作用是通过抑制近曲肾小管葡萄糖的重吸收而使葡萄糖从尿液排出，从而降低血糖水平，与胰岛素无关。除降糖作用外，同时还能减少体重，降低血压。适用于经饮食和锻炼血糖控制不佳的2型糖尿病患者。单药使用不易引起低血糖反应，常见不良反应为生殖泌尿道感染，偶而会出现头晕、低血压、多尿等反应。

考点： 达格列净的临床应用

四、胰淀素类似物

胰淀素（胰淀粉样多肽）是胰淀粉样蛋白的主要组成成分，作为胰岛β细胞分泌的一种具有生理活性的激素，广泛参与机体的物质代谢过程，对维持血糖的稳态起着重要作用。目前临床用药有普兰林肽（pramlintide），其是一种合成胰淀素类似物，可以延缓葡萄糖的吸收，抑制胰高血糖素的分泌，减少肝糖原的生成，从而降低糖尿病患者的血糖。临床主要用于单用胰岛素及联合应用磺酰脲类或双胍类无效的糖尿病患者。不良反应有低血糖反应、消化道反应、关节痛、头痛、头晕、疲劳等。

自测题

一、选择题
【A型题】
1. 磺酰脲类口服降血糖药降血糖作用的主要机制是（　　）
   A. 增强胰岛素作用
   B. 提高靶细胞的敏感性
   C. 刺激胰岛β细胞释放胰岛素
   D. 抑制胰高血糖素的作用
   E. 使细胞cAMP减少
2. 对正常人血糖水平无明显影响的药物是（　　）
   A. 二甲双胍　　　　B. 格列齐特
   C. 胰岛素　　　　　D. 格列本脲
   E. 氯磺丙脲
3. 阿卡波糖降血糖作用的主要机制是（　　）
   A. 刺激胰岛β细胞释放胰岛素
   B. 提高胰岛素的活性
   C. 抑制α-葡萄糖苷酶的活性
   D. 促进葡萄糖进入细胞内
   E. 抑制胰高血糖素的释放
4. 下列药物中能模拟胰岛素的生理性分泌，有效控制餐后血糖的药物是（　　）
   A. 格列本脲　　　　B. 格列齐特
   C. 瑞格列奈　　　　D. 罗格列酮
   E. 西格列汀

【B型题】
（第5～9题备选答案）
   A. 二甲双胍　　　　B. 氯磺丙脲
   C. 胰岛素　　　　　D. 罗格列酮
   E. 阿卡波糖
5. 尿崩症患者宜选用（　　）
6. 轻症伴有肥胖的糖尿病患者宜选用（　　）
7. 合并严重感染的中度糖尿病患者宜选用（　　）
8. 尤其适用于胰岛素抵抗的2型糖尿病患者的是（　　）
9. 对餐后血糖显著升高的2型糖尿病患者可选用（　　）

【X型题】
10. 需要用胰岛素治疗的是（　　）
    A. 1型糖尿病
    B. 初发的2型糖尿病
    C. 糖尿病合并妊娠及分娩
    D. 糖尿病合并重度感染或消耗性疾病
    E. 糖尿病酮症及糖尿病昏迷
11. 磺酰脲类的临床应用有（　　）
    A. 经饮食控制无效的糖尿病
    B. 胰腺功能完全丧失的糖尿病
    C. 胰腺功能尚存的糖尿病
    D. 成年后发病的轻、中型糖尿病
    E. 糖尿病酮症酸中毒
12. 下列药物中，属GLP-1受体激动药的是（　　）
    A. 瑞格列奈　　　　B. 利拉鲁肽
    C. 达格列净　　　　D. 艾塞那肽
    E. 司美格鲁肽

二、简答题
1. 简述胰岛素的不良反应。
2. 简述双胍类口服降血糖药的作用机制。

（袁红宇）

第25章 肾上腺皮质激素类药物

> **学习目标**
>
> **知识目标：**
> 1. 掌握糖皮质激素类药物的药理作用、临床应用、不良反应及禁忌证。
> 2. 熟悉糖皮质激素类药物的疗程与用法。
> 3. 了解糖皮质激素类药物的种类和来源。
>
> **能力目标：** 具有根据适应证合理使用糖皮质激素类药物的能力；能区分非甾体抗炎药和糖皮质激素类药物抗炎作用的差异。
>
> **素质目标：** 具有严肃认真、科学求实的态度，全心全意为患者服务的职业素养。

肾上腺是人体重要的内分泌器官，位于两侧肾脏的上方，肾上腺分为肾上腺皮质和肾上腺髓质两部分，内部为髓质，周围为皮质。肾上腺皮质由外到内，分别是球状带、束状带和网状带。肾上腺皮质所分泌的激素的总称为肾上腺皮质激素（adrenocortical hormone），属甾体化合物。分为三类：①盐皮质激素（mineralocorticoid），由球状带分泌，有醛固酮、去氧皮质酮和皮质酮等；②糖皮质激素（glucocorticoid），由束状带合成和分泌，有氢化可的松（hydrocortisone）和可的松（cortisone）等；③性激素，由网状带分泌，但分泌量较少。肾上腺皮质激素的分泌和生成受促肾上腺皮质激素（ACTH）调节。临床常用的肾上腺皮质激素主要是糖皮质激素。

链接 肾上腺皮质激素的构效关系

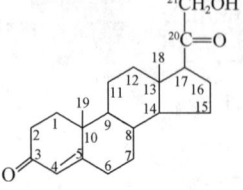

图25-1 肾上腺皮质激素的基本结构

肾上腺皮质激素为甾体类激素（图25-1），其结构中C_3的酮基、C_{20}的羰基及C_{4-5}的双键，是保持生理功能必需的基团；糖皮质激素的C_{17}上有—OH，C_{11}上有=O或—OH；盐皮质激素的C_{17}上无—OH，C_{11}上无氧或有O与C_{18}相连，C_{1-2}为双键及C_6引入—CH_3则抗炎作用增强、水盐代谢作用减弱；C_9引入—F，C_{16}引入—CH_3或—OH则抗炎作用更强，水盐代谢作用更弱。

第1节 糖皮质激素类药物

案例25-1

患者，女，30岁，病前为某医院护工。咳嗽，气喘，浑身酸痛10d。体温38.8℃，CT显示双下肺斑片状阴影，初步诊断为严重急性呼吸综合征（SARS）。

治疗措施：①支持疗法；②清热解毒：鱼腥草60mg/d；③预防感染：青霉素80万U/d；④激素应用：甲泼尼龙120mg/d；⑤呼吸机应用。

问题与思考：1. SARS患者为什么要用糖皮质激素？
2. 长期大量应用糖皮质激素有哪些不良反应？

糖皮质激素类药物作用广泛而复杂，且随剂量不同而异。生理状态下，肾上腺分泌的糖皮质激素主要影响物质代谢过程，缺乏时将引起代谢失调甚至死亡；应激状态时，机体分泌大量的糖皮质激素，通过允许作用等，使机体能适应内、外环境变化所产生的强烈刺激。超生理剂量的糖皮质激素除影响物质代谢外，还有抗炎、抗免疫和抗休克等多种药理作用。

【药物分类】 按作用时间的长短，糖皮质激素类药物可分短效、中效及长效三类。此外局部外用的氟轻松、氟氢可的松等。常用的糖皮质激素类药物分类及作用比较见表25-1。

表25-1 常用糖皮质激素类药物分类及作用比较

类别	药物	水盐代谢（比值）	糖代谢（比值）	抗炎作用（比值）	等效剂量（mg）	持续时间（h）	$t_{1/2}$（h）
短效	氢化可的松	1.0	1.0	1.0	20	8～12	1.5
	可的松	0.8	0.8	0.8	25	8～12	1.5
中效	泼尼松	0.6	3.5	3.5	5	12～36	>3.3
	泼尼松龙	0.6	4.0	4.0	5	12～36	>3.3
	甲泼尼龙	0.5	5.0	5.0	4	12～36	>3.3
	曲安西龙	0	5.0	5.0	4	12～36	>3.3
长效	地塞米松	0	30	30	0.75	36～54	>5.0
	倍他米松	0	30～35	25～35	0.60	36～54	>5.0

【体内过程】 口服、注射、雾化吸入均可吸收。口服可的松或氢化可的松后1～2h血药浓度达峰值，作用持续8～12h。氢化可的松进入血液后，约90%与血浆蛋白结合。肝、肾疾病时血浆蛋白含量减少，故此时可使游离型药物增多，作用增强。糖皮质激素主要经肝代谢，经肾排泄。甲状腺功能亢进、妊娠或口服避孕药时肝代谢加速，使$t_{1/2}$缩短。肝肾功能不全者$t_{1/2}$可延长。可的松和泼尼松在肝内分别转化为氢化可的松和泼尼松龙才有活性，故严重肝功能不全的患者只宜选用氢化可的松或泼尼松龙。

> **链接** 糖皮质激素的分泌调节
>
> 糖皮质激素的分泌受下丘脑和垂体调控，下丘脑分泌促肾上腺皮质激素释放激素（CRH），促进垂体分泌ACTH，ACTH促进肾上腺分泌糖皮质激素。同时，ACTH的分泌又受血中糖皮质激素的负反馈调节，当血中糖皮质激素浓度升高时，可反馈性抑制下丘脑和腺垂体分泌CRH和ACTH。内源性糖皮质激素的分泌有昼夜节律性，上午8时分泌最旺盛，含量最高，午夜时含量最低，昼夜间血浆糖皮质激素浓度可相差4倍以上。此外，机体在应激状态下（如感染、创伤、休克等）可一次性大剂量释放糖皮质激素，最高可达基础值的10倍。

【药理作用】
1. 对代谢的影响

（1）糖代谢 增加肝糖原和肌糖原含量并升高血糖。机制为：①促进糖异生，增加血糖来源；②降低机体组织对葡萄糖的摄取和利用，减少血糖去路。

（2）蛋白质代谢 促进蛋白质分解，抑制蛋白质合成。故长期用药可出现肌肉萎缩、生长减慢、皮肤变薄、骨质疏松和伤口愈合延缓等现象。

（3）脂肪代谢 促进脂肪分解，抑制脂肪合成。长期应用能升高血浆中胆固醇含量，并激活四肢皮下脂酶，使四肢脂肪分解，同时使脂肪重新分布于面部、胸、背及臀部，形成向心性肥胖，表现为"满月脸"和"水牛背"。

（4）水和电解质代谢 有较弱的盐皮质激素样保钠排钾的作用，可导致水钠潴留、血压升高。长期用药可增加钙、磷的排泄,导致骨质疏松。

2. 抗炎作用 糖皮质激素又称为抗炎激素、甾体抗炎药,对各种原因(如物理、化学、生物、免疫因素等)所致的炎症及炎症的各期都有强大的非特异性抑制作用。在炎症早期可降低毛细血管的通透性,减少渗出和水肿;抑制炎性细胞浸润及吞噬反应,从而缓解红、肿、热、痛等症状;在炎症后期抑制毛细血管和成纤维细胞的增生,延缓肉芽组织的生成,防止粘连及瘢痕形成,减轻后遗症。但是必须注意炎症反应是机体的一种防御功能,炎症后期的反应更是组织修复的重要过程。糖皮质激素在抗炎的同时,也降低了机体的防御功能,可致感染扩散与伤口愈合迟缓。

3. 抗免疫作用 糖皮质激素对免疫过程的许多环节均有抑制作用,包括抑制巨噬细胞对抗原的吞噬和处理,阻碍T淋巴细胞转化为致敏的淋巴细胞;抑制淋巴因子的生成,减少血液中的淋巴细胞数;抑制B淋巴细胞(B细胞)转化成浆细胞。小剂量主要抑制细胞免疫,大剂量则能干扰体液免疫,抑制B细胞转化成浆细胞的过程。糖皮质激素还可抑制过敏介质的产生,抑制因过敏反应而产生的病理变化,减轻过敏性症状而发挥抗过敏作用。

4. 抗毒作用 糖皮质激素可提高机体对细菌内毒素的耐受力,减少内源性致热原的释放,抑制前列腺素E(PGE)的生成及抑制下丘脑体温调节中枢对内源性致热原的敏感性,对感染性毒血症所致的高热有退热作用。但不能中和、破坏内毒素,无对抗细菌外毒素的作用。

5. 抗休克作用 大剂量糖皮质激素对各种休克均有效,尤其是中毒性休克。其作用可能与以下因素有关:①抑制某些炎症因子的产生,减轻全身炎症反应综合征及组织损伤,使微循环血流动力学恢复正常,改善休克状态;②稳定溶酶体膜,减少心肌抑制因子的形成,加强心肌收缩力,增加心输出量;③降低血管对缩血管物质的敏感性,扩张痉挛血管,改善微循环;④提高机体对细菌内毒素的耐受力等。

6. 其他作用

(1)允许作用 指糖皮质激素对某些组织细胞虽无直接作用,但可为其他激素发挥效应创造有利条件。例如,糖皮质激素可增加儿茶酚胺类物质的缩血管作用,提高胰高血糖素的升血糖作用等。

(2)退热作用 糖皮质激素对严重的中毒性感染,具有迅速且良好的退热作用。与其抑制体温调节中枢对致热原的敏感性,稳定溶酶体膜及减少内源性致热原的释放等有关。

(3)对血液与造血系统的影响 糖皮质激素能刺激骨髓造血功能,增加血液中红细胞、血小板数目及血红蛋白、纤维蛋白原含量,缩短凝血时间;使中性粒细胞的数目增多,但会抑制中性粒细胞的游走、吞噬及消化等功能。此外,还能使血液中淋巴细胞和嗜酸性粒细胞减少。

(4)对中枢神经系统的影响 提高中枢的兴奋性,引起欣快、激动、失眠等,偶可诱发精神失常。大剂量可致小儿惊厥。

(5)对消化系统的影响 糖皮质激素能使胃酸和胃蛋白酶分泌增多,提高食欲,促进消化,但大剂量可诱发或加重溃疡。

(6)对骨骼的影响 长期大量应用糖皮质激素类药物时可引起骨质疏松,出现腰背痛,甚至发生压缩性骨折、股骨头坏死等。

【临床应用】

1. 替代疗法 生理剂量用于急、慢性肾上腺皮质功能减退症(艾迪生病)、脑垂体功能减退症及肾上腺次全切除术后的补充。

2. 严重感染或预防炎症后遗症

(1)严重急性感染 主要用于中毒性感染伴休克者,如中毒性菌痢、中毒性肺炎、暴发型流行性脑膜炎、重症伤寒及败血症等。在应用足量有效的抗菌药物控制感染的同时,用糖皮质激素作辅助治疗。利用其抗炎、抗毒、抗休克的作用,提高机体耐受力,迅速缓解症状,帮助患者度过危险期,为对因治疗争取时间。需注意以下两点:①糖皮质激素无抗菌作用,在抗炎、退热、减轻症状的同时会降低机体免疫力,故用于细菌感染时必须同时使用足量而有效的抗菌药物对因治疗,症状缓解后尽早停用糖皮质激素;②糖皮质激素一般不用于病毒性感染,因目前临床缺乏有效的抗病毒药物,用糖皮质激素可降低机体的防御能力反而使感染扩散。如带状疱疹、水痘患者禁用糖皮质激素。但对严重急性呼吸综合征(severe acute respiratory syndrome,SARS),应用糖皮质激素可减轻肺组织的渗出和损伤,减轻后期肺纤维化,但大剂量使用可导致少数患者出现股骨头坏死。

(2)预防某些炎症的后遗症　糖皮质激素可减少炎性渗出,防止组织过度破坏,抑制粘连及瘢痕的形成,如结核性脑膜炎、心包炎、损伤性关节炎、风湿性心瓣膜炎、睾丸炎等,早期应用糖皮质激素可防止后遗症的发生。眼科疾病如虹膜炎、角膜炎、视网膜炎和视神经炎等非特异性眼炎,应用糖皮质激素后也可迅速消炎镇痛、防止角膜混浊和瘢痕粘连的发生。

3. 免疫相关疾病

(1)自身免疫性疾病　对于多发性皮肌炎、重症系统性红斑狼疮,糖皮质激素为首选药。对于严重风湿热、风湿性心肌炎、结节性动脉周围炎、风湿性及类风湿关节炎、自身免疫性贫血和肾病综合征等,应用糖皮质激素后可缓解症状。一般采用综合疗法,不宜单用,以减少不良反应。

(2)过敏性疾病　如荨麻疹、血清热、花粉症、血管神经性水肿、过敏性鼻炎、风疹、支气管哮喘和过敏性休克等,应用抗组胺药和肾上腺素受体激动药治疗无效时,可应用糖皮质激素作辅助治疗,旨在抑制抗原-抗体反应引起的组织损害和炎症过程。

(3)器官移植排斥反应　对异体器官移植手术后所产生的排异反应,可用糖皮质激素防治,与环孢素等免疫抑制剂合用疗效更好。

4. 休克　大剂量糖皮质激素可用于各种原因引起的休克。对感染中毒性休克,须与有效足量的抗菌药物合用;对过敏性休克,宜首选肾上腺素,对病情较重的患者可合用糖皮质激素;对心源性休克,应与对因治疗相结合;对低血容量性休克,在补充血容量或输血后效果不佳时,可合用大剂量的糖皮质激素。

5. 血液病　可用于治疗淋巴系统恶性肿瘤及多发性骨髓瘤,常与抗肿瘤药物联合应用;但对急性非淋巴细胞白血病的疗效较差。也可用于再生障碍性贫血、粒细胞减少症、血小板减少症和过敏性紫癜等的治疗,但停药后易复发。

6. 局部应用　对某些皮肤病,如接触性皮炎、湿疹、肛门瘙痒、银屑病、神经皮炎等有一定疗效。宜局部用药。也可与普鲁卡因配合,局部注射用于肌肉、韧带或关节损伤。

【不良反应】

1. 长期大剂量应用引起的不良反应

(1)医源性肾上腺皮质功能亢进症　又称类肾上腺皮质功能亢进综合征或库欣(Cushing)综合征。与糖皮质激素引起物质代谢和水盐代谢紊乱有关,表现为满月脸、水牛背、痤疮、皮肤变薄、多毛、水肿、低血钾、高血压、糖尿病、骨质疏松等,一般停药后症状可自行消失。可采用低糖、低盐、高蛋白饮食及加用氯化钾等措施进行缓解,必要时可加用抗高血压药、抗糖尿病药治疗。

(2)诱发或加重感染　系糖皮质激素抑制机体免疫功能所致。长期应用可诱发感染或使体内潜在病灶扩散。

(3)诱发或加重溃疡　糖皮质激素可刺激胃酸、胃蛋白酶的分泌并抑制胃黏液分泌,降低胃肠黏膜的抵抗力,故可诱发或加剧胃、十二指肠溃疡,甚至造成消化道出血或穿孔。

(4)诱发糖尿病　长期大量使用糖皮质激素可增加胰岛素抵抗,促进糖原异生,减少机体组织对葡萄糖的利用,引起糖代谢紊乱,发生糖耐量异常或类固醇糖尿病。

(5)中枢神经系统症状　糖皮质激素可诱发癫痫,非癫痫患者可产生癫痫样发作,有精神病或精神病家族史者易发生精神症状。

(6)心血管系统并发症　长期大量应用糖皮质激素时,由于水钠潴留和血脂升高可引起高血压和动脉粥样硬化，诱发潜在的冠状动脉病变，出现心绞痛等。

（7）骨质疏松、肌肉萎缩、伤口愈合迟缓等　与糖皮质激素促进蛋白质分解，抑制蛋白质合成及成骨细胞活性，增加钙、磷排泄等有关。骨质疏松多见于儿童、绝经期妇女和老年人，严重者可产生自发性骨折。

（8）白内障、青光眼　糖皮质激素长期用药可诱发青光眼、白内障。与小梁网细胞对糖皮质激素高反应性有关，小梁网水肿或阻塞，导致房水流出通道阻力增加，引起眼压升高。

2. 停药反应

（1）医源性肾上腺皮质功能不全　长期大剂量使用糖皮质激素，通过负反馈抑制垂体-肾上腺皮质轴，使ACTH分泌减少，引起肾上腺皮质萎缩，当突然停药或减量过快，或遇到感染、创伤、手术等严重应激情况时，可发生肾上腺皮质功能不全或危象，表现为恶心、呕吐、乏力、低血压、休克等。因此，不可骤然停药，应逐渐减量、停药，停药后须连续应用ACTH 7d左右，以促进肾上腺皮质功能的恢复；停药后1年内如遇应激情况，应及时给予足量的糖皮质激素。

（2）反跳现象　突然停药或减量太快，导致原有疾病复发或恶化，称为反跳现象。这可能与患者对激素产生了依赖性或病情未完全控制有关，此时需加大剂量再进行治疗，待症状缓解后再逐渐减量至停药。

【禁忌证】　肾上腺皮质功能亢进症，抗菌药物不能控制的细菌、病毒、真菌等所致的感染性疾病，活动性消化性溃疡或角膜溃疡，新近胃肠吻合术，骨质疏松或骨折或创伤恢复期，孕妇，严重的高血压、糖尿病、精神病和癫痫等。

链接　用好糖皮质激素这把"双刃剑"

糖皮质激素因其强大的药理作用在临床上应用十分广泛，特别是在许多急诊危重症患者的治疗中甚至起到决定性的作用，但糖皮质激素又是一把双刃剑，在迅速控制炎症反应的同时也会产生很多严重的不良反应。因此，在临床上既不能单纯以退热和镇痛为目的滥用糖皮质激素，也不能因害怕其不良反应就因噎废食。作为专业人员，必须严格掌握糖皮质激素的生理药理作用、不良反应特点、适应证及禁忌证，用专业知识和科学认真的职业素养为患者提供专业的用药指导。

【用法与疗程】

1. 小剂量替代疗法　用于慢性肾上腺皮质功能不全、脑垂体功能减退症及术后引起的肾上腺皮质功能不全。

2. 大剂量冲击疗法　用于严重感染及各种休克。在治疗目的达到后可立即撤药。

3. 一般剂量长期疗法　用于结缔组织病、类风湿关节炎、肾病综合征等慢性疾病的治疗。

4. 隔日疗法　为了减少医源性肾上腺皮质功能不全的发生，多采用隔日疗法。隔日疗法是根据糖皮质激素的昼夜分泌节律，将两日的总药量每隔1日于早上8时给药1次。因为糖皮质激素在早上8时为分泌高峰，此时给药对垂体及下丘脑的反馈性抑制最小，可减少医源性肾上腺皮质功能不全的发生。

考点：糖皮质激素类药物的药理作用、临床应用及不良反应

第2节　促肾上腺皮质激素及皮质激素抑制药

一、促肾上腺皮质激素

促肾上腺皮质激素（corticotrophin，adreno-corticotropic hormone，ACTH）简称促皮质激素，是维持肾上腺正常形态和功能的重要激素。它的合成和分泌是垂体前叶在下丘脑促皮质激素释放激素

（CRH）的作用下，在腺垂体嗜碱细胞内进行的。ACTH缺乏将引起肾上腺皮质萎缩、分泌功能减退。

ACTH口服后在胃内被胃蛋白酶破坏而失效，只能注射应用。主要作用是促进糖皮质激素分泌，但只有在皮质功能完好时方能发挥治疗作用。一般在给药后2h，皮质才开始分泌氢化可的松。临床上用于确定脑垂体前叶-肾上腺皮质功能水平，以及用于长期使用糖皮质激素后的撤停，以防止发生皮质功能不全。

二、皮质激素抑制药

皮质激素抑制药可代替外科的肾上腺皮质切除术，用于治疗内源性皮质醇分泌过量患者。临床常用的有米托坦、美替拉酮和氨鲁米特等。

米 托 坦

米托坦（mitotane）能选择性地作用于肾上腺皮质束状带和网状带细胞，使其萎缩与坏死，但不影响球状带。可使血中氢化可的松及其代谢产物迅速减少，但不影响醛固酮分泌。用于不能切除的肾上腺皮质癌或术后辅助治疗。可有厌食、恶心、腹泻、嗜睡、乏力、运动失调等不良反应。

美 替 拉 酮

美替拉酮（metyrapone）能抑制胆固醇合成皮质激素过程中的11β-羟化酶，使11-去氧皮质酮不能转化为皮质酮及11-去氧皮质醇不能转化为氢化可的松，从而降低皮质激素的血浆水平。临床上用于治疗肾上腺皮质肿瘤所致的肾上腺皮质功能亢进症，也可用于检测腺垂体产生ACTH的能力（垂体释放ACTH功能试验）。不良反应少见，可有眩晕、消化道反应等。

自测题

一、选择题
【A型题】
1. 糖皮质激素的药理作用不包括（　　）
   A. 抗炎　　　　　　B. 免疫抑制
   C. 抗病毒　　　　　D. 抗休克
   E. 抗过敏
2. 糖皮质激素大剂量突击疗法适用于（　　）
   A. 感染中毒性休克　B. 肾病综合征
   C. 结缔组织病　　　D. 淋巴瘤
   E. 顽固性支气管哮喘
3. 肾上腺皮质激素诱发和加重感染的主要原因是（　　）
   A. 抗炎不抗菌，抑制免疫，降低机体的防御功能
   B. 抑制ACTH的释放
   C. 患者对激素不敏感而未反映出相应的疗效
   D. 促使许多病原微生物繁殖所致
   E. 用量不足，无法控制症状而造成
4. 糖皮质激素治疗严重急性感染的主要目的是（　　）
   A. 减轻炎症反应
   B. 减轻后遗症
   C. 增强机体抵抗力
   D. 增强机体应激性

   E. 缓解症状，帮助患者度过危险期
5. 某些慢性疾病使用泼尼松长期治疗，为减少外源性激素对下丘脑-垂体-肾上腺皮质轴的抑制，推荐的给药时间是（　　）
   A. 上午8时左右　　B. 中午12时左右
   C. 下午4时左右　　D. 晚餐前
   E. 睡前
6. 肝功能不全患者不宜选用（　　）
   A. 可的松　　　　　B. 泼尼松龙
   C. 氢化可的松　　　D. 地塞米松
   E. 倍他米松

【B型题】
（第7～10题备选答案）
   A. 糖皮质激素替代疗法
   B. 一般剂量长期疗法
   C. 大剂量冲击疗法
   D. 抗结核病药与糖皮质激素合用
   E. 糖皮质激素与肾上腺素合用
7. 肾上腺皮质功能不全采用（　　）
8. 肾病综合征采用（　　）
9. 严重感染采用（　　）

10. 过敏性休克采用（   ）

【X型题】

11. 糖皮质激素的禁忌证有（   ）
    A. 癫痫 B. 水痘
    C. 糖尿病 D. 肾病综合征
    E. 骨质疏松症

12. 糖皮质激素对血液系统的影响是（   ）
    A. 升高红细胞 B. 升高血小板
    C. 增加淋巴细胞 D. 减少淋巴细胞
    E. 减少血红蛋白

13. 长期服用糖皮质激素产生的副作用有（   ）
    A. 肾上腺皮质萎缩
    B. 高血钾
    C. 溃疡或出血穿孔
    D. 满月脸
    E. 糖尿病倾向

二、简答题

1. 简述糖皮质激素的药理作用及临床应用。
2. 简述糖皮质激素的不良反应。

（甘　琴）

第26章
性激素类药与避孕药

> **学习目标**
> 知识目标：
> 1. 熟悉避孕药的药理作用、临床应用及不良反应。
> 2. 了解各类性激素的药理作用及临床应用。
> 能力目标：能利用所学知识对患者进行合理用药指导和科普宣教。
> 素质目标：具有严肃认真、科学求实的态度，全心全意为患者服务的职业素养。

性激素（sex hormone）为性腺分泌的甾体类激素，包括雌激素、孕激素和雄激素。临床应用的性激素类药物大多为人工合成品及其衍生物。常用的抗生育药大多属于雌激素与孕激素的复合制剂。

第1节 性激素类药

一、雌激素类及抗雌激素类药

卵巢分泌的雌激素（estrogens）有雌二醇（estradiol）。雌酮（estrone）和雌三醇（estriol）等为雌二醇的代谢产物。人工合成品有炔雌醇（ethinyl estradiol）、炔雌醚（quinestrol）、己烯雌酚（diethylstilbestrol）等。抗雌激素类药是具有抑制或减弱雌激素作用的化合物，临床使用的主要是氯米芬（clomiphene）。

雌 二 醇

【体内过程】 天然雌二醇是由卵巢分泌的主要雌激素。口服给药后首过效应明显，临床采用肌内注射或外用给药。血浆蛋白结合率为90%，在肝内等部位代谢为活性较弱的雌酮及雌三醇，并与葡萄糖醛酸结合后灭活，由尿排出。

【药理作用】

1. 促进女性性成熟及维持女性性征 对未成年女性能促进女性性器官和第二性征的正常发育。对成年妇女能保持女性性征，参与月经周期形成，使子宫内膜增殖变厚，并在黄体酮的协同作用下，使子宫内膜转变为分泌期，进而形成月经周期。还能增强子宫平滑肌对缩宫素的敏感性。同时使阴道上皮增生，浅表层细胞发生角化。

2. 调控腺垂体激素的释放 可刺激生长激素的释放，维持正氮平衡，导致青春期生长高峰；较大剂量可反馈性抑制促性腺激素的分泌，抑制排卵；抑制催乳素对乳腺的刺激作用，抑制乳汁分泌；还有拮抗雄激素的作用。

3. 影响排卵 小剂量雌激素尤其是在孕激素作用下，可促进性腺激素分泌，促进排卵。但大剂量雌激素则通过负反馈机制减少其释放，抑制排卵。

4. 其他作用 有轻度水钠潴留作用，可使血压升高；增加高密度脂蛋白形成，减少低密度脂蛋白形成，降低胆固醇，有预防动脉粥样硬化的作用；通过刺激降钙素分泌，增加骨骼钙沉积，加速骨骺闭合，可预防骨质疏松，保持骨质稳定。

【临床应用】

1. 卵巢功能不全和闭经 用雌激素作替代治疗可促进性器官及第二性征发育，与孕激素合用可产生人工月经周期。

2. 功能性子宫出血 雌激素可促进子宫内膜增生，修复出血创面而止血，可适当配伍孕激素，以调整月经周期。

3. 绝经期综合征 雌激素替代治疗可抑制促性腺激素的分泌，从而使其症状减轻。对绝经期及老年性骨质疏松者，与雄激素合用，可防止骨折发生。

4. 恶性肿瘤 可用于治疗绝经5年以上的乳腺癌；也可用于治疗前列腺癌，因大剂量雌激素抑制垂体促性腺激素分泌，使睾丸萎缩而抑制雄激素生成，并且能对抗雄激素作用，使肿瘤病灶退化，症状改善。

5. 乳房胀痛及回乳 部分妇女停止授乳后乳汁继续分泌而致胀痛，用大剂量雌激素可抑制乳汁分泌而消痛退乳。

6. 痤疮 多见于青年男女，青春期痤疮是由于过多雄激素刺激皮脂腺分泌所致，雌激素能抑制雄激素分泌，并有抗雄激素作用。

【不良反应】 常见恶心、呕吐、食欲不振等，用药时宜从小剂量开始逐渐增量，可减轻反应。久服可致子宫内膜过度增生而引起出血，故子宫内膜炎患者慎用。大量雌激素可引起水肿、高血压及加重心力衰竭；偶可引起胆汁淤积性黄疸，肝功能不良者慎用。

考点： 雌激素类药物药理作用特点及临床应用

氯 米 芬

本药具有较弱的雌激素作用和中等程度的抗雌激素作用，能和雌激素受体结合而竞争性拮抗雌激素的作用。其能促进性腺激素的分泌，诱发排卵。临床用于治疗功能性不孕症、长期应用避孕药引发的闭经和月经紊乱的治疗。长期大剂量应用可引起卵巢肿大，卵巢囊肿患者禁用。

二、孕激素类药物

孕激素主要由卵巢黄体分泌，天然孕激素主要是黄体酮。

黄 体 酮

黄体酮（progesterone，孕酮）是由黄体分泌的天然孕激素，临床应用的多为人工合成品。

【体内过程】 口服在胃肠道及肝迅速代谢而失活，须肌内注射给药。合成的孕激素类药物可口服，油溶液肌内注射能发挥长效作用。

【药理作用】

1. 对生殖系统作用 ①在雌激素作用的基础上，促使子宫内膜由增生期转变为分泌期，有利于孕卵着床和胚胎发育；②降低子宫对缩宫素的敏感性，抑制子宫的收缩，可起到保胎的作用；③促进乳腺腺泡发育，为哺乳作准备；④大剂量抑制腺垂体黄体生成素的分泌，因而抑制卵巢排卵，使子宫颈口闭合，黏液变稠，精子不易穿透，均有利于避孕。

2. 对代谢的影响 竞争性地对抗醛固酮，促进Na^+和Cl^-排泄，产生利尿作用。

3. 升高体温 影响下丘脑体温调节中枢影响散热过程，使月经周期的黄体相基础体温轻度升高。

【临床应用】

1. 功能性子宫出血 黄体功能不足可引起子宫内膜不规则地成熟与脱落，若引起子宫出血，应用黄体酮可使子宫内膜协调一致地转化为分泌期，维持正常的月经周期。

2. 痛经和子宫内膜异位症 可减轻子宫痉挛性收缩引起的疼痛，也可使异位的子宫内膜萎缩退化。

3. 先兆流产或习惯性流产 主要用于孕激素分泌过低的先兆流产；对习惯性流产，疗效不确切，且可能引起胎儿生殖器畸形，现已不主张采用。

4. 避孕　与雌激素配伍使用，抑制女性排卵，从而达到避孕作用。

5. 其他　还可用于子宫内膜癌、前列腺肥大、前列腺癌等。

【不良反应】　偶见头晕、恶心及乳房胀痛等。有时可致胎儿生殖器畸形。

> **考点：**孕激素类药物药理作用特点及临床应用

三、雄激素类及同化激素类药物

（一）雄激素类药物

天然雄激素（androgen）主要是由睾丸间质细胞合成和分泌的睾酮（testosterone，睾丸素），临床多用人工合成的睾酮衍生物，如甲睾酮、丙酸睾酮及苯乙酸睾酮等。

【体内过程】　睾酮口服易吸收，但因易被肝代谢而无效，临床多用其油溶液作肌内注射或植入皮下。大部分与蛋白质结合，经肾排泄。其酯化衍生物吸收缓慢，作用强，持续时间长，如丙酸睾酮。烷基化衍生物不易被肝破坏，口服效果好，如甲睾酮。

【药理作用】

1. 生殖系统　促进男性生殖器官及第二性征的发育和成熟，维持男性生殖器官的功能，促进精子的生成。大剂量可反馈性抑制腺垂体功能，并具有抗雌激素作用。

2. 同化作用　能明显促进蛋白质合成（同化作用），使肌肉增长，体重增加；此外，还可促进肾小管对钙、磷的重吸收，有利于骨骼生长；促进对水、钠的重吸收。

3. 提高骨髓造血功能　雄激素可使红细胞生成素合成和分泌增加，也可直接刺激骨髓造血功能，特别是促进红细胞的生成。

4. 免疫增强作用　促进免疫球蛋白合成，增强机体免疫功能和巨噬细胞功能，具有一定抗感染能力，尚有糖皮质激素样抗炎作用。

【临床应用】

1. 替代疗法　睾丸功能不全，如无睾症或类无睾症。

2. 功能性子宫出血　主要利用其对抗雌激素作用，使子宫平滑肌及血管收缩和内膜萎缩而起止血作用。适用于绝经期患者，严重出血的患者，可用三合激素（己烯雌酚、黄体酮和丙酸睾酮的混合物）治疗，但停药后易出现撤退性出血。

3. 晚期乳腺癌和卵巢癌　利用其抗雌激素作用可暂时缓解症状。

4. 再生障碍性贫血　丙酸睾酮或甲睾酮可改善骨髓的造血功能。

5. 增强体质　各种消耗性疾病、骨质疏松、肌肉萎缩、生长延缓、长期卧床等，可用小剂量雄激素治疗，使患者食欲增加，加快体质恢复。

【不良反应】　女性患者如长期应用可能引起痤疮、多毛、声音变粗、闭经、乳腺退化、性欲改变等男性化现象。多数雄激素均能干扰肝内毛细胆管的排泄功能，引起胆汁淤积性黄疸。应用时若发现黄疸或肝功能障碍时，则应停药。肾炎、肾病综合征、肝功能不全、高血压及心力衰竭患者慎用。

> **考点：**雄激素类药物药理作用及临床应用

（二）同化激素类药物

本类药物包括苯丙酸诺龙、司坦唑醇等。

主要用于蛋白质合成减少或蛋白质分解亢进所致的慢性消耗性疾病，如严重烧伤、术后体弱消瘦、骨折不愈、骨质疏松症等疾病；也可用于再生障碍性贫血、白细胞减少症等。用时应同时增加食物蛋白成分。

第2节 避孕药

生殖过程包括精子和卵子的形成与成熟、排卵、受精、着床,以及胚胎发育等多个环节。阻断其中任一环节,都能达到避孕或者终止妊娠的结果。避孕药是指能够阻碍受孕和终止妊娠的药物。对安全性要求高,有效率要求超过99%。

一、女性避孕药

（一）主要抑制排卵的避孕药

本类药物是最常用的女性避孕药,由孕激素和雌激素类药物配伍制成。

【药理作用】

1. 抑制排卵 外源性雌激素和孕激素通过负反馈机制,抑制下丘脑促性腺激素释放激素的释放,从而减少促卵泡激素分泌,使卵泡的生长成熟过程受到抑制;同时通过负反馈作用又抑制黄体生成素释放,两者协同抑制排卵。

2. 影响受精 外源性孕激素可使宫颈黏液分泌显著减少,高度黏稠,使精子穿透率显著降低,精子难以进入子宫。

3. 抗着床作用 该类药物含大量孕激素,可抑制子宫内膜正常增殖,使之不适宜受精卵着床;影响输卵管平滑肌正常活动,使孕卵不能适时到达子宫而干扰着床。

【分类与用法】

1. 短效避孕药 由孕激素和雌激素配伍而成,从月经周期第5日起,每晚服1片,连服22d,不能间断。若有漏服时,应于24h内补服1片。停药后2～4d发生撤退性出血。下次服药仍从月经周期第5日起。如停药7d仍无月经来潮,则应服下一周期的药物。避孕成功率达99.5%。

2. 长效避孕药 由长效雌激素炔雌醚配伍多种孕激素类药而成,从月经来潮当天算起的第5日口服1片,最初两次间隔20d,以后每月服1次,每次1片。避孕成功率达98%。

3. 长效注射避孕药 有单一孕激素类和雌、孕激素混合类,于月经周期第5日深部肌内注射2支,以后每隔28d或于每次月经周期第11、12日注射1支。避孕成功率达99%。

4. 缓释系统避孕药 将避孕药与具备缓慢释放功能的高分子化合物制成多种剂型,在体内恒定微量释放药物,起长效避孕作用。

【不良反应】

1. 类早孕反应 可有头晕、恶心、择食等反应,坚持用药2～3个月后减轻或消失。

2. 子宫不规则出血 少数人发生,多因漏服药物所致,可加服炔雌醇。

3. 闭经 原月经史不正常者较易发生,如连续闭经2个月,应予停药。

4. 凝血功能亢进 可能与剂量过大有关。可能诱发血栓性静脉炎、肺栓塞或脑血管栓塞等,应予注意。

5. 其他反应 可有血压升高,哺乳期妇女用药可使乳汁减少等。

（二）主要干扰孕卵着床的避孕药

主要干扰孕卵着床的避孕药又称探亲避孕药,可阻碍孕卵着床,且服药时间不受月经周期的限制,起效迅速,效果较好。我国多采用大剂量孕激素制剂,常用的药物有炔诺酮、甲地孕酮、炔诺孕酮及双炔失碳酯等,一般于同居当晚或事后服用,14d以内必须连服14片,如超过14d,应接服短效口服避孕药。紧急避孕药亦称事后避孕药,用于无防护的性生活或避孕措施失效后,如左炔诺孕酮,于无保护的性生活后72h内服用0.75mg,12h后再服用0.75mg,可发挥紧急避孕效果。

（三）主要阻碍受精的避孕药（外用避孕药）

本类药物有壬苯醇醚（nonoxinol）、孟苯醇醚（menfegol）、烷苯醇醚（alfenxynol）。

本类药物是目前使用最普遍的外用杀精子药。通过降低精子表面张力，损害精子膜结构而杀死精子或使精子失去游动、穿透卵子的能力，进而无法受精。同时，还可形成黏液，阻碍精子运动，增强避孕效果。一般于房事前5~10min放入阴道深处。具有使用方便、避孕效果好、无明显不良反应等优点。

二、男性避孕药

棉酚（gossypol）是从棉花根、茎和种子中提取的一种黄色酚类物质。其作用部位在睾丸精曲小管的生精上皮细胞，可使精子数量减少，甚至无精子。停药后可逐渐恢复。不良反应有胃肠道刺激症状、心悸、肝功能改变等。少数服药者发生低血钾，并可引起不可逆性精子发生障碍，这限制了棉酚作为常规避孕药的使用。

三、主要影响子宫和胎盘功能的药物

本类药物有米非司酮和前列腺素衍生物，它们能改变妊娠子宫的活动，阻断孕酮对子宫的抑制作用，或增强前列腺素对子宫的兴奋作用，增强子宫活动而终止妊娠。如早期应用，其结果相当于一次正常月经。临床常用米非司酮与米索前列醇序贯配伍用药。其特点是：①完全流产率高；②对母体无明显不良反应；③流产后月经能迅速恢复；④对再次妊娠无影响。

不良反应主要有消化道反应，严重者有大量出血，应在医生指导下用药。

考点：各类避孕药药理作用特点及临床应用

自测题

一、选择题

【A型题】

1. 黄体酮治疗先兆流产，必须肌内注射的主要理由是（　　）
   A. 口服吸收缓慢
   B. 口服给药排泄快
   C. 肌内注射吸收迅速
   D. 肌内注射能维持较高浓度
   E. 口服后在胃肠及肝内迅速破坏

2. 老年女性骨质疏松宜选用（　　）
   A. 黄体酮　　　　B. 泼尼松
   C. 甲睾酮　　　　D. 雌二醇
   E. 炔诺酮

3. 雌激素类药和孕激素均可用于（　　）
   A. 功能性子宫出血　B. 绝经期综合征
   C. 乳房胀痛　　　　D. 晚期乳腺癌
   E. 痤疮

4. 雌激素的临床应用是（　　）
   A. 痛经　　　　　B. 卵巢功能不全
   C. 子宫内膜异位症　D. 先兆流产
   E. 消耗性疾病

5. 下列关于氯米芬的叙述，正确的是（　　）
   A. 抑制卵巢雌激素合成，发挥抗雌激素作用
   B. 可用于卵巢囊肿的治疗
   C. 竞争性阻断孕激素受体
   D. 竞争性阻断雌激素受体
   E. 激动雌激素受体

【B型题】

（第6~8题备选答案）
   A. 氯米芬　　　　B. 雌二醇
   C. 睾酮　　　　　D. 黄体酮
   E. 苯丙酸诺龙

6. 属于雌激素受体阻断剂的是（　　）
7. 属于卵巢分泌的雌激素主要是（　　）
8. 天然孕激素主要是（　　）

【X型题】

9. 功能性子宫出血可应用（　　）
   A. 己烯雌酚　　　B. 黄体酮
   C. 前列腺素　　　D. 丙酸睾酮
   E. 甲羟孕酮

10. 抑制排卵的避孕药的主要不良反应是（　　）
    A. 子宫出血　　　B. 肝损害
    C. 类早孕反应　　D. 闭经
    E. 性功能改变

二、简答题

1. 简述雌激素的临床应用。
2. 比较雌激素和孕激素对月经周期的影响及对促性腺激素的分泌影响。

（顾海铮）

第27章 抗骨质疏松药

> **学习目标**
>
> **知识目标：**
> 1. 掌握抗骨质疏松药的分类；掌握双膦酸盐类、雌激素、降钙素的药理作用、作用机制、临床应用及不良反应。
> 2. 熟悉钙剂和锶盐的药理作用及临床应用。
> 3. 了解其他抗骨质疏松药的药理作用及临床应用。
>
> **能力目标：** 能利用所学知识对骨质疏松症患者进行用药指导、用药咨询和健康宣教。
>
> **素质目标：** 具有严肃认真、科学求实的态度，全心全意为患者服务的职业素养。

骨质疏松症（osteoporosis，OP）是一种以骨量减少、骨组织微观结构破坏和骨的力学功能下降为特征，伴随着骨脆性增加，易发生骨折的全身代谢性疾病。随着人口老龄化，骨质疏松症已跃居常见病、多发病的第七位，发病率逐年上升，已成为我国面临的重要公共健康问题之一。

骨质疏松症分为原发性和继发性两类。原发性又分为Ⅰ型骨质疏松症、Ⅱ型骨质疏松症和特发性骨质疏松症。Ⅰ型骨质疏松症常见于绝经后女性，由破骨细胞介导，小梁骨快速丢失，为雌激素缺乏所致；Ⅱ型骨质疏松症多发生在65岁以后，与高龄、慢性钙缺乏有关；特发性骨质疏松症主要发生在青少年，多数有骨质疏松家族史，女性多于男性。继发性骨质疏松症多由其他疾病或药物引起，如甲亢、糖尿病、胃肠道疾病、长期使用糖皮质激素类药物等。

抗骨质疏松药通过增加骨密度，改善骨质量以防治骨质疏松，显著降低骨折的发生风险。根据药物作用机制，可分为骨吸收抑制药和骨形成促进药及其他药物。

考点： 抗骨质疏松药的分类

案例 27-1

患者，女，58岁，因全身疼痛、乏力3年，加重半年就诊。患者平素体力活动少，户外晒太阳少，饮食不佳，睡眠一般，有便秘，小便正常，身高比以往矮3cm。腰椎CT显示L_3～L_4、L_4～L_5椎间盘膨出，腰椎骨质疏松，退行性变。患者L_1～L_4椎体的骨密度T值均低于–2.5。药物治疗：碳酸钙D 3600mg，每日两次；骨化三醇0.25μg，每日两次。

问题与思考：1. 目前防治骨质疏松症的药物有哪些？
2. 简述骨化三醇的药理作用。

第1节 骨吸收抑制药

临床上，抑制破骨细胞的骨吸收是主要的治疗措施，药物主要有双膦酸盐类、雌激素类及其受体调节剂、降钙素类等。

一、双膦酸盐类

双膦酸盐类是目前临床上治疗骨质疏松症最常用的一线药物，按其结构特点分为三代。第一代为不含氮双膦酸盐，代表药物为依替膦酸二钠，因活性低，不良反应多，现已少用；第二代为含氮双膦酸盐，代表药物有阿仑膦酸钠、帕米膦酸钠，效价约是第一代的1000倍，副作用也明显减少；第三代为具有杂环结构的含氮双膦酸盐，代表药物有利塞膦酸钠、唑来膦酸、伊班膦酸钠等，具有作用强、用量小、毒副作用小、使用方便等优点，效价约为第一代的10 000倍。

【体内过程】 双膦酸盐类药物口服吸收差，食物和Ca^{2+}可降低其吸收，增加胃液pH可使其生物利用度增加200%。吸收后主要分布在骨内，在骨内的半衰期可长达90d。主要经肾排泄。

【药理作用】 双膦酸盐类药物能特异地与骨质中的羟膦灰石结合，抑制破骨细胞的活性，促进破骨细胞的凋亡，抑制骨吸收，降低骨转换，维持骨的正平衡，有效降低骨折的发生率。

【临床应用】 用于治疗各种类型骨质疏松症、变形性骨炎，也可用于恶性肿瘤骨转移引起的高钙血症。

【不良反应】 双膦酸盐类药物的不良反应有：胃肠道反应，表现为上腹疼痛、恶心、呕吐、反酸等；骨矿化受损，表现为骨痛、骨软化，甚至骨折；此外，还有流感样症状、颌骨坏死、肾脏毒性等。为便于吸收，避免对食管和胃的刺激，口服含氮的双膦酸盐应于早晨空腹给药，并用足量温水送服，保持坐位或立位，服后30min内不宜进食和卧床。

考点：双膦酸盐类药物的药理作用、临床应用及不良反应

二、雌激素类及其受体调节剂

（一）雌激素类

常用的雌激素类药物有雌二醇、尼尔雌醇、甲羟孕酮等。

【药理作用】 雌激素能够有效预防绝经后骨丢失，增加骨质，减缓骨质疏松进程，减小骨折发生率。其机制主要是：①阻止生长因子和白细胞介素（主要是IL-6）的激活。IL-6可参与破骨细胞的形成和活化，刺激骨吸收。②增加破骨细胞凋亡。③延缓甲状旁腺激素（PTH）的分泌，减少骨吸收。由此，雌激素可有效抑制骨吸收，降低骨转换，从而增加骨密度。

【临床应用】 雌激素替代治疗（estrogen replacement treatment，ERT）是预防和治疗绝经后骨质疏松的有效措施之一。用于50岁之前存在原发性卵巢功能衰竭，在绝经期出现骨质稀少或骨质疏松症的女性，以及有骨质疏松症家族史和心血管疾病家族史的患者。

【不良反应】 常见的有恶心、食欲不振，还可引起子宫内膜过度增生及子宫出血。长期使用可增加乳腺癌、子宫内膜癌、静脉血栓形成的发生率。

（二）雌激素受体调节剂

雌激素受体调节剂是一种类似于雌激素的非雌激素类药物，属于非甾体类化合物，常用药物有他莫昔芬、雷洛昔芬等。该类药物具有双向性作用，对不同组织分别产生雌激素激动样或拮抗样作用。对骨组织表现为雌激素激动样作用，可抑制破骨细胞的骨吸收作用，促进成骨细胞的成骨。而对乳腺和子宫内膜却表现为雌激素拮抗样作用，可抑制乳腺和子宫内膜增生。因此，既保留了雌激素对骨组织和心血管系统的保护作用，又降低了致癌风险。可用于治疗绝经后妇女的骨质疏松症和乳腺癌。不良反应主要是会轻度增加静脉血栓的形成。

考点：雌激素类及其受体调节剂的药理作用及临床应用

三、降钙素类

降 钙 素

降钙素是一种含有32个氨基酸残基的多肽激素，主要由哺乳动物的甲状腺滤泡旁细胞（C细胞）产生。在鱼类中，降钙素则由鳃后腺分泌。药用降钙素可来自鲑鱼、鳗鱼或人工合成。口服后在胃液内迅速降解，临床多选择注射给药或鼻腔喷雾给药。需贮藏在冰箱内（2～8℃）保存。

降钙素通过激动降钙素受体，抑制小肠对Ca^{2+}的转运，抑制肾小管对钙、磷的重吸收，增加钙、

磷的排泄，降低血钙和血磷。同时，抑制破骨细胞的生物活性，减少骨吸收，使骨骼释钙减少。降钙素另一突出特点是能抑制PG合成和增强β-内啡肽作用，能明显缓解和减轻骨痛。临床用于绝经后骨质疏松症、老年性骨质疏松症，降低骨折发生率。还可用于变形性骨炎、高钙血症等。不良反应有恶心、呕吐、腹泻、食欲不振、面部潮红、局部炎症等。偶有过敏反应，长期用药可引起甲状腺功能异常和低钙血症，用药时应补充钙剂和维生素D。

考点：降钙素的药理作用及临床应用

第2节　骨形成促进药

促进骨形成的药物主要有甲状旁腺激素、雄激素及同化激素类、氟化物等。

一、甲状旁腺激素

甲状旁腺激素（parathyroid hormone，PTH）是由甲状旁腺分泌的肽类激素。具有升高血钙、降低血磷的作用，维持机体钙、磷代谢平衡。PTH对骨重建具有双重调节作用。小剂量促进成骨细胞释放骨生长因子，促进骨形成，增加骨量。大剂量增加破骨细胞活性，促进骨吸收，使骨钙释放入血，增加骨丢失。本药适用于男性骨质疏松症、绝经期后妇女骨质疏松症及糖皮质激素性骨质疏松症。每日皮下注射PTH可有效降低椎体与非椎体骨折发生率。不良反应有恶心、肢体疼痛、头痛、头晕等。长期大剂量使用时，可显著促进破骨细胞活性，引起骨溶解，增加骨质疏松性骨折的发生危险。

二、雄激素及同化激素类

常用药物有苯丙酸诺龙、司坦唑醇、甲睾酮、丙酸睾酮、普拉睾酮等。通过促进骨细胞的增殖和分化，促进骨基质蛋白的合成，刺激骨形成；也可抑制破骨细胞的生成。临床适用于衰老、运动减少、服用糖皮质激素导致的骨质疏松症。主要不良反应有肝损伤、男性化、水肿等。

三、氟　化　物

氟被吸收进入骨后可取代羟基，形成氟磷灰石，促进成骨细胞分裂，拮抗骨吸收，促进新骨形成。然而，氟对成骨细胞的增殖和分化起到双向调节作用。低浓度时促进骨形成，降低骨折发生率；高浓度时则会抑制成骨细胞，延迟骨的矿化，导致骨软化病。氟化物在临床上可用于治疗各种类型骨质疏松症，尤其适用于骨密度低于骨折阈值且中轴骨骨密度，明显降低的患者。然而，近年来的临床研究发现，尽管氟化物治疗能够一定程度上增加骨密度，却并不能有效降低骨折风险，长期使用反而可能增加骨折发生率的风险，并加重胃肠道反应。现不主张作为防治骨质疏松症的一线用药。

第3节　其他药物

一、骨健康基本补充剂

钙　　剂

钙是促进骨骼生长的物质基础，服用钙剂对于减缓骨丢失、改善骨矿化和维护骨骼健康有益。常用药物有无机钙，如碳酸钙、磷酸钙和氧化钙等；以及有机钙，如乳酸钙、葡萄糖酸钙、氨基酸螯合钙等。钙剂是治疗骨质疏松症的基础药物，也可用于佝偻病、骨软化病等的治疗，与维生素D、雌激素等药物合用，可增强疗效。长期大剂量使用可引起高钙血症、高钙尿症，表现为恶心、呕吐、厌食、腹痛、便秘、肾结石等。

维生素 D

常用药物有维生素 D 及其活性产物阿法骨化醇和骨化三醇。

维生素 D 可促进小肠和肾小管对钙、磷的吸收，抑制甲状旁腺激素过度分泌导致的骨吸收增加，提高成骨细胞的功能，促进钙、磷沉积于骨组织中，使骨钙化等，从而促进骨形成，增加肌肉张力，缓解疼痛，降低跌倒风险，降低骨折发生率。本药适用于原发性骨质疏松症及糖皮质激素性骨质疏松症，尤其适用于老年患者。不良反应主要为消化道反应，表现为恶心、呕吐、食欲不振等，亦可出现皮疹、失眠、头痛等。与钙剂合用易发生高钙血症等。

考点：维生素 D 的药理作用及临床应用

二、维生素 K

维生素 K 对骨代谢具有双重调节作用，并有一定程度抑制骨吸收的作用。可作用于成骨细胞，促进骨组织钙化，促进骨形成，同时还能直接诱导破骨细胞凋亡，抑制骨吸收，从而增加骨密度。可用于骨质疏松症及其并发症的治疗。

三、锶 盐

雷奈酸锶（strontium ranelate）是新一代的抗骨质疏松药物，可同时作用于成骨细胞和破骨细胞，具有抑制骨吸收、促进骨形成的双重作用，可显著提高骨密度，增加骨量和骨强度。降低绝经后骨质疏松症患者椎骨及非椎骨骨折的风险，并有良好的耐受性。锶盐（如雷奈酸锶）可作为治疗绝经后骨质疏松症的双膦酸盐的替代药物，代表了骨质疏松症治疗的重要进展。

自测题

一、选择题

【A 型题】

1. 双膦酸盐的药理作用是（ ）
   A. 抑制骨吸收　　　B. 促进骨合成
   C. 促进骨矿化　　　D. 促进生长因子
   E. 抑制破骨细胞凋亡

2. 抑制骨吸收的药物不包括（ ）
   A. 双膦酸盐　B. 降钙素　　C. 雌激素
   D. 维生素 D　E. 雷洛昔芬

3. 服用时需空腹并采取坐位或立位的药物是（ ）
   A. 降钙素　　B. 钙剂　　　C. 骨化三醇
   D. 雷洛昔芬　E. 阿仑膦酸钠

4. 有抑制 PG 合成和增强 β-内啡肽作用，能明显缓解和减轻骨痛的药物是（ ）
   A. 降钙素　　B. 双膦酸盐　C. 雌激素
   D. 维生素 K　E. 氟化物

【B 型题】

（第 5～7 题备选答案）
   A. 双膦酸盐　　　　B. 降钙素
   C. 雷洛昔芬　　　　D. 雷尼酸锶
   E. 钙剂和维生素 D

5. 属于雌激素受体调节剂的是（ ）
6. 属于骨健康基本补充剂的是（ ）
7. 具有抑制骨吸收和促进骨合成双重作用的药物是（ ）

【X 型题】

8. 治疗老年性骨质疏松症的常用药物有（ ）
   A. 维生素 D　　　　B. 钙剂
   C. 雌激素类　　　　D. 阿仑膦酸钠
   E. 雷洛昔芬

9. 下列关于降钙素的叙述正确的是（ ）
   A. 可来自鲑鱼
   B. 可用于高钙血症
   C. 属多肽制剂
   D. 可采用鼻腔喷雾给药
   E. 治疗骨质疏松时宜同时补钙

二、简答题

1. 简述抗骨质疏松药的分类及代表药。
2. 简述双膦酸盐类药物的药理作用。

（樊一桥）

第 7 篇 化学治疗药物

第 28 章 抗菌药物概论

> **学习目标**
>
> **知识目标：**
> 1. 掌握抗菌谱、抗菌活性、化疗指数、抗菌后效应和耐药性的概念。
> 2. 熟悉化疗药、抗菌药、抗生素、抑菌药、杀菌药和首次接触效应的概念；熟悉抗菌药物的作用机制和抗菌药物的合理应用原则。
> 3. 了解细菌耐药性产生的机制。
>
> **能力目标：** 能利用所学的知识进行健康教育，正确指导患者安全、合理使用抗菌药物。
>
> **素质目标：** 具备严谨的工作作风；具有安全用药的意识。

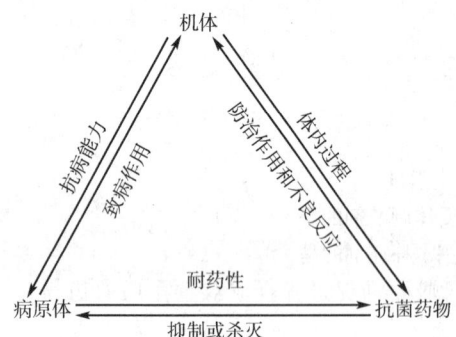

图 28-1 机体、药物、病原体三者之间的相互作用关系

对病原微生物、寄生虫及恶性肿瘤细胞所致疾病的药物治疗称为化学治疗（chemotherapy，简称化疗）。用于化学治疗的药物称化学治疗药物（chemotherapeutic drug，简称化疗药），包括抗微生物药、抗寄生虫药和抗恶性肿瘤药。抗微生物药（antimicrobial drug）是指能抑制或杀灭病原微生物，用于防治病原微生物所致感染性疾病的药物。包括抗菌药、抗真菌药和抗病毒药。抗菌药（antibacterial drug）是指能抑制或杀灭细菌（还包括衣原体、支原体、立克次体等），用于防治细菌感染性疾病的药物，包括抗生素和人工合成抗菌药。在应用抗菌药物治疗感染性疾病过程中，应注意机体、病原体与药物三者之间的相互关系（图 28-1）。

病原体在疾病的发生上起着重要作用，但病原体不能决定疾病的全过程，机体的反应性、免疫状态和防御功能对疾病的发生、发展与转归也有重要作用。因此，要重视三者间的辩证关系，一方面合理应用药物，充分发挥其抗病原体作用，同时调动机体防御功能以战胜病原体；另一方面应避免或减少药物对机体产生的不良反应和病原体对药物产生的耐药性。

理想的抗菌药应对致病菌有高度选择性，对人体无毒或低毒，并能增强机体的防御功能，有较好的药动学特点，细菌对其不易产生耐药性，使用方便，价格低廉。

第 1 节 常用术语

1. 抗生素（antibiotic） 是指微生物（细菌、真菌和放线菌属）的代谢产物，具有杀灭或抑制其他病原体或活性物质作用的一类药物。抗生素分为天然抗生素和人工半合成抗生素，前者由微生物培养液中提取获得，后者通过对天然抗生素进行结构改造得到。

2. 抗菌谱（antimicrobial spectrum） 是指抗菌药物的抗菌范围，包括窄谱和广谱。抗菌范围小，仅对一种细菌或少数细菌有抗菌作用的药物属窄谱抗菌药，例如，异烟肼仅对结核分枝杆菌有效。抗菌范围广泛，对多种病原微生物有效的药物为广谱抗菌药，例如，氟喹诺酮类对多种病原微生物有效，不仅对革兰氏阳性（G^+）菌和革兰氏阴性（G^-）菌有作用，对衣原体、支原体等也有作用。抗菌谱是临床选用抗菌药的基础。

3. 抗菌活性（antibacterial activity） 是指抗菌药物抑制或杀灭病原微生物的能力。可用体内和体外两种试验方法测定，其中体外抗菌活性常用最低抑菌浓度和最低杀菌浓度表示。

（1）最低抑菌浓度（minimal inhibitory concentration，MIC） 是指能够抑制培养基内细菌生长的最低药物浓度。

（2）最低杀菌浓度（minimal bactericidal concentration，MBC） 是指能够杀灭培养基内细菌或使细菌数减少99.9%的最低药物浓度。

MIC或MBC值越小，药物抗菌能力越强。

4. 抑菌药（bacteriostatic） 指仅能抑制细菌生长繁殖，而无杀灭作用的抗菌药，如大环内酯类、四环素类等。

5. 杀菌药（bactericide） 指不仅能抑制细菌生长繁殖，而且具有杀灭作用的抗菌药，如青霉素类、头孢菌素类等。

6. 化疗指数（chemotherapeutic index，CI） 是评价化疗药物安全性的重要指标。通常以动物实验的半数致死量和半数有效量之比（LD_{50}/ED_{50}）表示，或以导致5%实验动物死亡的致死量和95%实验动物的有效量之比（LD_5/ED_{95}）表示。一般情况下，化疗指数越大，表示药物越安全。但化疗指数不能作为评价药物安全性的唯一指标，化疗指数大的药物并非绝对安全，如青霉素的化疗指数很大，几乎无毒，但可引起过敏性休克甚至死亡。

7. 抗菌后效应（postantibiotic effect，PAE） 指抗菌药物发挥抗菌作用后，当药物已低于最低抑菌浓度或被消除后，细菌生长仍然受到持续抑制的效应，也称抗生素后效应。PAE延长了抗菌药在体内的作用时间，一定程度上增强了其抗菌作用。PAE可作为设计临床给药方案的参考依据。

8. 首次接触效应（first expose effect，FEE） 指抗菌药物在初次接触细菌时有强大的抗菌效应，再度接触时不再出现该强大效应，或连续接触后抗菌效应不再明显增强，需要间隔相当时间（数小时）后才会再起作用。氨基糖苷类抗生素具有明显的首次接触效应。

考点：抗菌谱、抗菌活性、化疗指数和抗菌后效应的概念

第2节 抗菌药物的作用机制

抗菌药物主要是通过干扰细菌的生化代谢过程，影响其结构和功能，使其失去正常生长繁殖能力，从而产生抑制或杀灭细菌的作用（图28-2）。

1. 抑制细菌细胞壁合成 细菌细胞膜外是一层坚韧的细胞壁，能抵御菌体内强大的渗透压，具有保护和维持细菌正常形态的功能。细菌细胞壁重要结构成分是肽聚糖（又称黏肽），肽聚糖由N-乙酰葡萄糖胺与十肽相连的N-乙酰胞壁酸重复交叉连接而成。β-内酰胺类抗生素通过抑制细菌细胞壁肽聚糖合成而发挥杀菌作用。其他抑制细菌细胞壁合成的抗菌药物有万古霉素类、磷霉素和杆菌肽等。

2. 影响细菌细胞膜的通透性 细菌细胞膜主要是由类脂质和蛋白质分子构成的一种半透膜，具有渗透屏障和转运物质的功能。多黏菌素类抗生素具有表面活性作用，能选择性地与细菌细胞膜中的磷脂结合；制霉菌素和两性霉素B等多烯类抗生素则能与真菌细胞膜中固醇类物质结合。它们均能使

细胞膜通透性增加，导致菌体内的蛋白质、核苷酸、氨基酸、糖和盐类等外漏，从而使细菌死亡。

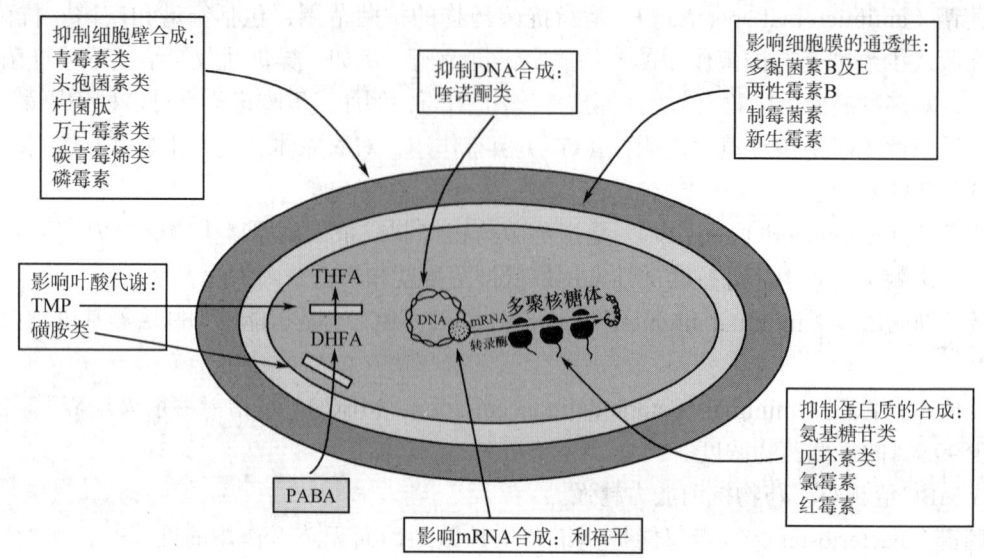

图 28-2　抗菌药物作用机制示意图

DHFA：二氢叶酸；THFA：四氢叶酸

3. 抑制细菌蛋白质合成　核糖体是蛋白质合成的主要场所。细菌的核糖体为 70S，由 30S 和 50S 亚基组成；哺乳动物是真核细胞，其核糖体为 80S，由 40S 与 60S 亚基构成。抗菌药物对细菌核糖体有高度选择性，而不影响哺乳动物蛋白质合成。氨基糖苷类抗生素通过影响细菌蛋白质合成的全过程，发挥杀菌作用；四环素类可与 30S 亚基结合，大环内酯类、林可霉素类和氯霉素可与 50S 亚基结合，抑制蛋白质合成，发挥抑菌作用。

4. 抑制细菌核酸代谢　喹诺酮类药物通过抑制细菌 DNA 回旋酶，从而抑制 DNA 合成，产生杀菌作用。利福平通过抑制 DNA 依赖的 RNA 多聚酶，阻碍 mRNA 合成而产生杀菌作用。

5. 抑制细菌叶酸代谢　磺胺类药物与甲氧苄啶（TMP）可分别抑制细菌二氢蝶酸合成酶与二氢叶酸还原酶，妨碍细菌体内的叶酸代谢，最终影响核酸合成，从而抑制细菌的生长繁殖。

考点：抗菌药物的作用机制

第 3 节　细菌耐药性

细菌耐药性（bacterial resistance）又称抗药性，是指细菌对抗菌药物不敏感的现象。随着抗菌药的广泛应用，细菌的耐药性日趋严重。

一、细菌耐药性的种类

细菌耐药性分为固有耐药性和获得耐药性两种。前者是基于药物作用机制的一种内在的耐药性，由细菌染色体基因决定，代代相传，不会改变，又称天然耐药性，如肠道 G⁻杆菌对青霉素天然耐药；后者是指细菌与抗菌药多次接触后，对抗菌药的敏感性降低甚至消失，可因不再接触抗菌药而消失，也可因质粒将耐药基因转移给染色体而代代相传，成为固有耐药，如金黄色葡萄球菌产生 β-内酰胺酶而对 β-内酰胺类抗生素耐药。细菌耐药大多数属于后者，临床意义较大。

细菌仅对一种抗菌药产生耐药性称为单药耐药；细菌同时对两种或两种以上抗菌药产生耐药性称为多重耐药（multi-drug resistance，MDR），又称多药耐药；细菌对绝大多数抗菌药均不敏感，称为泛耐药性（pan-drug resistance，PDR）。当细菌对某种抗菌药产生耐药性后，对其他抗菌药也同样耐药，称为交叉耐药性。

二、耐药性产生的机制

（一）产生灭活酶

细菌产生的灭活酶包括水解酶和钝化酶两种，通过破坏抗菌药物结构而使其失去活性。例如，金黄色葡萄球菌产生的β-内酰胺酶（β-lactamase），可水解β-内酰胺类抗生素的活性结构β-内酰胺环，从而使药物失去抗菌作用；钝化酶又称合成酶，可催化某些基团连接到氨基糖苷类抗生素的氨基或羟基上，使其结构改变而失去抗菌活性。

（二）降低细胞膜通透性

细菌可利用多种方式阻止抗菌药通过细胞膜进入菌体内，如G^-杆菌的细胞外膜对青霉素G有天然屏障作用；细菌接触抗菌药后，可通过改变外膜通道蛋白的性质和数量来降低通透性而产生获得性耐药，如铜绿假单胞菌和其他G^-杆菌外膜通道蛋白构型改变或缺失，导致β-内酰胺类抗生素、喹诺酮类不易进入菌体内，产生耐药。

（三）改变抗菌药物作用靶位

1. 细菌可通过改变靶位蛋白的结构，降低与抗菌药的亲和力，导致抗菌作用减弱，如肺炎链球菌对青霉素的高度耐药性即通过此机制产生。
2. 细菌产生新的、原来敏感菌没有的靶蛋白，使抗菌药不能与其结合而产生耐药性，如耐甲氧西林金黄色葡萄球菌（MRSA）对β-内酰胺类抗生素的高度耐药性即通过此机制产生。
3. 细菌靶蛋白数量增加，即使抗菌药存在时，仍有足够数量的靶蛋白可维持细菌的正常功能和形态，从而对抗菌药产生耐药性，此为肠球菌对β-内酰胺类抗生素的耐药机制之一。

（四）增强药物主动外排系统活性

某些细菌能将进入菌体的药物泵出体外，使菌体内抗菌药物浓度降低而产生耐药性。因这种泵需要能量，故称为主动外排系统。通常受主动外排系统影响的药物有β-内酰胺类、喹诺酮类、大环内酯类、四环素类和氯霉素类等。

（五）改变代谢途径

细菌通过改变自身代谢途径而产生耐药性。例如，细菌可通过直接利用外源性的叶酸或产生较多的对氨基苯甲酸（PABA）而对磺胺类药物产生耐药性。

考点：细菌耐药性产生的机制

三、耐药性的防控措施

由于抗菌药物的广泛应用，耐药性发生率逐年增加。为了减少和避免耐药性的产生，对抗菌药物临床应用要加强管理，严格控制并合理使用；可用一种抗菌药物控制的感染不采取多种抗菌药物联合应用；窄谱抗菌药可控制的感染不用广谱抗菌药物；严格掌握抗菌药物预防应用、局部应用的适应证，避免滥用；医院内应对耐药菌感染的患者采取相应的消毒隔离措施，防止细菌的院内交叉感染；抗菌药必须凭医生处方购买。

第4节 抗菌药物的合理应用原则

抗菌药物对感染性疾病的防治发挥了重要作用，但随着抗菌药物的广泛应用，尤其是滥用或不合理应用，带来了许多严重问题，如细菌耐药性、毒性反应、过敏反应、二重感染等，因此，必须合理应用抗菌药物。

一、抗菌药物治疗性应用的基本原则

（一）诊断为细菌性感染者方有指征应用抗菌药物

正确的临床诊断和细菌学诊断是合理选用药物的基础。诊断为细菌、真菌感染者方有指征应用抗菌药物；由结核分枝杆菌、非结核分枝杆菌、支原体、衣原体、螺旋体、立克次体及部分原虫等病原微生物所致的感染亦有指征应用抗菌药物。缺乏细菌及上述病原微生物感染的临床或实验室证据，诊断不能成立者，以及病毒性感染者，均无应用抗菌药物指征。

（二）根据病原菌种类及药物敏感试验结果选用抗菌药物

有针对性地选用抗菌药物是合理用药的重要原则。抗菌药物品种的选用，原则上应根据细菌药物敏感试验的结果而定。对临床诊断为细菌性感染的患者，应尽早明确病原菌和药敏试验结果，并据此制订抗菌药物治疗方案。

（三）抗菌药物的经验治疗

对于临床诊断为细菌性感染的患者，在病原菌及药敏试验结果不明时，可先根据临床诊断推测可能的病原菌，并结合当地细菌耐药性监测数据，先给予抗菌药物经验治疗；待获知病原学检测结果及药敏试验结果后，再结合先前的治疗反应调整用药方案。

（四）按照药物的抗菌作用及其体内过程特点选择用药

各种抗菌药物的药效学和人体药动学特点不同，因此各有不同的临床适应证。应根据各种抗菌药物的药学特点，按临床适应证正确选用抗菌药物。

（五）综合患者病情、病原菌种类及抗菌药物特点制订抗菌治疗方案

根据患者的年龄、性别、生理和病理状态、肝肾功能、免疫功能、感染部位、感染程度及抗菌药物药效学和药动学特点制订抗菌治疗方案，包括抗菌药物的选用品种、剂量、给药次数、给药途径、疗程等。

二、抗菌药物预防性应用的基本原则

（一）严格控制抗菌药物的预防应用

预防性应用抗菌药物的目的是防止细菌可能引起的感染，不适当的预防用药可引起病原菌高度耐药，发生继发感染而难以控制，因此，预防用药应具有明确的指征，仅限于少数经临床证明确实有效的以下几种情况。

1. 苄星青霉素、普鲁卡因青霉素或红霉素常用于风湿性心脏病患儿及常发生链球菌咽炎或风湿热的儿童和成人，以防止风湿热的发作，而且需数年以上疗程的预防用药，直到病情稳定。

2. 若在流行性脑膜炎发病的季节，可口服磺胺嘧啶做预防用药。

3. 进入疟疾疫区的人群在进入前2周开始服用乙胺嘧啶与磺胺多辛的复方制剂，时间不宜超过3个月。

4. 青霉素、阿莫西林、头孢唑林可分别用于风湿性心脏病、先天性心脏病患者、人工瓣膜患者，进行口腔、上呼吸道、尿道及心脏手术前。

5. 青霉素或阿莫西林可用于战伤、复合外伤、闭塞性脉管炎患者截肢手术后，以防止由产气荚膜杆菌引起的气性坏疽，对青霉素过敏者可选用克林霉素或甲硝唑。

6. 胃肠道、胸腹部手术后应用抗菌药物1～3d。

（二）避免抗菌药物的局部应用

皮肤黏膜局部应用抗菌药物后，很少被吸收，在感染部位不能达到有效治疗浓度，反而易导致耐药菌产生，因此治疗全身性感染或脏器感染时应避免局部应用抗菌药物。局部用药宜采用刺激性小、

不易吸收、不易导致耐药性和过敏反应的抗菌药物。青霉素类、头孢菌素类等较易产生过敏反应的药物不可局部应用。

三、抗菌药物的联合应用

联合用药的目的在于提高疗效、减少不良反应、延缓或减少耐药菌株的产生，对混合感染或未做细菌学诊断的患者，可扩大抗菌范围。

（一）联合用药的指征

单一药物可有效治疗的感染不需要联合用药，仅在下列情况时有指征联合用药。

1. 病原菌尚未查明的严重感染，包括免疫缺陷者的严重感染，为扩大抗菌范围可选择联合用药，待病原菌诊断明确后即调整用药。

2. 单一抗菌药不能控制的严重感染，需氧菌及厌氧菌混合感染，2种及2种以上病原菌感染，以及多重耐药菌或泛耐药菌感染，如肠穿孔后腹膜炎、胸腹严重创伤后、感染性心内膜炎或败血症等。

3. 需长疗程治疗，但病原菌易对某些抗菌药物产生耐药性的感染，如结核病、某些侵袭性真菌病；或病原菌含有不同生长特点的菌群，需要应用不同抗菌机制的药物联合使用，如结核和非结核分枝杆菌。

4. 毒性较大的抗菌药物，联合用药时剂量可适当减少而使毒性减轻，但需有临床资料证明其同样有效，如两性霉素B与氟胞嘧啶联合治疗隐球菌脑膜炎时，前者的剂量可适当减少，以减少其毒性反应。

（二）联合用药的效果

抗菌药按其作用性质可分为四大类：Ⅰ类为繁殖期杀菌药，如β-内酰胺类、万古霉素类；Ⅱ类为静止期杀菌药，如氨基糖苷类、喹诺酮类、多黏菌素类；Ⅲ类为快速抑菌药，如四环素类、氯霉素类、大环内酯类、林可霉素类；Ⅳ类为慢速抑菌药，如磺胺类等。

联合应用抗菌药物可获得协同、拮抗、相加、无关四种效果。

Ⅰ、Ⅱ类抗菌药联合应用可获协同作用，如青霉素与链霉素或庆大霉素联合，由于青霉素可破坏细菌细胞壁，从而使链霉素、庆大霉素易进入细菌细胞内，作用于靶位发挥抗菌作用；Ⅰ、Ⅲ类抗菌药联合应用可产生拮抗作用，是因为Ⅲ类抗菌药可迅速抑制细菌蛋白质合成而使细菌处于静止状态，造成Ⅰ类抗菌药难以发挥其繁殖期杀菌作用，导致抗菌活性减弱，如青霉素与氯霉素、四环素类合用；Ⅰ、Ⅳ类抗菌药合用，Ⅳ类抗菌药对Ⅰ类抗菌药不会产生重要影响，合用产生相加作用，如青霉素与磺胺嘧啶合用治疗流行性脑膜炎可提高疗效；Ⅱ、Ⅲ类抗菌药物合用，可产生相加或协同作用；Ⅲ、Ⅳ类抗菌药物合用，也可获相加作用。

应注意，作用机制相同的同一类药物合用时，有可能疗效不增强，反而增加毒性，如氨基糖苷类药物彼此间不能合用。大环内酯类、林可胺类、氯霉素类药物，因其作用机制相似，合用时药物相互竞争相近的靶位，也会出现拮抗作用。不同种类抗菌药物联用也可导致某些毒性增加，如氨基糖苷类与第一代头孢菌素联用可导致肾毒性增强，不宜联用。

（三）药物配伍注意事项

临床用药时，除考虑联合用药的协同和相加作用外，还应注意药物的配伍禁忌。

1. 青霉素与庆大霉素联用时，如在体外混合，青霉素的β-内酰胺环可与庆大霉素的氨基糖结合，生成无活性的氨基酰胺化合物，降低疗效。β-内酰胺类抗生素与氨基糖苷类抗生素体外混合均产生类似结果，故两者联用时，应分别溶解，分瓶输注。

2. 头孢菌素类和青霉素类的水溶液稳定性较差且易受pH的影响，酸性或碱性条件会加速分解，应严禁与酸性药物（如维生素C、氨基酸等）或碱性药物（如氨茶碱、碳酸氢钠等）配伍，最好采用注射用水或等渗氯化钠注射液作溶媒，若溶于葡萄糖溶液中，则分解增快而导致疗效降低。

3. 红霉素先用灭菌注射用水溶解，然后加入生理盐水或其他电解质溶液中稀释，也可加入含葡萄糖的溶液稀释，但因葡萄糖溶液偏酸性，必须每100ml溶液中加入4%碳酸氢钠1ml。

4.两性霉素B不能溶于生理盐水，先用灭菌注射用水溶解，然后用5%葡萄糖注射液稀释。

考点：抗菌药物的合理应用原则

自测题

一、选择题

【A型题】

1. 抗菌谱是指（　　）
   A. 抗菌药的治疗指数
   B. 抗菌药的抗菌范围
   C. 抗菌药的抗菌能力
   D. 抗菌药的治疗效果
   E. 抗菌药的适应证

2. 抗菌活性是指（　　）
   A. 抗菌药物的抗菌范围
   B. 抗菌药物抑制或杀灭病原微生物的能力
   C. 抑制培养基内细菌生长的最低药物浓度
   D. 杀灭培养基内细菌的最低药物浓度
   E. 药物在初次接触细菌时的强大抗菌效应

3. 联合使用抗菌药物的指征不包括（　　）
   A. 单一抗菌药物不能有效控制的混合感染
   B. 需要较长时间用药，细菌有可能产生耐药性者
   C. 合并病毒感染者
   D. 联合用药以减少毒性较大的抗菌药物的剂量
   E. 抗菌药不易渗入部位的感染

4. 肠道G⁻杆菌对青霉素不敏感，此现象是（　　）
   A. 天然耐药　　　　B. 获得耐药
   C. 多重耐药　　　　D. 泛耐药
   E. 交叉耐药

5. 关于细菌耐药性产生的机制，错误的是（　　）
   A. 产生灭活酶
   B. 改变靶位结构
   C. 增强药物主动外排系统活性
   D. 增加细菌细胞膜的通透性
   E. 改变代谢途径

6. 下列属繁殖期杀菌药的是（　　）
   A. 氨基糖苷类　　　B. 青霉素类
   C. 四环素类　　　　D. 氯霉素类
   E. 大环内酯类

【B型题】

（第7～11题备选答案）
   A. 抑制细菌细胞壁合成
   B. 抑制菌体蛋白质合成
   C. 影响细菌细胞膜通透性
   D. 干扰细菌DNA合成
   E. 影响细菌叶酸代谢

7. β-内酰胺类抗生素的抗菌机制是（　　）
8. 大环内酯类抗生素的抗菌机制是（　　）
9. 氨基糖苷类抗生素的抗菌机制是（　　）
10. 喹诺酮类药物的抗菌机制是（　　）
11. 磺胺类药物的抗菌机制是（　　）

（第12～16题备选答案）
   A. 协同　　　　　　B. 相加
   C. 拮抗　　　　　　D. 相加或无关
   E. 相加或协同

12. 繁殖期杀菌药与静止期杀菌药合用的效果是（　　）
13. 繁殖期杀菌药与快速抑菌药合用的效果是（　　）
14. 繁殖期杀菌药与慢速抑菌药合用的效果是（　　）
15. 静止期杀菌药与快速抑菌药合用的效果是（　　）
16. 快速抑菌药与慢速抑菌药合用的效果是（　　）

【X型题】

17. 关于化疗指数（CI）的描述，错误的是（　　）
    A. CI反映药物的治疗效果
    B. CI=LD_{50}/ED_{50}
    C. CI小说明药物临床应用更安全
    D. CI是衡量药物安全性的有效指标
    E. CI也可用LD_5/ED_{95}表示

18. 属于抑菌药的是（　　）
    A. 林可霉素类　　　B. 磺胺类
    C. 大环内酯类　　　D. 氯霉素类
    E. 四环素类

19. 抑制细菌蛋白质合成的抗菌药物有（　　）
    A. 氯霉素　　　　　B. 四环素
    C. 头孢菌素类　　　D. 氨基糖苷类
    E. 大环内酯类

20. 联合应用抗菌药的目的是（　　）
    A. 提高疗效　　　　B. 发挥协同抗菌作用
    C. 扩大抗菌范围　　D. 减少不良反应
    E. 延缓或减少耐药菌株的产生

二、简答题

1. 举例说明抗菌药物的作用机制。
2. 简述细菌耐药性产生的机制。
3. 简述抗菌药物联合应用的目的和指征。

（李红彩）

第29章 抗生素

> **学习目标**
>
> **知识目标：**
> 1. 掌握青霉素、头孢菌素类的抗菌作用、临床应用、主要不良反应及防治措施；掌握大环内酯类的抗菌作用、临床应用及不良反应；掌握氨基糖苷类抗生素的共性。
> 2. 熟悉半合成青霉素的种类、作用特点及临床应用；熟悉林可胺类、糖肽类、常用氨基糖苷类、四环素类、氯霉素等抗生素的作用特点、临床应用及不良反应。
> 3. 了解其他β-内酰胺类、多黏菌素类的药理作用及临床应用。
>
> **能力目标：** 具备观察药物的疗效、不良反应及做出正确处理的能力，能正确指导患者合理使用抗生素。
>
> **素质目标：** 了解滥用抗生素的危害，具有科学严谨的工作态度，全心全意为患者服务的职业素养。

第1节 β-内酰胺类抗生素

案例29-1

患者，女，30岁，5d前淋雨后寒战、高热、咳嗽、咳少量黏液痰，时有铁锈色痰，经诊断为肺炎链球菌肺炎。

问题与思考：1. 患者应选用哪种抗生素进行治疗？
2. 所选抗生素的主要不良反应是什么？如何防治？

β-内酰胺类抗生素（β-lactam antibiotic）是指化学结构中含有β-内酰胺环的一类抗生素，包括青霉素类、头孢菌素类和其他β-内酰胺类。本类抗生素品种多，它们的共同作用机制是抑制细菌细胞壁的合成，共同特点是抗菌活性高、毒性低、适应证广、疗效高等，临床广泛应用。

一、青霉素类

青霉素类（penicillin）抗生素的基本结构由母核6-氨基青霉烷酸（6-aminopenicillanic acid，6-APA）和侧链（R—CO—）组成（图29-1）。母核由噻唑环和β-内酰胺环骈合而成，β-内酰胺环为抗菌活性重要部分，破坏后抗菌活性即消失。侧链则主要与抗菌谱、耐酸、耐酶等药理活性有关。青霉素类按来源不同可分为天然青霉素和半合成青霉素两大类。

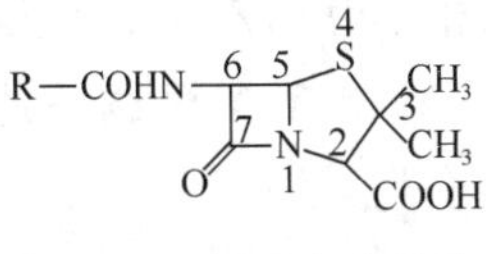

图29-1 青霉素类抗生素的基本结构

（一）天然青霉素

天然青霉素是从青霉菌培养液中提取获得，含有G、K、F、X和双氢F等，其中青霉素G性质相对较稳定、抗菌作用较强、产量较高、毒性低，故临床常用。

青霉素G

青霉素G（penicillin G）又称苄青霉素（benzylpenicillin），是最早应用于临床的抗生素。其侧链为苄基，为一不稳定的有机酸，难溶于水。临床常用其钠盐或钾盐，其干燥粉末性质稳定，易溶于水，但水溶液性质极不稳定，易被酸、碱、醇、氧化剂、重金属离子分解破坏，且不耐热，室温中放置24h后大部分降解失效，并生成具有抗原性的降解产物青霉噻唑和青霉烯酸，易引起过敏反应，故应临用时配制，并避免与其他药物制剂配伍使用。

【体内过程】 青霉素不耐酸，口服易被胃酸和消化酶破坏，不宜口服给药。肌内注射吸收迅速而完全，0.5～1.0h血药浓度达高峰。因脂溶性低而难进入细胞内，主要分布于细胞外液，并能广泛分布于全身各部位；不易透过血脑屏障，脑脊液中浓度低，但脑膜炎时药物较易进入，可达有效浓度。几乎全部以原型经肾排泄，约10%经肾小球滤过，90%经肾小管分泌，$t_{1/2}$为0.5～1.0h，有效作用时间可维持4～6h。

青霉素钠盐和钾盐为短效制剂，为延长青霉素的作用时间，可采用难溶性混悬剂普鲁卡因青霉素（procaine benzylpenicillin，双效西林）或油剂苄星青霉素（benzathine benzylpenicillin，长效西林，bicillin），二者肌内注射后在注射部位缓慢溶解吸收，维持时间较久，称为青霉素长效制剂。

【抗菌谱】 抗菌谱窄，主要对G^+菌作用强，对G^-菌作用弱。

1. G^+球菌 如溶血性链球菌、肺炎链球菌、草绿色链球菌、不产酶的金黄色葡萄球菌、表皮葡萄球菌等。

2. G^+杆菌 如白喉棒状杆菌、炭疽芽孢杆菌、产气荚膜梭菌、破伤风梭菌、丙酸杆菌等。

3. G^-球菌 如脑膜炎奈瑟球菌、敏感的淋病奈瑟球菌等。

4. 少数G^-杆菌 如流感嗜血杆菌、百日咳鲍特菌等。

5. 螺旋体、放线菌 如梅毒螺旋体、钩端螺旋体、回归热螺旋体、牛放线杆菌等。

【抗菌机制】 青霉素通过与青霉素结合蛋白（penicillin binding protein，PBP）结合，抑制细菌转肽作用，从而抑制细菌细胞壁的合成，导致细胞壁缺损，菌体膨胀裂解，同时，通过增加细胞壁细菌自溶酶的活性，引起细菌死亡，产生杀菌作用。对繁殖期细菌作用强，对静止期细菌作用弱，属繁殖期杀菌剂。

链接 青霉素的发现

1928年的一天，英国细菌学家弗莱明偶然发现他研究的金黄色葡萄球菌培养皿上附着了一层青霉菌，在青霉菌近旁，葡萄球菌菌落已被溶解。弗莱明意识到这种霉菌可能分泌了一种能够裂解葡萄球菌的物质，并将该物质命名为"青霉素"。

1939年，英国牛津大学生物化学家钱恩和病理学家弗洛里用青霉素重新做了实验，进一步研究了青霉素的分离、提纯和临床应用。1941年在伦敦成功地治疗了第一例葡萄球菌和链球菌混合感染的患者，由此开创了抗生素治疗的新纪元。

为了表彰这一造福人类的贡献，弗莱明、钱恩、弗洛里于1945年共同获得诺贝尔生理学或医学奖。

【耐药性】 金黄色葡萄球菌、淋病奈瑟球菌、肺炎链球菌、脑膜炎奈瑟球菌等极易对青霉素产生耐药性。耐药机制主要是产生β-内酰胺酶（β-lactamase），水解青霉素的β-内酰胺环，使其失去抗菌活性；也可通过改变靶位PBP、改变菌膜通透性、增强药物外排及减少自溶酶而产生耐药性。

【临床应用】 肌内注射或静脉滴注治疗敏感菌所致感染。

1. G^+球菌感染 如溶血性链球菌引起的咽炎、扁桃体炎、中耳炎、蜂窝织炎、心内膜炎、丹毒、猩红热、产褥热等；肺炎链球菌引起的大叶性肺炎、支气管肺炎、脓胸等；草绿色链球菌引起的心内膜炎，因病灶部位形成赘生物，常需特大剂量静脉滴注；敏感的金黄色葡萄球菌引起的疖、痈、脓肿、骨髓炎、败血症等。

2. G^+杆菌感染 如白喉、破伤风、炭疽、气性坏疽等，因青霉素不能中和细菌产生的外毒素，需合用相应的抗毒素。

3. G^-球菌感染 如脑膜炎奈瑟球菌引起的流行性脑脊髓膜炎，淋病奈瑟球菌引起的淋病。

4. 螺旋体感染 如钩端螺旋体病、梅毒、回归热等，需早期、大剂量用药。

5. 放线菌感染 如放线菌引起的局部肉芽肿样炎症、脓肿、多发性瘘管及肺部感染、脑脓肿等，应大剂量、长疗程用药。

【不良反应】

1. 过敏反应 最常见，居各种抗菌药之首，发生率为1%~10%，以皮肤过敏和血清病样反应较多见，但多不严重，停药或服用H_1受体阻断药后可消失。最严重的为过敏性休克，主要表现为呼吸衰竭、循环衰竭和中枢抑制。为防止过敏反应的发生，在使用青霉素时应采取以下措施：①详细询问患者药物过敏史，有青霉素过敏史者禁用，有其他药物过敏史者慎用。②凡初次使用、用药间隔3d以上或更换批号者用药前必须做皮试，应用普鲁卡因青霉素时，应分别进行普鲁卡因、青霉素皮试，皮试阳性者禁用。③皮试阴性者注射青霉素后仍有可能发生过敏性休克，故注射后需观察30min，无异常反应者方可离去。④备好急救药品和器材，做好抢救准备。⑤一旦发生过敏性休克，立即皮下或肌内注射0.1%肾上腺素0.5~1.0ml，严重者可稀释后缓慢静脉注射或静脉滴注，必要时可重复一次，可联用糖皮质激素和H_1受体阻断药；血压过低者可给予间羟胺或去甲肾上腺素，呼吸困难者可给予氨茶碱，采取人工呼吸、吸氧、气管切开等抢救措施。⑥严格掌握适应证，避免滥用和局部用药；静脉滴注时最好选用生理盐水（pH4.5~7.0）稀释，溶解后立即使用；避免与其他药物混合注射；避免在饥饿时注射。

2. 青霉素脑病 鞘内注射或大剂量快速静脉滴注，可引起脑膜或神经刺激症状，表现为头痛、肌肉痉挛、抽搐、昏迷等，偶可引起精神失常，称青霉素脑病，婴儿、老年人、肾功能不全者尤易发生。用药时应注意控制用量和滴速，如发现上述症状，立即停药，进行对症处理，同时可给予高渗葡萄糖和糖皮质激素以防治脑水肿。

3. 赫氏反应（Herxheimer reaction） 应用青霉素治疗螺旋体病感染时，可出现症状加剧现象，表现为全身不适、寒战、发热、咽痛、肌痛、心跳加快等，称为赫氏反应。一般发生于开始治疗后的6~8h，于12~24h消失，一般不引起严重后果。可能是大量螺旋体被杀死后释放的物质所引起。

4. 其他 ①局部刺激：肌内注射可引起红肿、疼痛、硬结等局部刺激症状，甚至引起周围神经炎，钾盐尤甚。②高钾血症或高钠血症：大剂量青霉素钾盐或钠盐静脉滴注，可引起高钾血症或高钠血症。

> **考点：** 青霉素的抗菌谱、抗菌机制、临床应用、不良反应及其防治

（二）半合成青霉素

天然青霉素具有高效、低毒等优点，但不耐酸、不耐酶、抗菌谱窄、易引起过敏反应。为弥补天然青霉素的不足，以青霉素母核6-APA为原料，引入不同侧链得到半合成青霉素。其抗菌机制、不良反应与青霉素相同，与青霉素有交叉过敏反应，用药前需做皮试。半合成青霉素分类、常用药物、特点及临床应用见表29-1。

表29-1 半合成青霉素的分类、常用药物、特点及临床应用

分类	常用药物	特点及临床应用
1. 耐酸青霉素	青霉素V（penicillin V） 非奈西林 丙匹西林	①耐酸，口服吸收好；②不耐酶，对耐青霉素的金黄色葡萄球菌无效；③抗菌谱同青霉素，抗菌活性弱于青霉素；④主要用于敏感菌引起的轻度感染、恢复期的巩固治疗和防止感染复发的预防用药；⑤有轻微胃肠道反应
2. 耐酶青霉素	苯唑西林（oxacillin） 氯唑西林（cloxacillin） 双氯西林（dicloxacillin） 氟氯西林（flucloxacillin） 萘夫西林（nafcillin）	①耐酸，可口服；②耐酶，对耐青霉素的金黄色葡萄球菌有效；③抗菌谱同青霉素，抗菌活性弱于青霉素；④主要用于耐青霉素的金黄色葡萄球菌感染；⑤少数患者有胃肠道反应
3. 广谱青霉素	氨苄西林（ampicillin） 阿莫西林（amoxicillin） 海他西林（hetacillin） 美坦西林（metampicillin） 酞氨西林（talampicillin） 匹氨西林（pivampicillin） 巴氨西林（bacampicillin）	①耐酸，可口服；②不耐酶，对耐青霉素的金黄色葡萄球菌无效；③抗菌谱广，对G^+菌和G^-菌均有杀灭作用，但对G^+菌的作用弱于青霉素，对G^-杆菌作用强，对厌氧菌有效，对伤寒菌效果好，对铜绿假单胞菌无效；④主要用于各种敏感菌所致的全身感染，如伤寒、副伤寒、呼吸道和泌尿道感染等，阿莫西林还常用于幽门螺杆菌感染引起的慢性活动性胃炎和消化性溃疡，氨苄西林与氯唑西林、阿莫西林与氟氯西林或双氯西林组成复方制剂，抗菌疗效增强；⑤有胃肠道反应、皮疹、二重感染等
4. 抗铜绿假单胞菌广谱青霉素	羧苄西林（carbenicillin） 哌拉西林（piperacillin） 磺苄西林（sulbenicillin） 呋苄西林（furbenicillin） 替卡西林（ticacillin） 阿洛西林（azlocillin） 美洛西林（mezlocillin） 阿帕西林（apalcillin）	①不耐酸，均需注射给药；②不耐酶，对耐青霉素的金黄色葡萄球菌无效；③抗菌谱广，对G^-杆菌作用强，尤其对铜绿假单胞菌有强大作用；④主要用于铜绿假单胞菌、大肠埃希菌、变形杆菌等引起的感染；⑤有胃肠道反应、皮疹等
5. 抗G^-杆菌青霉素	美西林（mecillinam） 替莫西林（temocillin） 匹美西林（pivmecillinam）	①美西林和替莫西林不耐酸，需注射给药；匹美西林耐酸，可口服。②耐酶。③对G^-杆菌作用强，但对铜绿假单胞菌无效，对G^+菌作用弱；美西林和匹美西林仅对部分肠道G^-杆菌有效，替莫西林对大部分G^-杆菌有效。④为抑菌药。⑤主要用于敏感菌引起的尿路、肠道、胆道感染等。⑥有胃肠道反应和一般过敏反应

考点： 半合成青霉素的分类、常用药物、特点及临床应用

二、头孢菌素类

头孢菌素类（cephalosporins）抗生素是以天然头孢菌素C母核7-氨基头孢烷酸（7-aminocephalosporanic acid，7-ACA）为原料，引入不同侧链而制成的半合成抗生素。抗菌作用机制同青霉素，为繁殖期杀菌药，与青霉素有部分交叉耐药。具有抗菌谱广、抗菌作用强、对胃酸及β-内酰胺酶稳定、过敏反应少等优点。根据抗菌谱、抗菌活性、对β-内酰胺酶的稳定性、对肾脏的毒性分为五代。头孢菌素的分代、常用药物、特点及临床应用见表29-2。

表29-2 头孢菌素的分代、常用药物、特点及临床应用

分代	常用药物	特点及临床应用
第一代	头孢噻吩（cefalotin） 头孢氨苄（cefalexin） 头孢羟氨苄（cefadroxil） 头孢唑林（cefazolin） 头孢拉定（cefradine） 头孢匹林（cefapirin） 头孢硫脒（cefathiamidine）	①对G^+菌作用较第二、三代强，对G^-菌作用弱，不及第二、三代；②对铜绿假单胞菌和厌氧菌无效；③对金黄色葡萄球菌产生的β-内酰胺酶较稳定，对G^-菌产生的β-内酰胺酶稳定性差；④有一定肾毒性；⑤主要用于敏感的G^+菌（包括耐药金黄色葡萄球菌）引起的感染，如呼吸道、泌尿道、皮肤及软组织感染等

续表

分代	常用药物	特点及临床应用
第二代	头孢克洛（cefaclor） 头孢呋辛（cefuroxime） 头孢孟多（cefamandole） 头孢替安（cefotiam） 头孢尼西（cefonicid） 头孢雷特（ceforanide）	①对G^+菌和G^-菌作用均较强，对G^+菌作用较第一代略差，对G^-菌作用明显增强；②对部分厌氧菌有高效，对铜绿假单胞菌无效；③对β-内酰胺酶较稳定，但不如第三代；④肾毒性较小；⑤主要用于敏感的G^+、G^-菌引起的多种组织感染，如呼吸道、泌尿道、胆道、皮肤软组织、盆腔感染等
第三代	头孢他啶（ceftazidime） 头孢曲松（ceftriaxone） 头孢哌酮（cefoperazone） 头孢噻肟（cefotaxime） 头孢唑肟（ceftizoxime） 头孢地嗪（cefodizime） 头孢甲肟（cefmenoxime） 头孢克肟（cefixime） 头孢匹胺（cefpiramide） 头孢地尼（cefdinir）	①对G^+菌作用较第一、二代弱，对G^-菌作用较强；②对铜绿假单胞菌、厌氧菌作用较强；③对β-内酰胺酶稳定；④基本无肾毒性；⑤主要用于敏感的G^-菌引起的重度感染，G^-、G^+和厌氧菌引起的重度混合感染，能有效控制严重铜绿假单胞菌感染，如危及生命的败血症、脑膜炎、肺炎、骨髓炎及严重的呼吸道、泌尿道、胃肠道、胆道、胸腔、腹腔、盆腔、皮肤软组织等部位的感染
第四代	头孢匹罗（cefpirome） 头孢吡肟（cefepime） 头孢利定（cefelidine）	①广谱、高效，对G^+菌和G^-菌均有强大抗菌作用；②对铜绿假单胞菌作用强，对大多数厌氧菌有抗菌活性；③对β-内酰胺酶高度稳定；④无肾毒性；⑤主要用于对第三代头孢菌素耐药的细菌引起的严重感染，其他药物难以控制的严重感染
第五代	头孢洛林（ceftaroline） 头孢吡普（ceftobiprole）	①对G^+菌的作用强于前四代，尤其对耐甲氧西林金黄色葡萄球菌、耐万古霉素金黄色葡萄球菌、耐甲氧西林表皮葡萄球菌、耐青霉素肺炎链球菌有效，对G^-菌的作用与第四代头孢菌素相似；②对某些厌氧菌有很好的抗菌作用；③对β-内酰胺酶高度稳定；④主要用于复杂性皮肤与软组织感染，以及G^-菌引起的糖尿病足感染、社区获得性肺炎和医院获得性肺炎等

【体内过程】 多需注射给药，但头孢氨苄、头孢羟氨苄、头孢拉定、头孢克洛、头孢克肟、头孢地尼能耐酸，胃肠吸收好，可口服。分布良好，能透入各种组织中，且易透过胎盘。第三代头孢菌素多能分布于前列腺、眼房水、胆汁，可透过血脑屏障，在脑脊液中达到有效浓度。头孢菌素一般经肾排泄，尿中浓度较高，头孢哌酮、头孢曲松则主要经肝胆系统排泄。多数头孢菌素的$t_{1/2}$较短，为0.5～2.0h，有的可达3h，但头孢曲松的$t_{1/2}$最长，可达8h。

【不良反应】

1. 过敏反应 常见，但较青霉素发生率低。多为皮疹、药物热、荨麻疹等，罕见过敏性休克。与青霉素有部分交叉过敏反应，对青霉素过敏者有5%～10%对头孢菌素类发生过敏，而对头孢菌素类过敏者绝大多数对青霉素过敏，故青霉素皮试阳性或有青霉素过敏史者慎用，必要时做皮试。

2. 肾毒性 第一代头孢菌素大剂量应用时可损害近曲小管上皮细胞而出现肾毒性，表现为蛋白尿、血尿、血中尿素氮升高甚至肾衰竭，故肾功能不全者慎用；与其他有肾毒性的药物如氨基糖苷类、高效能利尿药合用，可明显加重肾损害，不宜合用。第二代肾毒性较第一代轻，第三代对肾脏基本无毒，第四代则几乎没有肾毒性。

3. 双硫仑样反应 应用头孢菌素类抗生素期间饮酒或含乙醇的制品可出现，原因是头孢菌素类可抑制乙醛脱氢酶，使体内"乙醛蓄积"而呈醉酒样，表现为面部潮红、头痛、头晕、恶心、呕吐、腹痛、胸闷、呼吸困难、心跳加快、烦躁不安，甚至血压下降、休克等，严重者死亡。故用药期间及停药7d内应禁酒及含乙醇的制品。

4. 其他 ①局部刺激：口服可引起恶心、呕吐、食欲不振、腹泻等胃肠道反应，静脉给药可发生静脉炎；②二重感染：长期应用第三代和第四代头孢菌素偶见二重感染；③凝血障碍：头孢孟多、头孢哌酮可引起低凝血酶原血症或血小板减少而致严重出血，可用维生素K防治；④中枢神经系统反应：大剂量应用可发生头痛、头晕及可逆性中毒性精神病等中枢神经系统反应。

考点： 头孢菌素类的分代、特点、临床应用及不良反应

> **链接 双硫仑样反应**
>
> 双硫仑为一种戒酒药，服用该药者即使饮少量酒，也会出现严重不适，使嗜酒者对酒产生厌恶而达到戒酒目的。其作用机制是抑制肝中的乙醛脱氢酶，导致乙醇中间代谢产物乙醛代谢受阻，乙醛在体内蓄积会引起一系列中毒反应。应用某些抗菌药物后若饮酒，会导致双硫仑样反应，这些药物包括以下几类。①头孢菌素类：头孢哌酮、头孢孟多、头孢曲松、头孢氨苄、头孢唑林、头孢拉定、头孢克洛等，其中头孢哌酮致双硫仑样反应最多、最敏感，如有患者用该药后吃酒心巧克力、服用藿香正气水，甚至用乙醇进行皮肤消毒也会发生；②其他抗菌药：甲硝唑、替硝唑、奥硝唑、呋喃唑酮、氯霉素等；③抗真菌药：酮康唑、灰黄霉素等。

三、其他β-内酰胺类

本类药物包括碳青霉烯类、头霉素类、氧头孢烯类、单环β-内酰胺类和β-内酰胺酶抑制药。

（一）碳青霉烯类

碳青霉烯类（carbopenem）抗生素的化学结构与青霉素类似，但噻唑环上的S原子被C原子替代，且C_2和C_3之间存在不饱和键。其特点是抗菌谱广、对G^+菌和G^-菌包括铜绿假单胞菌和厌氧菌均有作用、抗菌作用强、对β-内酰胺酶稳定。代表药物有亚胺培南（imipenem）、美罗培南（meropenem）、帕尼培南（panipenem）、厄他培南（ertapenem）、法罗培南（faropenem）、多利培南（doripenem）等。

亚胺培南

亚胺培南具有抗菌谱广、抗菌作用强、毒性低、对β-内酰胺酶高度稳定，且本身又抑制β-内酰胺酶活性等特点。不耐酸，不能口服。在体内易被肾脱氢肽酶水解而失活，需与肾脱氢肽酶抑制剂西司他丁（cilastatin）合用，临床所用制剂为二者按1:1配比的复方制剂（泰能，tienam），供注射用。主要用于G^+、G^-需氧菌和厌氧菌及耐甲氧西林金黄色葡萄球菌（MRSA）所致的各种严重感染，且适用于其他常用抗菌药疗效不佳者，如泌尿道、皮肤软组织、呼吸道、腹腔、妇科感染及败血症、骨髓炎等。常见不良反应为恶心、呕吐、腹泻、药疹、静脉炎、一过性氨基转移酶升高。较大剂量可引起惊厥、意识障碍等严重中枢神经系统不良反应及肾损害等，肾功能不全者慎用。

考点： 亚胺培南复方制剂的组成、抗菌作用特点及临床应用

美罗培南

美罗培南对肾脱氢肽酶稳定，不需要与肾脱氢肽酶抑制剂配伍，可单独使用。中枢神经系统的不良反应较轻。

帕尼培南

帕尼培南与氨基酸衍生物倍他米隆（betamipron）组成复方制剂（克倍宁，carbenin），供临床注射使用，倍他米隆可抑制帕尼培南在肾皮质的蓄积而减轻肾毒性。

厄他培南

厄他培南为新型碳青霉烯类抗生素，抗菌作用强，抗菌谱广，对大多数青霉素酶、头孢菌素酶和超广谱β-内酰胺酶稳定。对人类肾脱氢肽酶稳定，不需与西司他丁等联合应用。

（二）头霉素类

头霉素类（cephamycin）的化学结构与头孢菌素类似，抗菌谱和抗菌活性与第二代头孢菌素相同，最突出的特点是抗厌氧菌作用强。对β-内酰胺酶的稳定性较头孢菌素强。主要用于腹腔、盆腔、妇科

需氧菌和厌氧菌的混合感染。代表药物有头孢西丁（cefoxitin）、头孢美唑（cefmetazole）、头孢替坦（cefotetan）、头孢拉宗（cefbuperazone）、头孢米诺（cefminox）等。

头孢西丁

头孢西丁抗菌谱广，对耐青霉素的金黄色葡萄球菌和头孢菌素的耐药菌有较强活性，对β-内酰胺酶高度稳定。用于治疗由需氧菌和厌氧菌引起的盆腔、腹腔及妇科的混合感染。常见不良反应有皮疹、静脉炎、嗜酸性粒细胞增多、蛋白尿等。

（三）氧头孢烯类

氧头孢烯类（oxacephem）的化学结构与头孢菌素类似。代表药有拉氧头孢（latamoxef）、氟氧头孢（flomoxef）等。

拉氧头孢

拉氧头孢抗菌谱和抗菌活性与第三代头孢菌素相似，对β-内酰胺酶极稳定。脑脊液中、痰液中浓度高，血药浓度维持较久。临床主要用于治疗敏感菌所致的泌尿道、呼吸道、胆道、妇科感染及脑膜炎、败血症等。不良反应以皮疹最为多见，偶见凝血酶原减少或血小板功能障碍而致的出血。

（四）单环β-内酰胺类

单环β-内酰胺类（monobactam）的结构中只有β-内酰胺环，特点是对需氧G^-杆菌及铜绿假单胞菌有较强的抗菌作用，对β-内酰胺酶稳定。代表药物有氨曲南（aztreonam）、卡芦莫南（carumonam）等。

氨曲南

氨曲南是第一个用于临床的单环β-内酰胺类抗生素，对需氧G^-杆菌及铜绿假单胞菌有强大抗菌作用，对G^+菌和厌氧菌作用弱。具有耐酶、低毒、体内分布广、与青霉素类和头孢菌素类无交叉过敏等特点。可用于青霉素过敏的患者或作为氨基糖苷类、第三代头孢菌素的替代品，用于大肠埃希菌、沙门菌属、克雷伯菌、铜绿假单胞菌等所致的下呼吸道、泌尿道、软组织感染及脑膜炎、败血症的治疗。不良反应少而轻，主要为皮疹、血清氨基转移酶升高、胃肠道不适等。

考点：氨曲南的抗菌作用特点及临床应用

（五）β-内酰胺酶抑制药

细菌对β-内酰胺类抗生素产生耐药的主要机制是产生β-内酰胺酶，使β-内酰胺环断裂而失去抗菌活性。β-内酰胺酶抑制药（β-lactamase inhibitor）主要是针对细菌产生的β-内酰胺酶发挥作用，目前临床常用的有3种，即克拉维酸（clavulanic acid，棒酸）、舒巴坦（sulbactam，青霉烷砜）、他唑巴坦（tazobactam，三唑巴坦），其共同特点是：①本身没有或只有较弱的抗菌活性，但可与β-内酰胺酶呈不可逆性结合而抑制其活性，与其他β-内酰胺类抗生素联合应用时，可发挥抑酶增效作用；②对不产酶的细菌无增强作用；③在与其他抗生素联合使用时，二者应有相似的药动学特性。临床广泛应用的复方制剂有阿莫西林/克拉维酸（奥格门汀，augmentin）、替卡西林/克拉维酸（替门汀，timentin）、氨苄西林/舒巴坦（舒他西林，sultamicillin）、头孢哌酮/舒巴坦（舒巴哌酮，sulperazone）、头孢噻肟/舒巴坦、哌拉西林/他唑巴坦。

考点：β-内酰胺酶抑制药的作用特点及常用的复方制剂

第2节 大环内酯类、林可胺类及糖肽类抗生素

案例29-2

患者，男，17岁，癫痫精神运动性发作，服用卡马西平600mg/d治疗，控制良好。近日上呼吸道感染，诊断为链球菌性咽炎，因对青霉素过敏，服用红霉素肠溶片治疗，每次0.25g，一日3次，饭后口服。服用4天后，上呼吸道感染症状减轻，但出现眩晕、复视，伴恶心、呕吐。

问题与思考： 1. 患者服用红霉素后为何出现上述反应？如何处理？
2. 红霉素的不良反应有哪些？

一、大环内酯类抗生素

大环内酯类（macrolide）抗生素是一类含有14、15和16元内酯环结构的抗生素。1952年问世的红霉素为第一代大环内酯类抗生素，曾广泛用于呼吸道、皮肤及软组织等的感染，后因抗菌谱相对较窄、不良反应多和耐药性日益严重等问题，限制了其在临床上的应用。20世纪70年代发展了麦迪霉素、乙酰麦迪霉素、螺旋霉素、乙酰螺旋霉素、交沙霉素、吉他霉素、乙酰吉他霉素等，抗菌作用和适应证均与红霉素相似，抗菌活性多数比红霉素弱，但不良反应较轻。20世纪80年代发展了第二代半合成大环内酯类抗生素如罗红霉素、克拉霉素、阿奇霉素等，抗菌谱扩大、抗菌活性增强、对胃酸稳定、口服吸收率高、血药浓度和组织浓度均高、$t_{1/2}$延长、具有良好的PAE、不良反应少，已广泛用于治疗呼吸道感染。然而，细菌对大环内酯类耐药性日益严重，促使人们开发了第三代大环内酯类，为酮基内酯类，代表药有泰利霉素和喹红霉素，特点是可治疗耐红霉素类的肺炎链球菌感染，克服了与红霉素交叉耐药的问题。

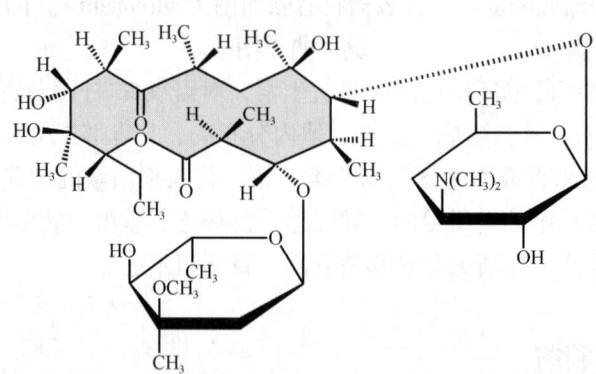

红霉素（erythromycin）是由链霉菌培养液中提取的14元大环内酯类碱性抗生素。

【体内过程】 红霉素不耐酸，在碱性环境中抗菌活性增强。口服易被胃酸破坏，临床用其肠溶片或酯化物，常用口服制剂有红霉素肠溶片、硬脂酸红霉素、琥乙红霉素、依托红霉素（无味红霉素），注射用乳糖酸红霉素供静脉滴注，外用制剂有红霉素眼膏和软膏。口服后自小肠上部吸收，2~4h血药浓度达到高峰。可广泛分布到除脑脊液外的各种组织和体液中，易扩散到细胞内液，尤以胆汁中浓度高，可达血药浓度的10~30倍，但不易透过血脑屏障。主要在肝脏代谢，经胆汁排泄，可形成肝肠循环，少量以原型经肾排泄，肾功能不良时仍可使用。$t_{1/2}$约为2h。

【抗菌谱】 抗菌谱与青霉素相似而稍广，但抗菌效力不如青霉素。

1. G^+菌 对金黄色葡萄球菌（包括耐药菌）、溶血性链球菌、肺炎链球菌、白喉棒状杆菌、炭疽芽孢杆菌、破伤风梭菌等抗菌作用强。

2. 部分G^-菌 对脑膜炎奈瑟球菌、淋病奈瑟球菌、流感嗜血杆菌、百日咳鲍特菌、布鲁氏菌、军团菌等高度敏感。

3. 其他 对弯曲杆菌、支原体、衣原体、立克次体、螺旋体、厌氧菌及幽门螺杆菌等也有抗菌作用。

【抗菌机制】 通过与细菌核糖体50S亚基不可逆性结合，抑制移位酶，从而抑制细菌蛋白质的合成，属快速抑菌药。

【耐药性】 细菌对红霉素易产生耐药性，但不持久，停药数月可恢复敏感性。本类药物之间存在不完全交叉耐药性。

【临床应用】 本药主要用于耐青霉素的G^+球菌感染（尤其是金黄色葡萄球菌感染）和对青霉素过敏的患者，也可用于其他敏感菌感染。常用于军团菌肺炎、支原体肺炎、白喉带菌者、弯曲杆菌所致肠炎或败血症、衣原体所致的泌尿生殖系统感染、沙眼衣原体所致的新生儿结膜炎和婴儿肺炎等，也可用于风湿热及心内膜炎的预防。

链接 军团菌与军团病

军团病是由军团菌引起的急性呼吸道传染病，以发热和呼吸道症状为主，其中最为多见和严重的临床类型为以肺部感染为主、同时伴有全身多系统损害的军团菌肺炎。

1976年美国退伍军人协会在费城举行年会，会后1个月内，参会人员中有221人患病，酷似肺炎，其中34人相继死亡，病死率达15%。由于死者大多是军团成员，因此被称为军团病。此为军团病的首次暴发。1977年Fraser等的报告中将此菌命名为嗜肺军团菌，其为需氧G^-杆菌。现已发现的军团菌超过30种，且至少19种是人类肺炎的病原菌，其中最常见的为嗜肺军团菌，占病例的85%～90%。

【不良反应】

1. 局部刺激 局部刺激性强，以胃肠道反应多见，口服或静脉给药均可引起；肌内注射可引起剧烈疼痛，不宜采用；静脉滴注浓度不应超过0.1%，速度宜缓慢，以防发生血栓性静脉炎。

2. 肝损害 大剂量或长期使用可致胆汁淤积、氨基转移酶升高、肝大、黄疸等，一般停药数日可自行恢复。尤其酯化红霉素的发生率高，故只宜短期小剂量应用。孕妇、肝功能不全者不宜应用，婴幼儿慎用。

3. 耳毒性 大剂量或静脉给药可致耳鸣、暂时性耳聋。多发生于用药后1～2周。老年人、肾功能不良者易发生。

4. 过敏反应 偶见皮疹、药物热等。

考点：红霉素的抗菌谱、抗菌机制、临床应用及不良反应

罗红霉素

罗红霉素（roxithromycin）为半合成14元大环内酯类抗生素。抗菌谱与红霉素相似，抗菌活性较红霉素强1～4倍。具有良好的药动学特征，在胃酸中稳定，空腹服用吸收良好，体内分布广，血药浓度和组织浓度高于其他药物，主要以原型经粪和尿排泄，$t_{1/2}$长达12～14h。老年人的药动学特性无明显改变，不需调整剂量。主要用于敏感菌所致的呼吸道、泌尿道、皮肤和软组织、耳鼻喉等部位感染。与红霉素有交叉耐药性。不良反应发生率低，以胃肠道反应为主，偶见皮疹、药物热、头痛、头晕等。

克拉霉素

克拉霉素（clarithromycin）为半合成14元大环内酯类抗生素。抗菌谱与红霉素相似，抗菌活性强于红霉素。对胃酸稳定，口服吸收迅速而完全，且不受食物影响，但首过消除明显，生物利用度仅有55%；分布广，且组织中浓度明显高于血浆浓度，尤其在肺、扁桃体、前列腺及泌尿生殖系统；克拉霉素及其代谢产物经肾排泄，肾功能不良患者应适当调整剂量，$t_{1/2}$为3～7h。主要用于呼吸道、泌尿生殖道、皮肤软组织感染，与其他药物联合，可用于治疗幽门螺杆菌感染。不良反应发生率低，以胃肠道反应常见，偶见头痛、皮疹、肝损害等。

阿奇霉素

阿奇霉素（azithromycin）为唯一的半合成15元大环内酯类抗生素。主要特点是抗菌谱较红霉素广，增加了对G^-菌的抗菌作用，对G^-菌的抗菌活性明显强于红霉素，对某些细菌表现出快速杀菌作用，对红霉素敏感菌的抗菌活性与其相当。耐酸，口服吸收快，生物利用度高于红霉素，食物影响其吸收，应空腹口服；分布广，组织细胞内药物浓度较血药浓度高10～100倍；不在肝内代谢，在组织中消除缓慢，大部分以原型经胆汁排泄，少部分经肾排泄，$t_{1/2}$长达35~48h，且有明显的PAE，为大环内酯类药物中$t_{1/2}$和PAE最长者，每日仅需给药一次。主要用于治疗敏感菌所致的呼吸道、泌尿生殖道及皮肤软组织感染，轻至中度肝、肾功能不良者可以应用，且药动学特征无明显改变。与红霉素有交叉耐药性。不良反应轻，以胃肠道反应多见，偶见神经系统反应、皮疹、肝损害等。

考点： 罗红霉素、克拉霉素、阿奇霉素的抗菌作用特点、临床应用及不良反应

二、林可胺类抗生素

林可胺类抗生素包括林可霉素（lincomycin，洁霉素）和克林霉素（clindamycin，氯林可霉素，氯洁霉素）。林可霉素自链丝菌培养液中提取得到，克林霉素是林可霉素的半合成衍生物。克林霉素的体外抗菌活性优于林可霉素，临床使用克林霉素明显多于林可霉素。

【体内过程】 克林霉素较林可霉素口服吸收好，且不受食物影响。两药血浆蛋白结合率高达90%以上。广泛分布于全身组织和体液并达到有效浓度，尤其骨组织中可达更高浓度，可透过胎盘屏障，乳汁中浓度约与血药浓度相当。不易透过血脑屏障，但炎症时脑组织可达有效治疗浓度。主要在肝脏代谢，经胆汁或肾排泄，仅有10%以原型经肾排泄，难以达到有效治疗浓度。停药后克林霉素在肠道的抑菌作用一般可持续5d，对敏感菌可持续2周。

【抗菌谱】 两药均为窄谱抑菌药。抗菌谱与红霉素相似而较窄。最主要特点是对各类厌氧菌有强大抗菌作用，对G^+需氧菌有显著抗菌活性，对部分G^-需氧球菌、人型支原体和沙眼衣原体也有抑制作用，但对肠球菌、G^-杆菌、MRSA、肺炎支原体不敏感。

【抗菌机制】 与大环内酯类相同。细菌对于林可霉素和克林霉素存在完全交叉耐药性；因耐药机制相同，与大环内酯类也有交叉耐药性。

【临床应用】 两药主要用于厌氧菌包括脆弱类杆菌、产气荚膜梭菌、放线杆菌等感染，或厌氧菌与需氧菌的混合感染，如腹腔、盆腔及妇科感染等；也用于需氧G^+球菌引起的呼吸道、骨及软组织、胆道感染及败血症、心内膜炎等；对金黄色葡萄球菌引起的急、慢性骨髓炎为首选药。

【不良反应】 主要为胃肠道反应，表现为恶心、呕吐、腹泻，口服给药比注射给药多见，克林霉素发生率较林可霉素低；长期用药可引起假膜性肠炎，是由于难辨梭状芽孢杆菌大量繁殖和产生外毒素所致。偶见皮疹、药物热、一过性中性粒细胞减少和血小板减少、肝损害等。肝功能不全者慎用。

考点： 林可霉素、克林霉素的抗菌作用、临床应用及主要不良反应

> **链接** 难辨梭状芽孢杆菌与假膜性肠炎
>
> 假膜性肠炎是一种急性肠道炎症，因在小肠或结肠的坏死黏膜表面覆有一层假膜而得名。一般发生于肿瘤、慢性消耗性疾病及大手术后应用抗生素的过程中或停药后2~3周内，大多数起病急骤，病情发展迅速。临床表现有发热、腹泻、腹痛、腹胀、毒血症和休克，病死率约为30%。
>
> 难辨梭状芽孢杆菌是与抗生素相关的假膜性肠炎的主要发病原因，是1935年由Hall等首先从婴儿粪便中分离出的厌氧G^+杆菌。长期大量使用抗生素，会抑制肠道内敏感细菌的生长，耐药性难辨梭状芽孢杆菌则迅速繁殖，产生大量的外毒素，引起黏膜坏死、渗出性炎症伴假膜形成，导致假膜性肠炎。常引起假膜性肠炎的抗生素有氨苄西林、林可霉素和头孢菌素类。可用万古霉素类、甲硝唑等治疗。

三、糖肽类抗生素

糖肽类抗生素（glycopeptide antibiotic）是一类在结构上具有7肽的抗生素。第一代糖肽类抗生素来源于微生物的代谢产物，包括万古霉素（vancomycin）、去甲万古霉素（norvancomycin）和替考拉宁（teicoplanin）；第二代糖肽类抗生素特拉万星是万古霉素的衍生物。

万古霉素是从链霉菌培养液中提取获得，去甲万古霉素是从诺卡菌属培养液中提取获得，两药化学性质稳定；替考拉宁是从放线菌属培养液中提取获得，脂溶性较万古霉素高50～100倍。

【体内过程】 口服难吸收，万古霉素和去甲万古霉素肌内注射可导致局部剧痛和组织坏死，只能静脉给药；替考拉宁一般静脉给药，也可肌内注射，且吸收良好，与静脉注射几乎相当。本药分布广泛，可进入各组织和体液，能透过胎盘屏障，但不易透过血脑屏障和血眼屏障，炎症时透入增多，可达有效水平。本药很少代谢，90%以上以原型经肾排泄。万古霉素和去甲万古霉素的$t_{1/2}$约为6h，替考拉宁的$t_{1/2}$长达47h。

【抗菌谱】 抗菌谱窄。对G^+菌呈现强大杀菌作用，尤其是MRSA和耐甲氧西林表皮葡萄球菌（MRSE）。

【抗菌机制】 本药通过抑制细菌细胞壁合成而呈现快速杀菌作用。

【耐药性】 一般不易产生耐药性，与其他抗生素之间无交叉耐药性。

【临床应用】 本药仅用于严重G^+菌感染，特别是MRSA、MRSE和肠球菌属所致的感染，如败血症、心内膜炎、骨髓炎、呼吸道感染等，以及对其他抗生素耐药或对β-内酰胺类抗生素过敏者；口服给药用于治疗假膜性肠炎、消化道感染。

【不良反应】 万古霉素和去甲万古霉素毒性较大，替考拉宁毒性较小。主要有耳毒性、肾毒性，大剂量应用、肾功能不全者和老年人尤易发生，应避免合用有耳毒性或肾毒性的药物。偶见斑块皮疹和过敏性休克。快速静脉滴注万古霉素时，出现极度皮肤潮红、红斑、荨麻疹、心动过速、低血压等特征性症状，称为红人综合征（red man syndrome），去甲万古霉素和替考拉宁很少出现。口服可引起恶心、呕吐、金属异味感、眩晕。对血管有刺激性，静脉滴注可致疼痛和血栓性静脉炎，故药液浓度不宜过高、滴速不宜过快。

> **考点**：万古霉素的抗菌作用、临床应用及不良反应

第3节 氨基糖苷类及多黏菌素类抗生素

案例29-3

患者，男，49岁，患呼吸道感染较严重，药敏试验对青霉素与庆大霉素敏感。处方如下：

Rp.
注射用青霉素钠　　　　320万U ⎫
硫酸庆大霉素注射液　　24万U ⎬ ×3
10%葡萄糖注射液　　　1000ml ⎭
用法：q.d. iv.gtt（1次/天　静脉滴注）

问题与思考：1. 分析该处方是否合理，为什么？
2. 氨基糖苷类抗生素的抗菌作用机制是什么？主要不良反应有哪些？

一、氨基糖苷类抗生素

氨基糖苷类抗生素（aminoglycoside）是一类由氨基糖分子与非糖部分的苷元氨基环醇结合而成的苷类药物，包括两大类：一类是来自链霉菌的链霉素、卡那霉素、妥布霉素、大观霉素、巴龙霉素、新霉素等，以及来自小单胞菌的庆大霉素、西索米星、小诺米星、阿司米星等天然品；另一类为阿米卡星、奈替米星、依替米星等半合成品。本类药物均为有机碱，常用其硫酸盐，除链霉素水溶液性质不稳定外，其他药物水溶液性质均稳定。

（一）氨基糖苷类抗生素的共性

【体内过程】

1. 吸收 本类药物的极性和解离度均较大，口服难吸收，仅用于肠道感染或肠道消毒，全身感染应注射给药，多采用肌内注射，吸收迅速而完全。为避免血药浓度过高而导致不良反应，通常不主张静脉注射给药。

2. 分布 穿透力很弱，主要分布于细胞外液，在肾皮质和内耳内、外淋巴液高浓度聚积，且在内耳外淋巴液中浓度下降很慢，与其肾毒性和耳毒性直接相关；可透过胎盘屏障，不易透过血脑屏障。

3. 代谢与排泄 在体内不被代谢，约90%以原型经肾小球滤过，除奈替米星外，都不被肾小管重吸收，故尿中药物浓度极高，可达血药峰浓度的25～100倍，有利于泌尿道感染的治疗，碱化尿液可增强抗菌疗效。$t_{1/2}$为2～3h，肾功能不全者$t_{1/2}$明显延长。

【抗菌谱】 本类药物对各种需氧G^-杆菌包括变形杆菌属、克雷伯菌属、肠杆菌属、志贺菌属、枸橼酸杆菌属等具有强大抗菌活性，对沙雷菌属、沙门菌属、产碱杆菌属、不动杆菌属、嗜血杆菌属等也有一定抗菌活性；对淋病奈瑟球菌、脑膜炎奈瑟球菌等G^-球菌作用较差；对多数G^+球菌作用差，但对产酶或不产酶的金黄色葡萄球菌、MRSA和MRSE有较好抗菌活性，对各组链球菌作用微弱，对肠球菌和厌氧菌不敏感。此外，铜绿假单胞菌对妥布霉素、庆大霉素、阿米卡星、西索米星、小诺米星、奈替米星、依替米星敏感，结核分枝杆菌对链霉素、卡那霉素、阿米卡星敏感。PAE长，且持续时间与浓度呈正相关。

【抗菌机制】 本类药物通过影响细菌蛋白质合成的各个阶段（起始、延伸、终止）而抑制细菌蛋白质合成；还能破坏细菌细胞膜的完整性，使通透性增加，使菌体重要内容物外漏而死亡。属于静止期杀菌药。

【耐药性】 本类药物之间存在部分或完全交叉耐药性。耐药机制主要是细菌产生修饰氨基糖苷类的钝化酶，使药物灭活。

【临床应用】 本类药物主要用于敏感需氧G^-杆菌所致的全身感染，如脑膜炎、呼吸道、泌尿道、皮肤和软组织、烧伤、创伤、骨关节感染等，对脑膜炎、肺炎、败血症等严重感染，单独应用本类药物治疗可能失败，需联合应用其他抗G^-杆菌的药物，如半合成广谱青霉素、第三代头孢菌素、氟喹诺酮类等。口服可用于治疗肠道感染、肠道术前准备、肝性脑病。外用可治疗局部感染。链霉素、卡那霉素可用于结核病。

【不良反应】

1. 耳毒性 包括前庭神经和耳蜗神经功能的损伤。①前庭神经功能损伤出现较早，表现为眩晕、恶心、呕吐、眼球震颤和共济失调，其发生率依次为：新霉素＞卡那霉素＞链霉素＞西索米星＞阿米卡星≥庆大霉素≥妥布霉素＞奈替米星＞依替米星；②耳蜗神经功能损伤出现较迟，主要表现为耳鸣、听力减退和耳聋，其发生率依次为：新霉素＞卡那霉素＞阿米卡星＞西索米星＞庆大霉素＞妥布霉素＞奈替米星＞链霉素＞依替米星。孕妇用药可影响胎儿。

为防止和减少耳毒性的发生，用药过程中应经常询问患者是否有眩晕、耳鸣等先兆症状。有些患者自觉症状不明显，应定期做听力仪器检查。儿童和老年人用药更要谨慎，孕妇禁用。避免与其他有耳毒性的药物如高效能利尿药、红霉素、万古霉素类、甘露醇等合用。

2. 肾毒性 氨基糖苷类抗生素是诱发药源性肾衰竭的最常见因素。可引起肾小管上皮细胞损伤，通常表现为蛋白尿、管型尿、血尿等，严重者可发生无尿、氮质血症和肾衰竭。发生率依次为：新霉素＞卡那霉素＞庆大霉素＞妥布霉素＞阿米卡星＞奈替米星＞链霉素＞依替米星。

为防止和减少肾毒性的发生，用药过程中应定期检查肾功能。有条件的应做血药浓度监测。肾功能减退者慎用或调整给药方案。排泄速率随年龄的增加而逐渐减慢，故应根据患者具体情况调整用药剂量。避免合用有肾毒性的药物如高效能利尿药、第一代头孢菌素、万古霉素类、多黏菌素类、两性霉素B等。

3. 神经肌肉麻痹 与给药剂量和给药途径有关,最常见于大剂量腹膜内或胸膜内给药或静脉滴注速度过快时,也偶见于肌内注射后。可引起骨骼肌收缩无力,表现为肢体瘫痪、呼吸困难甚至呼吸停止,可能是由于药物与突触前膜钙结合部位结合,抑制神经末梢乙酰胆碱的释放,造成神经肌肉接头处传递阻断所致。其严重程度依次为:新霉素＞链霉素＞卡那霉素＞奈替米星＞阿米卡星＞庆大霉素＞妥布霉素＞依替米星。抢救时应立即静脉注射新斯的明和钙剂。

4. 过敏反应 皮疹、药物热、血管神经性水肿、口周发麻等常见,严重者可发生过敏性休克。其中链霉素过敏性休克发生率仅次于青霉素,但病死率较高,用前需做皮试。过敏反应的防治措施除与青霉素相同外,抢救时还应加用钙剂。

> 考点:氨基糖苷类的抗菌机制、临床应用、不良反应及防治

(二)常用氨基糖苷类抗生素

链 霉 素

链霉素(streptomycin)是1944年从链霉菌培养液中提取获得,药用其硫酸盐。链霉素是第一个应用于临床的氨基糖苷类抗生素,也是第一个用于治疗结核病的药物,对多数G^-菌、结核杆菌有强大抗菌作用,但因毒性较大、易产生耐药性且常持久不变,限制了其应用。目前临床主要用于治疗:①鼠疫和兔热病:首选链霉素,可采用大剂量突击疗法;②结核病:与其他抗结核病药联合应用治疗各型结核病;③感染性心内膜炎:与青霉素合用治疗溶血性链球菌、草绿色链球菌、肠球菌等引起的心内膜炎。

链霉素与其他氨基糖苷类抗生素之间有单向交叉耐药性。

链霉素最易引起过敏反应,过敏性休克通常于注射后10min内出现。耳毒性常见,且前庭神经损伤较耳蜗神经损伤出现早,发生率亦高,其次为神经肌肉麻痹,肾毒性少见。大剂量可发生急性毒性反应,表现口唇、面部及四肢麻木感,可用钙剂对抗。

> 考点:链霉素的临床应用及不良反应

庆 大 霉 素

庆大霉素(gentamicin)是由小单胞菌培养液中提取得到。

庆大霉素抗菌谱广,抗菌活性强,对G^-菌和G^+菌均有良好的抗菌作用,包括铜绿假单胞菌和耐药金黄色葡萄球菌。临床主要用于:①G^-杆菌感染:如呼吸道、泌尿道、腹腔、皮肤软组织、伤口感染及败血症等,尤其对沙雷菌属作用更强,为首选药;②铜绿假单胞菌感染:可与抗铜绿假单胞菌广谱青霉素或头孢菌素等联合应用,以提高疗效;③与青霉素或其他抗生素联合应用治疗严重的肺炎链球菌、肠球菌、葡萄球菌、草绿色链球菌感染;④口服用于肠道感染或肠道手术前准备,也可用于术前预防和术后感染,还可局部用于皮肤、黏膜表面感染及眼、耳、鼻部感染。

细菌耐药性产生较慢且不稳定,多属暂时性,停药一段时间可恢复敏感性。

不良反应主要有肾毒性、耳毒性和神经肌肉麻痹,偶见过敏反应。

> 考点:庆大霉素的临床应用及不良反应

链接 新中国独立自主研制的第一个抗生素——庆大霉素

庆大霉素是我国独立自主研制成功的广谱抗生素,始于1967年,成功鉴定在1969年底,取名"庆大霉素",意指庆祝"九大"及庆祝工人阶级的伟大。

王岳,庆大霉素的主要发现者,1944年放弃美国优厚的就业和科研条件回国,投身于抗生素类药物的研究。研究初期,他带领团队克服种种困难,自己搭建实验室,走遍福建省甚至全国各地的大小湖泊,提取各种湖底淤泥样本。最终在1966年,王岳和助手从一把取自福州西湖湖心亭的泥土中分离

出"小单胞菌"。1980年，王岳和他的助手又成功地制备了庆大霉素C族各单组分的国家标准品，为我国庆大霉素产品出口提供了质量保证。

庆大霉素的发现，将我国抗生素研究、生产推向一个崭新阶段，为我国医药界做出重大贡献。

卡那霉素

卡那霉素（kanamycin）由链霉菌培养液提取获得。抗菌谱与链霉素相似，抗菌活性稍强，对多数常见的G^-菌及结核杆菌有效，但因毒性较大、耐药菌较多见，其临床应用已被同类其他药取代。

妥布霉素

妥布霉素（tobramycin）由链霉菌培养液中提取或由卡那霉素B半合成制备。

妥布霉素抗菌作用与庆大霉素相似，对大多数G^-杆菌有良好抗菌作用，尤其是对铜绿假单胞菌的作用较庆大霉素强2～5倍，且对庆大霉素耐药的菌株仍有效，适用于铜绿假单胞菌所致的各种感染，通常与能抗铜绿假单胞菌的青霉素类或头孢菌素类药物合用；对肺炎杆菌、肠杆菌属、变形杆菌属的抑菌或杀菌作用分别较庆大霉素强4倍和2倍；对其他G^-杆菌的抗菌活性不如庆大霉素。在G^+菌中仅对葡萄球菌有效。

不良反应主要表现为耳毒性和肾毒性，但较庆大霉素轻；偶见神经肌肉麻痹和二重感染。

阿米卡星

阿米卡星（amikacin）又称丁胺卡那霉素，是卡那霉素的半合成衍生物。

阿米卡星是氨基糖苷类抗生素中抗菌谱最广的一种，对G^-杆菌和金黄色葡萄球菌均有较强的抗菌活性，但作用较庆大霉素弱。突出优点是对肠道G^-杆菌和铜绿假单胞菌产生的多种灭活酶稳定，不易产生耐药性，故对一些氨基糖苷类耐药菌感染仍能有效控制，常作为首选药。主要用于治疗对其他氨基糖苷类抗生素耐药的细菌感染，尤其是铜绿假单胞菌、金黄色葡萄球菌感染；与β-内酰胺类合用可获协同作用；连续静脉滴注治疗中性粒细胞减少或其他免疫缺陷者的感染，可获得满意效果；也用于治疗结核病及其他一些非典型分枝杆菌感染。

不良反应有耳毒性和肾毒性，与剂量和疗程有关；偶见皮疹、药物热等过敏反应；长期应用可导致二重感染。

考点：阿米卡星的抗菌作用、临床应用及不良反应

西索米星

西索米星（sisomicin）是以小单胞菌培养液中提取获得。抗菌谱与庆大霉素相似，抗铜绿假单胞菌作用比庆大霉素强2倍，对金黄色葡萄球菌、克雷伯菌属细菌、肠球菌属细菌、大肠埃希菌、变形杆菌和化脓性链球菌也有良效。临床上用于上述细菌引起的感染。毒性约比庆大霉素大2倍。

小诺米星

小诺米星（micronomicin）是由小单胞菌及其变异株产生。抗菌谱与庆大霉素相似，特点是对细菌产生的钝化酶稳定，故对庆大霉素、阿米卡星、妥布霉素的耐药菌仍有效。对中耳炎、胆道感染、呼吸系统感染、泌尿系统感染等有较好疗效。耳毒性和肾毒性低于庆大霉素。一般仅供肌内注射，不静脉给药。

奈替米星

奈替米星（netilmicin）为半合成氨基糖苷类抗生素。抗菌作用与庆大霉素基本相似，对铜绿假单胞菌、大肠埃希菌、变形杆菌、克雷伯菌属细菌、沙门菌属细菌、流感嗜血杆菌、布鲁菌属细菌等有较强抗菌活性。由于对多种氨基糖苷类钝化酶稳定，对耐其他氨基糖苷类的G^-杆菌及耐青霉素类的金黄色葡萄球菌仍有效。主要用于敏感菌引起的泌尿道、肠道、呼吸道、皮肤软组织、创口等部位感染。耳毒性和肾毒性小。

依替米星

依替米星（etimicin）为一种新的半合成氨基糖苷类抗生素。抗菌谱广、抗菌活性强、毒性低，对大部分G^-及G^+菌有良好抗菌作用，尤其对大肠埃希菌、肺炎克雷伯菌、沙雷菌属细菌、奇异变形杆菌、沙门菌属细菌、流感嗜血杆菌、葡萄球菌属细菌等有较高的抗菌活性，对部分假单胞杆菌、不动杆菌属细菌等具有一定抗菌活性；对部分耐庆大霉素、小诺米星和头孢唑林的金黄色葡萄球菌、大肠埃希菌和肺炎克雷伯菌，其体外最小抑菌浓度仍在其治疗剂量的血药浓度范围内；对产生青霉素酶的部分葡萄球菌和部分低水平MRSA也有一定抗菌活性。耳毒性、肾毒性和神经肌肉麻痹的程度均较奈替米星、阿米卡星轻。

大观霉素

大观霉素（spectinomycin）是由链霉菌所产生的一种氨基环醇类抗生素，因其作用机制与氨基糖苷类相似而列入本类药物。对淋病奈瑟球菌有高度抗菌活性，包括青霉素、四环素耐药菌株。由于易产生耐药性，仅用于对青霉素、四环素耐药或对青霉素过敏的淋病患者。仅供深部肌内注射，不得静脉给药。

二、多黏菌素类抗生素

多黏菌素类（polymyxins）是从多黏杆菌培养液中提取的一组碱性多肽类抗生素，临床仅用多黏菌素B（polymyxin B）和多黏菌素E（polymyxin E），多为硫酸盐制剂。

【抗菌谱】 属窄谱慢速杀菌药，仅对某些G^-杆菌具有强大抗菌活性，如大肠埃希菌、肠杆菌属细菌、克雷伯菌属细菌高度敏感，尤其对铜绿假单胞菌作用显著。对G^-球菌、G^+菌和真菌无抗菌作用。多黏菌素B抗菌活性稍高于多黏菌素E。

【抗菌机制】 多黏菌素与G^-杆菌细胞膜的磷脂结合，使细菌细胞膜通透性增加，菌体内重要物质外漏，导致细菌死亡；同时，药物进入菌体内也影响核质和核糖体的功能。对繁殖期和静止期的细菌均呈杀菌作用。

【耐药性】 细菌不易产生耐药性，一旦出现则本类药物之间完全交叉耐药。

【临床应用】 因本类药物毒性大，全身应用主要用于对其他抗生素耐药而难以控制，但对本类药物仍敏感的铜绿假单胞菌感染及其他G^-杆菌如大肠埃希菌、克雷伯菌属细菌感染。口服不吸收，用于肠道感染和肠道手术前准备。也可局部用于创面、五官、皮肤、黏膜、鞘内G^-杆菌感染。

【不良反应】 本类药物毒性大，主要为肾毒性及神经系统毒性。肾毒性常见且突出，肾功能不全者禁用；神经系统毒性的程度与剂量有关，轻者表现为头晕、面部麻木、周围神经炎，重者出现意识混乱、昏迷、共济失调等，静脉滴注速度过快可因神经肌肉阻滞而致呼吸抑制，新斯的明抢救无效，钙剂可能有效。还可引起皮疹、药物热等过敏反应；肌内注射可致局部疼痛，静脉给药可引起静脉炎；偶见粒细胞减少和肝损害。

第4节 四环素类及氯霉素类抗生素

案例29-4

患者，男，30岁，4天前突发高热达39℃，结膜充血，皮肤散在充血性斑丘疹，变形杆菌OX19凝集试验阳性，初步诊断为地方性斑疹伤寒。

问题与思考：1. 斑疹伤寒的病原体和主要临床表现是什么？
2. 该患者可选用哪类药物进行治疗？

四环素类（tetracyclines）抗生素和氯霉素类（chloramphenicols）抗生素均为广谱抗生素，对G^+菌和G^-菌、立克次体、支原体、衣原体、螺旋体、放线菌等均有较强抑制作用。属于快速抑菌药。

一、四环素类抗生素

四环素类抗生素基本结构相似，均具有氢化并四苯的基本骨架，为酸、碱两性化合物，能与酸或碱成盐。在酸性环境中较稳定，抗菌活性高，在碱性环境中易破坏，故临床一般用其盐酸盐。根据来源不同，可分为天然品和半合成品两大类。天然品有四环素、土霉素、金霉素、地美环素等，半合成品有多西环素、米诺环素、美他环素等。

（一）天然四环素类

四 环 素

四环素（tetracycline）由链霉菌培养液中提取得到。

【体内过程】 口服易吸收，但不完全且吸收量有一定限度，当一次给药超过0.5g时，血药浓度不随剂量增加而增高，只能增加粪便排出量。食物尤其是乳制品可影响其吸收；多价金属离子如Ca^{2+}、Mg^{2+}、Fe^{2+}、Al^{3+}等可与其形成难溶性络合物而减少其吸收；抗酸药、H_2受体阻断药可降低其溶解度而减少吸收，酸性药物如维生素C可促进其吸收。广泛分布于体内各组织及体液中，易沉积于新形成的牙齿和骨骼中，易渗入胸腔、腹腔，易进入胎儿血液循环及乳汁中，但不易透过血脑屏障。主要以原型经肾排泄，有利于泌尿道感染的治疗，碱化尿液可增加药物排泄。部分也可经肝代谢，以原型及代谢物从胆汁排泄，形成肝肠循环，使作用时间延长，且胆汁中浓度为血药浓度的10~20倍，有利于胆道感染的治疗。$t_{1/2}$约为8.5h。

【抗菌谱】 抗菌谱广，对G^+菌和G^-菌都有效，对G^+菌的抗菌活性强于G^-菌，但对G^+菌的作用不如青霉素类和头孢菌素类，对G^-菌的作用不如氨基糖苷类和氯霉素。对立克次体、支原体、衣原体、螺旋体、放线菌有较强抑制作用，对阿米巴原虫有间接抑制作用。但对铜绿假单胞菌、结核分枝杆菌、伤寒沙门菌、病毒和真菌无效。

【抗菌机制】 通过与敏感菌核糖体30S亚基特异性结合，阻止肽链延伸，抑制细菌蛋白质合成；还可改变细菌细胞膜的通透性，导致胞内核苷酸及其他重要成分外漏，从而抑制DNA复制。呈快速抑菌作用，高浓度时也有杀菌作用。

【耐药性】 细菌对本类药物耐药性的形成为渐进型，耐药菌株日渐增多，特别是金黄色葡萄球菌、大肠埃希菌、志贺菌属细菌、肺炎链球菌较为明显严重。天然品之间完全交叉耐药，但对天然品耐药的菌株对半合成品仍敏感。

【临床应用】 四环素曾长期作为临床抗感染的主要抗生素广泛应用，但由于耐药性和不良反应较多，现临床应用已明显减少，目前主要用于：①立克次体感染，如斑疹伤寒、恙虫病等；②支原体感染，如支原体肺炎和泌尿生殖系统感染等；③对衣原体感染所致鹦鹉热及性病淋巴组织肉芽肿等，螺旋体感染所致回归热，布鲁氏菌感染、幽门螺杆菌感染引起的消化性溃疡，肉芽肿鞘杆菌感染引起的腹股沟肉芽肿等有较好疗效；④敏感的G^+菌和G^-菌感染，四环素类不作为首选药。

【不良反应】

1. 局部刺激 口服可引起恶心、呕吐、上腹部不适、腹泻等胃肠道刺激症状，服药时应多饮水，饭后服可减轻，但影响吸收。因刺激性强，不宜皮下注射和肌内注射。静脉滴注可引起静脉炎，应稀释后缓慢滴入。

2. 二重感染　在正常情况下，人体口腔、鼻咽部、肠道等存在完整的微生物群，菌群间维持着平衡的共生状态。长期大量应用广谱抗生素后，敏感菌被抑制，体内正常菌群间的生态平衡被破坏，致使一些不敏感菌（耐药菌和真菌等）乘机大量繁殖，造成新的感染，此称为二重感染（superinfection）或菌群交替症。多见于老年人、幼儿及抵抗力差的患者，尤其在使用糖皮质激素类药、抗肿瘤药、免疫抑制剂等，造成免疫功能低下时更易发生。

3. 对骨骼和牙齿生长的影响　四环素类药物与新形成的牙齿、骨骼中所沉积的 Ca^{2+} 结合为淡黄色复合物，可致牙齿黄染，牙釉质发育不良，还抑制婴幼儿骨骼发育。妊娠期和8岁以下儿童禁用。

4. 其他　长期大剂量应用可引起严重肝损伤或加重原有的肾损伤，多见于孕妇特别是伴有肾功能异常者。肝、肾功能不全者慎用。偶见过敏反应，且本类药物有交叉过敏反应。也可引起光敏反应和前庭反应。

> **考点：** 四环素的抗菌机制、临床应用及不良反应

（二）半合成四环素类

多西环素

多西环素（doxycycline，强力霉素）为长效半合成四环素类，是目前四环素类药物中的首选药。

【**体内过程**】　脂溶性高，口服吸收迅速而完全，不易受食物影响，但仍受乳制品及多价金属离子的干扰，需分开服用。组织分布广，脑脊液中浓度较高。大部分以无活性的代谢产物经胆汁排泄，故对肠道菌群影响很小，很少引起二重感染；少部分经肾排泄，肾功能减退时粪便中药物排泄增多，故肾衰竭时也可使用。由于显著的肝肠循环，$t_{1/2}$ 长达12～22h，有效治疗浓度可维持24h，每日给药一次即可。

【**抗菌谱及抗菌机制**】　抗菌谱、抗菌机制与天然四环素类相同，抗菌活性比四环素强2～10倍，具有速效、强效和长效的特点。耐药菌株少，与天然品无明显的交叉耐药性。

【**临床应用**】　多西环素现已取代天然四环素作为各种适应证的首选药或次选药。尤其适用于肾外感染伴肾衰竭患者及胆道感染。也可用于治疗呼吸道感染如老年慢性支气管炎、肺炎等及泌尿道感染。

【**不良反应**】　口服给药常见胃肠道刺激症状，除恶心、呕吐、腹泻外，尚有舌炎、口腔炎、肛门炎，应饭后服。静脉注射可出现舌麻木及口腔异味感。易致光敏反应。

> **考点：** 多西环素的抗菌作用特点及临床应用

米诺环素

米诺环素（minocycline）脂溶性高于多西环素，口服吸收迅速而完全，吸收率接近100%，不受食物和乳制品的影响，但抗酸药及多价金属离子仍可降低其吸收率。组织穿透力强，体内分布广，脑脊液中浓度高于其他四环素类药物。长时间滞留于脂肪组织，排泄慢，粪便及尿液中的排泄量显著低于其他四环素类，$t_{1/2}$ 为11～22h。肾衰竭患者 $t_{1/2}$ 略有延长，肝衰竭对 $t_{1/2}$ 无明显影响。

抗菌谱和抗菌机制与四环素相似，抗菌活性在四环素类药物中最强，对天然四环素及青霉素类耐药的金黄色葡萄球菌、溶血性链球菌、大肠埃希菌仍敏感。临床主要用于酒糟鼻、痤疮和沙眼衣原体所致的性传播疾病及耐药菌感染。一般不作首选药。

米诺环素可引起独特的可逆性前庭反应，表现为眩晕、恶心、呕吐、共济失调等。首剂服药可迅速出现，停药后24～48h可消失。女性多于男性。高达12%～52%的患者因严重的前庭反应而停药。用药期间不宜从事高空作业、驾驶和机器操作。

> **考点：** 米诺环素的抗菌作用特点及临床应用

替加环素

替加环素（tigecycline）不仅有同类药物的典型活性，对于含有四环素耐药基因的菌株也有抗菌活性。作用机制与同类药物相似，但其对核糖体A位亲和力较强，而且克服了很多抗生素的外排泵和核糖体蛋白对细菌保护作用的主要耐药机制。

口服难吸收，需静脉给药，59%的原型药物经胆汁由粪便排泄，22%由尿液排出。对耐甲氧西林金黄色葡萄球菌、耐青霉素肺炎链球菌和耐万古霉素肠球菌等G^+菌及多数G^-杆菌具有良好的抗菌活性。临床用于治疗敏感菌所致的复杂性腹腔内感染、复杂性皮肤和软组织感染、社区获得性肺炎，18岁以下患者不推荐使用。近期临床试验表明，该药可能增加感染患者的死亡风险，不推荐作为首选药。由于尿液中替加环素的浓度很低，因此泌尿系统感染不推荐使用。不良反应主要是恶心、呕吐。

二、氯霉素类

氯霉素

氯霉素（chloramphenicol）于1947年首次由委内瑞拉链丝菌的培养液中提取得到，1948年广泛用于临床，1950年发现其致命性不良反应，临床应用受到极大限制。目前临床使用人工合成的左旋体。

【体内过程】 氯霉素在酸性或中性溶液中较稳定，在碱性溶液中易破坏。口服吸收迅速而完全，肌内注射吸收慢。广泛分布于全身各组织和体液中，易透过血脑屏障，脑脊液中浓度较其他抗生素高，可达血药浓度的45%～99%。能透过胎盘屏障进入胎儿体内。体内药物的90%在肝脏与葡萄糖醛酸结合而失活，代谢物和10%的原型药经肾排泄，能在泌尿道达有效抗菌浓度。$t_{1/2}$约为2.5h，有效血药浓度可维持6～8h。肝、肾功能不全时$t_{1/2}$延长。

【抗菌谱】 抗菌谱广，对G^+菌和G^-菌均有效。对G^-菌作用强于G^+菌，特别对伤寒沙门菌、流感嗜血杆菌、脑膜炎奈瑟球菌、肺炎链球菌的作用强，具有杀灭作用，对厌氧菌、百日咳鲍特菌、布鲁氏菌的作用也较强；对G^+菌作用不如青霉素类和四环素类。对立克次体、支原体、衣原体、螺旋体等也有抑制作用。对铜绿假单胞菌、结核分枝杆菌、真菌、病毒及原虫无效。

【抗菌机制】 与敏感菌核糖体50S亚基结合，阻止肽链延伸，使细菌蛋白质合成受阻。为快速抑菌药。低浓度抑菌，高浓度杀菌。

【耐药性】 各种细菌对氯霉素均可产生耐药性，但较缓慢。

【临床应用】 近年来由于常见病原菌对氯霉素的耐药性增加及其骨髓抑制等严重不良反应，氯霉素的应用普遍减少。但氯霉素具备良好的组织体液穿透性，易通过血脑屏障、血眼屏障，并对伤寒沙门菌、立克次体等细胞内病原菌有效，仍有一定临床应用指征。

1. 细菌性脑膜炎和脑脓肿 氯霉素在脑脊液中浓度较高，可用于对青霉素类及其他类药物耐药的脑膜炎奈瑟球菌、肺炎链球菌、流感嗜血杆菌等引起的细菌性脑膜炎。青霉素和氯霉素合用可用于需氧菌和厌氧菌混合感染引起的耳源性脑脓肿。

2. 伤寒和副伤寒 目前首选氟喹诺酮类。由于氯霉素成本低廉，仍有应用。

3. 立克次体感染 氯霉素可用于禁用四环素类药物治疗的立克次体感染患者。

4. 厌氧菌感染 氯霉素对脆弱拟杆菌有较强的抗菌活性，与其他抗菌药联合应用，治疗腹腔或盆腔的厌氧菌感染。

5. 眼部感染 氯霉素易透过血眼屏障，局部用于敏感菌所致的外眼感染、眼内感染、全眼球感染、沙眼，是安全有效的药物。

【不良反应】

1. 抑制骨髓造血功能 是氯霉素最严重的不良反应，也是限制氯霉素使用的主要原因。有两种表现形式。①可逆性血细胞减少：较常见，发生率和严重程度与剂量和疗程有关，表现为贫血、白细胞减少症和血小板减少症，及时停药可在1～3周恢复，其中部分患者可能发展成致死性再生障碍性贫血或急性髓系白血病。②再生障碍性贫血：发生与剂量和疗程无关，表现为瘀点、瘀斑、鼻出血等出血倾向及高热、咽痛等感染症状。多在停药数周到数月后发生，不易早期发现，一旦发生，常难逆转。发生率低，但病死率高。

2. 灰婴综合征 主要发生在早产儿、新生儿大剂量（每日超过25mg/kg）应用氯霉素后，表现为腹胀、呕吐、皮肤苍白和发绀、呼吸困难、循环衰竭等，称为灰婴综合征。这是由其肝脏葡萄糖醛酸转移酶缺乏，肾排泄功能不完善，造成药物蓄积中毒所致。

3. 其他 口服有胃肠道反应。少数患者有过敏反应。长期应用可致二重感染、视神经炎、周围神经炎、中毒性精神病等，精神病患者禁用。

【药物相互作用】

1. 氯霉素为肝药酶抑制剂，可减慢华法林、苯妥英钠、甲苯磺丁脲和氯磺丙脲等的代谢，使其作用增强、毒性增加。
2. 利福平、苯妥英钠、苯巴比妥等肝药酶诱导剂可加速氯霉素的代谢，降低其疗效。
3. 氯霉素与林可胺类、大环内酯类合用可因相互竞争与核糖体50S亚基结合而产生拮抗作用。
4. 氯霉素与青霉素联合应用治疗细菌性脑膜炎时，应先用青霉素，后用氯霉素。因前者为繁殖期杀菌药，后者为快速抑菌药，二者同时应用，氯霉素可干扰青霉素的杀菌作用。

考点：氯霉素的体内过程特点、抗菌作用、临床应用及不良反应

自测题

一、选择题

【A型题】

1. 青霉素的抗菌作用机制是（　　）
   A. 与细菌细胞膜结合，破坏细胞结构
   B. 影响叶酸代谢
   C. 抑制DNA多聚酶，影响DNA的合成
   D. 抑制细菌细胞壁合成
   E. 抑制菌体蛋白质的合成

2. 细菌对青霉素产生耐药性的主要机制是（　　）
   A. 改变PBP
   B. 产生β-内酰胺酶
   C. 产生钝化酶
   D. 减少自溶酶
   E. 降低细胞膜通透性

3. 青霉素最常见的不良反应是（　　）
   A. 过敏反应　　　　B. 赫氏反应
   C. 青霉素脑病　　　D. 二重感染
   E. 局部刺激

4. 支原体肺炎的首选药是（　　）
   A. 青霉素类　　　　B. 头孢菌素类
   C. 大环内酯类　　　D. 林可胺类
   E. 氨基糖苷类

5. 革兰氏阳性菌感染且对青霉素过敏者可选用（　　）
   A. 苯唑西林　　　　B. 红霉素
   C. 氨苄西林　　　　D. 羧苄西林
   E. 链霉素

6. 红霉素最常见的不良反应是（　　）
   A. 胃肠道反应　　　B. 过敏反应
   C. 肝损害　　　　　D. 耳毒性
   E. 静脉炎

7. 金黄色葡萄球菌引起的急、慢性骨髓炎的首选药是（　　）
   A. 红霉素　　　　　B. 克拉霉素
   C. 克林霉素　　　　D. 阿奇霉素
   E. 罗红霉素

8. 氨基糖苷类抗生素无效的细菌是（　　）
   A. G⁻菌　　　　　　B. 金黄色葡萄球菌
   C. 铜绿假单胞菌　　D. 结核分枝杆菌
   E. 厌氧菌

9. 具有耳毒性的抗生素是（　　）
   A. 青霉素　　　　　B. 红霉素
   C. 链霉素　　　　　D. 林可霉素

E. 头孢氨苄
10. 应用氯霉素时要注意定期检查（　　）
　　A. 血常规　　　　　B. 肾功能
　　C. 肝功能　　　　　D. 尿常规
　　E. 听力

【B型题】

（第11～15题备选答案）
　　A. 繁殖期杀菌药
　　B. 静止期杀菌药
　　C. 繁殖期和静止期杀菌药
　　D. 快速抑菌药
　　E. 慢速抑菌药
11. β-内酰胺类抗生素属于（　　）
12. 大环内酯类抗生素属于（　　）
13. 林可胺类抗生素属于（　　）
14. 氨基糖苷类抗生素属于（　　）
15. 四环素类抗生素属于（　　）

（第16～20题备选答案）
　　A. 肺炎链球菌肺炎
　　B. 军团菌肺炎
　　C. 鼠疫、兔热病
　　D. 斑疹伤寒
　　E. 伤寒、副伤寒
16. 青霉素首选用于（　　）
17. 头孢曲松首选用于（　　）
18. 链霉素首选用于（　　）
19. 红霉素首选用于（　　）
20. 多西环素首选用于（　　）

（第21～25题备选答案）
　　A. 青霉素　　　　　B. 链霉素
　　C. 红霉素　　　　　D. 四环素
　　E. 氯霉素
21. 引起赫氏反应的是（　　）
22. 引起神经肌肉麻痹的是（　　）
23. 影响骨骼和牙齿生长的是（　　）
24. 抑制骨髓造血功能的是（　　）
25. 引起灰婴综合征的是（　　）

【X型题】
26. 青霉素的抗菌谱不包括（　　）
　　A. 细菌　　　　　　B. 病毒
　　C. 真菌　　　　　　D. 放线菌
　　E. 螺旋体
27. 青霉素过敏性休克的防治措施包括（　　）
　　A. 用药前询问用药过敏史
　　B. 溶媒最好选用5%葡萄糖溶液
　　C. 现配现用
　　D. 避免局部应用
　　E. 抢救时首选肾上腺素
28. 阿莫西林的特点是（　　）
　　A. 可口服
　　B. 对G^+菌和G^-菌均有杀灭作用
　　C. 可用于耐青霉素的金黄色葡萄球菌感染
　　D. 常用于幽门螺杆菌感染
　　E. 可引起二重感染
29. 对耐青霉素金黄色葡萄球菌有效的是（　　）
　　A. 苯唑西林　　　　B. 头孢氨苄
　　C. 红霉素　　　　　D. 庆大霉素
　　E. 万古霉素
30. 对铜绿假单胞菌有效的是（　　）
　　A. 哌拉西林　　　　B. 头孢曲松
　　C. 头孢吡肟　　　　D. 庆大霉素
　　E. 阿米卡星
31. 第三代头孢菌素类抗生素的特点是（　　）
　　A. 对G^+菌和G^-菌作用较第一、二代强
　　B. 对铜绿假单胞菌和厌氧菌作用较强
　　C. 可透过血脑屏障，在脑脊液中达到有效浓度
　　D. 对β-内酰胺酶稳定
　　E. 基本无肾毒性
32. 常用的β-内酰胺酶抑制药是（　　）
　　A. 氨曲南　　　　　B. 克拉维酸
　　C. 舒巴坦　　　　　D. 他唑巴坦
　　E. 头孢西丁
33. 具有肾毒性的是（　　）
　　A. 头孢唑林　　　　B. 万古霉素
　　C. 庆大霉素　　　　D. 妥布霉素
　　E. 多黏菌素
34. 氨基糖苷类抗生素的不良反应包括（　　）
　　A. 耳毒性　　　　　B. 肾毒性
　　C. 神经肌肉阻滞　　D. 二重感染
　　E. 过敏反应
35. 四环素的不良反应包括（　　）
　　A. 二重感染　　　　B. 胃肠道反应
　　C. 肝肾毒性　　　　D. 影响骨、牙生长
　　E. 过敏反应

二、简答题
1. 简述青霉素过敏反应的防治措施。
2. 简述红霉素的抗菌机制及临床应用。
3. 简述青霉素与氯霉素联合用药是否合理。
4. 简述氨基糖苷类抗生素的共性。
5. 简述氯霉素的不良反应。

（李红彩）

第 30 章 人工合成抗菌药

> **学习目标**
>
> **知识目标：**
> 1. 掌握喹诺酮类、磺胺类药物的药理作用、作用机制、临床应用及不良反应。
> 2. 熟悉喹诺酮类、磺胺类常用药物的药动学特点、药理作用、临床应用及不良反应。
> 3. 了解喹诺酮类药物的发展史及其他人工合成抗菌药。
>
> **能力目标：** 能利用所学知识对患者进行用药指导和用药咨询，减少耐药性的产生。
>
> **素质目标：** 具有专业严谨、实事求是的工作态度，持续学习的精神，以及以患者为中心的服务意识。

第 1 节 喹诺酮类药物

案例 30-1

患者，女，45 岁。咳嗽、低热，诊断为上呼吸道感染，给予口服盐酸洛美沙星片 0.3g，2 次/天。服药 5d 后，患者在室外活动时，颈部及四肢皮肤暴露处出现绿豆、蚕豆大小的红斑疹，伴瘙痒及烧灼感，于当日自行停药。随后半个月内，每次在室外活动时，暴露处皮肤仍会出现红斑疹伴瘙痒及烧灼感，阴天亦然，在室内瘙痒感减轻。患者否认进食或接触含光感物质的动物及植物，也未用其他药物。既往体健，有磺胺类药过敏史。

问题与思考：1. 根据上述案例，分析患者服用洛美沙星后发生了什么不良反应？
2. 患者出现上述不良反应后，应如何处理？

喹诺酮类（quinolones）是人工合成的含有 4-喹诺酮基本结构，对细菌 DNA 回旋酶（DNA gyrase）具有选择性抑制作用的抗菌药物。其抗菌谱广、抗菌力强。该类药物的构效关系见图 30-1。

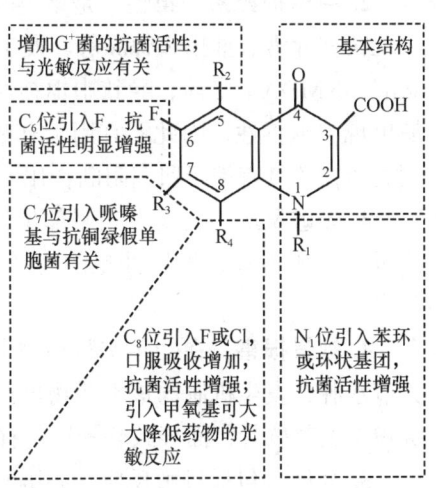

图 30-1 喹诺酮类构效关系示意图

一、喹诺酮类药物概述

【喹诺酮类药物的发展史】 喹诺酮类药物的发展历经了 4 代，萘啶酸（nalidixic acid）研制于 1962 年，是用于临床的第一代喹诺酮类药物，但因其抗菌谱窄、口服吸收差、副作用多，已被淘汰。第二代为 1973 年研制的吡哌酸（pipemidic acid），其抗菌活性强于萘啶酸，口服少量吸收，不良反应较萘啶酸少，可用于敏感菌引起的尿路感染与肠道感染。第三代为 20 世纪 80 年代研制的诺氟沙星（norfloxacin）等一系列药物，抗菌谱进一步扩大，第三代喹诺酮类的化学结构与第一、第二代的主要区别是在母核 6 位引入了氟原子，故亦称为氟喹诺酮类（fluoroquinolones），包括诺氟沙星、氧氟沙星、左氧氟沙星、环丙沙星等。第四代为20世纪90年代以后研制的新氟喹诺酮类药物，有莫西沙星、司帕沙星、加替沙星等。

【体内过程】 喹诺酮类药物口服易吸收，食物不影响药物的吸收，但与含有 Fe^{2+}、Ca^{2+}、Mg^{2+} 的食物同服可降低其生物利用度，应避免同时应用；体内分布广，组织和体液中浓度高；半衰期相对较长，大多为3～7h以上；除莫西沙星外，多数以原型药通过肾脏排泄，尿中浓度高；莫西沙星主要在肝脏代谢并通过胆汁排泄，故肝病患者需要调整用量。

【药理作用及临床应用】 喹诺酮类药物为杀菌剂，抗菌谱广，尤其对 G^- 杆菌包括铜绿假单胞菌在内的细菌有强大的杀菌作用，对 G^+ 菌如金黄色葡萄球菌及产酶金黄色葡萄球菌也有良好的抗菌作用；某些品种对结核杆菌、支原体、衣原体及厌氧菌也有作用；细菌对本类药物与其他抗菌药无交叉耐药性。适用于敏感菌所致的呼吸道感染、肠道感染、尿路感染、前列腺炎、淋病、骨关节感染、皮肤软组织感染等。

【作用机制】

1. 抑制DNA回旋酶 DNA回旋酶是喹诺酮类药物抗 G^- 菌的重要靶点，喹诺酮类药物通过抑制DNA回旋酶，阻碍DNA合成而导致细菌死亡。细菌DNA回旋酶是由2个α亚单位和2个β亚单位组成的四聚体。DNA在复制或转录过程中，其双螺旋结构被部分打开，同时会导致DNA链在打开的地方过度缠绕，形成正超螺旋，阻碍双螺旋结构的进一步打开，使复制或转录过程难以继续。DNA回旋酶与正超螺旋部位的前、后两条双螺旋片段结合，使正超螺旋变为负超螺旋，最终复制或转录过程得以继续。氟喹诺酮类药物是α亚单位抑制剂，氟喹诺酮类药物并不是直接与DNA回旋酶结合，而是与DNA双链中非配对碱基结合，抑制DNA回旋酶的α亚单位，使细菌DNA无法保持正常形态和功能，抑制DNA的转录和翻译，导致细菌死亡。哺乳动物细胞内的拓扑异构酶Ⅱ功能上与菌体内的DNA回旋酶类似，氟喹诺酮类药物对细菌的DNA回旋酶选择性高，仅在高浓度时影响哺乳动物的拓扑异构酶Ⅱ。

2. 抑制拓扑异构酶Ⅳ 拓扑异构酶Ⅳ是喹诺酮类药物抗 G^+ 菌的重要靶点，拓扑异构酶Ⅳ具有解除DNA结节、解开DNA环连体和松弛超螺旋等作用，喹诺酮类药物通过抑制拓扑异构酶Ⅳ而干扰细菌DNA复制过程。

【不良反应】

1. 胃肠道反应 大多轻微，常见的有恶心、呕吐、腹痛、腹泻、食欲减退等症状，一般不严重，患者可耐受。

2. 中枢神经系统毒性 是该类药物常见的不良反应。轻症者表现为失眠、头痛、眩晕，重症者可出现精神异常、抽搐、惊厥等。发生机制与药物抑制GABA与 $GABA_A$ 受体结合并激动 N-甲基-D-天冬氨酸（NMDA）受体，导致中枢神经兴奋有关。有精神病或癫痫病史者、合用茶碱或非甾体抗炎药者易出现中枢毒性，因此不宜用于有精神病或癫痫病史患者，慎与茶碱类、非甾体抗炎药合用。氟喹诺酮类药物还具有神经肌肉阻断作用，可加剧重症肌无力患者症状，该类患者应避免使用。

3. 光敏反应 表现为光照部位的皮肤出现瘙痒、红斑，严重者出现皮肤糜烂、脱落，其中洛美沙星、司帕沙星、氟罗沙星的光敏反应最常见，严重者需住院治疗。用药期间及停药后2周内注意避光。

4. 软骨损害 在幼年实验动物中发现有关节软骨病变，临床研究发现儿童用药后可出现关节痛和关节水肿，发生机制与该类药物母核中第三位碳上的羧基及第四位碳上的羰基与 Mg^{2+} 形成络合物，并沉积于关节软骨，而导致软骨损伤有关。妊娠期、哺乳期及18岁以下未成年患者避免使用本类药物。

5. 其他 包括过敏反应、心脏毒性、肝脏毒性、横纹肌溶解、肌腱炎、肌腱断裂、周围神经病变等，加替沙星可引起血糖波动。

考点： 喹诺酮类的药理作用、作用机制、临床应用及不良反应

二、常用喹诺酮类药物及其特点

诺氟沙星

诺氟沙星（norfloxacin）又称氟哌酸，是第一个用于临床的氟喹诺酮类药，抗菌谱广，抗菌作用强，对G^+和G^-菌包括铜绿假单胞菌均有良好抗菌活性。口服生物利用度35%~45%，易受食物影响，空腹服药的血药浓度比饭后服药高2~3倍，$t_{1/2}$为3.5~5.0h，吸收后约30%以原型药经肾排泄。主要用于敏感菌所致的尿路及肠道感染。

氧氟沙星和左氧氟沙星

氧氟沙星（ofloxacin）又称氟嗪酸，抗菌活性强，为高效广谱抗菌药，对G^+菌（包括MRSA）、G^-菌（包括铜绿假单胞菌）均有较强作用；对肺炎支原体、奈瑟菌属、厌氧菌及结核分枝杆菌有效。口服吸收快而完全，生物利用度高达95%，$t_{1/2}$为5~7h；药物体内分布广，尤以痰中浓度较高；70%~90%经肾排泄，48h尿中药物浓度仍可对敏感菌达到杀菌水平，胆汁中药物浓度约为血药浓度的7倍。

左氧氟沙星（levofloxacin）是氧氟沙星的左旋光学异构体，口服生物利用度接近100%，抗菌活性是氧氟沙星的2倍。

氧氟沙星和左氧氟沙星主要用于敏感菌引起的泌尿生殖道感染、呼吸道感染、胃肠道感染、胆道感染、骨和关节感染、皮肤软组织感染等，亦可治疗伤寒、败血症及作为二线药与其他抗结合药合用。不良反应发生率低，主要为胃肠道反应。

依诺沙星

依诺沙星（enoxacin）又称氟啶酸，其抗菌谱和抗菌活性与诺氟沙星相似，对厌氧菌作用较差。口服吸收好，不受食物影响，血药浓度介于诺氟沙星与氧氟沙星之间，口服后50%~65%经肾排泄，半衰期为3.3~5.8h。不良反应以胃肠道反应为主，偶有中枢神经系统毒性。

培氟沙星

培氟沙星（pefloxacin）又称甲氟哌酸，抗菌谱广，抗菌活性略逊于诺氟沙星，对军团菌及MRSA有效，对铜绿假单胞菌的作用不及环丙沙星。口服吸收好，生物利用度为90%~100%，血药浓度高而持久，半衰期可达10h以上，体内分布广泛，可通过炎症脑膜进入脑脊液。

环丙沙星

环丙沙星（ciprofloxacin）又称环丙氟哌酸，口服生物利用度约为70%，血药浓度较低，静脉滴注可弥补此缺点。组织穿透力强，分布广泛。抗菌谱广，对耐药铜绿假单胞菌、MRSA、产青霉素酶淋球菌、产酶流感杆菌等均有良效，对肺炎军团菌及弯曲菌亦有效，一些对氨基糖苷类、第三代头孢菌素等耐药的G^+、G^-菌对本药仍然敏感。主要用于对其他抗菌药产生耐药的G^-杆菌所致的呼吸道、泌尿生殖道、消化道、骨与关节和皮肤软组织感染。

洛美沙星

洛美沙星（lomefloxacin）抗菌谱广，对G^-菌、表皮葡萄球菌、链球菌和肠球菌的抗菌活性与氧氟沙星相似，对多数厌氧菌的抗菌活性低于氧氟沙星。本药口服吸收好，生物利用度为90%~98%，血药浓度高而持久，半衰期为7~8h，体内分布广，70%以上以原型经肾排泄。易发生光敏反应，故用药期间应避免日光照射，跟腱损伤的频率较高。

氟罗沙星

氟罗沙星（fleroxacin）又称多氟沙星，具有抗菌谱广、抗菌活性强、生物利用度高、组织穿透力强、半衰期长（10~20h）等特点。50%~70%以原型经肾排泄，少量药物在肝脏代谢，肝、肾功能减退或老年患者应减量。主要用于敏感菌及衣原体引起的呼吸道、泌尿道、胆道、皮肤软组织等的感染，以及性传播疾病等。

莫西沙星

莫西沙星（moxifloxacin）具有抗菌性强、抗菌谱广、不易产生耐药性并对常见耐药菌有效、半衰期长、不良反应少等优点，主要通过肝代谢，通过粪便排泄，约20%以原型通过肾排泄。本药对G^+菌、G^-菌、支原体、衣原体等均具有良好的抗菌活性，临床用于敏感菌所致的呼吸系统感染、皮肤软组织感染等。不良反应少，主要为恶心、腹泻、眩晕、头痛、腹痛、呕吐、肝药酶升高等，也可导致严重皮肤反应和致死性肝损害等严重不良反应。

司帕沙星

司帕沙星（sparfloxacin）又称司氟沙星，口服吸收良好，肝肠循环明显。对G^+菌、厌氧菌、结核分枝杆菌、衣原体和支原体的抗菌活性显著强于环丙沙星，对军团菌和G^-菌的抗菌活性与环丙沙星相似。临床用于敏感菌所致的呼吸道、泌尿生殖道、皮肤软组织感染，也可用于骨髓炎和关节炎等。易发生光敏反应、胃肠道反应、心脏毒性等不良反应。

加替沙星

加替沙星（gatifloxacin）抗菌谱广，口服吸收好，对大多数G^+菌、厌氧菌、结核分枝杆菌、衣原体和支原体的抗菌活性与莫西沙星相近，对大多数G^-菌的作用强于莫西沙星。临床用于敏感菌所致的呼吸系统、泌尿系统感染及由淋球菌引起的性传播疾病。主要不良反应是导致糖代谢异常，包括高血糖、低血糖、糖耐量异常、高血糖昏迷、低血糖昏迷等。故应加强监护，必要时监测血糖。

考点：常用喹诺酮类药物的抗菌作用特点及临床应用

链接 氟喹诺酮类药物与跟腱损伤

氟喹诺酮类药物具有不良反应少、抗菌谱广、抗菌效果好、价格低廉等优点，所以广泛应用于临床。近年国内外研究发现，该类药物可引起跟腱损伤，常见的有环丙沙星、诺氟沙星、加替沙星、依诺沙星、莫西沙星及左氧氟沙星等，应引起人们的高度重视。跟腱损伤主要表现为单侧或双侧跟腱疼痛和炎症性水肿，严重者可出现跟腱断裂。合用糖皮质激素及高龄等是该类药物引起跟腱损伤的常见危险因素。患者应该警觉跟腱或腓肠肌疼痛，如有不适，要及时通知医生，采取停药和其他治疗措施。其机制可能与该类药物引起肌腱的胶原组织缺乏和缺血性坏死有关。

三、药物相互作用及用药注意事项

本类药物可引起中枢神经系统不良反应，不宜用于有中枢神经系统病史者，尤其是有癫痫病史的患者。与非甾体抗炎药合用，可增加中枢神经系统的毒性反应。可抑制茶碱类、咖啡因和口服抗凝血药在肝中代谢，使上述药物浓度升高而引起不良反应。因此应避免与有相互作用的药物合用，如有指征需合用时，应对有关药物进行必要的监测。本类药物与抗酸药及含金属离子的药物同时应用，可形成络合物而减少其自肠道吸收，宜避免合用。肾功能减退者应用主要经肾排泄的药物如氧氟沙星和依诺沙星时应减量。用药期间应避免暴露在日光或人工紫外线下，以免引发皮肤光过敏反应。不宜常规用于儿童。禁用于氟喹诺酮过敏者、重症肌无力患者、孕妇和哺乳期妇女。糖尿病患者慎用。

第2节 磺胺类药物

磺胺类药物是最早用于治疗全身性感染的人工合成抗菌药，现已大部分被抗生素及喹诺酮类药物取代，但由于磺胺类药物对某些感染性疾病（如流行性脑脊髓膜炎、鼠疫）具有良好疗效，特别是与磺胺增效剂甲氧苄啶（TMP）合用，疗效明显增强，抗菌范围也增大，且有使用方便、性质稳定、价格低廉等优点，故在抗感染的药物中仍占有一定地位。

【构效关系】 磺胺类药物是对氨基苯磺酰胺（简称氨苯磺胺）的衍生物。氨苯磺胺分子中含有磺酰胺（N_1）和氨基（N_4）。氨基是抗菌活性必需基团，如氨基上一个氢原子被其他基团（R_2）取代，则抗菌活性消失，口服难吸收，必须水解使氨基游离才能恢复其抗菌活性，如用于肠道感染的柳氮磺吡啶等。磺酰胺上一个氢原子被杂环取代（R_1）可得到口服易吸收的、用于全身性感染的磺胺类药物，如磺胺嘧啶、磺胺异噁唑、磺胺甲噁唑等。

$$R_2HN-\langle\ \rangle-SO_2NHR_1$$

磺胺类药物结构通式

【体内过程】 磺胺类药物可分布于全身组织及体液，易透过胎盘屏障进入胎儿体内。某些药物如磺胺嘧啶较易通过血-脑脊液屏障，脑脊液中浓度达血药浓度的70%左右，故可治疗流行性脑脊髓膜炎。磺胺类药物以原型、乙酰化代谢产物、葡萄糖醛酸结合物经肾排出，尿中药物浓度高，有利于治疗尿路感染。磺胺类药物及其乙酰化物在碱性尿液中溶解度高，在酸性尿液中易结晶析出，造成肾损害。

【抗菌谱】 磺胺类药物抗菌谱广，对多数G^+和G^-菌有效，包括金黄色葡萄球菌、溶血性链球菌、脑膜炎球菌、志贺菌属、大肠埃希菌、伤寒杆菌、产气杆菌及变形杆菌等有良好抗菌活性，此外对少数真菌、衣原体、原虫（疟原虫和弓形体）也有效。但是对支原体、立克次体和螺旋体无效，甚至可促进立克次体生长。对厌氧菌的活性较差。

【耐药性】 细菌对磺胺类药物极易产生耐药性，对各种磺胺类药物间有交叉耐药性，但磺胺类药物与其他抗菌药之间没有交叉耐药性，与甲氧苄啶合用可减少、延缓耐药性的产生。

【作用机制】 对磺胺类药物敏感的细菌，在生长过程中不能利用周围环境中的叶酸，只能利用对氨基苯甲酸（PABA）和蝶啶为原料在二氢蝶酸合成酶作用下合成二氢蝶酸，二氢蝶酸与谷氨酸进一步合成二氢叶酸，再经二氢叶酸还原酶的作用形成四氢叶酸。四氢叶酸活化后，可作为一碳单位的转运体，在嘌呤和嘧啶核苷酸形成过程中起重要的传递作用。磺胺类药物的结构和PABA相似，因而可与之竞争二氢蝶酸合成酶，抑制酶的活性，阻碍细菌二氢叶酸的合成，从而影响核酸的生成，抑制细菌生长繁殖（图30-2）。磺胺类药属于慢速抑菌剂。

由于磺胺类药物与PABA竞争二氢蝶酸合成酶的结合位点，使用磺胺类药物时应首剂加倍。脓液或坏死组织中含有大量的PABA，使用磺胺类药物时注意清创排脓。局麻药普鲁卡因在体内也能水解产生PABA，可减弱磺胺类药的抗菌作用。

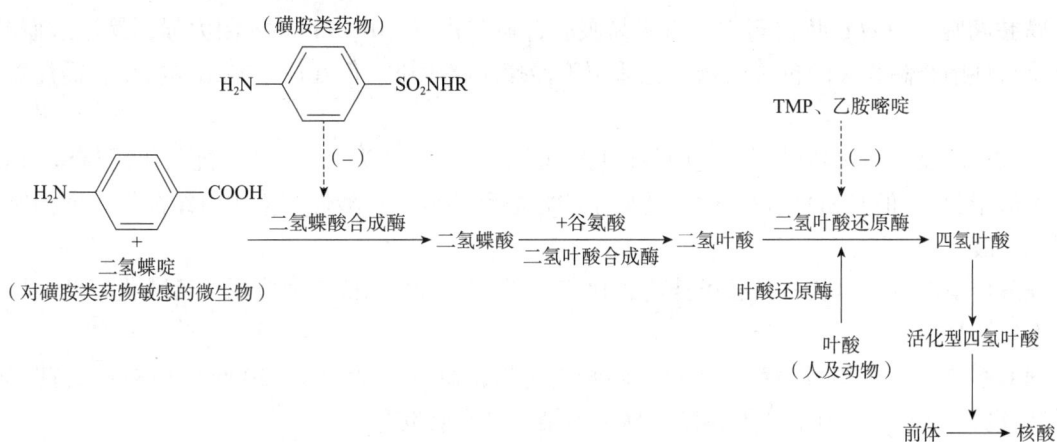

图30-2 磺胺类药物和TMP抗菌作用机制示意图

【不良反应及其防治】

1. 肾损害　磺胺类药物主要在肝内乙酰化失活，磺胺类药物及乙酰化磺胺在酸性尿液中溶解度低，易结晶析出而损伤肾，可产生结晶尿、血尿、尿痛、尿路阻塞和尿闭等症状。可采取以下措施防治：①同服等量碳酸氢钠，碱化尿液，增加磺胺类药物及乙酰化物的溶解度；②多喝水，保证每日尿量不少于1500ml，降低尿中药物浓度，加速排泄；③定期检查尿液，发现结晶尿应及时停药。

2. 抑制骨髓　可引起白细胞减少症、血小板减少症，甚至再生障碍性贫血，用药期间定期检查血常规。葡萄糖-6-磷酸脱氢酶缺乏症患者应用磺胺类药物可引起溶血反应，此类患者禁用。

3. 过敏反应　较多见，有皮疹、药物热、红斑、皮炎等，严重者可出现剥脱性皮炎、多形性红斑。有过敏史者禁用。

4. 肝损害　可致肝损害，如出现黄疸等，甚至引起急性重型肝炎，肝功能受损者避免使用。

5. 其他　恶心、呕吐、眩晕、头痛、精神不振、全身乏力等。

> **链接**　警惕磺胺类药物过敏反应
>
> 　　磺胺类药物副作用较多，其中以过敏反应最常见，主要表现为孤立性皮疹，亦可能发生罕见但严重的迟发型过敏反应。迟发型过敏反应通常出现在患者应用磺胺类药物的疗程晚期，其特征为发热、皮疹或紫癜，部分患者可表现有淋巴结肿大、肝炎、肾炎、心肌炎、嗜酸性粒细胞增多、异型淋巴细胞增多等，可累及多个器官或系统，病死率约达10%。由于磺酰脲类口服降血糖药、丙磺舒、利尿药（如呋塞米、氢氯噻嗪、吲达帕胺等）和选择性COX-2抑制药（如塞来昔布）等药物的化学结构与磺胺类药物相似，故可能与磺胺类药物存在交叉过敏反应。因此，对磺胺类药物过敏者应禁用上述药物。

【药物分类】　磺胺类药物根据其肠道吸收和临床应用情况可分为三大类。

1. 全身感染药　口服易吸收，又可分为：①短效类，如磺胺异噁唑（sulfafurazole，sulfisoxazole，SIZ）；②中效类，如磺胺嘧啶（sulfadiazine，SD）、磺胺甲噁唑（sulfamethoxazole，SMZ）；③长效类，如磺胺多辛（sulfadoxine，SDM）、磺胺甲氧嘧啶（sulfamethoxydiazine，SMD）。

2. 肠道感染用药　口服吸收少，如柳氮磺吡啶（sulfasalazine，SASP）。

3. 局部外用药　如磺胺米隆（sulfamylon，SML）、磺胺嘧啶银（sulfadiazine silver，SD-Ag）。

【常用药物】

1. 磺胺异噁唑　短效磺胺类药物，血浆$t_{1/2}$为5～7h，乙酰化率较低。尿中浓度最高，适用于治疗尿路感染。

2. 磺胺嘧啶　中效磺胺类药物，口服易吸收，血浆$t_{1/2}$为10～13h。抗菌力强，易透过血脑屏障，是治疗流行性脑脊髓膜炎的首选药物，也适用于治疗尿路感染。但在尿中易结晶析出，需注意对肾脏的损害。

3. 磺胺甲噁唑　又称新诺明，是中效磺胺类药物，血浆$t_{1/2}$为10～12h。抗菌作用与SIZ相似。尿中浓度虽低于SIZ，但与SD接近，故也适用于治疗尿路感染。在酸性尿液中可结晶析出而损害肾，需注意碱化尿液。

4. 磺胺甲氧嘧啶　是长效磺胺类药物，血浆$t_{1/2}$为30～40h。抗菌力较弱。乙酰化率低，尿中溶解度高，不易结晶析出。

5. 磺胺多辛　又称周效磺胺，是长效磺胺类药物，血浆$t_{1/2}$为150～200h，在体内维持时间最长。抗菌活性较弱，适用于轻症感染及预防链球菌感染，对疟疾也有效。

6. 柳氮磺吡啶　口服吸收较少，对结缔组织有特殊的亲和力，并从肠壁结缔组织中释放出磺胺吡啶而起抗菌、抗炎和免疫抑制作用。本药适用于治疗非特异性结肠炎，长期服用可防止其发作。由于疗程长，易发生恶心、呕吐、皮疹及药物热等反应。

7. 磺胺嘧啶银　能发挥SD及硝酸银两者的抗菌作用，抗菌谱广，外用抗铜绿假单胞菌感染作用强，尚有收敛作用，能促进创面的愈合，适用于Ⅱ度或Ⅲ度烧伤。

8. 磺胺米隆　抗菌谱广，对铜绿假单胞菌、金黄色葡萄球菌及破伤风杆菌有效。穿透力强，其抗菌活性不受脓液和坏死组织的影响，能迅速渗入创面及焦痂中，并能促进创面上皮生长愈合及提高植皮成活率。本药适用于烧伤和大面积创伤后感染。

【药物相互作用】

1. 与普鲁卡因、普鲁卡因胺、丁卡因等合用可使疗效减弱甚至失效。
2. 与苯胺类解热镇痛药合用，可导致变性血红蛋白血症。
3. 与抗酸药同服，可使磺胺类药物胃肠道吸收减少。

考点：磺胺类药物的抗菌机制、临床应用及不良反应

第3节　其他人工合成抗菌药

一、甲氧苄啶

甲氧苄啶（trimethoprim，TMP）又称磺胺增效剂，其抗菌谱和磺胺类药物相似，对多种G^+和G^-菌有效，但单用易引起细菌耐药性。TMP的抗菌机制是抑制细菌二氢叶酸还原酶，阻止细菌核酸的合成，因此它与磺胺类药物合用，可使细菌的叶酸代谢遭到双重阻断，增强磺胺类药物的抗菌作用达数倍至数十倍，甚至呈现杀菌作用，而且可减少耐药菌株的产生。例如，TMP与SMZ按1∶5比例制成的复方磺胺甲噁唑（compound sulfamethoxazole，复方新诺明），可用于治疗呼吸道感染、尿路感染、肠道感染、脑膜炎和败血症等，对伤寒、副伤寒疗效不低于氨苄西林。TMP也可与长效磺胺类药物合用于防治耐药恶性疟。

TMP毒性较小，但大剂量长期应用可引起叶酸缺乏，导致白细胞减少、巨幼细胞贫血等。

二、硝基呋喃类

硝基呋喃类（nitrofurans）抗菌药是一类干扰微生物糖代谢的抑菌药物，抗菌谱广，且不易产生耐药性，对多种细菌的抑菌浓度为5～10mg/L，主要用于治疗尿路感染。

1. 呋喃妥因（nitrofurantoin）　又称呋喃坦啶（furadantin），口服吸收迅速而完全；在体内约50%很快被机体代谢，其余以原型迅速自肾排出，尿中浓度高，棕色代谢产物使尿液变色。对大多数G^+菌及G^-菌均有抗菌作用。尤其在酸性尿液中抗菌活性增强，在碱性环境中药物的抗菌作用降低，不能与碳酸氢钠同服，临床上用于敏感菌所致的泌尿系统感染，如肾盂肾炎、尿路感染、膀胱炎及前列腺炎等。常见不良反应为恶心、呕吐及腹泻，偶见皮疹、药物热等过敏反应。消化道反应较常见。剂量过大或肾功能不全者可引起严重的周围神经炎。偶见过敏反应。葡萄糖-6-磷酸脱氢酶缺陷者可引起溶血性贫血，禁用。

2. 呋喃唑酮（furazolidone）　又称痢特灵，体外对沙门菌属、志贺菌属、大肠埃希菌、肠杆菌属、幽门螺杆菌、金黄色葡萄球菌、粪肠球菌、霍乱弧菌和弯曲菌属均有抗菌作用。口服吸收少（5%），肠内浓度高，主要用于肠炎和细菌性痢疾，也可用于尿路感染、伤寒、副伤寒和霍乱。不良反应同呋喃妥因。

三、噁唑烷酮类

利奈唑胺

利奈唑胺（linezolid）是第一个应用于临床的噁唑烷酮类人工合成抗菌药。通过与细菌50S亚基上核糖体RNA的23S位点结合，抑制70S起始复合物的形成，从而抑制了细菌蛋白质的合成。由于不影

响肽基转移酶活性，不易与其他抑制蛋白质合成的抗菌药发生交叉耐药，在体外也不易诱导细菌耐药性的产生。利奈唑胺口服给药后吸收快速而完全，分布广泛，其代谢主要涉及吗啉环的氧化过程，非肾脏清除率约占总清除率的65%，半衰期为4～5h。

利奈唑胺主要用于耐药的G^+菌引起的严重感染，包括由MRSA引起的院内获得性肺炎、社区获得性肺炎、复杂性皮肤或皮肤软组织感染，以及耐万古霉素肠球菌（VRE）感染。为减少细菌对药物耐药的发生和保持利奈唑胺与其他抗菌药物的疗效，利奈唑胺应仅用于确诊或高度怀疑敏感菌所致感染的治疗或预防。不良反应包括胃肠道反应、可逆性骨髓抑制（血小板减少、贫血和中性粒细胞减少）、周围神经病变（手和足麻木或发麻）、视力障碍等。利奈唑胺还具有单胺氧化酶抑制剂的作用，如与拟肾上腺素类药物同服，可引起可逆性血压增高。

自测题

一、选择题

【A型题】

1. 氟喹诺酮类抗菌作用机制是（　　）
   A. 抑制细菌细胞壁的合成
   B. 抑制细菌二氢叶酸还原酶
   C. 影响细菌细胞膜通透性
   D. 抑制细菌DNA回旋酶
   E. 抑制细菌蛋白质合成

2. 治疗流行性脑脊髓膜炎首选（　　）
   A. 磺胺甲噁唑　　　B. 磺胺嘧啶
   C. 磺胺异噁唑　　　D. 甲氧苄啶
   E. 以上都不是

3. 服用磺胺类药物时，同服碳酸氢钠的目的是（　　）
   A. 增强磺胺类药物的作用
   B. 促进磺胺类药物的吸收
   C. 减少磺胺类药物的不良反应
   D. 延缓磺胺类药物的肾排泄
   E. 扩大抗菌谱

4. 大剂量的呋喃妥因可导致严重的（　　）
   A. 软骨损害　　　B. 叶酸缺乏症
   C. 溶血性贫血　　D. 周围神经炎
   E. 尿路感染

5. 利奈唑胺抗菌作用机制是（　　）
   A. 抑制细菌细胞壁的合成
   B. 抗叶酸代谢
   C. 影响细胞膜通透性
   D. 抑制DNA合成
   E. 抑制蛋白质合成

【B型题】

（第6～9题备选答案）
A. PABA　　B. TMP　　C. 磺胺嘧啶
D. 红霉素　　E. 磺胺嘧啶银

6. 能降低磺胺类药物抗菌作用的物质是（　　）
7. 外用抗铜绿假单胞菌的药物是（　　）
8. 口服能增强其他抗菌药抗菌活性的是（　　）
9. 在酸性尿中溶解度低，口服易析出结晶损害肾脏的药物是（　　）

【X型题】

10. 氟喹诺酮类药物的特点包括（　　）
    A. 口服受多价金属离子影响
    B. 与其他类抗菌药无交叉耐药性
    C. 抗菌谱广
    D. 可能损害软骨组织
    E. 临床应用广泛

11. TMP与SMZ合用的结果是（　　）
    A. 作用时间延长　　B. 用药次数减少
    C. 抗菌谱扩大　　　D. 抗菌活性增强
    E. 耐药菌株减少

12. 有关利奈唑胺的说法正确的是（　　）
    A. 属于噁唑烷酮类
    B. 不易发生交叉耐药
    C. 主要用于耐药的G^+菌引起的严重感染
    D. 对G^-菌效果也好
    E. 可引起血小板减少症等

13. 喹诺酮类药物抗菌谱包括（　　）
    A. 需氧G^-杆菌
    B. 衣原体和支原体
    C. 金黄色葡萄球菌和铜绿假单胞菌
    D. 结核杆菌和厌氧杆菌
    E. 立克次体和螺旋体

14. 下列属于喹诺酮类药物不良反应的是（　　）
    A. 胃肠道反应　　B. 神经系统反应
    C. 光敏反应　　　D. 软骨损害
    E. 低血压

二、简答题

1. 简述氟喹诺酮类药物的抗菌作用机制。
2. 简述磺胺类药物造成肾损害的原因及防治措施。

（邓庆华）

第31章 抗真菌药及抗病毒药

学习目标

知识目标：
1. 掌握抗真菌药及抗病毒药的分类及代表药。
2. 熟悉常用抗真菌药和抗病毒药的作用特点及临床应用。
3. 了解常用抗真菌药和抗病毒药的不良反应。

能力目标： 能利用所学知识对患者进行用药指导、用药咨询和健康宣教。

素质目标： 具有严肃认真、科学求实的态度，全心全意为患者服务的职业素养。

第1节 抗真菌药

案例31-1

患者，42岁，7年前进行肾移植手术，术后遵医嘱服用免疫抑制药。半个月前，患者突然出现呼吸困难、发热、痰中带血等症状，自服抗生素无效，症状加重入院。行肺部CT检查，检查结果：双肺弥漫性病变伴广泛多发空洞形成，考虑为间质性肺病变合并感染（霉菌等特殊感染）可能性大。医生对患者行支气管镜检查，并将肺泡灌洗液送到中国医学科学院皮肤病研究所进行微生物培养，培养结果：青霉菌（＋）。最终考虑该患者是一种罕见的青霉菌感染。

问题与思考：1. 青霉菌为何种病原微生物？
　　　　　　2. 应如何治疗？

真菌感染可分为浅部和深部感染两类。浅部真菌感染较常见，常由各种皮肤或毛发癣菌引起，主要侵犯皮肤、毛发、指（趾）甲等，发病率高，危险性小，治疗药物有灰黄霉素、制霉菌素或局部应用的咪康唑和克霉唑等。深部感染常由白色念珠菌和新型隐球菌等引起，主要侵犯内脏器官和深部组织，发病率低，但危害性大，常危及生命，治疗药物有两性霉素B及咪唑类抗真菌药等。

一、抗浅部真菌感染药

灰黄霉素

【**体内过程**】 灰黄霉素（griseofulvin）为非多烯类抗生素，吸收量与颗粒大小有关，微粒制剂和高脂肪饮食可增加吸收。吸收后，体内分布广泛，以脂肪、皮肤、毛发、指甲等组织含量较高，掺入并贮存在皮肤角质层和新生的毛发、指（趾）甲角质部分。主要在肝代谢，经肾排泄。

【**药理作用及作用机制**】 本药对表皮癣菌属、小孢子菌属、毛癣菌属等具有较强的抑制作用，对细菌及深部真菌无效。其化学结构类似鸟嘌呤，故能竞争性抑制鸟嘌呤进入真菌DNA分子中，从而干扰真菌细胞DNA合成，抑制其生长。

【**临床应用**】 本药主要用于治疗由小孢子菌属、皮癣菌属和毛癣菌属等引起的头癣、体癣、股癣等各类皮肤病。本药不易透过表皮角质层，故外用无效。

【不良反应】 常见头痛、恶心、呕吐、腹泻、嗜睡、乏力、眩晕、共济失调等。偶见白细胞减少症、中性粒细胞减少症等。动物实验证明本药有致畸作用，故孕妇禁用。

【药物相互作用】

1. 可诱导肝药酶活性，加快其他药物代谢速度。
2. 可抑制双香豆素类药物的抗凝作用。
3. 巴比妥类药物可降低灰黄霉素的疗效。

特比萘芬

特比萘芬（terbinafine）属于丙烯胺类抗真菌药，脂溶性高，口服易吸收，主要分布在脂肪、皮肤、毛发、汗腺等部位。本药对浅部真菌有强效杀菌作用，对念珠菌仅有抑制作用。主要用于治疗皮肤癣菌引起的体癣、股癣、手癣、足癣等，具有起效快、疗效高、复发率低、毒性小等优点。不良反应少而轻，常见胃肠道反应及过敏反应。

制霉菌素

制霉菌素（nystatin）属多烯抗生素类抗真菌药，其体内过程和抗菌作用与两性霉素B基本相同，但毒性更大，不作注射用。口服不吸收，用于防治消化道念珠菌病，局部用药对口腔、皮肤、阴道念珠菌病有效。较大剂量口服可致恶心、呕吐、腹泻。局部用药刺激性小，个别患者阴道用药可见白带增多。

> **考点：** 灰黄霉素、特比萘芬的抗菌作用及临床应用

二、抗深部真菌感染药

两性霉素B

两性霉素B（amphotericin B）属多烯抗生素类抗深部真菌感染药，因具有亲脂性和亲水性两种特性而得名。

【体内过程】 口服、肌内注射均难吸收，且刺激性大，一般采用缓慢静脉滴注。一次静脉滴注，有效浓度可维持24h以上。不易透过血脑屏障，体内消除缓慢，停药2周后仍可从尿中检出。

【药理作用及临床应用】 抗真菌谱广，但因毒性较大，限制了其广泛应用。对多种深部真菌如新型隐球菌、白念珠菌、皮炎芽生菌及组织胞浆菌等均有强大抑制作用，高浓度有杀菌作用。可选择性与真菌细胞膜中的麦角固醇结合，从而增加膜的通透性，导致菌体内重要物质外漏而引起真菌死亡，也能结合哺乳动物细胞膜中的固醇（主要为胆固醇），这可能是其对动物和人类有毒性的原因。主要用于治疗全身性深部真菌感染。

【不良反应】 本药毒性较大。静脉滴注不良反应较多，滴注开始或滴注后数小时可出现寒战、高热、头痛、恶心和呕吐。可导致低血钾、溶血和肾损害，其肾毒性呈剂量依赖性，与氨基糖苷类、环孢素合用肾毒性增加。使用两性霉素脂质体或胶样分散体可降低毒性，提高疗效。用药期间应定期做血钾、血常规、尿常规、肝肾功能和心电图检查，且不宜用生理盐水稀释（因可产生沉淀）。

氟胞嘧啶

氟胞嘧啶（flucytosine）为嘧啶类抗真菌药，能进入真菌体内，转化为5-氟尿嘧啶，替代尿嘧啶进入真菌的DNA中，从而阻断核酸合成。哺乳动物细胞不能将氟胞嘧啶转变为5-氟尿嘧啶，因此不受该药影响。氟胞嘧啶对隐球菌、念珠菌和拟酵母菌等具有较高的抗菌活性，对着色真菌、少数曲菌有一定抗菌活性，对其他真菌和细菌作用均差。本药为抑菌剂，高浓度时具有杀菌作用。临床上用于念珠菌和隐球菌感染，单用效果不如两性霉素B，且易产生耐药性。常与两性霉素B合用，使本药进入真菌细胞增多以发挥协同作用。不良反应有胃肠道反应，一过性氨基转移酶升高，白细胞、血小板减少。

> **考点：** 两性霉素B、氟胞嘧啶的抗菌作用及临床应用

三、广谱抗真菌药

唑类抗真菌药包括咪唑类和三唑类,均为广谱抗真菌药。唑类抗真菌药可干扰真菌细胞中麦角固醇的生物合成,使真菌细胞膜缺损,增加膜通透性,抑制真菌生长或使真菌死亡。对浅部和深部真菌感染都有效。本类药物在肝脏代谢,主要经胆汁排泄。主要不良反应为贫血、胃肠道反应、皮疹等。咪唑类有克霉唑(clotrimazole)、咪康唑(miconazole)和酮康唑(ketoconazole)等,主要为局部用药;三唑类有氟康唑(fluconazole)、伊曲康唑(itraconazole)、伏立康唑(voriconazole)、泊沙康唑(posaconazole)、艾沙康唑(isavuconazole)等,广谱、高效、低毒,可作为深部真菌感染的首选药。

1. 克霉唑　对大多数真菌具有抗菌作用,对深部真菌作用不及两性霉素B。口服吸收差,口含片用于治疗鹅口疮。不良反应多见,目前仅局部用于治疗浅部真菌感染或皮肤黏膜的念珠菌感染。

2. 咪康唑　抗菌谱和抗菌活性与克霉唑基本相同。口服吸收差,且不易透过血脑屏障。静脉给药用于治疗多种深部真菌病。局部用药治疗皮肤黏膜真菌感染。静脉给药可致血栓静脉炎,此外,还有恶心、呕吐、过敏反应等。

3. 酮康唑　对深部和浅部真菌均有强大抗菌活性。但因其口服制剂会引起严重肝损伤,现已全面禁止生产、销售和使用。临床主要局部用药,用于治疗皮肤癣。口服不良反应较多,常见胃肠道反应、血清氨基转移酶升高、头晕、嗜睡、过敏反应等,偶见肝毒性。

4. 氟康唑　抗菌谱与酮康唑相似,体外抗真菌作用不及酮康唑,但其体内作用比酮康唑强10~20倍,作用强,毒性小。口服和静脉给药均有效,口服吸收良好,分布广泛,穿透力强,主要用于念珠菌病与隐球菌病,是治疗艾滋病患者隐球菌性脑膜炎的首选药。不良反应发生率低,常见轻度消化系统反应、过敏反应、头痛、头晕、失眠等。孕妇禁用。

5. 伊曲康唑　为三唑类衍生物。抗真菌谱广,对深部真菌及多种皮肤真菌有强的抑制作用。主要用于治疗隐球菌病、全身性念珠菌病、急性或复发性阴道念珠菌病,以及免疫功能低下者预防真菌感染,是治疗罕见真菌如组织胞浆菌感染和芽生菌感染的首选药物。口服吸收良好,生物利用度约55%。不良反应较轻,主要为胃肠道反应,偶见头痛、头晕、红斑、瘙痒、低钾血症、高血压、血管神经性水肿、一过性氨基转移酶升高。肝炎患者、心肾功能不全者及孕妇禁用。

6. 伏立康唑　为广谱抗真菌药,抗真菌活性为氟康唑的数十倍至数百倍,对多种耐氟康唑、两性霉素B的深部真菌感染仍有显著作用。可口服和静脉注射给药,口服后生物利用度达90%,分布广泛,主要在肝代谢,经肾排泄。不良反应发生率较氟康唑低,主要为胃肠道反应、暂时性视力障碍、皮疹和光敏反应;肝、肾功能障碍患者慎用。

7. 泊沙康唑　是伊曲康唑的衍生物,经结构改造后与真菌的亲和力更强,稳定性更高,更容易进入组织中发挥作用。具有抗真菌谱广、组织浓度高、安全性好、药物相互作用相对较少等特点。主要用于预防移植后(干细胞及实体器官移植),以及恶性肿瘤伴有重度粒细胞缺乏的患者发生侵袭性曲霉菌和念珠菌感染、难治性口咽念珠菌感染等。常见不良反应包括腹泻、恶心、呕吐、咳嗽、发热、血细胞减少、皮疹等,严重者出现心脏毒性和肝毒性。

8. 艾沙康唑　是一种新型广谱三唑类抗真菌药,对霉菌(曲霉菌、毛霉菌)、酵母菌、双向真菌及一些罕见真菌等均有抗菌活性。生物利用度高,半衰期长,组织分布广。主要用于对伏立康唑不耐受的侵袭性曲霉病治疗,还可用于造血干细胞移植、实体器官移植、肿瘤化疗、广谱抗生素及糖皮质激素、免疫抑制药使用者的真菌感染预防。安全性和耐受性好,长期使用相关不良反应少。

9. 卡泊芬净　为棘白菌素类抗真菌药,能抑制许多丝状真菌和酵母菌细胞壁的β-1,3-D-葡聚糖的合成,从而干扰真菌细胞壁的合成,最终致使菌体裂解、死亡。由于人体细胞没有细胞壁,这类药物对人体细胞的毒性较低,安全性较好。临床上常与其他药物联合使用治疗念珠菌和曲霉菌导致的侵袭性深部真菌感染。

考点:常用抗真菌药的抗菌作用及临床应用

第2节 抗病毒药

案例31-2

患者,男,80岁,因左侧头面部水疱伴眼部疼痛、头痛3d就诊。前额和眼睑的皮肤表面出现呈簇状、大小不等的水疱,面积不大。经检查,诊断为眼部带状疱疹。

问题与思考: 1. 该患者可以用哪些药物治疗?
2. 还应注意什么问题?

病毒是一类个体微小、结构简单、只含单一核酸(DNA/RNA)、必须在活细胞内寄生并以复制方式增殖的非细胞型微生物。病毒吸附并穿入细胞内后脱壳,利用宿主细胞代谢系统进行增殖复制。增殖过程可分为吸附、穿入与脱壳、生物合成、组装成熟与释放四个阶段。在病毒基因提供的遗传信息调控下合成病毒核酸和蛋白质,然后在细胞质内装配为成熟的感染性病毒体,以各种方式自细胞释出而感染其他细胞。病毒性传染病发病率高、传播快,对人类健康构成巨大的威胁,如艾滋病(AIDS)、新型冠状病毒感染、埃博拉病毒感染、严重急性呼吸综合征(SARS)、甲型H1N1流感、病毒性肝炎、流感、病毒性脊髓灰质炎、乙型脑炎、麻疹、天花、狂犬病等。凡能阻止病毒增殖过程中任何一环节的药物,均可防治病毒性疾病。临床常用的抗病毒药有抗流感病毒药、抗疱疹病毒药、抗肝炎病毒药、抗艾滋病病毒药。

一、抗流感病毒药

金刚烷胺

金刚烷胺(amantadine)为对称的三环癸烷,金刚乙胺(rimantadine)是金刚烷胺的α-甲基衍生物,具有相似药效但副作用小。能特异性地抑制甲型流感病毒,干扰RNA病毒穿入宿主细胞,亦可抑制病毒脱壳及核酸的释放,可用于甲型流感(包括敏感的H5N1或H1N1)的防治,但对乙型流感病毒、麻疹病毒、腮腺炎病毒和单纯疱疹病毒(HSV)无效。口服易吸收。不良反应有厌食、恶心、头痛、眩晕、失眠、共济失调等。

奥司他韦

奥司他韦(oseltamivir)是一种前体药物,在体内转化为奥司他韦羧酸后发挥抗病毒活性,是强效的选择性甲型和乙型流感病毒神经氨酸酶抑制剂,阻止新形成的病毒颗粒从被感染细胞中向外释放,对阻止病毒在宿主细胞之间感染的扩散和在人群中传播起关键作用。口服给药后,奥司他韦很容易被胃肠道吸收,75%的前体药物被肝、肠酯酶转化为活性代谢产物进入体循环。大部分经肾排泄,$t_{1/2}$为6~10h,肾衰竭患者要调整剂量。

奥司他韦用于治疗甲型或乙型流感病毒引起的流感。适用于甲型H1N1型和H5N1型高危人群的预防和治疗。成人口服奥司他韦75mg/d,连续10d可预防流感;口服奥司他韦75mg,每天2次,连续5d可使症状减轻,病程缩短,在发病48h内服用效果较好。

奥司他韦最常见不良反应为恶心、呕吐、腹泻,其次为失眠、头痛、头晕、鼻塞、咽痛和咳嗽等。过敏者禁用。

扎那米韦

扎那米韦(zanamivir)作用与奥司他韦相似。临床一般采用鼻内给药或干粉吸入给药,几乎不在体内代谢,肝、肾毒性小。临床常用于出现流感症状48h内的患者。由于为吸入剂,易引起喘鸣、支气管痉挛等反应,哮喘或慢性阻塞性肺疾病患者可能出现肺功能恶化。

帕拉米韦

帕拉米韦(peramivir)是一种静脉注射用的神经氨酸酶抑制剂,能够有效缩短流感症状持续时间,并加快体温恢复。帕拉米韦可作为奥司他韦和扎那米韦的替代选择,用于治疗甲型和乙型流感。帕拉米韦为流感重症患者、无法吸入或口服神经氨酸酶抑制剂的患者,以及对其他神经氨酸酶抑制剂疗效不佳或产生耐药的患者提供了新的治疗选择。不良反应主要包括腹泻、中性粒细胞减少、蛋白尿、呕吐等。

玛巴洛沙韦

玛巴洛沙韦(baloxavir marboxil)是一种新型单剂量口服抗流感药物,通过抑制流感病毒的聚合酶酸性蛋白内切酶活性来阻断病毒复制,具有与神经氨酸酶抑制剂不同的全新作用机制。玛巴洛沙韦是前体药物,口服给药后在胃肠道、肠上皮细胞和肝脏中水解为其活性代谢产物巴洛沙韦,产生抗甲型和乙型流感病毒作用。口服后达峰时间为4h,半衰期为79~99h,主要通过胆汁经粪便排泄。玛巴洛沙韦的主要优点是用药方便,只需一次剂量,通常在症状出现48h内单次口服即可。不良反应包括恶心、腹泻、头痛、咳嗽等。孕妇和哺乳期妇女使用时需谨慎,且应避免与乳制品等可能影响药效的物质同服。

> **链接** 流感病毒与禽流感病毒
>
> 流行性感冒病毒,简称流感病毒,是一种有包膜的RNA病毒,包括人流感病毒和动物流感病毒,人流感病毒分为甲(A)、乙(B)、丙(C)三型,其中甲型流感病毒抗原性易发生变异,它会造成急性上呼吸道感染,并借由空气迅速传播,多次引起世界性大流行。流感病毒最早是在1933年由英国人威尔逊·史密斯(Wilson Smith)发现,称为H1N1。H代表血凝素;N代表神经氨酸酶;数字代表不同类型。禽流感病毒,属于甲型流感病毒。一般感染禽类,当病毒在复制过程中发生基因重配,致使结构发生改变,获得感染人的能力时,才可能造成人感染禽流感疾病的发生。至今发现能直接感染人的禽流感病毒亚型有:H5N1、H7N1、H7N2、H7N3、H7N7、H9N2和H7N9亚型。其中,高致病性H5N1亚型和禽流感H7N9亚型尤为引人关注。

考点:金刚烷胺、奥司他韦的作用特点、临床应用及不良反应

二、抗疱疹病毒药

阿昔洛韦

阿昔洛韦(acyclovir)又称无环鸟苷,是人工合成的嘌呤核苷类衍生物,特异性抑制疱疹病毒。阿昔洛韦口服吸收差,血浆蛋白结合率很低,易透过生物膜,分布广泛,60%~90%由肾排泄。对单纯疱疹病毒、水痘-带状疱疹病毒和EB病毒(Epstein-Barr virus,EBV)等均有效,对乙型肝炎病毒也有抑制作用。首选用于带状疱疹和单纯疱疹性脑炎。局部应用于治疗疱疹性角膜炎、单纯疱疹和带状疱疹,口服或静脉注射可有效治疗单纯疱疹性脑炎、生殖器疱疹、免疫缺陷者单纯疱疹感染等。

常见的不良反应有恶心、呕吐、腹泻,偶见发热、头痛、低血压和皮疹等。静脉输注可引起静脉炎、可逆性肾功能紊乱(包括血尿素氮和肌酐水平升高),以及神经毒性(包括震颤和谵妄等)。

更昔洛韦

更昔洛韦(ganciclovir)对水痘-带状疱疹病毒、单纯疱疹病毒的抑制作用与阿昔洛韦相似,但对巨细胞病毒(cytomegalovirus,CMV)抑制作用较强,约为阿昔洛韦的100倍,是治疗巨细胞病毒感染的首选药。毒性大,骨髓抑制等不良反应发生率较高,并有潜在的致癌作用,适用于艾滋病、器官移植、恶性肿瘤时严重CMV感染性肺炎、肠炎及视网膜炎等。

伐昔洛韦

伐昔洛韦(valaciclovir)为阿昔洛韦缬氨酰酯,作为口服前体药物,在体内转化为阿昔洛韦发挥作用。具有较高的生物利用度,是阿昔洛韦的3~5倍,并且食物对其吸收影响不大。其抗病毒活性、作用机制及耐药性与阿昔洛韦相同。可治疗原发性或复发性生殖器疱疹、带状疱疹及频发性生殖器疱疹。偶见恶心、腹泻和头痛。

> **考点：** 阿昔洛韦、更昔洛韦等药物的药理作用、临床应用及不良反应

膦甲酸钠

膦甲酸钠（foscarnet sodium）属无机焦磷酸盐衍生物，通过与病毒 DNA 聚合酶焦磷酸盐解离部位结合，抑制病毒生长。可直接抑制疱疹病毒的 DNA 聚合酶、流感病毒的 RNA 聚合酶和 HIV 反转录酶。其中对病毒 DNA 聚合酶的选择性更高，其对人体细胞毒性小。口服吸收差，并有较强的胃肠道刺激性，故临床采用静脉给药。半衰期为 45~68h，主要以原型由肾脏排泄。临床用于治疗 AIDS 患者的 CMV 性视网膜炎和耐阿昔洛韦的 HSV 感染。也可与更昔洛韦合用于治疗对二者单用耐药的患者。肾毒性较大，其他不良反应包括电解质异常、头痛、震颤、贫血、粒细胞减少。

三、抗艾滋病病毒药及抗肝炎病毒药

（一）抗艾滋病病毒药

艾滋病即获得性免疫缺陷综合征（AIDS），其病原体为人类免疫缺陷病毒（HIV），亦称艾滋病病毒。HIV 是一种反转录 RNA 病毒，目前已发现的主要有 HIV-1 和 HIV-2 两种类型。AIDS 是影响公众健康的重要公共卫生问题之一，其规范诊治对于改善患者预后、提高患者生存质量至关重要。

目前国际上抗艾滋病病毒药共有七大类 40 多种药物，分别为核苷类反转录酶抑制剂（nucleotide reverse transcriptase inhibitor，NRTI）、非核苷类反转录酶抑制剂（non-nucleoside reverse transcriptase inhibitor，NNRTI）、蛋白酶抑制剂（protease inhibitor，PI）、整合酶链转移反应抑制剂（integrase strand transfer inhibitor，INSTI）整合酶抑制剂（integrase inhibitor）、融合抑制剂（infusion inhibitor，FI）、CCR5 抑制剂和衣壳抑制剂（capsid inhibitor）。

齐多夫定

齐多夫定（zidovudine）为脱氧胸苷衍生物，是 1987 年上市的第一个用于治疗 HIV 感染的药物。作用机制是竞争性抑制 HIV-1 反转录酶，阻碍前病毒 DNA 合成，并掺入到正在合成的 DNA 中，终止病毒 DNA 链的延长，抑制 HIV 复制。用于治疗成人、儿童和婴儿的 HIV 感染，亦可用于感染 HIV 的孕妇预防垂直传播。为增强疗效、防止或延缓耐药性产生，临床上须与其他抗 HIV 药如拉米夫定合用。常见的不良反应为骨髓抑制、贫血或中性粒细胞减少症，也可引起胃肠道反应、头痛、焦虑、精神错乱、震颤等中枢神经系统症状及过敏反应。肝功能不全患者服用后更易发生毒性反应。

拉米夫定

拉米夫定（lamivudine）为胞嘧啶衍生物，其抗病毒作用及机制与齐多夫定相似，通常与齐多夫定合用治疗 HIV 感染，也能抑制乙型肝炎病毒（HBV）的复制，是目前治疗慢性肝炎最常用的药物。不良反应主要有头痛、失眠、疲劳和胃肠道不适、过敏反应及停药后肝炎复发，肝功能正常乙型肝炎病毒携带者，用药后骤停，反而会诱发肝功能衰竭。该药主要以原型从肾脏排泄，故肾功能不良者应减量。

去羟肌苷

去羟肌苷（didanosine）为脱氧腺苷衍生物，是 1991 年上市的第二个用于治疗 HIV 感染的药物。常与其他药物合用治疗对齐多夫定耐药或严重的晚期 HIV 感染者。不良反应主要有外周神经炎、胰腺炎、肝炎、腹泻、皮疹、头痛、恶心等。

扎西他滨

扎西他滨（zalcitabine）为脱氧胞苷衍生物，1992 年上市，是第三个用于治疗 HIV 感染的药物，单用疗效不及齐多夫定，但对齐多夫定耐药的病毒仍然有效，与其他抗 HIV 感染的药物合用有协同

作用，可用于治疗AIDS和AIDS相关综合征。其主要不良反应是剂量依赖性外周神经炎，发生率为10%～20%，但停药后能逐渐恢复。应避免与其他能引起神经炎的药物同服，如去羟肌苷、氨基糖苷类和异烟肼。也可引起胰腺炎，但发生率低于去羟肌苷。

恩曲他滨

恩曲他滨是一种新型核苷类反转录酶抑制剂，对HIV-1、HIV-2及HBV均有抗病毒活性。与其他抗反转录病毒药物联合用于成人HIV-1感染的治疗。也用于慢性乙型肝炎的治疗。不良反应少，最常见的不良反应有头痛、腹泻、恶心、皮疹、皮肤色素沉着等。

奈韦拉平

奈韦拉平是HIV-1的非核苷类反转录酶抑制剂。奈韦拉平与HIV-1的反转录酶直接结合，阻断RNA依赖和DNA依赖的DNA聚合酶的活性。单用此药会很快产生耐药病毒，因此，常与其他抗反转录病毒药物合用治疗HIV-1感染。不良反应主要有恶心、疲劳、发热、头痛、皮疹、肝损伤等。

（二）抗肝炎病毒药

人类肝炎病毒可分为：甲型肝炎病毒（HAV）、乙型肝炎病毒（HBV）、丙型肝炎病毒（HCV）、丁型肝炎病毒（HDV）、戊型肝炎病毒（HEV）和庚型肝炎病毒（HFV）。除乙型肝炎病毒遗传物质为双链DNA外，其他类型肝炎病毒均为单链RNA。甲型和戊型肝炎病毒通过肠道感染，其他类型肝炎病毒均通过密切接触、血液和注射方式传播。目前，除丙型肝炎外，对其他类型病毒性肝炎尚无特效药。

干 扰 素

干扰素（interferon，IFN）是机体细胞在病毒感染或其他诱导剂刺激下产生的一类具有生物活性的糖蛋白，为广谱抗病毒药。还具有调节免疫、抗增生和抗恶性肿瘤的作用。口服无效，可皮下、肌内或静脉注射。临床主要用于防治慢性肝炎（乙、丙、丁型），也可用于呼吸道病毒感染、疱疹性角膜炎、带状疱疹、单纯疱疹、巨细胞病毒感染、恶性肿瘤等。

不良反应少，常见倦怠、头痛、肌痛、全身不适，偶见可逆性骨髓抑制、肝功能障碍，停药后可恢复。

替比夫定

替比夫定（telbivudine）是胞嘧啶的衍生物，其作用机制是通过竞争性抑制HBV的DNA多聚酶，阻止HBV复制。用于慢性乙型肝炎成人患者，特别是有病毒复制证据，以及有血清氨基转移酶持续升高或肝组织活动性病变证据的患者。常见不良反应包括恶心、腹泻、消化不良、肌痛和肌酸激酶升高、头痛等。还可能导致乳酸性酸中毒、重度肝大伴脂肪变性，此外，停药后需监测肝功能，以防肝炎急性加重。

阿德福韦酯

阿德福韦酯（adefovir dipivoxil）是5′-单磷酸脱氧阿糖腺苷的无环类似物，是阿德福韦的前体药物，在体内水解为阿德福韦发挥抗病毒作用。通过抑制转录酶阻断病毒的复制，还可以诱导内生α-干扰素，增强自然杀伤细胞的活性和刺激机体的免疫反应。有较强的抗HIV、HBV及疱疹病毒的作用，对HBV比HIV更敏感。本药适用于治疗HBV活动复制和血清氨基酸转移酶持续升高的肝功能代偿的成年慢性乙型肝炎患者，尤其适合于需长期用药或已发生拉米夫定耐药者。常见不良反应为虚弱、头痛、腹痛、恶心、胃肠胀气、腹泻和消化不良，亦可出现白细胞减少、脱发。

恩替卡韦

恩替卡韦（entecavir）是一种高效的核苷酸类似物，通过抑制HBV的DNA聚合酶和反转录酶，有效抑制病毒复制。在肝细胞内转化为三磷酸恩替卡韦，其半衰期约为15h。恩替卡韦对HBV DNA聚合酶和反转录酶的抑制作用比拉米夫定强30～1000倍。连续服用2年或以上可以增加乙型肝炎e抗原（HBeAg）血清转换率和使乙型肝炎e抗原（HBsAg）消失。临床用于治疗慢性乙型肝炎，是治疗慢性乙型肝炎的一线药物，适用于大多数成年患者，包括对其他核苷酸类似物耐药的患者。不良反应通常较轻，包括乏力、腹部不适、恶心、食欲减退等。

替诺福韦

替诺福韦（tenofovir）是磷酸腺苷的无环核苷磷酸二酯类似物，水解后转化为活性形式二磷酸替诺福韦。二磷酸替诺福韦可与病毒DNA的天然底物竞争，整合入病毒DNA而终止DNA链的合成，从而抑制HIV-1反转录酶和HBV反转录酶的活性。替诺福韦主要与其他抗反转录病毒药物联用，治疗成人HIV-1感染及慢性乙型肝炎患者。常见不良反应包括头痛、头晕、腹泻、呕吐、腹痛、恶心和疲劳、皮疹、瘙痒症、关节痛、谷丙转氨酶增多等。

考点： 常用抗HIV病毒药的药理作用、临床应用及不良反应

自测题

一、选择题

【A型题】

1. 对浅表和深部真菌感染都有较好疗效的药物是（　　）
   A. 酮康唑　　　　　B. 灰黄霉素
   C. 制霉菌素　　　　D. 两性霉素B
   E. 特比萘芬

2. 以下可以抗浅部真菌感染的药物是（　　）
   A. 灰黄霉素　　　　B. 两性霉素B
   C. 青霉素　　　　　D. 环丙沙星
   E. 氟胞嘧啶

3. 兼有抗震颤麻痹作用的抗病毒药是（　　）
   A. 齐多夫定　　　　B. 阿昔洛韦
   C. 金刚烷胺　　　　D. 利巴韦林
   E. 阿糖胞苷

4. 对甲型流感病毒有特异性抑制作用的药物是（　　）
   A. 拉米夫定　　　　B. 金刚烷胺
   C. 阿昔洛韦　　　　D. 阿糖腺苷
   E. 利巴韦林

5. 可竞争性抑制鸟嘌呤进入DNA分子中，干扰真菌核酸合成的药物是（　　）
   A. 制霉菌素　　　　B. 利巴韦林
   C. 两性霉素B　　　 D. 酮康唑
   E. 灰黄霉素

【B型题】

（第6~9题备选答案）

　A. 拉米夫定　　　　B. 酮康唑
　C. 氟哌酸　　　　　D. 齐多夫定
　E. 干扰素

6. 目前治疗慢性肝炎最常用的药物是（　　）
7. 广谱抗真菌药物是（　　）
8. 第一个用于治疗HIV感染的药物是（　　）
9. 具有抗病毒、抗肿瘤及调节免疫作用的药物是（　　）

【X型题】

10. 主要用于抗浅部真菌感染的药物有（　　）
　A. 灰黄霉素　　　　B. 特比萘芬
　C. 两性霉素B　　　 D. 制霉菌素
　E. 氟胞嘧啶

11. 具有抗HIV感染作用的药物有（　　）
　A. 齐多夫定　　　　B. 拉米夫定
　C. 扎西他滨　　　　D. 去羟肌苷
　E. 金刚烷胺

12. 可用于治疗流感病毒感染的药物有（　　）
　A. 利巴韦林　　　　B. 奥司他韦
　C. 特比萘芬　　　　D. 扎那米韦
　E. 金刚烷胺

二、简答题

1. 简述两性霉素B的药理作用、临床应用及不良反应。
2. 简述抗病毒药的分类及各类代表药。

（邓庆华）

第32章 抗结核药及抗麻风药

学习目标

知识目标：
1. 掌握异烟肼、利福平的作用机制、临床应用及不良反应；抗结核药的应用原则。
2. 熟悉抗结核药的分类。
3. 了解二线抗结核药和抗麻风药的作用特点。

能力目标：能利用所学知识对结核病患者进行用药指导、用药咨询和健康宣教。

素质目标：具有严肃认真、科学求实的态度，全心全意为患者服务的职业素养。

第1节 抗结核药

案例32-1

患者，男，32岁。因低热、咳嗽3周入院，诊断为肺结核。治疗方案：前2个月用异烟肼、利福平、吡嗪酰胺、链霉素，后4个月用异烟肼、利福平。治疗首日服用异烟肼、利福平约15min后，出现全身皮肤瘙痒，喉部轻微疼痛、发痒，并很快出现烦躁、气急、声嘶，严重时声音嘶哑。血压97.5/52.5mmHg，双肺可闻及哮鸣音，心率100次/分，律齐。立即给予皮下注射肾上腺素0.5mg，静脉注射地塞米松10mg，口服马来酸氯苯那敏治疗，0.5h后症状缓解消失。考虑为药物过敏所致急性喉水肿，即停服异烟肼、利福平，继用其他抗结核药物，3d无类似发作。次日在严密观察下让患者试服利福平0.15mg，服药后14min又出现类似症状，经积极处理后症状缓解。由此证实急性喉水肿是由利福平所致，之后停用该药，继而用其他抗结核药物治疗至痊愈。

问题与思考：1. 如何处理利福平所致急性喉水肿？
2. 抗结核药的应用原则是什么？

结核病（tuberculosis）是由结核分枝杆菌感染引起的一种慢性传染病，可累及全身各个组织和器官，以肺结核最常见，其次是肺外结核如肾结核、骨结核、淋巴结核、肠结核、结核性胸膜炎和结核性脑膜炎等。

抗结核药（antituberculotic drug）种类较多，其作用、临床应用及不良反应均不同，抗结核药中疗效高、不良反应少、患者较易耐受的药物，如异烟肼、利福平、乙胺丁醇、吡嗪酰胺、链霉素等，列为一线药；其余为二线药，如对氨基水杨酸、丙硫异烟胺、卡那霉素等，抗菌作用弱，毒性较大，疗效较差，仅用于细菌对一线药耐药时。近年又发现一些疗效较好而毒副作用相对较小的新一代抗结核药，如莫西沙星及加替沙星等喹诺酮类药物、新一代大环内酯类、利福定、利福喷丁等，在耐多药结核病的治疗中起重要作用。

一、一线抗结核药

异 烟 肼

异烟肼（isoniazid，INH）又名雷米封（rimifon）。具有疗效高、毒性小、服用方便、价廉等优点，是目前治疗结核病最常用的药物之一。

【体内过程】 口服吸收快而完全，1～2h血药浓度达高峰。可广泛分布于全身体液和组织中，患脑膜炎时，脑脊液中的浓度可与血浆中浓度相近。可渗入关节腔、胸水、腹水及纤维化或干酪化的结核病灶中，也易透入细胞内，作用于已被吞噬的结核杆菌。大部分在肝中被代谢为乙酰异烟肼、异烟酸等，代谢产物及少量原型药物由肾排出。

【药理作用】 异烟肼对结核分枝杆菌有高度选择性，抗菌力强，较高浓度对繁殖期结核杆菌有强大的杀菌作用。单用时结核杆菌易产生耐药性，与其他抗结核药无交叉耐药性。与其他抗结核药联用，能延缓耐药性的发生并增强疗效。

【抗菌机制】 可能是抑制结核分枝杆菌细胞壁特有成分分枝菌酸（mycolic acid）的合成，使细菌丧失耐酸性、疏水性和增殖力而死亡。

【临床应用】 是目前治疗各种类型结核病的首选药，除早期轻症肺结核或预防性应用外，均宜与其他"一线药"联合应用。对急性粟粒性结核和结核性脑膜炎应增大剂量，必要时采用静脉滴注。

【不良反应】 发生率与剂量有关，治疗剂量时不良反应少而轻。

1. 神经系统毒性 多见于用药剂量大或时间长时，可出现：①周围神经炎，继发于维生素B_6缺乏，多见于营养不良及慢乙酰化型患者，表现为手足震颤、麻木，同服维生素B_6可治疗及预防此反应；②中枢神经系统症状，出现昏迷、惊厥、神经错乱等；③其他，偶见中毒性脑病或中毒性精神病。因而有癫痫、嗜酒、精神病史者慎用。

2. 肝毒性 可有暂时性氨基转移酶值升高。用药时应定期检查肝功能，肝病患者慎用。

3. 过敏反应 可出现发热、皮疹、狼疮样综合征等。

> **链接** 异烟肼与维生素B_6
>
> 维生素B_6在体内参与氨基酸代谢，是氨基酸代谢中氨基移换酶的辅酶，另外，还是某些氨基酸脱羧作用和脱硫作用的辅酶。由于异烟肼和维生素B_6在化学结构上相似，当大剂量服用异烟肼时，异烟肼与维生素B_6竞争同一酶系，形成一种"假"的辅酶，干扰了维生素B_6发挥正常的生理作用，使氨基酸代谢发生障碍。同时，服用异烟肼的患者，每日从尿中排出维生素B_6的量也增多，因而造成机体维生素B_6的缺乏，引发多发性神经炎和中枢神经系统中毒症状。所以，对长期或大剂量服用异烟肼的患者，可同时服用维生素B_6，预防或减轻异烟肼的副作用，但目前不主张对服用一般剂量的患者亦常规给予维生素B_6，以免影响异烟肼的疗效。

【药物相互作用】

1. 异烟肼具有肝药酶抑制作用，可抑制苯妥英钠、香豆素类抗凝血药的代谢，导致这些药物作用增强。
2. 与糖皮质激素合用，因后者具有肝药酶诱导作用，可降低异烟肼药效。
3. 饮酒可增加异烟肼的肝损伤。与利福平合用也可增加肝毒性。

考点：异烟肼的药理作用、临床应用及不良反应

利 福 平

利福平（rifampicin）又名甲哌利福霉素（rifampin），简称RFP，具有高效、低毒、口服方便等优点。

【体内过程】 口服吸收迅速而完全，生物利用度90%，1～2h血药浓度达峰值，但个体差异很大。食物及对氨基水杨酸可减少其吸收，故应空腹服药。$t_{1/2}$约为4h。吸收后分布于全身各组织，穿透力强，能进入细胞、结核空洞、痰液及胎儿体内。患脑膜炎时，脑脊液中浓度可达血浆中浓度的20%。主要在肝内代谢为去乙酰基利福平，代谢产物也有一定的抑菌作用。利福平可诱导肝药酶，加快自身及其他药物的代谢。药物可经胆汁排泄，形成肝肠循环，延长抗菌作用时间，约60%经粪与尿排泄，因利福平及其代谢物为橘红色，可使患者的尿、粪、泪液、汗液、痰等均呈橘红色。

【药理作用】 利福平有广谱抗菌作用,对结核分枝杆菌、麻风分枝杆菌和G^+菌,特别是耐药性金黄色葡萄球菌都有很强的抗菌作用,对G^-菌、某些病毒和沙眼衣原体也有抑制作用。抗结核作用与异烟肼相似。单用易产生耐药性,与异烟肼、乙胺丁醇合用有协同作用,并能延缓耐药性的产生。

【抗菌机制】 特异性抑制细菌依赖DNA的RNA聚合酶,阻碍mRNA合成,从而产生抗菌作用。对人和动物细胞内的RNA聚合酶则无影响。

【临床应用】 与其他抗结核药合用,治疗各种类型结核病,包括初始及复发患者。对耐药性金黄色葡萄球菌及其他细菌所致的感染也有效,也可用于治疗麻风病、沙眼及敏感菌所致的眼部感染。

【不良反应】 胃肠道反应较常见,表现为恶心、呕吐、腹泻、腹痛等;长期大量使用可导致肝脏损害而出现黄疸,有肝病或与异烟肼合用时较易发生。过敏反应如皮疹、药物热、血小板和白细胞减少等多见于间歇疗法,出现过敏反应时应停药。

【药物相互作用】

1. 利福平可诱导肝药酶,能使自身及许多经肝药酶代谢的药物,如口服降血糖药、口服抗凝血药、巴比妥类药物等代谢速度增快,药效降低。
2. 与具有肝损伤的药物(如异烟肼)合用可增加肝毒性。
3. 对氨基水杨酸可延缓利福平的吸收。

考点:利福平的药理作用、临床应用及不良反应

利福喷丁与利福定

利福喷丁(rifapentine)和利福定(rifandine)均为利福霉素衍生物。它们的抗菌谱和利福平相同,抗菌效力分别比利福平强8倍与3倍以上,与其他抗结核药,如异烟肼、乙胺丁醇等有协同抗菌作用。此外,它们对G^+与G^-菌也有强大的抗菌活性。临床主要用于结核病、麻风病的治疗。不良反应同利福平。

乙胺丁醇

乙胺丁醇(ethambutol)为人工合成的乙二胺衍生物。口服吸收良好,迅速分布于组织与体液,2h血药浓度达峰值,排泄缓慢,肾功能不全时可引起蓄积中毒,应禁用。

【药理作用和临床应用】 对繁殖期结核分枝杆菌有较强的作用,对细胞内、外结核分枝杆菌均有较强杀菌作用,对其他细菌无效。抗菌机制可能是与二价金属离子如Mg^{2+}结合,干扰菌体RNA的合成有关。单用可产生耐药性,但较缓慢,与其他抗结核药无交叉耐药性,对链霉素或异烟肼等有耐药性的结核分枝杆菌,本药仍有效。主要与其他抗结核药物合用,治疗各种类型的结核病。

【不良反应】 治疗剂量较安全。球后视神经炎是最严重的毒性反应,表现为视力下降、视野缩小、出现中央及周围盲点等,发生率与剂量、疗程有关,早日发现及时停药,数周至数月可自行消失。此外还有胃肠道不适、恶心、呕吐及肝功能损害等。

考点:乙胺丁醇的临床应用及不良反应

吡嗪酰胺

吡嗪酰胺口服吸收迅速,广泛分布于全身各组织与体液,经肝代谢,经肾排泄,在酸性环境中抗菌作用增强,故对细胞内生长缓慢的结核分枝杆菌有作用。作用较异烟肼、利福平、链霉素弱,单用易产生耐药性,与其他抗结核药之间无交叉耐药性。常与其他抗结核药联合应用,以缩短疗程。可见氨基转移酶升高、黄疸等,用药期间应定期检查肝功能。肝功能不全者慎用,孕妇禁用。

考点:吡嗪酰胺的作用特点

链霉素

链霉素(streptomycin,SM)是第一个应用于临床的抗结核药。抗结核作用仅次于异烟肼和利福平。穿透力差,不易渗入细胞、纤维化、干酪化及厚壁空洞病灶,也不易透过血脑屏障,对结核性脑膜炎疗效差。易产生耐药性,且长期应用耳毒性发生率高。临床仅与其他抗结核药联合应用治疗浸润性肺结核、粟粒性肺结核。儿童禁用。

二、二线抗结核药

对氨基水杨酸

对氨基水杨酸（para-aminosalicylic acid，PAS）的钠盐和钙盐口服吸收快而完全。广泛分布于全身组织、体液及干酪样病灶中，但不易透入脑脊液及细胞内。抗菌谱窄，仅对细胞外的结核分枝杆菌有抑菌作用，可产生耐药性但出现缓慢。作用机制是与PABA竞争二氢叶酸合成酶，抑制二氢叶酸的合成，从而抑制细菌的生长繁殖。最常见的不良反应为恶心、呕吐、厌食、腹痛及腹泻等胃肠道反应，饭后服药或加服抗酸药可以减轻。

考点：对氨基水杨酸的作用特点

丙硫异烟胺

丙硫异烟胺仅对结核分枝杆菌有抗菌作用，穿透力强，可透入全身各组织和体液中，呈杀菌作用，对其他抗结核药产生耐药的菌株仍有效。常与其他抗结核药合用于复治患者。常见胃肠道反应，偶致周围神经炎及肝损害。

三、抗结核药的应用原则

抗结核药的使用是目前治疗结核病的主要手段。结核病药物治疗应遵循"早期、规律、全程、适量、联合"的原则。并针对不同类型的结核病，采用不同的标准化学治疗方案。整个治疗方案分强化期和巩固期两个阶段，严格按标准化学治疗方案执行方能达到治愈的效果。

（一）早期用药

一旦确诊为结核病，应立即进行治疗。在结核病早期，病灶内结核分枝杆菌生长旺盛，对药物敏感，同时病灶部位血液供应丰富，药物易于渗入病灶内，达到高浓度，且患者在早期抵抗力较强，可获良好疗效。

（二）规律用药

为充分发挥药物作用，避免复发，应坚持全程规律用药，以保证疗效。不规则用药、药量不足或不坚持全程用药或随意改变给药品种或增减药物剂量，常是结核病治疗失败的重要原因。

（三）适量用药

使用药物的剂量要适当。用药剂量过大会增加副作用，产生严重不良反应而使治疗难以继续；而剂量不足则组织内难以达到有效浓度，不仅达不到治疗效果，且细菌易产生耐药性。足够的剂量是保证疗效和防止疾病复发的关键。

（四）联合用药

除了预防性用药外，最好采用联合用药。联合用药的目的是提高疗效、降低毒性、延缓耐药性的产生。采取二联、三联或四联则取决于疾病的严重程度和抗结核病药的作用特点，还与以往用药情况及结核杆菌对药物的敏感性有关。

（五）全程督导

患者的病情、用药、复查等都应在医务人员的监督指导下进行，这是控制结核病的重要策略。

考点：抗结核药的应用原则

第2节 抗麻风药

麻风病是由麻风分枝杆菌感染的慢性传染病，防治麻风病的药物主要为氨苯砜、利福平和氯法齐明等。目前多采用联合疗法。

氨 苯 砜

氨苯砜（dapsone，DDS）是目前治疗麻风病的主要药物之一，此外，还有苯丙砜（phenprofone）、醋氨苯砜（acedapsone），它们须在体内转化为氨苯砜或乙酰氨苯砜才显效。

【体内过程】 氨苯砜口服吸收完全，分布于全身组织和体液，以肝、肾浓度最高。经肝乙酰化，经胆汁排泄，消除缓慢，易蓄积，宜周期性间隔给药。

【临床应用】 氨苯砜对麻风杆菌有较强的抑菌作用，大剂量时呈现杀菌作用。长期单独使用可产生耐药性，因而须采用联合疗法以减少或延缓耐药性的发生。

【不良反应】 溶血性贫血和高铁血红蛋白血症较常见，有时出现胃肠刺激症状、头痛、失眠、中毒性精神病及过敏反应。剂量过大可致肝损害及剥脱性皮炎。

利 福 平

利福平对麻风杆菌包括对氨苯砜耐药菌株均有快速杀菌作用，单独使用易产生耐药性。利福平是治疗麻风病联合疗法中的必要组成药。

氯法齐明

氯法齐明（clofazimine）又名氯苯吩嗪，对麻风分枝杆菌有抑制作用，其作用机制为干扰核酸代谢，抑制菌体蛋白质合成。本药还能抑制麻风结节红斑反应。

考点：抗麻风药的作用特点

自测题

一、选择题

【A型题】

1. 异烟肼的作用机制是（　　）
   A. 抑制核酸合成
   B. 抑制蛋白质合成
   C. 抑制细菌细胞膜的完整性
   D. 抑制细胞壁分枝菌酸的合成
   E. 抑制二氢叶酸的合成

2. 利福平的作用机制是（　　）
   A. 抑制细菌依赖DNA的RNA聚合酶
   B. 抑制二氢叶酸合成酶
   C. 抑制细菌细胞膜的完整性
   D. 抑制细菌蛋白质的合成
   E. 抑制菌体生长所需的辅酶A

3. 为降低异烟肼的神经毒性，可以加服（　　）
   A. 维生素C
   B. 维生素A
   C. 维生素B_6
   D. 维生素E
   E. 叶酸

4. 兼有抗结核和抗麻风病作用的药物是（　　）
   A. 异烟肼
   B. 利福平
   C. 氨苯砜
   D. 乙胺丁醇
   E. 对氨基水杨酸钠

【B型题】

（第5～8题备选答案）
   A. 异烟肼
   B. 利福平
   C. 链霉素
   D. 乙胺丁醇
   E. 利血平

5. 可导致球后视神经炎的是（　　）
6. 仅对结核分枝杆菌有作用的是（　　）
7. 长期应用极易产生耐药性并可导致严重耳毒性的是（　　）
8. 用药期间患者的汗液、唾液呈橘黄色的是（　　）

【X型题】

9. 抗结核药的应用原则是（　　）
   A. 早期用药
   B. 联合用药
   C. 适量用药
   D. 规律用药
   E. 全程督导

10. 下列属于抗结核药的是（　　）
    A. 异烟肼
    B. 利福平
    C. 吡嗪酰胺
    D. 强心苷
    E. 利多卡因

二、简答题

1. 简述异烟肼和利福平的抗菌作用机制。
2. 简述异烟肼的不良反应。

（肖　宁）

第33章 抗寄生虫药

> **学习目标**
>
> **知识目标：**
> 1. 掌握氯喹、青蒿素、伯氨喹、乙胺嘧啶和甲硝唑的药理作用、临床应用及不良反应。
> 2. 熟悉其他控制疟疾症状药、抗肠内、肠外阿米巴病药、抗肠道寄生虫药的作用特点。
> 3. 了解疟原虫、阿米巴原虫、血吸虫的生活史和致病特点。
>
> **能力目标：** 能利用所学知识对患者进行合理用药指导和健康宣教。
>
> **素质目标：** 具有严肃认真、科学求实的态度，全心全意为患者服务的职业素养。

寄生虫病包括原虫病和蠕虫病，在我国流行的原虫病常见的有疟疾、阿米巴病、滴虫病、贾第虫病等；蠕虫病又以吸虫病、绦虫病和线虫病常见。其中，线虫病又可分为肠道线虫病和组织线虫病。抗寄生虫药是能选择性杀灭、抑制或排出寄生虫，用于预防和治疗寄生虫病的药物。主要有抗蠕虫药、抗疟药、抗阿米巴药、抗滴虫药、抗血吸虫药等。

第1节 抗肠蠕虫药

抗肠蠕虫药是一类驱除肠道寄生虫的药物，主要有哌嗪类、咪唑类、嘧啶类及酚类等。哌嗪类应用历史最长，但仅对蛔虫、蛲虫有效；而咪唑类由于具有广谱、低毒、高效等优点，是当前抗肠蠕虫药的主流药物。

阿苯达唑

【体内过程】 阿苯达唑（albendazole）又称肠虫清，口服吸收少而慢，主要在肝、肾、肌肉组织中浓度高。在肝脏转化为其活性形式阿苯达唑亚砜，主要由肾排泄，部分随粪便排出。$t_{1/2}$约8.5h。

【药理作用及作用机制】 本药为广谱高效驱虫药，对多种肠道和组织线虫、部分绦虫和吸虫有杀灭作用。作用机制为：①抑制虫体延胡索酸还原酶，干扰葡萄糖转运，减少ATP生成，使虫体麻痹而易于被排出体外；②与虫体内微管蛋白结合，阻止微管形成，使虫体失去运动能力而死亡。

【临床应用】 用于各种肠道寄生虫病。对猪囊尾蚴病（囊虫病）、钩虫病、蛲虫病、绦虫病和粪类圆线虫病疗效优于甲苯咪唑，对姜片虫和肺吸虫病也有较好疗效。

【不良反应】 治疗量下很少引起全身性反应，少数可见轻度恶心、呕吐、腹痛、腹泻、头痛、头晕、口干、乏力等。治疗囊虫病时部分患者可出现发热、荨麻疹、精神障碍、惊厥等反应，与囊虫数量、寄生部位及机体反应性有关。孕妇及哺乳期妇女、癫痫患者禁用；严重心、肝、肾功能障碍、消化性溃疡患者慎用。

其他常用驱肠虫药见表33-1。

表 33-1　其他常用驱肠虫药

药物	药理作用	临床应用及不良反应
甲苯咪唑	同阿苯达唑	同阿苯达唑，肠道寄生虫混合感染可作为首选
左旋咪唑	抑制虫体琥珀酸脱氢酶，使虫体麻痹	广谱抗肠虫，但对蛔虫作用较弱。大剂量可致粒细胞减少
哌嗪	导致虫体肌细胞膜超极化，阻断神经-肌接头，使虫体麻痹	主要用于蛔虫病，常见消化道反应，严重者可致眼球震颤、共济失调
噻嘧啶	抑制虫体胆碱酯酶，使虫体痉挛性麻痹	广谱抗肠虫药，不良反应轻
氯硝柳胺	抑制虫体细胞内线粒体氧化磷酸化，使能量生成减少，妨碍虫体发育	主要用于各种绦虫感染，对钉螺和血吸虫尾蚴有杀灭作用，可用于防止血吸虫传播，不良反应少见

考点： 阿苯达唑的药理作用、临床应用及不良反应

第2节　抗　疟　药

案例 33-1

患者，男，27岁，约10日前感到四肢无力、肌肉酸痛、厌食，伴轻度腹泻。3日后开始隔日出现一次间歇性寒战伴高热，一般于上午10时左右开始。发作时初觉肢端发凉，继之背部、全身发凉，全身发抖、牙齿打颤，约30min后体温迅速上升，伴皮肤灼热、口渴。约3h后开始全身大汗，持续2～3h后体温恢复正常。烧退后倍感疲倦、轻松入睡，醒后正常。1个月前曾到海南山区旅游。

体查：疲倦貌，T37.5℃，肝肋下1cm，脾肋下2cm，腹软，心肺无异常。

实验室检查：血常规示红细胞（RBC）$3.9×10^{12}$/L，血红蛋白（Hb）11.5g/L，白细胞（WBC）$9.6×10^9$/L，中性粒细胞（NE）70%，单核细胞（M）15%，血涂片单核细胞中见色素颗粒。

问题与思考： 1. 根据临床表现该患者可初步作何诊断？
2. 应采取哪些病因治疗措施？

疟疾（malaria）是由疟原虫感染所致的地方性传染病，主要流行于热带和亚热带地区，以反复发作的周期性寒战、高热为主要特征，伴有明显的肝脾肿大和贫血。对人类致病的疟原虫有四种：间日疟原虫、卵形疟原虫、三日疟原虫和恶性疟原虫，分别可引起间日疟、卵形疟、三日疟和恶性疟，在我国流行的主要为间日疟和恶性疟。

一、疟原虫的生活史和抗疟药的作用环节

疟原虫的生活史可分为在雌性按蚊体内的有性生殖和人体内的无性生殖两个阶段（图33-1）。抗疟药通过影响疟原虫生活史的不同阶段而发挥抗疟作用。

（一）人体内无性生殖阶段

1. 原发性红细胞外期　受感染的雌性按蚊刺吸人血时，将唾液中的子孢子注入人的末梢血管，经30～40min子孢子抵达肝脏并开始繁殖。子孢子首先在肝细胞内转变为滋养体，后者通过裂体增殖繁殖出大量裂殖体。裂殖体在肝细胞内继续长大，并反复进行核分裂，形成许多裂殖子，直至肝细胞破裂，大量裂殖子被释放入血并开始在红细胞内寄生繁殖。此期

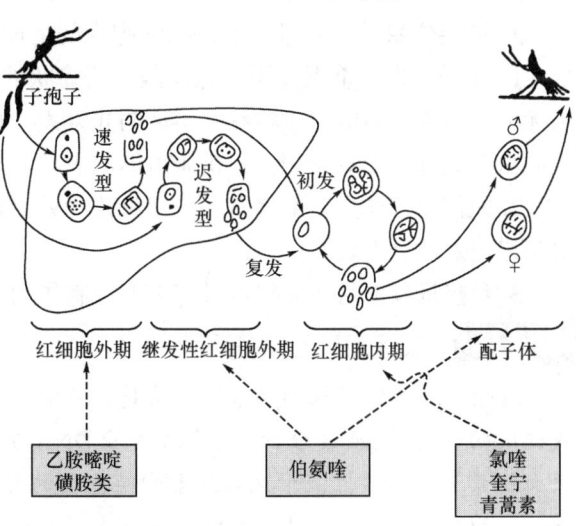

图 33-1　疟原虫的生活史及抗疟药的作用环节

无症状,是疟疾的潜伏期。乙胺嘧啶可杀灭处于这一繁殖阶段的疟原虫,因而有病因性预防作用。

2. 继发性红细胞外期 部分子孢子侵入肝细胞后即进入休眠状态,暂不发育,称迟发型子孢子或休眠子。经过数月乃至更长时间的潜伏才进行裂体增殖,大多数抗疟药对这类疟原虫不敏感,因而成为疟疾复发的根源。伯氨喹可杀灭这些疟原虫,具有防止复发的作用。

3. 红细胞内期 入侵红细胞的裂殖子首先发育成滋养体,后者以核分裂的方式又可增殖出大量裂殖子。如此循环增殖,最终大量裂殖子使红细胞破裂,释放出蛋白碎块及疟原虫代谢产物而引起症状,同时释放出来的裂殖子又侵入其他红细胞开始下一次增殖周期。间日疟和恶性疟裂殖子在红细胞内完成增殖周期约需48h,三日疟约需72h。氯喹、青蒿素等药物可杀灭红细胞内的裂殖子,因而能控制疟疾症状。

(二)按蚊体内有性生殖阶段

疟原虫在红细胞内经过数代增殖后,一部分裂殖子不再进行裂体增殖而是发育成雌、雄配子体,随蚊虫吸血进入按蚊体内,在其胃腔内雌、雄配子体形成雌雄配子而受精,接着发育成合子、动合子,后者继续在胃壁发育成子孢子。子孢子移行至唾液腺,随按蚊刺吸人血而使人感染疟原虫。因而按蚊是疟疾的传播媒介。伯氨喹能杀灭红细胞内的配子体,乙胺嘧啶在人体内虽无杀灭配子体作用,但随血液进入蚊体后,可干扰配子体在按蚊体内的发育,发挥控制疟疾传播和流行的作用。

二、常用抗疟药

(一)主要用于控制症状的药物

氯 喹

氯喹(chloroquine)又称氯化喹啉(chlorochin),是人工合成的4-氨基喹啉衍生物。

【体内过程】 口服吸收快而完全,$t_{1/2}$约为5d。体内分布广,可透过血脑屏障和胎盘,肝、脾、肾、肺的药物浓度可达血浆浓度的200~700倍;红细胞内浓度是血浆浓度的10~20倍,感染疟原虫的红细胞内浓度可达血浆浓度的25倍;脑组织内浓度可达血浆浓度的10~30倍。本药主要在肝脏脱乙基代谢,其中脱二乙基产物仍有抗疟活性。原型药及代谢产物均由肾排泄,酸化尿液可以促进排泄。

【药理作用及临床应用】

1. 抗疟作用 氯喹对寄生在红细胞内的疟原虫裂殖子有高效的杀灭作用,对间日疟、三日疟和卵形疟的配子体也有杀灭作用,是控制疟疾症状的首选药。对恶性疟配子体无效,对寄生在肝脏的疟原虫无作用,因而只能控制症状,不能防止复发。用于抗疟治疗时须与伯氨喹合用才能达到根治的效果。疟原虫对氯喹易形成耐药性,机制可能与虫体加速药物的外排有关。

2. 抗阿米巴作用 氯喹对阿米巴痢疾无效。但由于它在肝组织内分布的浓度比血药浓度高数百倍,对阿米巴肝脓肿有效。

3. 免疫抑制作用 大剂量时有免疫抑制作用,偶用于类风湿、系统性红斑狼疮等自身免疫性疾病。

> **链接** 氯喹的抗疟作用机制
>
> 氯喹的抗疟作用机制尚未完全清楚,可能与以下因素有关:①插入疟原虫DNA的双螺旋结构,形成稳固的氯喹-DNA复合物,干扰疟原虫DNA复制和RNA转录,从而抑制其分裂、增殖;②抑制疟原虫血红素聚合酶活性,干扰血红素向疟色素的转化,使血红素在疟原虫细胞内堆积,溶解疟原虫细胞膜、细胞破裂、死亡;③进入疟原虫体内,升高疟原虫细胞内pH,降低其分解、利用血红蛋白能力。

【不良反应】 治疗量时不良反应少见,可见头痛、头晕、耳鸣、烦躁、恶心、呕吐、皮肤瘙痒等。大剂量时可损伤视网膜和角膜引起视物模糊,还可导致肝、肾损伤。静脉注射过快还可产生心脏毒性,引起心律失常、心力衰竭等。G-6-PD缺乏者可引起溶血。

奎 宁

奎宁(quinine)又称金鸡纳霜(chinine),是从金鸡纳树皮中提取获得的生物碱,为奎尼丁的左旋体,是最早应用的抗疟药。

【药理作用及临床应用】 奎宁对红细胞内期的裂殖子有杀灭作用,对间日疟、三日疟的配子体也有作用,对恶性疟配子体、肝脏内疟原虫则无作用。作用机制与氯喹类似,但因毒性作用大,仅用于耐氯喹的恶性疟,特别是脑型疟的治疗。

【不良反应】

1. 金鸡纳反应 治疗量即引起恶心、呕吐、腹痛、腹泻、头痛、眩晕、耳鸣、视物模糊、听力下降等反应。停药后可消失。

2. 心血管反应 用药过量或静脉滴注过快时可对心血管系统产生抑制作用,引起血压下降、心率减慢,严重者导致致死性心律失常。

3. 其他 可刺激胰岛β细胞释放胰岛素,引起低血糖;G-6-PD缺乏者易发生溶血现象;对妊娠子宫有兴奋作用,孕妇禁用。偶见皮疹、瘙痒、哮喘等过敏反应。

青 蒿 素

青蒿素(artemisinin)是1971年我国学者从黄花蒿中提取的一种新型抗疟药,基本结构为带过氧化基团的倍半萜内酯。

【体内过程】 口服吸收迅速,T_{max}为0.5~1.0h,组织分布以肠、肝、肾较高,易通过血脑屏障,红细胞内药物浓度低于血浆浓度。主要在肝脏代谢,由肾和肠道排泄,$t_{1/2}$约4h。

【药理作用及临床应用】 青蒿素对各型疟原虫红细胞内期有快速、高效的杀灭作用,作用强于氯喹和奎宁,对红细胞外期的疟原虫无作用。作用机制尚未明确,可能与破坏疟原虫膜结构、干扰线粒体功能有关。用于间日疟和恶性疟治疗,与氯喹无交叉耐药性,对脑型疟有良好的抢救效果。因体内作用时间短,单独使用复发率高于氯喹。

【不良反应】 治疗量不良反应少见,少数患者出现轻度恶心、呕吐、腹泻等。可能存在胚胎毒性,孕妇禁用。

考点:氯喹、青蒿素和奎宁的药理作用、临床应用及不良反应

蒿 甲 醚

蒿甲醚(artemether)为青蒿素的脂溶性衍生物,抗疟作用同青蒿素,但活性是青蒿素的10~20倍,临床主要用于恶性疟的抢救。

咯 萘 啶

咯萘啶(pyronaridine)对红细胞内期疟原虫有杀灭作用,机制与破坏疟原虫膜结构和细胞结构有关。临床用于各型疟疾的治疗。口服后少数患者可有腹部不适或轻度腹泻,肌内注射可有头晕,肝、肾功能不全者慎用。

(二)主要用于控制复发和传播的药物

伯氨喹

伯氨喹(primaquine)又称伯喹,是人工合成的8-氨基喹啉类衍生物。

【体内过程】 口服吸收快,T_{max}约为1h,生物利用度可达96%,肝脏分布最多,其次为肺、脑、心脏。主要在肝代谢,代谢产物仍有活性,$t_{1/2}$为3~6h。

【药理作用及临床应用】

1. 控制疟疾复发 伯氨喹对肝内寄生的疟原虫休眠子有杀灭作用,与控制症状药物合用可达到根治疟疾的目的。虽对部分原发性红细胞外期疟原虫也有作用,但用量已接近极量,故不用于病因预防。

2. 控制疟疾传播 对寄生在红细胞内的疟原虫配子体有选择性杀灭作用,清除患者血液中的配子体而切断疟疾的传染源,起到控制传播的作用。

【不良反应】 毒性较其他抗疟药大,治疗量可见头晕、恶心、呕吐、腹痛等,少数患者出现轻度贫血、发绀、白细胞增多。日剂量超过60mg时上述症状加重,同时可产生高铁血红蛋白血症。G-6-PD缺乏者易发生溶血现象。孕妇禁用,肝、肾功能障碍、糖尿病、血液系统疾病患者慎用。

(三)主要用于病因性预防的药物

乙胺嘧啶

乙胺嘧啶(pyrimethamine)是目前用于病因性预防的首选药。

【体内过程】 口服吸收缓慢且完全,T_{max}约为4h,主要分布在肺、肝、肾、脾等组织,经肝代谢后由肾排泄,$t_{1/2}$约90h。

【药理作用及临床应用】 乙胺嘧啶选择性作用于原发性红细胞外期疟原虫,抑制疟原虫二氢叶酸还原酶活性,干扰其核酸合成而阻止疟原虫核分裂,从而抑制原发性红细胞外期疟原虫增殖,每周口服一次25mg即可实现对疟疾的病因预防,与磺胺多辛或TMP合用可提高疗效,并延缓耐药性形成。对红细胞内配子体无作用,但在按蚊体内可干扰配子体发育,与伯氨喹合用对控制疟疾传播有协同作用。

【不良反应】 治疗量偶见皮疹,大剂量长期使用可引起巨幼细胞贫血和白细胞减少,停药后可恢复,使用甲酰四氢叶酸可纠正。成人一次口服150mg,儿童50mg以上可引起中毒,出现头痛、头晕、恶心、呕吐,严重者产生抽搐、昏迷甚至死亡。此时应及时催吐、洗胃,大量饮用10%葡萄糖溶液或萝卜汁,并给予输液及利尿,有抽搐、惊厥者可静脉注射硫喷妥钠。

考点: 伯氨喹、乙胺嘧啶的药理作用及临床应用

第3节 抗阿米巴和抗滴虫药

一、抗阿米巴药

案例33-2

患儿,男,5岁,下腹疼痛伴低热、腹泻3d就诊。腹泻每天10余次,量少、稀软,伴里急后重。2d内先后口服呋喃唑酮、静脉滴注头孢噻肟钠,无好转。昨天,患儿出现大便带血,呈暗红色,犹如

果酱,有恶臭。查体:T38.5℃,呼吸18次/分,心率80次/分,体重25kg。腹软,下腹压痛,无反跳痛。肝脾无肿大和压痛。实验室检查:大便镜检找到阿米巴滋养体。诊断:阿米巴痢疾。

问题与思考: 如何对阿米巴痢疾进行病因治疗?

阿米巴病是由溶组织内阿米巴原虫感染引起的传染病。阿米巴原虫有包囊、小滋养体、大滋养体三个发育阶段。其中包囊为感染阶段,大滋养体在感染部位释放组织溶解酶破坏组织细胞而致病。经口摄入是人感染阿米巴原虫的主要途径,部分感染者无症状,但可随粪便排出包囊,是阿米巴病的传染源。人体免疫力下降时小滋养体可侵入组织发育成大滋养体而致病。大多数阿米巴病的病变部位在结肠黏膜,引起阿米巴痢疾,少数情况下滋养体可侵入肠系膜血管或淋巴管移行至肝脏,甚至肺、脑等脏器引起肠外阿米巴病,其中以阿米巴肝脓肿最常见。

目前临床使用的抗阿米巴药包括:①抗肠内、外阿米巴病药,如甲硝唑;②抗肠内阿米巴病药,如喹碘方;③抗肠外阿米巴病药,如氯喹;④杀包囊药,如二氯尼特等。临床治疗时往往需各类药物联合使用,才能使阿米巴病得到根治。

甲 硝 唑

【体内过程】 甲硝唑(metronidazole)又称灭滴灵,口服吸收迅速完全,生物利用度90%~100%。体内广泛分布,可通过血脑屏障和胎盘,一次给药有效血药浓度可维持12h。主要在肝脏代谢,80%以上代谢产物由肾排泄,少数随粪便排泄,唾液、乳汁、阴道分泌物也参与排泄。$t_{1/2}$为8~10h。

【药理作用及临床应用】

1. 抗阿米巴作用 甲硝唑对肠内、肠外阿米巴滋养体有强大的杀灭作用,是治疗阿米巴痢疾和肠外阿米巴病的首选药。由于药物可吸收,肠腔内难以达到杀灭滋养体的有效浓度,且对包囊无作用,因此单独用药易复发。抗阿米巴痢疾时需与杀包囊药合用,抗肠外阿米巴病时需与抗肠内阿米巴病药及杀包囊药合用才能根治。

2. 抗滴虫作用 对阴道毛滴虫有直接杀灭作用。口服后在阴道分泌物、精液和尿液中均可达到有效浓度,对男、女泌尿生殖道滴虫感染均有效,是抗滴虫治疗的首选药。但抗滴虫病时需夫妻同时用药才能根治。

3. 抗厌氧菌作用 对G^+、G^-厌氧杆菌和球菌均有高度活性,且耐药性低,对脆弱类杆菌尤为敏感,是厌氧菌感染的首选药。临床用于厌氧菌所致的各种感染如盆腔炎、败血症、骨髓炎等。

4. 抗贾第鞭毛虫作用 是目前抗贾第鞭毛虫感染最有效的药物,治愈率在90%以上。

甲硝唑还是抗幽门螺杆菌的有效药物,也用于治疗红斑狼疮和龙线虫病。

【不良反应】 常与剂量有关,可见头痛、恶心、呕吐、腹泻、口腔金属味、舌炎等。少数患者出现瘙痒、皮疹、荨麻疹、白细胞减少等过敏反应。可诱发癫痫,饮酒后易致乙醛中毒,长期大剂量用药有致癌、致畸作用。癫痫患者和孕妇禁用,用药期间宜忌酒。

考点: 甲硝唑的药理作用、临床应用及不良反应

替 硝 唑

替硝唑(tinidazole)与甲硝唑相比,其半衰期较长(12~24h)。口服一次,有效血药浓度可维持72h。每日50~60mg/kg,3~5d为一个疗程,对阿米巴痢疾和肠外阿米巴病的疗效与甲硝唑相当而毒性略低,也可用于阴道滴虫病。

同类药物还有奥硝唑(ornidazole)等,药理作用与甲硝唑相似。

考点: 替硝唑的临床应用

依 米 丁

依米丁(emetine)又称吐根碱,为茜草科吐根属植物提取的异喹啉生物碱,对肠内、外阿米巴滋

养体有杀灭作用，机制为阻碍蛋白质合成，干扰滋养体的繁殖分裂。因对心肌有严重毒性，毒性较大，仅用于甲硝唑无效或禁用的阿米巴病。

去氢依米丁（dehydroemetine）为依米丁的衍生物，作用与依米丁相似，但毒性略小。

喹 碘 方

喹碘方（chiniofon）口服吸收甚少，在肠腔内形成较高药物浓度，直接抑制阿米巴滋养体酶活性，同时释放的碘可干扰阿米巴原虫共生菌繁殖而抑制阿米巴滋养体的分裂繁殖。临床用于阿米巴带虫者或慢性阿米巴痢疾，急性阿米巴痢疾需与甲硝唑合用。

治疗剂量时不良反应少，可见恶心、呕吐、腹痛、腹泻等消化道反应，少数可出现碘过敏反应，如发热、皮疹、腮腺肿痛等。碘过敏、甲状腺肿大、严重肝肾功能不良者禁用。

同类药物还有双碘喹啉（di-iodohydoxyquinoline）、氯碘羟喹（clioquinol）等，作用同喹碘方，但因毒性较大，现已少用。

二 氯 尼 特

本药为二氯乙酰胺类衍生物。口服后在肠道水解成二氯乙酰-4-羟基-N-甲基苯胺和呋喃甲酸被吸收，未吸收部分对阿米巴包囊有杀灭作用，为无症状包囊携带者的首选药物。对肠外阿米巴原虫无作用。单独用于阿米巴痢疾疗效差，常与其他抗阿米巴药合用，有根治效果。本药不良反应较轻，常见胃肠胀气，偶见呕吐、腹泻、瘙痒、荨麻疹等。

二、抗滴虫药

抗滴虫药主要用于阴道毛滴虫引起的阴道炎、尿道炎和前列腺炎，口服甲硝唑是首选的治疗方法，也可用其他同类药物如替硝唑、奥硝唑等。

乙 酰 胂 胺

乙酰胂胺为五价有机胂的衍生物，具有抗肠腔阿米巴原虫和抗滴虫作用。口服毒性大，对胃肠道刺激性大，对心、肝、肾有毒性，因而只作阴道内给药用于滴虫性阴道炎。局部应用时也有刺激作用，可使阴道分泌物增加。

第4节 抗血吸虫和抗丝虫药

一、抗血吸虫药

人体血吸虫有日本血吸虫、埃及血吸虫、曼氏血吸虫、间插血吸虫、湄公血吸虫和马来血吸虫等六种，其中，在我国流行的主要是日本血吸虫。血吸虫的终宿主为哺乳动物，中间宿主为淡水螺类，在我国主要为钉螺，分布于长江流域，按地理特点可分为水网、山丘、湖沼三种类型。血吸虫病严重危害人类健康，药物治疗是防治该病的重要措施。

> **链接** 血吸虫的生活史
>
> 血吸虫的生活史经历了虫卵、毛蚴、母胞蚴、子胞蚴、尾蚴、童虫和成虫7个阶段。虫卵落入清水后孵出毛蚴，毛蚴在水中侵入钉螺螺体软组织，经母胞蚴、子胞蚴过程发育成尾蚴。尾蚴遇到宿主即钻入其表皮，发育为童虫。童虫可穿入静脉或淋巴管分布到全身。进入肠系膜静脉的童虫雌雄合抱，逐渐发育成熟，交配产卵。血吸虫的致病力主要来自虫卵。虫卵被输送到肝脏形成虫卵肉芽肿，肝内虫卵不断沉积，肉芽肿不断形成，逐渐导致肝纤维化，最终形成肝硬化。

吡 喹 酮

【体内过程】 吡喹酮（praziquantel）口服吸收迅速，但首过消除大。主要在肝脏代谢，由肾排泄，少数可经胆汁排泄。$t_{1/2}$为4~6h。

【药理作用】 吡喹酮为吡嗪异喹啉的衍生物，有广谱抗寄生虫作用。对血吸虫成虫有强大杀灭作用，对童虫也有作用，但较弱。对其他吸虫、绦虫、囊虫、包虫也有杀灭作用。

【作用机制】 作用机制可能与以下因素有关：①促进虫体Ca^{2+}内流，使虫体痉挛麻痹，失去吸附能力；②降低虫体皮层碱性磷酸酶活性，干扰虫体对葡萄糖的摄取和利用；③破坏虫体表膜结构，使抗原暴露而易被机体体液免疫机制杀灭。

【临床应用】 本药对急性血吸虫病疗效好，对慢性血吸虫病早、中期可阻止或延缓肝纤维化的发展，但对晚期血吸虫病的肝硬化、门静脉高压症无效。也可用于肠绦虫病、囊虫病的治疗。

【不良反应】 治疗肠道吸虫病和绦虫病时剂量小，不良反应少。用于血吸虫病时剂量大，不良反应增多，可见恶心、呕吐、腹痛、腹泻、便血、头晕头痛、关节痛、乏力、失眠、嗜睡、发热等。用于囊虫病时不良反应严重，可因异种蛋白释放引起发热、荨麻疹，甚至过敏性休克等反应。

考点：吡喹酮的药理作用、临床应用及主要不良反应

二、抗丝虫药

乙 胺 嗪

乙胺嗪（diethylcarbamazine）又称海群生，口服吸收迅速，约50%在肝脏代谢，其余以原型药从肾排泄，$t_{1/2}$为2~10h。碱化尿液可延缓排泄，$t_{1/2}$延长，作用与毒性均增强。对各种微丝蚴及成虫均有杀灭作用，作用机制可能是使微丝蚴迅速"肝移"，并破坏虫体表膜，在肝脏由吞噬细胞杀灭。

乙胺嗪是最早，也是目前最常用的抗丝虫药，可使血液中微生蚴迅速减少或完全消失，对马来丝虫疗效优于班氏丝虫。不良反应主要与虫体死亡后释放的异种蛋白引起过敏反应有关，可见发热、肌肉关节酸痛、皮疹、瘙痒、淋巴管炎及淋巴结肿大等，个别患者出现喉头水肿、支气管痉挛。严重程度与药物剂量和体内虫体数量相关。

自测题

一、选择题

【A型题】

1. 关于氯喹的描述错误的是（　　）
   A. 红细胞、肝脏、脑脊液浓度远高于血药浓度
   B. 主要杀灭红细胞内期裂殖子
   C. 主要杀灭肝脏内疟原虫
   D. 是控制疟疾发作的首选药
   E. 大剂量可损伤视网膜

2. 以下对心脏毒性大的抗疟药是（　　）
   A. 氯喹　　　　B. 奎宁
   C. 青蒿素　　　D. 伯氨喹
   E. 乙胺嘧啶

3. 以下对阿米巴原虫包囊有杀灭作用的药物是（　　）
   A. 甲硝唑　　　B. 喹碘方
   C. 氯喹　　　　D. 二氯尼特
   E. 依米丁

4. 关于吡喹酮的描述正确的是（　　）
   A. 杀血吸虫童虫作用强
   B. 杀血吸虫成虫作用强
   C. 对绦虫、囊虫无作用
   D. 对晚期血吸虫病疗效好
   E. 抗血吸虫治疗时不良反应少

5. 关于阿苯达唑描述错误的是（　　）
   A. 肝脏代谢产物是其活性成分
   B. 具有广谱抗肠虫作用
   C. 作用机制为直接杀死虫体
   D. 疗效优于甲苯咪唑
   E. 治疗囊虫病时可产生较严重不良反应

【B型题】

（第6~10题备选答案）
A. 控制疟疾症状同时兼具抗阿米巴原虫作用
B. 防止疟疾复发

C. 预防疟疾发作
D. 对恶性疟疗效好
E. 可导致金鸡纳反应
6. 氯喹（　　）
7. 伯氨喹（　　）
8. 乙胺嘧啶（　　）
9. 青蒿素（　　）
10. 奎宁（　　）

【X型题】
11. 甲硝唑的作用有（　　）

A. 抗阿米巴　　B. 抗厌氧菌
C. 抗滴虫　　　D. 抗甲第鞭毛虫
E. 抗幽门螺杆菌
12. 能使虫体麻痹的抗肠虫药有（　　）
A. 阿苯达唑　　B. 甲苯咪唑
C. 哌嗪　　　　D. 噻嘧啶
E. 氯硝柳胺

二、简答题
1. 简述抗疟药的分类及各类代表药。
2. 简述甲硝唑的药理作用。

（肖　宁）

第34章 抗肿瘤药

> **学习目标**
>
> **知识目标：**
> 1. 掌握抗肿瘤药的分类，常用药物的药理作用、临床应用及不良反应。
> 2. 熟悉肿瘤细胞的增殖周期，常用抗肿瘤药的作用机制。
> 3. 了解抗肿瘤药的毒性作用及用药原则。
>
> **能力目标：** 能利用所学知识对肿瘤患者进行用药指导、用药咨询和健康宣教。
>
> **素质目标：** 具有严肃认真、科学求实的态度，全心全意为患者服务的职业素养。

恶性肿瘤是严重威胁人类健康的常见病、多发病，随着老龄化程度加剧，我国肿瘤患者发病率和病死率持续走高。恶性肿瘤的治疗手段主要是药物治疗、放射治疗、手术治疗等，其中使用抗肿瘤药进行化学治疗仍然是肿瘤综合治疗的重要手段。

第1节 抗肿瘤药的药理学基础

一、肿瘤细胞的增殖周期

按照生长繁殖的特点，肿瘤细胞可分为增殖、静止和无增殖能力三种细胞群（图34-1）。

1. 增殖细胞群 指处在指数分裂增殖阶段的肿瘤细胞。恶性肿瘤产生的病理变化和临床过程即由这类细胞引起。增殖细胞群占全部肿瘤细胞的比率称生长比率（growth fraction，GF），GF值越大，肿瘤生长速度越快，对药物也越敏感，药物疗效好。肿瘤细胞的增殖周期指细胞从一次分裂结束起至下一次分裂完成时止。所有肿瘤细胞都有着相似的周期过程，可分为四个时期。

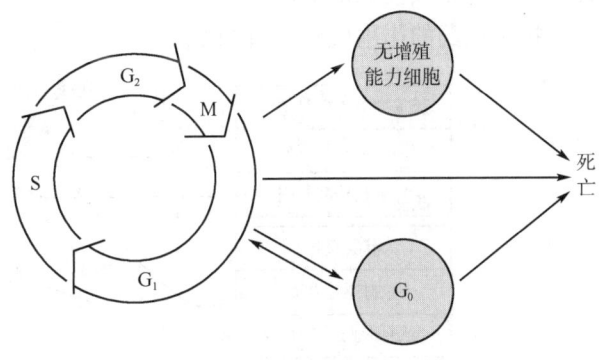

图34-1 细胞增殖周期示意图

（1）DNA合成前期（G_1期） 指细胞一次分裂终了到开始合成DNA之前的阶段，约占增殖周期的1/2。

（2）DNA合成期（S期） 指细胞主要进行DNA合成的代谢阶段，同时也合成RNA和蛋白质，约占增殖周期的1/4。

（3）DNA合成后期（G_2期） 指细胞DNA合成后的一段时期，RNA和蛋白质合成继续进行，为有丝分裂作准备。此期约占增殖周期的1/5。

（4）有丝分裂期（M期） 指含有两倍DNA的肿瘤细胞分裂成两个子细胞的阶段，约占增殖周期的1/20。

2. 静止细胞群（G_0期） 这类细胞暂不分裂，但随时可以进入到G_1期开始分裂增殖。G_0期细胞对大多数抗肿瘤药物不敏感,在增殖期细胞被药物杀灭后,这类细胞即进入到增殖周期,成为肿瘤复发的根源。

3. 无增殖能力细胞群 这类细胞像正常细胞那样分化成熟、衰老死亡,不对组织造成破坏,也无临床意义。

二、抗肿瘤药的分类

(一)按作用机制分类

1. 干扰核酸生物合成的药物 又称抗代谢药。主要干扰肿瘤细胞嘌呤和嘧啶合成的不同环节,从而抑制DNA的合成。该类药物又可分为以下几类。①抗嘌呤药:抑制嘌呤核酸的合成,如巯嘌呤;②抗嘧啶药:抑制嘧啶的合成,如氟尿嘧啶;③抗叶酸药:抑制二氢叶酸还原酶,如甲氨蝶呤;④核苷酸还原酶抑制药:如羟基脲;⑤DNA多聚酶抑制药:如阿糖胞苷。

2. 破坏DNA结构与功能的药物 药物可与肿瘤细胞DNA形成交联,如烷化剂、金属铂等;有些药物可抑制DNA拓扑异构酶,如博来霉素、依托泊苷等。

3. 干扰转录过程和阻止RNA合成的药物 药物可嵌入DNA碱基对之间,阻止mRNA的形成,如多柔比星、放线菌素D等。

4. 干扰蛋白质合成与功能的药物 药物可抑制微管蛋白活性而干扰其聚合功能,如长春碱类和紫杉醇,也可干扰核糖体功能如三尖杉酯碱,L-门冬酰胺酶则可干扰氨基酸的供应。

5. 影响激素平衡的药物 主要有糖皮质激素类、性激素类及性激素拮抗物等。这些药物对某些激素依赖性肿瘤有作用。

6. 靶向抗肿瘤药物 有些药物能抑制肿瘤血管生长,如利妥昔单抗、曲妥昔单抗;有些药物能抑制蛋白激酶及其介导的信号通路,如吉非替尼、埃克替尼。

7. 免疫治疗药物 免疫治疗是指通过免疫系统达到抗肿瘤的目的。是继传统疗法、靶向治疗后肿瘤治疗领域最具前景的治疗手段之一。

抗肿瘤药的作用机制见图34-2。

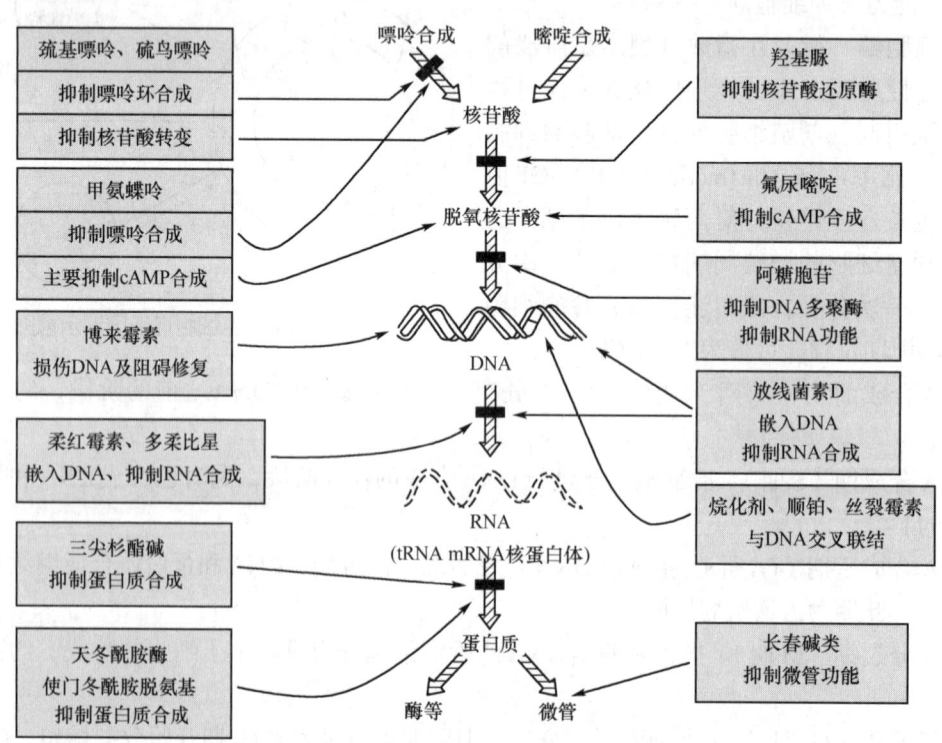

图34-2 抗肿瘤药的作用机制

（二）按药物来源和化学结构分类

1. 烷化剂 包括氮芥类、乙烯亚胺类、甲烷磺酸酯类等药物。

2. 抗代谢药 如叶酸、嘧啶、嘌呤类似物。

3. 抗肿瘤抗生素 如蒽环类抗生素、丝裂霉素、博来霉素、放线菌素类等。

4. 植物生物碱类 如长春碱类、喜树碱类、紫杉醇类、三尖杉酯碱、鬼白毒素生物碱等。

5. 激素类 如糖皮质激素、性激素及拮抗药。

6. 分子靶向药物 如小分子蛋白激酶抑制剂、单克隆抗体等。

7. 其他 铂类配合物如顺铂、卡铂，以及酶类如门冬酰胺酶等。

（三）按药物作用对细胞周期选择性分类

1. 细胞周期非特异性药物 这类药物对肿瘤细胞增殖的各个阶段均有杀伤作用，如烷化剂类、抗肿瘤抗生素类、铂类配合物及酶类等。

2. 细胞周期特异性药物 这类药物选择性地作用于肿瘤细胞增殖过程的某一阶段而杀伤肿瘤细胞，如抗代谢药抑制核酸合成，对DNA合成旺盛的S期肿瘤细胞作用强；长春碱类、紫杉醇干扰微管蛋白的合成与功能而抑制肿瘤细胞有丝分裂，属M期周期特异性药物。

> **链接** 肿瘤细胞诱导分化剂——亚砷酸（As_2O_3）
>
> 亚砷酸是从砒霜中分离得到的化学纯品三氧化二砷。研究人员在对白血病的研究中发现，95%的急性早幼粒细胞白血病（APL）患者存在t（15：17）染色体易位，可产生早幼粒粒细胞白血病-维A酸α受体（PML-RARα）融合蛋白。PML是15号染色体上的基因编码，RARα是17号染色体上的基因编码，研究表明该融合蛋白可阻止粒细胞分化，激发白血病。亚砷酸可诱导PML-RARα融合蛋白降解，从而介导早幼粒细胞完全分化和凋亡。除最早用于APL治疗外，亚砷酸还被推广用于肝癌、肺癌、多发性骨髓瘤及胃癌的治疗。

考点：抗肿瘤药的作用机制及其分类

第2节 常用抗肿瘤药

一、干扰核酸生物合成的药物

此类药物的化学结构与肿瘤细胞合成DNA所需原料如叶酸、嘌呤、嘧啶等相似，抑制肿瘤细胞的各种核酸合成酶而干扰核酸的合成，导致肿瘤细胞DNA合成障碍，阻止肿瘤细胞的分裂增殖，又称抗代谢药。该类药物对处于S期的肿瘤细胞选择性强，属细胞周期特异性药物。

甲氨蝶呤

【**体内过程**】 甲氨蝶呤（methotrexate，MTX）又称氨甲蝶呤，剂量＜$25mg/m^2$时口服吸收良好，但超过这一剂量时口服吸收不完全，故常静脉注射给药。主要以原型经肾排泄，但若反复大剂量给药则肝脏代谢产物增多，其中7-羟基-MTX有肾毒性。

【**药理作用**】 甲氨蝶呤结构与二氢叶酸相似，对肿瘤细胞二氢叶酸还原酶有强大而持久的抑制作用，阻碍二氢叶酸还原成四氢叶酸，导致尿嘧啶核苷酸（dUMP）不能甲基化形成脱氧胸苷酸

(dTMP)，从而抑制 DNA 合成。MTX 选择性作用于 S 期。

【临床应用】 本药主要用于儿童急性白血病，也可用于绒毛膜癌、侵蚀性葡萄胎（恶性葡萄胎）和头颈部癌症等，与多柔比星、环磷酰胺等合用可以提高疗效。

【不良反应】

1. 消化道黏膜毒性反应 可致口腔和胃肠道黏膜损害，严重时可发生便血。

2. 骨髓抑制 主要表现为粒细胞减少，严重时可出现全血抑制。

3. 其他 可见脱发、皮炎、间质性肺炎、生殖毒性及致畸等。长期大量用药可致肝、肾损害。甲酰四氢叶酸可以拮抗 MTX 的大多数毒性反应，但不能逆转肾毒性。

氟尿嘧啶

【体内过程】 氟尿嘧啶（fluorouracil）又称 5-氟尿嘧啶（5-FU），口服吸收不规则且难以预测，一般采用静脉注射或滴注给药。入血后迅速分布全身，易进入脑脊液，肿瘤组织中浓度高。代谢降解可在多种组织中进行，尤其是肝脏，中间产物 5-氟尿嘧啶脱氧核苷酸（5-FdUMP）是其活性形式。

【药理作用】 氟尿嘧啶须在体内经核糖基化和磷酰化等生物转化后才具有细胞毒性作用，其中的 5-FdUMP 可与肿瘤细胞脱氧胸苷酸合成酶形成共价键结合，阻止脱氧尿苷酸（dUMP）甲基化转变为脱氧胸苷酸（dTMP），导致 DNA 合成受阻。此外，5-FU 在体内转化为 5-氟尿嘧啶核苷（5-FUR），然后以伪代谢物形式掺入到 RNA 和 DNA 中，影响 RNA 和蛋白质的合成。主要作用于 S 期，但对其他各期细胞也有一定作用。

【临床应用】 抗瘤谱较广，主要用于乳腺癌和胃肠道恶性肿瘤手术后的辅助治疗；也用于食管癌、胃癌、肠癌、乳腺癌、胰腺癌、肝癌及泌尿系统恶性肿瘤非手术时的姑息疗法。对卵巢癌、宫颈癌、绒毛膜癌等也有一定疗效。

【不良反应】 对胃肠道和骨髓的毒性作用较严重，可致严重腹泻、消化道出血、全血细胞减少。也可出现脱发、皮炎或皮肤色素沉着、共济失调、结膜炎、心肌缺血和黄疸等。

巯 嘌 呤

【体内过程】 巯嘌呤（mercaptopurine，6-MP）口服吸收不完全且首过消除明显，主要在肝脏被黄嘌呤氧化酶代谢转化为 6-硫尿酸或甲基化成为 6-甲基巯嘌呤，后者进一步脱硫后与磷酸盐结合，然后经肾排泄。

【药理作用】 6-MP 在体内经次黄嘌呤核苷焦磷酸酶催化，转化为硫代肌苷酸，后者可阻止肌苷酸的形成及抑制肌苷酸转变为腺苷酸和鸟苷酸，从而抑制 DNA、RNA 的合成。此外，少量 6-MP 还可直接掺入 DNA 形成硫鸟嘌呤脱氧核糖核苷酸。主要用于 S 期，对其他各期细胞也有一定的作用。

【临床应用】 本药主要用于治疗白血病，特别是儿童淋巴细胞白血病。对绒毛膜癌和侵蚀性葡萄胎也有一定疗效。

【不良反应】 主要为骨髓抑制，表现为白细胞和血小板下降，严重者可有全血象抑制。消化道反应常见如厌食、恶心和呕吐，儿童易发生。成人可因胆汁淤滞或肝坏死而出现黄疸，停药后可消失。其他可见脱发、高尿酸血症、致畸等。

阿糖胞苷

【体内过程】 阿糖胞苷（cytarabine，Ara-C）口服约80%在胃肠道降解，常静脉注射给药。主要在肝脏去氨基成为无活性的阿糖鸟苷，由肾排泄。

【药理作用】 Ara-C在体内先经脱氧胞苷激酶转化为5′-磷酸核苷酸（AraCMP），后者进一步代谢为三磷酸胞苷（AraCTP），AraCTP可强烈抑制DNA的合成。过去认为这是抑制DNA多聚酶的结果，后来研究显示AraCTP可掺入DNA结构阻止DNA链延长。此外发现Ara-C还有降低DNA的模板功能和诱导肿瘤细胞分化的作用。

【临床应用】 本药主要用于治疗成人急性髓系白血病或单核细胞白血病。对成人急性非淋巴细胞白血病与蒽环类抗生素合用完全缓解率可达50%。

【不良反应】 主要为骨髓抑制，给药过快时易发生恶心、呕吐，还可见口腔溃疡、血栓性静脉炎和肝毒性等。

羟 基 脲

【体内过程】 羟基脲（hydroxycarbamide，HU）口服易吸收，易通过血脑屏障。主要以原型从肾排泄，$t_{1/2}$约为2h。

【药理作用】 HU是核苷酸还原酶抑制剂，可破坏该酶的酪氨酰游离基，使酶活性降低，阻止胞苷酸转变为脱氧胞苷酸，进而抑制DNA合成。

【临床应用】 本药主要用于慢性髓系白血病，对白消安失效或发生急变者也有效。也用于转移性黑色素瘤、头颈部和泌尿生殖系的肉瘤。

【不良反应】 主要为骨髓抑制，停药后一般1～2周可恢复。此外可有轻度胃肠道反应和皮肤反应，可见肾功能损害、肺水肿及中枢神经系统症状，还可加重放疗时的皮肤红斑。应注意，由于该药可使患者免疫功能受到抑制，故用药期间应避免接种死疫苗或活疫苗；同时，也应适当增加液体的摄入量，以增加尿量及尿酸的排泄。

考点：氟尿嘧啶、巯嘌呤、甲氨蝶呤和阿糖胞苷的临床应用及不良反应

二、破坏DNA结构与功能的药物

（一）烷化剂

破坏DNA结构与功能的药物是一类化学性质高度活泼的化合物，具有一或两个烷基，分别称单功能或双功能烷化剂。其中的烷基能与细胞内的DNA、RNA及蛋白质中的亲核基团发生烷化反应，与DNA的两条互补链形成交叉联结或引起脱嘌呤，使DNA链断裂和碱基配对错码，造成DNA的结构和功能受到损害，严重时引起细胞死亡。常用的烷化剂有氮芥类、乙烯亚胺类、亚硝脲类和甲烷磺酸酯类等，均属于周期非特异性药物。

环磷酰胺

【体内过程】 环磷酰胺（cyclophosphamide，CTX）口服吸收好，生物利用度大于75%。在肝脏和

肿瘤组织内浓度较高，可通过血脑屏障。主要在肝脏被代谢为4-羟基环磷酰胺，然后在肝脏或肿瘤细胞内进一步氧化灭活。药物原型及代谢物随尿排出，$t_{1/2}$约为7h。

【药理作用】 CTX可在肿瘤细胞中转变为磷酰胺氮芥和丙烯醛，前者与DNA发生烷化反应，形成交叉联结，破坏其结构和功能；后者则对泌尿道产生刺激作用。CTX属周期非特异性药物，可杀伤各期细胞，抑制肿瘤细胞的生长繁殖。

【临床应用】 本药抗肿瘤谱广，抑瘤作用明显而毒性较低，临床应用广泛。对淋巴瘤疗效显著；对急、慢性淋巴细胞白血病、多发性骨髓瘤有效；对卵巢癌、乳腺癌、睾丸癌、肺癌、神经母细胞瘤等也有一定的疗效。还可用于治疗自身免疫性疾病。

【不良反应】 主要有胃肠道反应和骨髓抑制，还可见脱发、头痛、四肢关节疼痛等。出血性膀胱炎是该药特有的毒性作用，分次给药和采用利尿药，同时应用美司钠即巯乙磺酸钠，可使代谢产物失活而减轻对膀胱的毒性。此外，大剂量环磷酰胺可引起肺毒性（如肺纤维化）和心脏毒性（如急性出血性心肌炎等）。

塞 替 派

塞替派（thiotepa，thiophosphoramide，TSPA）脂溶性好，在脑脊液中药物浓度高，药物原型及其经肝代谢产物三亚乙基磷酰胺都有烷化DNA的作用，可与DNA形成交叉联结，对各期细胞均有杀灭作用。主要用于多种实体瘤如乳腺癌、卵巢瘤、膀胱癌、消化道癌的姑息治疗。不良反应主要为骨髓抑制，胃肠道反应较轻。

白 消 安

白消安（busulfan，马利兰）选择性抑制骨髓粒细胞生成，适用于慢性髓系白血病，且疗效显著。对真性红细胞增多症、骨髓纤维变性也有效，对其他恶性肿瘤无效，慢性髓系白血病急性病变时继续使用该药无效。

主要不良反应为骨髓抑制，长期应用可致肺纤维化、闭经、睾丸萎缩等，大剂量使用时，10%的患者引起肝静脉闭塞性疾病、癫痫发作、出血性膀胱炎、永久性脱发和白内障。

卡 莫 司 汀

卡莫司汀（carmustine，卡氮芥）为亚硝脲类烷化剂。本药口服无效，需静脉滴注给药，能透过血脑屏障。在细胞内形成异氰酸盐和重氮氢氧化物，前者使蛋白质氨甲酰化，还有抑制DNA聚合酶的作用，后者则可烷化DNA。主要用于脑瘤、淋巴瘤、小细胞肺癌，对多发性骨髓瘤、黑色素瘤、头颈部癌、睾丸肿瘤也有效。主要不良反应为消化道反应和迟发性骨髓抑制，也可引起肝、肾功能损伤。

（二）破坏DNA的抗生素类

丝 裂 霉 素

丝裂霉素（mitomycin C，MMC）又称自力霉素，进入细胞内由还原酶活化，成为具有双功能或三功能的烷化剂，使DNA双链及碱基对形成交联，高浓度时对RNA和蛋白质的合成也有抑制作用。抗瘤谱广，对多种实体瘤有效，特别是消化道肿瘤；也用于慢性髓系白血病。常见骨髓抑制和消化道反应；对肺、肾亦有毒性；个别患者可出现脱发、发热、肌肉关节疼痛等反应。

博 来 霉 素

博来霉素（bleomycin，BLM）口服吸收差，需注射给药，皮肤和肺中药物浓度高于其他组织。本药在细胞内与Fe^{2+}形成复合物，释放氧自由基，干扰胸腺嘧啶掺入DNA，抑制DNA、RNA及蛋白质合成，还能使DNA链断裂。主要用于鳞状上皮癌，也可用于睾丸癌和淋巴瘤。

主要不良反应有：①显著的皮肤毒性，可见脱发、皮肤色素沉着、角化过度、红斑、溃疡等；②肺毒性也较常见，起始为干咳、细啰音，继而发展为基底浸润、肺纤维化，也可发展为空洞、肺不张、肺萎缩、肺实变。

(三) 其他破坏 DNA 的药物

金属铂类化合物

金属铂类化合物包括顺铂 (cisplatin, DDP) 和卡铂 (carboplatin, CBP), 为二价铂同两个氯原子和两个氨基结合成的金属配合物。进入细胞内先将氯离子解离, 然后与 DNA 上的碱基鸟嘌呤、腺嘌呤和胞嘧啶形成交叉联结, 从而破坏 DNA 的结构和功能, 属细胞周期非特异性药物。单独用于头颈部肿瘤、卵巢癌有效率约 30%, 与博来霉素、多柔比星、环磷酰胺等合用可明显提高疗效, 与长春碱、博来霉素合用于睾丸癌, 完全缓解率可达 70%。也用于小细胞肺癌、食管癌、胃癌、膀胱癌等。

主要不良反应包括: ①肾毒性, 必须同时应用利尿药和 NaCl 溶液进行强力水化; ②恶心和呕吐, 可用昂丹司琼或格拉司琼止吐; ③神经毒性, 表现为外周神经障碍和耳毒性, 特别是高频听力丧失; ④骨髓抑制, 主要表现为贫血。

喜树碱类

喜树碱类为我国特有植物喜树中提取的生物碱及其衍生物, 包括喜树碱 (camptothecine, CPT) 和羟喜树碱 (hydroxycarmptothecine, HCPT)。主要作用于拓扑异构酶 I, 导致 DNA 断裂, 对 S 期细胞作用强于 G_1 和 G_2 期。对胃癌、绒毛膜癌、侵蚀性葡萄胎, 以及急、慢性髓系白血病疗效较好, 对膀胱癌、大肠癌、肝癌也有一定疗效。泌尿道反应多见, 可有尿频、尿急、尿痛、血尿等。也可见胃肠道反应、脱发、皮疹等, 骨髓抑制较轻。

鬼臼毒素衍生物

鬼臼毒素衍生物为从植物西藏鬼臼中提取的鬼臼毒素的衍生物, 包括依托泊苷 (etoposide, 鬼臼乙叉苷, VP-16) 和替尼泊苷 (teniposide, 鬼臼噻吩苷, VM-26)。抑制 DNA 拓扑异构酶 II 活性, 干扰 DNA 结构和功能。主要用于肺癌和睾丸癌, 也用于霍奇金淋巴瘤、肝癌等, VM-26 易透过血脑屏障, 还常用于颅内恶性肿瘤。常见不良反应有骨髓抑制、消化道反应、脱发等。

考点: 环磷酰胺、白消安、丝裂霉素、博来霉素和顺铂等的临床应用及不良反应

三、干扰转录过程和阻止 RNA 合成的药物

柔红霉素

柔红霉素 (daunorubicin, 正定霉素, DRB) 属蒽环类抗生素。口服不吸收, 静脉注射后迅速分布全身, 心脏、肾、肺、肝内浓度较高, 代谢产物仍有抗癌活性, 药物原型 $t_{1/2}$ 仅 45min, 而活性代谢产物可达 55h。该药可嵌入肿瘤细胞 DNA 双链形成稳定的复合物, 干扰 DNA 复制和 RNA 转录, 还能抑制拓扑异物酶 II 活性, 阻碍 DNA 双链的连接。主要用于各种急性白血病, 也用于神经母细胞瘤和淋巴瘤。骨髓抑制发生率达 90%, 以白细胞减少较严重; 其他反应有恶心、呕吐、腹痛、腹泻、舌炎、脱发等, 给药过快或过量还可导致致死性心肌损害。药物漏出血管外还会导致组织坏死。

多柔比星

多柔比星 (doxorubicin, 阿霉素, ADM) 结构与柔红霉素相似, 也需静脉注射给药。作用机制与柔红霉素相似, 但作用更强, 抗瘤谱更广。主要用于各种白血病、淋巴瘤, 也可用于神经母细胞瘤、霍奇金病、肾母细胞瘤, 以及消化、呼吸、生殖等系统的实体瘤, 是临床最常用的抗肿瘤药物之一。不良反应与柔红霉素相似, 但心脏毒性比柔红霉素更突出, 可产生与剂量无关的心电图改变和心律失常, 还可出现迟发性心肌损害, 后者可致急进性心力衰竭而死亡。

表柔比星

表柔比星 (epirubicin, 表阿霉素), 属于抗生素类抗肿瘤药。为多柔比星的同分异构体, 作用机制是直接嵌入 DNA 碱基对之间, 干扰转录过程, 阻止 mRNA 的形成, 从而抑制 DNA 和 RNA 的合成。此外, 表柔比星对拓扑异构酶 II 也有抑制作用。为一细胞周期非特异性药物, 对多种移植性肿瘤均有效。

与多柔比星相比，疗效相等或略高，但对心脏的毒性较小。用药后可能出现食欲差、潮热、腹泻、恶心、呕吐、腹部不适、脱发、皮疹、瘙痒、闭经、乏力等副作用。

放线菌素 D

放线菌素 D（dactinomycin，更生霉素，DACT）为多肽类抗生素。体内以肝、肾中浓度最高，也易浓集于血液中有核细胞。该药可嵌入DNA碱基之间与DNA形成稳定的复合物，阻断了RNA多聚酶对DNA的转录，还可作用于拓扑异构酶Ⅰ使DNA单链断裂。对霍奇金病、绒毛膜癌和肾母细胞瘤疗效较好，对睾丸癌、横纹肌瘤、骨肉瘤和其他软组织肉瘤也有效。骨髓抑制较常见，可见白细胞和血小板同时减少；消化道反应也多见，可有恶心、呕吐、腹痛、腹泻、口腔溃疡、舌炎、胃炎、直肠炎等，还可见脱发、皮肤脱屑等。

考点：放线菌素D、多柔比星的临床应用及不良反应

四、干扰蛋白质合成与功能的药物

案例 34-1

患者，女，47岁。诊断为急性淋巴细胞白血病。于2024年4月21日行VDP方案化疗，具体方案为：长春新碱1.4mg/m^2，iv，qw（每周用药一次）+柔红霉素45mg/m^2，iv，d1～d3+泼尼松40～60mg/m^2，口服，d1～d28。4月22日出现恶心、腹痛、腹胀，持续未排便排气，X线显示小肠多发性气液平面。诊断为肠梗阻。给予禁食、胃肠减压、温盐水灌肠等处理及口服莫沙比利，数日后恢复肠蠕动。

问题与思考：请分析上述案例中肠梗阻产生的原因。

长春碱类

这是一类从夹竹桃科植物长春花中提取的生物碱，包括长春碱（vinblastine，VLB）和长春新碱（vincristine，VCR），长春地辛（vindesine，VDS）和长春瑞滨（vinorelbine，NVB）为长春碱的衍生物。

该类药物可与微管蛋白结合，抑制微管聚合，使纺锤体不能形成，从而阻止肿瘤细胞的有丝分裂。此外还可干扰蛋白质合成和抑制RNA多聚酶。对M期细胞作用强，属周期特异性药物。VCR主要用于急性白血病、淋巴瘤和绒毛膜癌；VLB主要用于儿童急性淋巴细胞白血病，常与泼尼松作联合诱导缓解；VDS、NVB均可用于肺癌、乳腺癌、淋巴瘤，VDS还用于急性白血病和慢性髓系白血病急性病变，NVB还是小细胞肺癌的一线药物。

毒性反应包括骨髓抑制、神经毒性、消化道反应及脱发等。但长春新碱骨髓抑制较轻。

紫 杉 醇

紫杉醇（paclitaxel，紫素）是从短叶紫杉或红豆杉树皮中提取分离的双萜烯成分，1994年由美国FDA批准上市。紫杉特尔（taxotere）是由植物 *Taxus baccata* 针叶中提取的巴卡丁的衍生物，结构与紫杉醇相似，但原料易得。

本药可与肿瘤细胞微管蛋白结合并促使微管形成，通过抑制微管解聚而使有丝分裂停止。还可激活巨噬细胞对肿瘤细胞的杀伤能力，干扰素可增强这一作用。紫杉醇由于其独特的作用机制和不易形成耐药，是近年来受到大力推崇的抗癌新药，已成为卵巢癌和乳腺癌的一线药物，对一些失去手术机会的晚期实体瘤如肺癌、食管癌、大肠癌、黑色素瘤、子宫内膜癌、膀胱癌、淋巴瘤也有较好疗效，对HIV引起的卡波西肉瘤也有效。

不良反应中骨髓抑制和周围神经毒性较常见，且与剂量相关，可见中性粒细胞减少，四肢末梢麻木。还可见过敏反应、心脏毒性和肌肉关节疼痛等。

三尖杉生物碱类

三尖杉生物碱类包括三尖杉酯碱（harringtonine）和高三尖杉酯碱（homoharringtonine），是从三尖杉属植物中提取的生物碱。可抑制蛋白质合成的起始阶段，并使核糖体分解。对急性髓系白血病疗效较好，也用于急性单核细胞白血病、慢性髓系白血病、淋巴瘤等。不良反应包括骨髓抑制、消化道反应、脱发等，偶有心脏毒性。

L-门冬酰胺酶

L-门冬酰胺是肿瘤细胞蛋白质合成的重要氨基酸原料，肿瘤细胞不能合成，需从血液中摄取。L-门冬酰胺酶（L-asparaginase）可使血清中L-门冬酰胺水解而阻断肿瘤细胞L-门冬酰胺来源，使蛋白质合成受阻。主要用于急性淋巴细胞白血病。由于正常细胞能合成门冬酰胺，故该药对正常组织的细胞毒性低，常见不良反应为消化道反应，偶见过敏反应，用药前需做皮试。

考点： 长春碱、长春新碱和紫杉醇的临床应用及不良反应

> **链接** 肿瘤治疗新技术——DC-CIK 生物治疗
>
> DC-CIK生物治疗技术是继手术治疗、放疗、化疗后，被世界认可的第四种治疗癌症的技术，同时也被称为21世纪有望完全战胜癌症的治疗手段。该技术就是在体外培养干细胞，诱导其分化为树突状细胞（DC），再用经抗原刺激的树突状细胞诱导细胞因子诱导的杀伤细胞（CIK细胞）产生特异性肿瘤杀伤作用。DC-CIK生物治疗技术将DC和CIK细胞结合起来，培养双克隆免疫细胞，具备更强大的抗肿瘤特性，能清除体内不同部位的微小残留病灶，防止肿瘤复发与转移，具有安全性高、无毒副作用的优点，被称为肿瘤学科的绿色生物疗法。

五、影响激素平衡的药物

雌激素类

临床应用的主要为己烯雌酚（diethylstilbestrol），该药可反馈性抑制腺垂体间质细胞刺激素分泌，使睾丸间质细胞和肾上腺皮质释放雄激素减少，也可直接对抗雄激素促使的前列腺细胞增生，临床上主要用于前列腺癌和绝经后乳腺癌。

他莫昔芬

他莫昔芬（tamoxifen）已成为当前乳腺癌的一线激素治疗药物。其化学结构类似于己烯雌酚，可竞争性拮抗雌激素与雌二醇受体（ER）结合，特异性抑制雌激素的作用。主要用于辅助内分泌治疗雌激素受体阳性和（或）黄体酮受体阳性的患者，更耐受于大剂量的雌激素，从而提高转移性乳腺癌患者的生存效果。常见不良反应有胃肠道反应、继发性抗雌激素作用、视力障碍（如白内障）及骨髓抑制等。用药应注意：①有视力障碍、肝肾功能不全者慎用；②对长期服用本药并有血栓栓塞危险的患者，治疗期间应定期检查血常规；③当出现异常的阴道出血时，应立即就诊，并进行全面检查，因本药可增加子宫内膜癌发生的危险。

氟他胺

氟他胺（flutamide）是一种合成的具有酰基苯胺结构的非甾体雄激素拮抗药。代谢产生的活性羟基衍生物与雄激素受体结合，阻断睾酮的生理活性。常用于治疗前列腺癌患者。最主要不良反应为男子乳房女性化和胃肠道不适，其他可有失眠、疲劳、肝功能异常、性功能减退、瘙痒、带状疱疹等。

糖皮质激素药

临床应用的糖皮质激素药主要为泼尼松和泼尼松龙。对骨髓淋巴系列增生有抑制作用，还可促使淋巴细胞溶解。主要用于淋巴细胞白血病和淋巴瘤，也与其他抗肿瘤药合用于霍奇金病和非霍奇金病。用于其他恶性肿瘤时，因抑制机体免疫力反而可促使肿瘤生长。

甲羟孕酮

甲羟孕酮（medroxyprogesterone acetate，甲孕酮，MPA）为合成的黄体酮衍生物，作用类似于天然黄体酮，可用于乳腺癌、绒毛膜癌、肾癌等。

氨鲁米特

氨鲁米特（aminoglutethimide，AG）特异性抑制芳香化酶，阻碍雄激素向雌激素的转化，同时诱导代谢雌激素的肝药酶活性，促进雌激素降解。主要用于绝经后晚期乳腺癌。本药还可抑制肾上腺皮质激素合成，用于库欣综合征。

考点： 氨鲁米特、他莫昔芬和氟他胺的临床应用

阿那曲唑

阿那曲唑（anastrozole）是一种强效、选择性非甾体类芳香化酶抑制剂。可抑制绝经后患者肾上腺中生成的雄烯二酮转化为雌酮，从而明显地降低血浆雌激素水平，产生抑制乳腺肿瘤生长的作用。另外，本药对肾上腺皮质类固醇或醛固酮的生成没有明显影响。本药不良反应主要包括皮肤潮红、阴道干涩、头发油脂过度分泌、胃肠功能紊乱（厌食、恶心、呕吐和腹泻）、乏力、忧郁、头痛或皮疹等。副作用通常为轻度或中度，容易为患者所耐受。

来曲唑

来曲唑（letrozole）是新一代高选择性芳香化酶抑制剂，为人工合成的苄三唑类衍生物，通过抑制芳香化酶，使雌激素水平下降，从而消除雌激素对肿瘤生长的刺激作用。来曲唑的不良反应多为轻度或中度，以恶心（2%～9%）、头痛（0%～7%）、骨痛（4%～10%）、潮热（0%～9%）和体重增加（2%～8%）为主要表现，其他少见的还有便秘、腹泻、瘙痒、皮疹、关节痛、胸痛、腹痛、疲倦、失眠、头晕、水肿、高血压、心律不齐、血栓形成、呼吸困难、阴道流血等。

依西美坦

乳腺癌细胞的生长依赖于雌激素的存在，女性绝经期后血液循环中的雌激素（雌酮和雌二醇）主要由肾上腺和卵巢中的雄激素（雄烯二酮和睾酮）通过外周组织中的芳香化酶转化而来。依西美坦（exemestane）通过抑制芳香化酶来阻止雌激素生成，是一种有效地选择性治疗绝经后激素依赖性乳腺癌的方法。本药主要不良反应有恶心、口干、便秘、腹泻、头晕、失眠、皮疹、疲劳、发热、水肿、疼痛、呕吐、腹痛、食欲增加、体重增加等。其次文献报道的不良反应还有高血压、抑郁、焦虑、呼吸困难、咳嗽。其他还有淋巴细胞计数下降、肝功能指标（如谷丙转氨酶等）异常等。

戈舍瑞林

戈舍瑞林（goserelin）是一种合成的、促黄体生成素释放激素的类似物，长期使用可抑制垂体的促黄体生成素释放激素的分泌，从而引起男性血清睾酮和女性血清雌二醇含量的下降，停药后可逆。其不良反应为可能出现皮疹，偶见注射部位轻度淤血。男性患者可有潮红、性欲下降、乳房肿胀及触痛、骨骼疼痛暂时性加重、尿道梗阻、脊髓压缩等反应。女性患者有潮红、多汗、性欲下降、头痛、抑郁、阴道干燥、出血、乳房大小变化。子宫内膜异位症者用药后可出现不可逆的闭经。

亮丙瑞林

亮丙瑞林（leuprorelin）为促性腺激素类药物，呈绒毛状固体，临床上常用于子宫内膜异位症，伴有月经过多、下腹痛、腰痛及贫血等的子宫肌瘤，绝经前乳腺癌，雌激素受体阳性患者，前列腺癌，中枢性性早熟症。本药能有效地抑制垂体-性腺系统的功能，对蛋白分解酶的抵抗力和对垂体促性腺激素释放激素（GnRH）受体的亲和力均强于GnRH，促进黄体生成素（LH）释放的活性约为GnRH的20倍，对脑垂体-性腺功能的抑制作用也较GnRH强。不良反应有肝脏的损害，偶见肝功能异常（血氨基转移酶和乳酸脱氢酶升高），使用本药长效制剂后，国外有出现腹水的报道；胃肠道反应有恶心、呕吐、食欲不振等；泌尿生殖系统，出现性欲减退、血尿酸、血尿素氮升高，女性患者可出现阴道不规则出血、阴道分泌物减少、白带增多、乳房胀满感或萎缩，男性患者可出现乳房女性化、睾丸萎缩、

阳痿、夜尿、尿频等；偶有贫血、白细胞减少等，可见面部多毛或脱发、痤疮、皮疹、瘙痒，以及心电图异常、心胸比例增大等，尚有听力减退、耳鸣、甘油三酯升高。用药局部可见疼痛、硬结、发红、发冷等。

六、靶向抗肿瘤药物

吉非替尼

吉非替尼是一种选择性表皮生长因子受体（EGFR）酪氨酸激酶抑制剂。可与受体细胞内激酶结构域结合，竞争酶的底物ATP，抑制EGFR酪氨酸的自体磷酸化，从而进一步抑制下游信号传导，阻止表皮生长因子（EGF）依赖的细胞增殖。主要用于晚期或转移的非小细胞肺癌二线治疗。主要不良反应有消化道反应和丘疹、瘙痒等皮肤症状，偶见致死性间质性肺炎。

伊马替尼

伊马替尼是一种小分子蛋白酪氨酸激酶抑制剂，可通过抑制BCR-ABL酪氨酸激酶（TK）和某些TK受体激酶激活后介导的细胞行为。主要用于费城（Ph）染色体阳性的慢性髓细胞性白血病和不能切除或发生转移的恶性胃肠道间质瘤的治疗。主要不良反应有消化道反应、肌肉痛、肌肉痉挛、中性粒细胞减少等。

埃克替尼

埃克替尼是一种选择性表皮生长因子受体酪氨酸激酶抑制剂。主要用于晚期非小细胞肺癌二线治疗。主要不良反应有皮疹、消化道反应和氨基转移酶升高。

舒尼替尼

舒尼替尼（sunitinib，sutent）是一种新型多靶向性的治疗肿瘤的口服药物。主要用于治疗对标准疗法没有响应或不能耐受的胃肠道基质肿瘤和转移性肾细胞癌。舒尼替尼能选择性地靶向某些蛋白的受体，后者被认为在肿瘤生长过程中起着一种分子开关样的作用。舒尼替尼依从性好、不良反应轻。

尼洛替尼

尼洛替尼（nilotinib）又名尼罗替尼，临床上主要用于治疗对伊马替尼耐药的慢性髓系白血病。其常见的不良反应包括骨髓抑制、一过性血间接胆红素升高症和皮疹。

达沙替尼

达沙替尼（dasatinib）呈灰白至黄色固体状。临床上主要用于治疗对甲磺酸伊马替尼耐药，或不耐受的Ph染色体阳性（Ph^+）慢性髓细胞性白血病慢性期、加速期和急变期（急粒变和急淋变）成年患者。主要不良反应包括骨髓抑制（血小板减少、中性粒细胞减少和贫血）、出血、体液潴留和Q-T间期延长等。

阿昔替尼

阿昔替尼（axitinib）是一种靶向肿瘤细胞生长和血液供应的药物，通过作用于选择性表皮生长因子受体（VEGFR）等受体来阻断VEGF与其结合，从而阻止肿瘤细胞的生长和血液供应。临床上主要用于既往接受过一种酪氨酸激酶抑制剂或细胞因子治疗失败的进展期肾细胞癌（RCC）的成人患者。不良反应为高血压、动脉血栓栓塞事件、静脉血栓栓塞事件、出血、心力衰竭、胃肠穿孔和瘘管形成、甲状腺功能不全、伤口愈合并发症、可逆性后部白质脑病综合征（RPLS）、蛋白尿、肝酶升高、肝损害和胎儿发育。

利妥昔单抗

利妥昔单抗是一种人鼠嵌合型单克隆抗体，能与CD20抗原特异性结合。CD20抗原位于前B淋巴细胞和成熟B淋巴细胞的表面，利妥昔单抗能与之结合导致B淋巴细胞溶解，从而抑制B淋巴细胞增殖，诱导成熟B淋巴细胞凋亡。临床用于治疗非霍奇金淋巴瘤。不良反应主要是输液相关的体征和症状，并多在首次输注时发生。

曲妥珠单抗

曲妥珠单抗是一种重组DNA衍生的人源化单克隆抗体，选择性地作用于人表皮生长因子受体-2（HER2）的细胞外区域。主要通过与HER2结合，阻断HER2介导的信号通路，抑制肿瘤细胞的生长和转移。临床用于治疗HER2过度表达的转移性乳腺癌、已接受过1个或多个化疗方案的转移性乳腺癌等。不良反应主要有腹痛、胸痛、肌肉痛、水肿、消化道反应、神经系统反应等。

贝伐珠单抗

贝伐珠单抗（bevacizumab）是一种单克隆抗体，可抑制血管内皮生长因子，用于治疗各类转移性癌症。

西妥昔单抗

西妥昔单抗可与表达于正常细胞和多种癌细胞表面的EGF受体特异性结合，并竞争性阻断EGF和其他配体，如转化生长因子α（TGF-α）的结合。本药是针对EGF受体的IgG1单克隆抗体，两者特异性结合后，通过对与表皮生长因子受体结合的酪氨酸激酶的抑制作用，阻断细胞内信号转导途径，从而抑制癌细胞的增殖，诱导癌细胞的凋亡，减少基质金属蛋白酶和血管内皮生长因子的产生。本药耐受性好，不良反应最常见的是痤疮样皮疹、疲劳、腹泻、恶心、呕吐、腹痛、发热和便秘等。其他不良反应还有白细胞计数下降、呼吸困难等。皮肤毒性反应（痤疮样皮疹、皮肤干燥、裂伤和感染等）多数可自然消失。少数患者可能发生严重过敏反应、输液反应、败血症、肺间质疾病、肾衰竭、肺栓塞和脱水等。在接受本药单药治疗和本药与伊立替康联合治疗的患者中，分别有5%和10%的患者因不良反应退出。

七、免疫治疗药物

信迪利单抗

信迪利单抗（sintilimab）是一种人类免疫球蛋白G4单克隆抗体，可与程序性死亡受体-1（PD-1）结合，阻断其与程序性死亡受体配体-1（PD-L1）和程序性死亡受体配体-2（PD-L2）之间的相互作用介导的免疫抑制反应。用于经典型霍奇金淋巴瘤、非小细胞肺癌和肝细胞癌的治疗。信迪利单抗免疫治疗的不良反应是可导致神经系统、心血管系统、呼吸系统、胃肠道系统、肝胆系统、肾脏及泌尿系统、皮肤系统产生不适。

替雷利珠单抗

替雷利珠单抗（tislelizumab）是人源化免疫球蛋白G4单克隆抗体，通过阻止PD-1与其配体PD-L1的结合，从而增强T淋巴细胞的免疫应答，促进肿瘤细胞的死亡。主治肿瘤复发或难治性经典型霍奇金淋巴瘤、局部晚期或转移性尿路上皮癌，用于晚期非鳞状非小细胞肺癌（NSCLC）患者的一线治疗。最常见的不良反应（≥10%）为发热、甲状腺功能减退症、体重增加、瘙痒症、白细胞计数降低、上呼吸道感染、谷丙转氨酶升高、皮疹、中性粒细胞计数降低、咳嗽、疲乏和血胆红素升高。发生率≥2%的3级及以上的不良反应包括肺部炎症、体重增加、重度皮肤反应和高血压。

第3节 抗肿瘤药的毒性作用和用药原则

一、毒性作用

抗肿瘤药的毒性作用可分为近期毒性作用和远期毒性作用两类。

（一）近期毒性作用

1. 局部反应 因静脉滴注时药物漏出血管外所致。早期表现为局部肿胀、疼痛及静脉炎，严重者可致组织坏死、溃疡。氮芥、丝裂霉素、放线菌素D、长春碱、蒽环类抗生素等易引起。

2. 全身性反应

（1）骨髓抑制　是最常见的全身性反应。以白细胞减少最多见，其次是血小板和红细胞减少，少数可致全血细胞减少，严重的导致再生障碍性贫血。

（2）消化道反应　大多数抗肿瘤药物均可引起消化道反应，表现为厌食、恶心、呕吐、腹痛、腹泻等，严重的恶心、呕吐还可能导致脱水、电解质紊乱、营养缺乏、焦虑、伤口裂开和食管黏膜撕裂等严重后果。

（3）免疫相关不良反应　恶性肿瘤本身即能攻击机体免疫系统，抗肿瘤药的使用能影响机体免疫功能，易于并发感染和使感染扩散。

（4）皮肤、毛发损伤　化疗药物可损伤毛囊结构而使毛发脱落，多与剂量和疗程有关，大多数可以再生，以长春新碱、多柔比星、环磷酰胺、甲氨蝶呤最常见，烷化剂最严重。博来霉素可引起皮肤过度角化、色素沉着等。

（5）内脏毒性　①肝损伤：可表现为肝大、疼痛、氨基转移酶升高、黄疸等，以抗代谢药、L-门冬酰胺酶、丝裂霉素、放线菌素D等较常见。②泌尿系统毒性：烷化剂、丝裂霉素、铂配合物易损伤肾实质，甲氨蝶呤除损伤肾实质外，还可在原尿内形成结晶堵塞肾小管。环磷酰胺可致严重出血性膀胱炎。③心脏毒性：表现为心律失常、心力衰竭等，蒽环类抗生素、三尖杉酯碱类、喜树碱和顺铂较常见，特别是多柔比星，可引起致死性心肌毒作用。④肺毒性：博来霉素、白消安、丝裂霉素、甲氨蝶呤等均可致肺毒性，其中博来霉素大剂量长期应用可导致不可逆肺纤维化。

（二）远期毒性作用

1. 致畸和致癌作用　致畸易发生在妊娠3个月以内，故早孕妇女尽可能不做化疗。少数情况下化疗可引起第二种原发性恶性肿瘤，其中环磷酰胺引起膀胱癌已由动物实验证明，也有报道长期使用烷化剂后罹患白血病。

2. 生殖功能障碍　大多数抗肿瘤药可对精子产生杀伤作用和抑制卵巢排卵与卵泡成熟，导致生育能力下降，联合用药时更容易影响精子生成，儿童可导致睾丸发育不良。部分药物还有性腺毒性，导致性激素水平紊乱，性征异常。

二、用药原则

（一）合理选择适宜的抗肿瘤药物

抗肿瘤药物临床应用应当遵循安全、有效、经济的原则，以循证医学证据为基础，以诊疗规范、临床诊疗指南、临床路径和药品说明书等为依据，充分考虑药物临床治疗价值和可及性，合理应用抗肿瘤药物，以达到治疗肿瘤、提高患者生存率、改善患者生存质量的目的。

（二）重视药物相关性不良反应

抗肿瘤药物的相关性不良反应发生率较高，易产生罕见的不良反应，因此抗肿瘤药在临床应用过程中应加强不良反应及药物损害事件监测，定期分析和报告新型抗肿瘤药物不良反应的动态和趋势，密切随访患者的用药相关毒性。

自测题

一、选择题

【A型题】

1. 以下对S期细胞作用最强的药物是（　　）
   A. 抗代谢类　　　　B. 烷化剂
   C. 抗生素类　　　　D. 生物碱类
   E. 激素类

2. 可导致DNA交叉联结的药物是（　　）
   A. 环磷酰胺　　　　B. 巯嘌呤

C. 放线菌素D　　　　D. 紫杉醇
E. 长春新碱
3. 甲氨蝶呤抗肿瘤作用机制是（　　）
A. 抑制二氢叶酸合成酶
B. 抑制二氢叶酸还原酶
C. 干扰蛋白质合成
D. 破坏DNA结构和功能
E. 抑制核苷酸还原酶
4. 出血性膀胱炎发生率最高的药物是（　　）
A. 甲氨蝶呤　　　　B. 环磷酰胺
C. 喜树碱　　　　　D. 顺铂
E. L-门冬酰胺酶
5. 作用靶点为微管蛋白并抑制解聚的药物是（　　）
A. 长春新碱　　　　B. 羟基脲
C. 塞替派　　　　　D. 紫杉醇
E. 卡莫司汀
6. 主要作用于M期的抗癌药（　　）
A. 氟尿嘧啶　　　　B. 长春新碱
C. 环磷酰胺　　　　D. 泼尼松龙
E. 柔红霉素
7. 羟基脲的抗肿瘤作用机制是（　　）
A. 抑制二氢叶酸还原酶
B. 阻止嘧啶核苷酸生成
C. 抑制核苷酸还原酶
D. 阻止嘌呤核苷酸生成
E. 抑制DNA聚合酶

【B型题】
（第8～12题备选答案）
A. 己烯雌酚　　　　B. 多柔比星
C. 环磷酰胺　　　　D. 长春新碱
E. 氟尿嘧啶
8. 影响激素平衡而发挥抗肿瘤作用的药物是（　　）
9. 影响核酸生物合成的抗肿瘤药物是（　　）
10. 影响肿瘤细胞蛋白质合成的药物是（　　）
11. 破坏DNA结构和功能的抗肿瘤药物是（　　）
12. 干扰RNA合成和转录的抗肿瘤药物是（　　）

【X型题】
13. 以下具有骨髓抑制作用的药物有（　　）
A. 环磷酰胺　　　　B. 羟基脲
C. 喜树碱　　　　　D. 紫杉醇
E. 三尖杉酯碱
14. 属蒽环类抗肿瘤抗生素的是（　　）
A. 氮芥　　　　　　B. 丝裂霉素
C. 多柔比星　　　　D. 柔红霉素
E. 放线菌素D

二、简答题
1. 简述根据药物作用机制抗肿瘤药的分类及各类代表药。
2. 简述环磷酰胺的药理作用、临床应用及不良反应。

（肖　宁）

第8篇 实践技能篇

第一部分 药理学基础实验

实验一 给药剂量对药物作用的影响

【目的和原理】
1. 目的　观察不同剂量尼可刹米对小鼠作用的影响。了解药物剂量与药物作用的关系。
2. 原理　药物剂量的大小决定血药浓度的高低，从而决定药理作用强弱。

【药品和器材】
1. 药品　0.5%和5%尼可刹米溶液。
2. 器材　鼠笼、小烧杯、普通天平、1ml注射器、计时器。

【实验动物】　体重相近的小鼠（雄性）2只。

【方法和步骤】　取小鼠2只，分别称重、标记，观察其正常活动。分别腹腔注射不同浓度的尼可刹米溶液：1号鼠1.0mg/10g（即0.5%尼可刹米溶液0.2ml/10g）；2号鼠10.0mg/10g（即5%尼可刹米溶液0.2ml/10g）。密切观察各鼠有无出现活动增加、竖尾、阵挛、惊厥等反应，比较各鼠出现反应的时间。

【实验结果】　将实验结果记录于实验表1-1。

实验表1-1　不同剂量尼可刹米对小鼠作用的影响

鼠号	体重（g）	剂量（mg/10g）	给药前表现	给药后表现	作用出现时间（s）
1					
2					

【注意事项】
1. 药物必须注射到腹腔，给药量要准确。
2. 密切观察各个小鼠用药后出现反应的严重程度和发生快慢。
3. 本实验也可用苯甲酸钠咖啡因溶液代替尼可刹米溶液。

【分析与思考】
1. 分析不同给药剂量对药物作用的影响。
2. 药物量-效关系对于药物研究和临床用药有何重要意义？

实验二 给药途径对药物作用的影响

【目的和原理】
1. 目的　观察硫酸镁不同给药途径所产生的药理作用的区别。

2. 原理　给药途径不同，不仅影响到药物作用的快慢、强弱及维持时间的长短，有时还可改变药物作用的性质，产生不同的药理作用。

【药品和器材】

1. 药品　10%硫酸镁（含水）溶液。

2. 器材　鼠笼、1ml注射器、小鼠灌胃针头、小烧杯、普通天平。

【实验动物】　体重相近的小鼠2只。

【方法和步骤】　取小鼠2只，称重、标记，观察小鼠的一般活动情况。1号鼠腹腔注射10%硫酸镁溶液0.1ml/10g；2号鼠灌胃给10%硫酸镁溶液0.1ml/10g。观察两只小鼠给药后行为活动等有何变化并记录。

【实验结果】　将实验结果记录于实验表2-1。

实验表2-1　不同给药途径对硫酸镁作用的影响

鼠号	体重（g）	剂量（ml/10g）	给药途径	给药前表现	给药后表现
1					
2					

【注意事项】

1. 掌握正确的小鼠灌胃操作技术，若遇阻力应退出后再插，以免误插气管或插破食管。
2. 注射后作用出现较快，需注意观察与记录。

【分析与思考】　分析不同给药途径对药物作用的影响。

实验三　传出神经系统药物对离体豚鼠回肠的作用

【目的和原理】

1. 目的　观察乙酰胆碱、阿托品对肠管平滑肌的作用。

2. 原理　M受体是调节肠管平滑肌紧张度的优势受体。乙酰胆碱激动M受体，使肠平滑肌收缩；阿托品拮抗乙酰胆碱的效应，使肠平滑肌松弛，降低蠕动的幅度和频率。Ba^{2+}与Ca^{2+}化学结构相似，可模拟Ca^{2+}的作用引起肠管平滑肌收缩。

【药品和器材】

1. 药品　台氏液、0.1%硫酸阿托品溶液、0.1%氯化乙酰胆碱溶液、1%氯化钡溶液。

2. 器材　生物信号记录分析系统、浴槽、恒温水浴锅、L形通气管、张力换能器、双凹夹、铁架台、剪刀、镊子、温度计、培养皿、丝线、1ml注射器、木槌等。

【实验动物】　豚鼠1只。

【方法和步骤】

1. 取豚鼠1只，用木槌猛击头部致其昏迷后立即解剖，取出回肠，迅速置冷台氏液中，用台氏液将肠内容物冲洗干净，后置台氏液中保养。

2. 取肠管一段，长约2cm，置于盛有台氏液的培养皿中，在其两端对角处，分别穿线并打结。一端悬于L形通气管的小钩上，放入盛有25ml台氏液的麦氏浴槽中，保温（38℃±0.5℃）；一端与连接生物信号记录分析系统的张力换能器相连，调节肠肌负荷约0.5g。调节球胆连接管上的螺旋夹，使由玻璃管通入气泡的速度为2~3个/秒。

3. 打开记录装置，待肠肌活动稳定后，描记一段正常收缩曲线。用注射器向浴槽内给药，观察并记录收缩曲线。给药顺序如下：①加入0.1%氯化乙酰胆碱溶液0.1ml；②当肠管收缩明显时，加入

0.1%硫酸阿托品溶液0.1ml；③当出现预期作用时，重复给氯化乙酰胆碱溶液（1∶1000）0.1ml；④更换浴槽中的台氏液3次，待基线稳定后，加入1%氯化钡溶液0.5ml，观察其作用；⑤更换浴槽中的台氏液3次，待基线稳定后，加入0.1%硫酸阿托品0.1ml，接着加入1%氯化钡溶液0.5ml，观察其作用。

【实验结果】 剪下肠管收缩曲线，分析比较其作用。

【注意事项】
1. 实验前1天晚上豚鼠禁食不禁水。
2. 回肠位于小肠的末端，平滑肌层较薄、自律性较低，越靠近回盲部自律性越低，基线越平稳。
3. 实验过程麦氏浴槽中的台氏液温度应保持在38℃ ±0.5℃。
4. 通入气泡的速度应恒定，不宜过快或过慢，避免人为误差。
5. 加药时用注射器将药物注入浴槽的玻璃管中，勿触动张力换能器的悬线，勿搅动管内台氏液，以免影响结果。
6. 应在上一个药物作用显出最大强度时，才加下一个药物。

【分析与思考】 用受体学说分析阿托品对肠道平滑肌的作用及其在临床上的意义。

实验四　传出神经系统药物对兔动脉血压的影响

【目的和原理】

1. 目的　观察传出神经系统药物对兔动脉血压的影响，以及药物之间的相互作用，并根据受体学说初步分析药物的作用机制。

2. 原理　传出神经系统药物通过作用于心脏和血管平滑肌上相应的受体产生心血管效应，导致动脉血压的变化。

【药品和器材】

1. 药品　0.01%盐酸肾上腺素溶液、0.01%重酒石酸去甲肾上腺素溶液、0.05%硫酸异丙肾上腺素溶液、1.0%甲磺酸酚妥拉明溶液、500 U/ml肝素溶液、20%乌拉坦溶液等。

2. 器材　兔手术台，手术器械1套：手术剪（直、弯）各1把、眼科剪1把、小镊子1把、止血钳4把、手术刀1把，动脉套管1个，动脉夹1个，气管插管1个，压力换能器1套，塑料三通1个，生物信号记录分析系统，1ml注射器2支、5ml注射器1支、20ml注射器1支、头皮针头1个，双凹夹、铁架台、纱布、丝线、玻璃分针等。

【实验动物】 家兔（雄性）1只。

【方法和步骤】

1. 麻醉与固定动物　取家兔1只，称重。取20%乌拉坦溶液以5ml/kg剂量经耳缘静脉缓慢注射，当家兔四肢变软、呼吸变慢变深、角膜反射或皮肤夹捏的反应明显减弱时，表明已被麻醉，停止注射。麻醉后，将其背位固定于兔手术台上。

2. 手术

（1）气管插管　剪去颈部兔毛，沿颈正中线切开皮肤5～7cm，用止血钳沿颈正中线逐层分离皮下组织及肌肉，分离出气管，在喉头下2～3cm处的气管上作一倒T形切口，向心方向插入气管插管并用线结扎固定。

（2）动脉插管　靠近气管外侧钝性分离一侧颈总动脉，注意不要损伤神经，将远心端用线结扎，近心端用动脉夹夹住，以阻断血流，结扎处与动脉夹之间的动脉长度越长越好，一般至少3cm，在此段血管下穿线一条，以备插管插入后结扎用。用眼科剪在尽可能靠近远心端结扎处剪一V形口，向心方向插入与压力换能器相连并充满肝素溶液的动脉套管，并用线结扎，余线结扎于套管的侧管上，以免套管脱落。打开生物信号记录分析系统调节至血压记录状态，缓慢松开动脉夹，"三通"拨至"通"

的状态，描记正常血压。

3. 描记血压变化图形 从耳缘静脉给药，依次观察下列拟肾上腺素药对血压的作用及α受体阻断药对其作用的影响。

（1）0.01%盐酸肾上腺素溶液10µg/kg（相当于0.1ml/kg）。
（2）0.01%重酒石酸去甲肾上腺素溶液10µg/kg（相当于0.1ml/kg）。
（3）0.05%硫酸异丙肾上腺素溶液5µg/kg（相当于0.1ml/kg）。
（4）1.0%甲磺酸酚妥拉明溶液2mg/kg（相当于0.2ml/kg），缓缓注入。
（5）5min后，依次重复步骤（1）（2）（3）。

【实验结果】 打印实验图，标记有关实验条件，分析图形变化原因；也可制订表格，将每次给药前后血压变化数值填入表中。

【注意事项】
1. 本实验也可选用大鼠。若选用大鼠，可参考下列剂量：肾上腺素30µg/kg；去甲肾上腺素30µg/kg；异丙肾上腺素7.5µg/kg；酚妥拉明3mg/kg。
2. 每次给药时，须待前一次药物引起的血压变化基本恢复后再给。
3. 随时注意动物麻醉深度，必要时可补注少量麻醉药。

【分析与思考】 分析并解释肾上腺素、去甲肾上腺素、异丙肾上腺素对兔血压的影响。

实验五　有机磷农药中毒及解救

【目的和原理】
1. 目的 观察有机磷农药敌百虫中毒的症状和药物解救效果。
2. 原理 有机磷酸酯类是难逆性胆碱酯酶抑制药，与胆碱酯酶牢固结合，使体内的乙酰胆碱堆积而中毒。用M受体阻断药阿托品和胆碱酯酶复活药解磷定可通过不同机制解除有机磷酸酯类中毒。

【药品和器材】
1. 药品 5%敌百虫溶液，0.1%硫酸阿托品溶液，2.5%氯解磷定溶液。
2. 器材 兔固定箱、注射器、瞳孔尺。

【实验动物】 家兔（雄性）1只。

【方法和步骤】 取家兔1只，称重。观察下列指标：活动情况、体态、呼吸情况（频率、幅度、是否困难）、瞳孔大小、唾液分泌情况、大小便、肌张力及有无肌震颤等。随后，经耳缘静脉注射5%敌百虫溶液1.6ml/kg（80mg/kg），观察上述指标的变化，待中毒现象明显时，立即耳缘静脉缓慢注射0.1%硫酸阿托品溶液1mg/kg（1ml/kg），观察哪些症状可被消除。约10min后，再耳缘静脉注射2.5%氯解磷定溶液75mg/kg（3ml/kg），观察症状是否全部消除。

【实验结果】 将实验结果填入实验表5-1中。

实验表5-1　有机磷农药中毒及解救

体重	时间	活动情况	呼吸	瞳孔	唾液分泌情况	大小便	肌张力
	给敌百虫前						
	给敌百虫后						
	给硫酸阿托品后						
	给氯解磷定后						

【注意事项】
1. 测瞳孔大小时,应光线适中,每次均于同一光亮下测定。
2. 把握解救时机。

【分析与思考】 比较硫酸阿托品和解磷定解救有机磷农药中毒的效果,并分析两者的作用机制。

实验六　普鲁卡因的传导麻醉作用

【目的和原理】
1. 目的　观察普鲁卡因的传导麻醉作用。
2. 原理　将局部麻醉药注入神经干或神经丛周围组织,阻断神经冲动传导,使用药局部组织痛觉消失。

【药品和器材】
1. 药品　2%盐酸普鲁卡因溶液、0.5%盐酸溶液。
2. 器材　毁髓针、蛙板、蛙腿夹、手术剪、小镊子、铁支架、双凹夹、铁夹、小烧杯、计时器、丝线、玻璃分针、脱脂棉、玻璃纸(或蜡纸)等。

【实验动物】　蟾蜍1只。

【方法和步骤】
1. 取蟾蜍1只,用毁髓针从枕骨大孔刺入向上破坏大脑,俯卧位固定于蛙板上,纵向剪开右侧股部皮肤,在股二头肌与半膜肌之间的沟内分离出坐骨神经,穿一细线备用。
2. 用铁夹夹住下颌,悬挂在铁支架上。分别将两后足趾浸入盛有0.5%盐酸溶液的小烧杯中,观察左、右后肢的屈反射并记录屈反射时间(从足趾浸入盐酸溶液到开始缩腿所需时间),出现反应后立即用清水洗去足趾上的盐酸溶液。
3. 轻轻提起穿在右侧神经干下的细线,在其下垫一小片玻璃纸(或蜡纸),将神经干与周围肌肉隔开,然后用一细总脂棉棉条包住坐骨神经,在棉条上滴几滴2%盐酸普鲁卡因溶液,5~6min后,再将两足趾分别浸入0.5%盐酸溶液中,测定并记录两后肢屈反射时间。

【实验结果】　将实验结果记录于实验表6-1中。

实验表6-1　普鲁卡因的传导麻醉作用

后肢	用药前屈反射时间(s)	药物	用药后屈反射时间(s)
左		未用药	
右		2%盐酸普鲁卡因	

【注意事项】
1. 将后肢浸入盐酸溶液时,应将整个趾蹼浸入,浸入面积每次应一致。
2. 每次用清水洗去足趾上的盐酸溶液,均应用干纱布将足趾上的水擦干。

【分析与思考】　分析普鲁卡因的局麻作用特点及临床应用。

实验七　苯巴比妥钠的抗惊厥作用

【目的和原理】
1. 目的　熟悉电惊厥模型的制作,观察苯巴比妥钠的抗惊厥作用。
2. 原理　应用药理生理实验多用仪在动物额面或眼球部位放置电极,以强电流通过电极,对脑部进行短时间刺激，诱发动物产生强直性惊厥，可用于模拟癫痫大发作模型。苯巴比妥钠具有较强的抗惊厥作用，可用于治疗癫痫大发作和癫痫持续状态。

【药品和器材】

1. 药品　0.5%苯巴比妥钠溶液、生理盐水。

2. 器材　药理生理实验多用仪、1ml注射器、天平、鼠笼等。

【实验动物】　小鼠（雄性）2只。

【方法和步骤】

1. 筛选小鼠　将药理生理实验多用仪的后板开关拨向"电惊厥"方位，刺激电钮旋至"单次"，频率置于"8Hz"，电压调节旋钮移至80V左右，然后将输出导线插入刺激输出插座，将另一端鱼嘴夹用生理盐水浸润，一支夹在小鼠两耳尖部，另一支夹在下颌皮肤上，接通电源，按下"启动"电钮，当小鼠出现强直性惊厥反应（前肢屈曲，后肢伸直）时，立即停止电刺激，记录电刺激参数及刺激时间。如未能产生强直性惊厥，可逐渐提高电压至100V，并将频率由8Hz转成4Hz，若仍无典型反应，则应弃去不用。用上法选取小鼠2只。

2. 将小鼠称重，一只腹腔注射0.5%苯巴比妥钠溶液0.1ml/10g，另一只腹腔注射等容量生理盐水，记录给药时间。30min后观察各鼠的活动情况，再以原电刺激参数刺激小鼠，观察两鼠发生的反应，记录电刺激参数及刺激时间。

【实验结果】　将实验结果记录于实验表7-1中。

实验表7-1　苯巴比妥钠的抗惊厥作用

组别	体重（g）	剂量（mg/kg）	电刺激参数	刺激时间（给药前）	刺激时间（给药后）
生理盐水组					
苯巴比妥钠组					

【注意事项】

1. 刺激所用电压可因动物个体差异有所不同，故应从小到大，选择适当强度。
2. 切勿将后板上的开关拨向"恒温"。
3. 以后肢强直性惊厥为实验观察最终指标。

【分析与思考】　分析苯巴比妥钠抗电惊厥作用机制。

实验八　氯丙嗪的安定作用

【目的和原理】

1. 目的　观察氯丙嗪的安定作用。

2. 原理　应用药理生理实验多用仪及其附件激怒刺激盒，使小鼠出现激怒反应（两鼠竖立对峙、互相撕咬），通过测定给药前后小鼠出现激怒反应的阈值电压，判断氯丙嗪是否具有安定作用。

【药品和器材】

1. 药品　0.1%盐酸氯丙嗪溶液、生理盐水、苦味酸溶液。

2. 器材　药理生理实验多用仪及其附件激怒刺激盒、注射器、托盘天平、鼠笼等。

【实验动物】　小鼠（异笼喂养，雄性）4只。

【方法和步骤】　取体重相近的小鼠4只，称重、标记，随机分为两组。每次取一组放入激怒刺激盒内，接通药理生理实验多用仪电源并打开电源开关，由小到大调节交流电压输出强度，至小鼠出现激怒反应为止（35～60V）。记录两组小鼠出现激怒反应时的阈值电压（V）。然后一组小鼠腹腔注射

0.1%盐酸氯丙嗪溶液0.1ml/10g（10mg/kg），另一组小鼠腹腔注射生理盐水0.1ml/10g，给药后20min分别以给药前的电压刺激，观察两组小鼠给药前后反应的差异。

【实验结果】 将实验结果记录于实验表8-1中。

实验表8-1　氯丙嗪的安定作用

组别	鼠号	体重（g）	药物及剂量	激怒阈值电压（V）	激怒反应（给药前）	激怒反应（给药后）
1	1					
	2					
2	3					
	4					

【注意事项】
1. 药理生理实验多用仪后面板上的开关拨向"激怒"，而不能拨向"恒温"一边。
2. 刺激电压应从小到大，过低不引起激怒，过高易致小鼠逃避，同组小鼠用药前后应一致。
3. 每组小鼠体重不要相差太大，以异笼喂养、雄性为宜。

【分析与思考】 分析氯丙嗪安定作用的特点及可能的作用机制。

实验九　药物的镇痛作用

一、扭体法

【目的和原理】
1. **目的**　观察哌替啶、罗通定的镇痛作用，掌握扭体法镇痛实验方法。
2. **原理**　腹膜有广泛的感觉神经分布，将某些化学物质（酒石酸锑钾溶液、乙酸溶液等）注入小鼠腹腔可刺激腹膜引起持久的疼痛，致使小鼠产生扭体反应，表现为腹部两侧内凹、躯体扭曲、抬臀竖尾和后肢伸展。镇痛药具有镇痛作用，可明显减少扭体反应的发生。

【药品和器材】
1. **药品**　生理盐水、0.2%哌替啶溶液、0.2%罗通定溶液、1%乙酸溶液。
2. **器材**　注射器、大烧杯、托盘天平、鼠笼。

【实验动物】 小鼠（雄性）6只。

【方法和步骤】 取体重相近小鼠6只，称重，标记，随机分成3组，每组2只。观察各鼠活动情况后，第1组腹腔注射0.2%哌替啶溶液0.1ml/10g，第2组腹腔注射0.2%罗通定溶液0.1ml/10g，第3组腹腔注射生理盐水0.1ml/10g。给药30min后，各鼠分别腹腔注射1%乙酸溶液0.1ml/10g，观察10min内各组出现扭体反应的动物数。

【实验结果】 将实验结果记录于实验表9-1中。

实验表9-1　扭体法观察哌替啶与罗通定的镇痛作用

组别	药物及剂量	扭体反应鼠数	无扭体反应鼠数
1			
2			
3			

汇总全实验室的实验结果，计算药物镇痛百分率：

$$药物镇痛百分率(\%) = \frac{实验组无扭体反应的动物数 - 对照组无扭体反应的动物数}{对照组扭体反应的动物数} \times 100\%$$

【注意事项】
1. 乙酸需临用现配。
2. 结果以班统计，当给药组比对照组的扭体反应发生率减少50%以上时，才能认为有镇痛效果。
3. 室温以20℃为宜。

二、热板法

【目的和原理】
1. 目的 学习热板法筛选镇痛药的方法；观察哌替啶和罗通定的镇痛作用。
2. 原理 小鼠的足底无毛，皮肤裸露，将小鼠置于温度在55℃±0.5℃的热板上可产生疼痛反应，表现为舔后足、踢后腿等现象。通过测定小鼠痛阈（又称疼痛阈值，出现疼痛反应即舔后足时间），比较实验组与对照组小鼠痛阈的差异，判断药物的镇痛作用。

【药品和器材】
1. 药品 0.2%哌替啶溶液、0.2%罗通定溶液、生理盐水。
2. 器材 1ml注射器、鼠笼、天平、电热恒温水浴锅、烧杯、计时器。

【实验动物】 小鼠（雌性）数只。

【方法和步骤】
1. 向电热恒温水浴锅内加适量水，接通电源加热，水温恒定于55℃±0.5℃。水浴上部放置一大烧杯。
2. 取小鼠数只，依次放入烧杯内，立即用计时器记录时间。记录自放入烧杯至出现舔后足的时间（s），凡在30s内不舔足或逃避者，弃之不用。以此筛选合格小鼠6只。将小鼠随机分为3组，各鼠编号后重复测其正常痛阈一次，将所测两次正常痛阈平均值作为该鼠给药前痛阈。
3. 第1组腹腔注射0.2%哌替啶溶液0.1ml/10g，第2组腹腔注射0.2%罗通定溶液0.1ml/10g，第3组腹腔注射生理盐水0.1ml/10g作为对照。给药后15min、30min后各测小鼠痛阈2次，将所测两次正常痛阈平均值作为该鼠给药后痛阈。若放入烧杯内60s仍无反应，应将小鼠取出，痛阈以60s计。

【实验结果】 将实验结果记录于实验表9-2中。

实验表9-2 热板法观察哌替啶与罗通定的镇痛作用

组别	动物数	给药前平均痛阈（s）	给药后平均痛阈（s）		痛阈提高（%）	
			15min后	30min后	15min后	30min后
1	2					
2	2					
3	2					

汇总全班的实验结果，计算不同时间的痛阈提高百分率：

$$痛阈提高百分率(\%) = \frac{用药后平均痛阈 - 用药前平均痛阈}{用药前平均痛阈} \times 100\%$$

【注意事项】
1. 小鼠以雌性为好，因雄性小鼠受热后阴囊松弛触及热板，易致过敏反应。
2. 室温对本实验有一定影响，以15～20℃为宜，温度过低则小鼠反应迟钝，温度过高则小鼠过于敏感，易引起跳跃，影响结果准确性。
3. 正常小鼠放上热板后易出现不安、举前肢、舔前足、踢后肢等现象，这些动作不能作为疼痛指标，只有舔后足才能作为疼痛指标。

【分析与思考】
1. 哌替啶与罗通定的镇痛作用有何不同？
2. 分析有可能影响实验结果的因素。

实验十　利尿药和脱水药对兔尿量的影响

【目的和原理】
1. 目的　观察药物对排尿量的影响，掌握利尿实验方法。
2. 原理　呋塞米为强效利尿药，作用于肾脏肾小管髓袢升支粗段髓质及皮质部，通过抑制Na^+-K^+-$2Cl^-$协同转运体，抑制NaCl的重吸收，使肾脏的稀释和浓缩功能均降低，具有强大的利尿作用。高浓度葡萄糖为脱水药，能迅速提高血浆渗透压，使组织脱水，有渗透性利尿作用。通过给予呋塞米和50%葡萄糖溶液，比较用药前后尿量，观察药物对排尿量的影响。

【药品和器材】
1. 药品　20%乌拉坦溶液、1%呋塞米溶液、50%葡萄糖溶液、液体石蜡等。
2. 器材　兔手术台、10号导尿管、兔灌胃器、注射器、烧杯、量筒、丝线、兔箱等。

【实验动物】　家兔（雄性）1只。

【方法和步骤】
（一）尿道插管法
1. 取雄性家兔1只，称重后置于兔箱中，灌胃给予温水40ml/kg。
2. 耳缘静脉注射20%乌拉坦溶液5.0ml/kg麻醉。
3. 背位固定在兔手术台上。将10号导尿管尖端用液体石蜡润滑后，自尿道轻而慢地插入，待导尿管通过膀胱括约肌进入膀胱后，即有尿液滴出，然后再插入2cm（共8～12cm），用胶布将导尿管与兔体固定。轻轻按兔下腹部将膀胱内的尿液挤出。将最初5min内滴出的尿液弃去，待滴速稳定后，在导尿管下接一量筒。
4. 记录正常尿量（ml/2min）。
5. 经耳缘静脉注入50%葡萄糖溶液5ml/kg，分别记录给药后2min、4min、6min、8min、10min、12min、14min、16min、18min和20min的尿量（ml）。
6. 休息10min，待尿量恢复正常。
7. 经耳缘静脉注入1%呋塞米溶液4mg/kg（相当于0.4ml/kg），分别记录给药后2min、4min、6min、8min、10min、12min、14min、16min、18min和20min的尿量（ml）。

（二）输尿管插管法
1. 同尿道插管法。
2. 同尿道插管法。
3. 背位固定后剪去下腹部毛，于耻骨联合上方切开皮肤4～5cm，并沿腹白线剪开肌肉，暴露膀胱，分离出两侧输尿管，结扎膀胱端，向肾脏方向做输尿管插管并用细丝线结扎固定。将最初5min内滴出的尿液弃去，待滴速稳定后，在插管下接一量筒。然后给药，给药方法同尿道插管法。

【实验结果】 将实验结果记录于实验表10-1中，并以每2min内增加的尿量为纵坐标，时间为横坐标画出尿量变化的直方图。

实验表10-1 利尿药和脱水药对兔尿量的影响

给药顺序	药物	剂量（ml/kg）	尿量（ml/2min）										
			给药前	给药后时间（min）									
				2	4	6	8	10	12	14	16	18	20
1	50%葡萄糖溶液	5											
2	1%呋塞米溶液	0.4											

【注意事项】
1. 插胃管时，避免将胃管误插入气管。当胃管插好后，可将导管的外端放入水中，如有气泡，则说明误插入气管中，应拔出重新插。
2. 插导尿管时，动作应轻巧，插入深度应适当。为避免导尿不畅，可在导尿管的尖端两侧各剪一小孔。

【分析与思考】 分析利尿药和脱水药对兔尿量的影响有何不同。

实验十一 肝素、双香豆素及枸橼酸钠的抗凝血作用

【目的和原理】
1. 目的 观察抗凝血药的体外抗凝血作用。
2. 原理 肝素主要通过激活抗凝血酶Ⅲ，促其灭活多种凝血因子而发挥强大的抗凝作用，体内体外均有抗凝作用。双香豆素可与维生素K产生竞争性拮抗，抑制活化型凝血因子在肝脏的合成，故只有体内抗凝作用。枸橼酸钠的枸橼酸根与血中钙形成难以解离的可溶性络合物，从而降低血中的钙浓度而发挥抗凝作用。体内给药，因在肝脏迅速氧化而失去结合Ca^{2+}的能力，因此只有在体外发挥抗凝作用。

【药品和器材】
1. 药品 3.8%枸橼酸钠溶液、10U/ml肝素溶液、3%氯化钙溶液、0.5%双香豆素混悬液、生理盐水。
2. 器材 试管、试管架、移液管（1ml）、恒温水浴锅、注射器（5ml、1ml）、针头、记号笔、计时器、动脉夹、塑料管等。

【实验动物】 家兔（雄性）1只。

【方法和步骤】
1. 取血准备 家兔麻醉后分离出一侧颈总动脉，上端用线结扎，下端夹上动脉夹，在动脉上剪"V"形切口，插上细塑料管并结扎固定，备用取血。
2. 试管标记并加药 取清洁干燥试管4支，标记，分别加入生理盐水、10U/ml肝素溶液、0.5%双香豆素混悬液、3.8%枸橼酸钠溶液0.25ml。
3. 取血 快速取血4ml。
4. 加血样并观察 迅速向上述试管各加入血样1ml，充分混匀后放入（37.5℃）恒温水浴锅中，记录时间。然后，每隔30s将试管轻轻倾斜90°观察一次，至液面不再流动为凝血。记录凝血时间及各试管出现的现象。

5. 15min后，在未凝血试管中加入1~2滴3%氯化钙溶液，摇匀，再次观察是否出现凝血。

【实验结果】 将实验结果记录于实验表11-1中。

实验表11-1　肝素、双香豆素及枸橼酸钠的抗凝血作用

试管	药物	凝血时间	现象	加入氯化钙后现象
1	生理盐水			
2	10U/ml肝素溶液			
3	双香豆素混悬液			
4	枸橼酸钠溶液			

【注意事项】
1. 试管需管径均匀，清洁干燥。
2. 由动物取血至试管放入恒温水浴锅的时间不得超过3min。
3. 凝血时间：以试管轻轻倒转血液不往下流为标准。

【分析与思考】 比较肝素、双香豆素、枸橼酸钠的抗凝作用有何不同。

实验十二　链霉素的毒性反应及其解救

【目的和原理】
1. 目的　观察硫酸链霉素引起肌肉麻痹及氯化钙的对抗作用。
2. 原理　氨基糖苷类抗生素可作用于神经末梢上的电化学门控Ca^{2+}通道，阻滞神经末梢Ca^{2+}内流，使神经末梢内的囊泡无法释放乙酰胆碱，从而阻碍了肌细胞的收缩，产生肌无力的症状，甚至导致呼吸抑制。氯化钙可以对抗之。

【药品和器材】
1. 药品　25%硫酸链霉素溶液、5%氯化钙溶液。
2. 器材　5ml注射器2支、台式磅秤、棉球。

【实验动物】 家兔（雄性）1只。

【方法和步骤】 取家兔1只，称重，观察动物的呼吸情况、翻正反射及四肢肌张力。由后肢肌内注射25%硫酸链霉素溶液2.4ml/kg，观察其反应。当出现呼吸肌麻痹、翻正反射消失时，立即耳缘静脉注射5%氯化钙溶液1.6ml/kg，观察解救结果。

【实验结果】 将实验结果记录于实验表12-1中。

实验表12-1　链霉素的毒性反应及其解救

观察时间	呼吸（次/分）	翻正反射	肌张力
给药前			
给链霉素后			
给钙剂后			

【注意事项】 链霉素肌内注射后，一般在30~60min出现反应，并逐渐加重。氯化钙溶液应缓慢推注，避免发生高钙惊厥。

【分析与思考】 链霉素急性中毒有哪些症状？为什么可用氯化钙解救？

实验十三 糖皮质激素对炎症的影响

一、地塞米松对实验性大鼠足趾肿胀的抗炎作用（容积测量法）

【目的和原理】

1. 目的 学习蛋清引起大鼠足跖急性炎症的方法，观察地塞米松的抗炎症渗出作用。

2. 原理 大鼠足趾肿胀法是最经典最常用的实验性炎症模型，角叉菜胶或鲜蛋清等致炎物质被注入大鼠后肢足跖后，可引起局部血管扩张、通透性增强、组织水肿等炎症反应，最后致足趾体积变大。本法利用毛细管放大原理，将动物足趾容积的变化，通过增加排水量，在毛细管的高度刻度上反映出来。

【药品和器材】

1. 药品 0.5%地塞米松磷酸钠溶液、新鲜蛋清、生理盐水。

2. 器材 1ml注射器、台秤、容积测定装置、记号笔。

【实验动物】 大鼠（雄性）2只。

【方法和步骤】 取体重相近、最好为同性别大鼠2只，称重，以排水法测量两鼠左后足正常容积值（以ml表示），测量2次，取其平均值作为致炎前自身对照。然后两鼠分别腹腔注射0.5%地塞米松磷酸钠溶液0.5ml/kg（2.5mg/kg）和等容量的生理盐水。30min后，由两鼠左后足掌腱膜下向踝关节周围注射新鲜蛋清0.1ml。以后每隔30min测量两鼠左后足容积，共测3次。以左后足给致炎剂前后容积之差，表示踝关节肿胀程度。

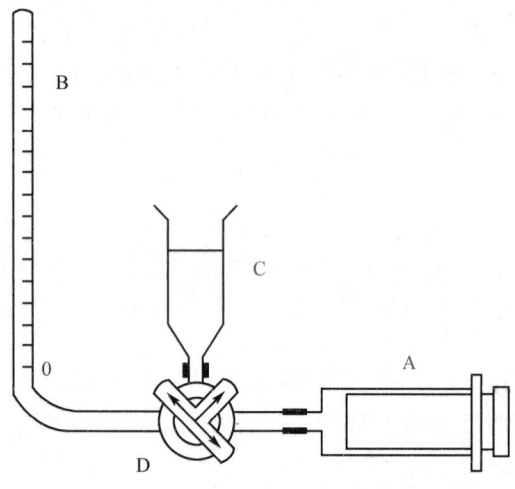

实验图13-1 容积测量法实验装置示意图

容积测定装置如实验图13-1所示，排水测量法步骤如下：

1. 三路活塞（D），一端与5ml注射器（A）相通，一端与倒置的刻度吸管（B）相通，中间与一玻璃管（C）相连，玻璃管内径2cm、长8cm（可用10ml注射器的外筒代替），其内盛水至刻度处。将水抽入注射器备用。转动三路活塞D使A与B相通，将水推到吸管的"0"点，接着关闭B，使A与C相通。

2. 将注射器内的水推完，用吸管调节玻璃管内水量，使液面与玻璃管上刻度平齐，并在玻璃管外面用记号笔做上标记。

3. 为使每次测量位置相同，可先用记号笔或黑漆在实验大鼠左后足划一标记，然后将此左后足置入玻璃管内，玻璃管内水面上升，抽动注射器针芯使足标记与玻璃管上的标记相平行。待玻璃管内液面与其标记相平行时，立即关闭C，使A与B相通，随即取出大鼠后足。

4. 将注射器内液体全部推入吸管内，记录水柱高度。此时吸管内显示的水柱高度即为大鼠后足的容积。

【实验结果】 将实验结果记录于实验表13-1中。

实验表13-1 地塞米松对实验性大鼠足趾肿胀的抗炎作用

组别	给致炎剂前左踝关节正常容积（ml）			给致炎剂后左踝关节容积差值（ml）		
	第1次	第2次	平均	30min	60min	90min
地塞米松组						
生理盐水组						

将本班或更多班级的实验结果汇总算出平均值,绘制图形:纵坐标表示关节肿胀容积差值(ml),横坐标表示时间(min)。

【注意事项】
1. 容积测定装置也可选用YLS-7A足趾容积测量仪。
2. 实验时要注意,在每一次测量前,都要调节C和B的液面到原标记点,因大鼠足会带走一些水分,最后将每次测量结果数据记录于表中。
3. 为减小误差,保证结果的准确性,所使用的容器必须是同一规格。

【分析与思考】 分析地塞米松的抗炎作用机制。

二、氢化可的松对二甲苯所致小鼠耳郭肿胀的作用

【目的和原理】
1. 目的 观察氢化可的松对二甲苯所致小鼠耳郭急性炎症模型的抗炎作用,同时熟悉小鼠耳郭肿胀炎症模型的实验方法。

2. 原理 二甲苯为无色澄清液体,涂抹于小鼠耳郭两面后,由于其刺激作用,可引起鼠耳局部毛细血管充血,通透性增加,渗出增多,发生水肿。二甲苯的致炎作用又快又强,小鼠耳郭肿胀法不需特殊的设备,简便易行,实验时间短,模型复制成功率高,适用于抗炎药常规筛选。

【药品和器材】
1. 药品 二甲苯、0.5%氢化可的松溶液、生理盐水。
2. 器材 1ml注射器、剪刀、打孔器(8mm)、扭力天平。

【实验动物】 小鼠(雄性)2只。

【方法和步骤】 取小鼠2只,用二甲苯0.05ml涂于动物左耳正反两面,右耳不作任何处理。30min后于一鼠腹腔注射0.5%氢化可的松溶液0.1ml,另一鼠腹腔注射等容量生理盐水。2h后将动物颈椎脱臼处死,沿耳郭基线剪下两耳,在每鼠的两耳相同部位分别用打孔器取一耳片进行称重,并按以下公式计算肿胀度和肿胀率。

肿胀度=左耳片重量－右耳片重量

肿胀率(%)=肿胀度/右耳片重量×100%

【实验结果】 将实验结果记录于实验表13-2中。

实验表13-2 氢化可的松对二甲苯所致小鼠耳郭肿胀的作用

组别	体重(g)	鼠耳重量(g)		肿胀度(g)	肿胀率(%)
		左耳片	右耳片		
氢化可的松组					
生理盐水组					

将全班实验数据汇总起来列表并进行统计学分析。

【注意事项】
1. 对照组和给药组涂抹致炎剂的量和被涂抹的面积应一致。
2. 涂致炎剂的部位应与取下的耳片相吻合,且对照组和给药组取下的部位应一致。
3. 打孔器应锋利,取下的耳片面积应相同。
4. 鼠耳肿胀法常用的致炎剂有二甲苯、巴豆油、70%乙醇等。

【分析与思考】 分析有可能影响实验结果的因素。

第二部分
药理学设计性实验

实验设计是科学研究计划中关于研究方法与步骤的一项内容，严密合理的实验设计是顺利进行研究工作的保证，同时也能最大限度地减少实验误差，以获得精确可靠的实验结论，甚至可以使研究工作事半功倍。设计性实验的选题要考虑到实验的目的性、实用性、科学性和可行性。

一、设计性实验的基本要求

（一）明确实验研究目的

实验设计，首先应考虑的就是明确实验研究目的。根据实验的中心问题，进行实验内容设计。

（二）确定实验组和对照组

实验组和对照组之间除了处理不同，其他条件均应相同，保持实验条件均衡或齐同条件对比的原则。

（三）确定实验方法、项目和指标

在实验设计中要求观察的指标、项目和方法等都要有明确的规定和说明。要注意选择能反映被研究问题的本质（药物作用及其机制）的关键指标；且能用客观方法，定性或定量地加以测量，取得准确可靠的数据。指标的选定需符合特异性、客观性、重复性、灵敏性、精确性、可行性等原则。

（四）确定实验对象和数量

实验对象的选择十分重要，对实验结果有着极为重要的影响。药理学实验主要实验对象包括整体动物（正常动物、麻醉动物和病理模型）、离体器官、组织及细胞等。根据实验目的、方法和指标的要求决定实验动物、样本及数量。在教学实验中则可以将全部班级实验各组结果合并统计处理，以保证样本数量上的要求。

（五）进行预试验

预试验的目的在于检查实验方法和实验步骤是否切实可行，测试指标是否稳定、灵敏；初步了解实验结果与预期结果是否接近；为正式试验提供补充和修正的意见和经验。通过预试验，可拟出实验记录的内容，以保证正式实验能有条理、按顺序进行，避免遗漏重要的观察项目，便于对结果进行统计分析。

（六）资料整理

每次实验都必须做好记录，每一阶段结束时，都要将记录的资料进行必要的整理、分析，经过正确的统计处理，作出结论，写出报告。

二、设计性实验的基本原则

为了提高研究效率，控制误差和偏倚，药理学实验设计同其他科学研究一样必须遵循三大基本原则，即对照、随机和重复原则。

（一）对照原则

实验设计必须设立对照组。对照组与实验组之间除用以实验的药物给予或不给予处理的区别之外，其他条件,如实验动物、实验方法、仪器、环境及时间等应一致。特别注意在动物实验中对照组与实验组要求挑选种属、性别、窝别、年龄、体重、健康状况等方面相同的动物,实验的季节、时间和实验室的温度、湿度也要一致;操作的手法前后要相同等。

根据实验研究的目的和要求不同,可选用不同的对照形式,常用的对照形式有:空白对照(正常对照)、实验对照(阴性对照)、标准对照(阳性对照)、自身对照、相互对照(组间对照)等。

(二)随机原则

随机的目的是将样本的生物学差异平均分配到各组,实验中凡可能影响结果的一切非研究因素都应随机化处理,使各组样本的条件尽量一致,消除或减小组间人为误差,从而使处理因素产生的效应更加客观,实验结果更为可靠。

(三)重复原则

重复是指实验中样本数或实验次数要达到一定的数量,它包含有两方面的意思,即重复性和重现性。重复次数多少,要根据实验要求和性质确定,主要药效学指标稳定的实验,一般重复2~3次。实验样本量过少,可能把个别现象误认为普遍现象,把偶然或巧合事件当作必然规律,其结论的可靠性差。若样本过多,不仅会增加工作难度,而且会造成不必要的人力、物力的浪费。所以,在进行实验设计时,要对样本大小作出科学的估计,以满足统计处理的要求。

实验十四 未知物的鉴定

【目的和原理】

1. 目的 通过合理的实验设计,利用离体实验方法快速准确地鉴定未知物。观察传出神经系统药物对离体肠管平滑肌的影响。

2. 原理 乙酰胆碱能够激动肠管平滑肌上的M受体,使肠管收缩。阿托品为乙酰胆碱竞争性拮抗药,可以阻断乙酰胆碱对肠管的收缩作用,而单独使用阿托品对正常状态的肠管作用不明显。肾上腺素通过激动平滑肌上α、β受体,使肠管松弛。

【药品和器材】

1. 药品 3×10^{-4} mol/L乙酰胆碱、3×10^{-3} mol/L阿托品、3×10^{-5} mol/L肾上腺素(随意编号为A、B、C)。

2. 器材 超级恒温水浴锅、麦氏浴管、高位吊瓶、L形通气钩、张力换能器、氧气瓶、剪刀、眼科镊、缝合针、线、平皿、注射器。

【实验动物】 家兔或豚鼠1只。

【方法及结果】

1. 合理设计实验方案,以便快速准确地鉴定各未知物(A、B、C)均为何种药物。

2. 按照试验设计,通过离体实验方法确定未知物成分。

【分析讨论】 针对全班各组的实验结果进行分析讨论。

实验十五 钙镁拮抗作用

【目的和原理】

1. 目的 通过合理的实验设计,观察钙镁的拮抗作用。掌握药物的浓度、给药剂量的换算方法及药物的配制方法。

2. 原理 镁中毒可导致呼吸抑制、肌腱反射消失、血压下降。钙离子竞争性对抗镁离子的作用,可解救镁中毒。

【药品和器材】
1. 药品　硫酸镁、氯化钙（学生自己配制）。
2. 器材　兔固定箱、台式磅秤、注射器等。

【实验动物】　家兔。

【方法及结果】　合理设计实验方案，考察钙镁的拮抗作用。

【分析讨论】　针对全班各组的实验结果进行分析讨论。

【注意事项】
1. 注射硫酸镁应缓慢，并注意观察动物所发生的变化。
2. 再次麻痹，应再次给予钙剂。

实验十六　夹竹桃煎出液对离体蛙心的作用

【目的和原理】
1. 目的　通过合理的实验设计，观察夹竹桃煎出液对离体蛙心的作用。掌握离体蛙心制备方法。
2. 原理　两栖类动物的组织器官在离体环境下存活时间较长，而且可以排除各种神经体液的影响。青蛙的心脏离体后，把含有任氏液的蛙心套管插入心室，用这种人工灌流的方法，可维持蛙心有节律地收缩和舒张。强心苷具有强心作用，而夹竹桃的花、茎、叶中都含有强心苷类物质，故通过实验设计可观察夹竹桃煎出液对离体蛙心的作用。

【药品和器材】
1. 药品　夹竹桃煎出液、任氏液、缺钙任氏液、氯化钙溶液（均由学生自己配制）。
2. 器材　实验室提供生物信息处理系统、张力传感器、蛙板、探针、手术器材、注射器、蛙心套管、蛙心夹、双凹夹、铁架台、万能杠杆等器材。

【实验动物】　青蛙或蟾蜍。

【方法及结果】　合理设计实验方案，考察夹竹桃煎出液对离体蛙心的作用。

【分析讨论】　针对全班各组的实验结果分析讨论夹竹桃煎出液对离体蛙心的作用，并初步分析其作用原理。

【附】　离体蛙心的制备方法

一、八木法

1. 破坏青蛙或蟾蜍的大脑、脊髓，仰位固定于蛙板上。
2. 剪开胸廓、心包膜暴露心脏，左、右主动脉及后腔静脉穿线备用。
3. 用小镊子夹住心脏，提起后腔静脉，在远离静脉窦处剪一小口，向心方向插入盛有任氏液的八木静脉套管，用事先穿好的线将其固定，同时左、右静脉也要结扎。结扎后用任氏液冲洗心脏，将心脏内的血液吸出以免凝血。将心脏向下翻转，将动脉套管转至左主动脉侧，在左主动脉远心端剪口，向心方向插入动脉插管，当看到灌流液从其中流出时即用事先穿好的线将其固定，同时左、右主动脉也要结扎。轻轻提起蛙心套管及所连蛙心，把事先穿于两主动脉下的另一根备用线从后腔静脉下绕过并结扎，将除左、右主动脉及后腔静脉以外的血管全部扎住。最后剪断心脏与周围组织的联系，即制成离体蛙心标本。用任氏液反复冲洗出残留血液，直到灌流液呈无色透明为止。

二、斯 氏 法

1. 破坏青蛙或蟾蜍的大脑、脊髓，仰位固定于蛙板上。

2. 剪开胸廓、心包膜暴露心脏，结扎右主动脉，于左主动脉穿线备用。

3. 于左主动脉剪一V形小口，将有任氏液的蛙心套管插入，并在心脏收缩时通过主动脉转向左后方插入心室，见到套管内的液面随着心搏上下波动后，即表示已插入心室，用线结扎紧并固定在套管的小钩上。用滴管吸去套管内血液，换2～3次任氏液洗净余血，以防止血块堵塞套管。剪断主动脉，持套管提起心脏，自静脉窦以下把其余血管一起结扎（切勿伤及或结扎静脉窦），分离周围组织，在结扎处下剪断血管，离体出心脏。再用任氏液连续冲洗，至无血色，使插管内保留1.5ml左右的任氏液。

【注意事项】

1. 蛙心套管一定要插入心室。切勿用力过大、插入过深而损伤心肌。
2. 结扎静脉时，要远离静脉窦（起搏点）。
3. 换液时，任氏液的量要恒定，注意避免空气进入心脏。加药时用吸管充分混匀。
4. 在整个实验过程中，应保持套管内液面高度不变。

第三部分
药理学实训

实训一 药品说明书的解读

【实训目的和要求】
1. 能够准确解读药品说明书的各项内容,并向患者提供用药指导。
2. 帮助患者理解药品说明书中关于用法、用量、不良反应、注意事项等关键信息,确保用药安全。

【实训材料】 多种不同类型的药品说明书,涵盖不同治疗领域和药物类别。药学参考书籍、用药指南、药物信息数据库等辅助资料。

【实训内容】

一、实训前准备

1. 分组 将全班分成若干实训小组(4~5人一组)。
2. 布置 每组选取2~3份不同药品的说明书,要求学生预习并深入理解说明书中的各项内容。

二、实训步骤

1. 实训教师详细讲解药品说明书的结构和关键部分,包括但不限于用法用量、不良反应、注意事项、药物相互作用等。
2. 角色分配 每组指定一名学生扮演药师,其他学生扮演患者或观察者。
3. 情景模拟 教师根据每组准备的药品说明书提出具体问题,扮演药师的学生需要指导"患者"正确解读说明书内容。

实训示例:
针对阿奇霉素片的说明书,提出如下问题:
问题一:一尿道炎患者,在药店购买了一盒阿奇霉素片,在说明书【用法用量】一项看到:"单次口服本品1.0g"不解,请解释"单次口服本品1.0g"的含义,讨论是否适用于长期治疗,并说明不同病症的剂量差异。
问题二:一急性扁桃体炎患者,在药店购买了一盒阿奇霉素片,对说明书【用法用量】一项中"第1日,0.5g顿服"不解,请阐述"第1日,0.5g顿服"的含义,探讨其在急性扁桃体炎治疗中的作用和后续用药计划。

【实训评价】
实训结果记录于实训表1-1中,评价标准如下:

实训表1-1 评价标准评分表

序号	评价标准	分值(分)	得分
1	表情、体态和语调	10	
2	沟通技巧和同理心	10	

续表

序号	评价标准	分值（分）	得分
3	对药品说明书的准确解读	40	
4	指导患者正确使用药物（包括用法、用量、不良反应等）	20	
5	主动提供用药常识和药物安全信息	10	
6	患者满意度	10	

实训二　用药指导

【实训目的和要求】

1. 能够根据患者的病情特点进行病因分析，结合药物药理学特性、不良反应及药物相互作用，对常见病进行合理药物推荐和治疗建议。

2. 能够准确解答用药相关问题，普及用药知识，指导患者安全、有效、合理地使用药物。

【实训材料】　经典案例若干，涵盖不同疾病类型和用药场景。相关药品说明书、药物参考书籍、用药指南等。

【实训内容】

一、实训前准备

1. 分组　将全班分成若干实训小组（4~5人一组）。

2. 布置　为每组分配不同的案例，要求学生准备相应的情景素材和用药知识。

二、实训步骤

1. 实训教师简要介绍有关用药指导知识。

2. 角色分配　每组指定两名学生分别扮演药师和患者，其他学生观察并记录。

3. 情景模拟　模拟患者购药场景，扮演药师的学生根据患者病情特点进行药物推荐和用药指导。

示例：教师给出实训素材：男性，46岁，自称感冒来药店买药。请学生进行用药指导情景模拟训练。

实训要求：

1. 了解基本情况及病情

（1）基本信息　了解患者的年龄、性别、职业等基本信息。

（2）询问症状　询问患者是否发热、发热程度、是否突然发热，发热持续时间，是否有全身酸痛、头痛、咽干、流鼻涕、打喷嚏等症状，是否有眼睛红、痒、鼻痒、突发性打喷嚏等过敏症状。

（3）既往病史　询问患者是否有药物过敏史、慢性病史，如高血压、糖尿病、心脏病等。

2. 根据症状选用药物　注意商品名、通用名、别名，防止重复用药。

（1）疾病评估　若以鼻咽部发干、打喷嚏开始，然后出现流涕、鼻塞等症状，发热较低，全身症状轻者，一般为普通感冒。若发病急，寒战高热（38~39℃）伴有全身不适，肌肉酸痛，上呼吸道症状如鼻塞等比全身症状出现得晚者一般为流感。

（2）对症荐药　若确定为普通感冒，应根据患者感冒症状的不同，选择不同的抗感冒药。

感冒初起，鼻塞、咽干、流涕、打喷嚏等（临床称为卡他症状），可选用复方伪麻黄碱缓释胶囊等。

畏寒、发热、头痛初期，伴有全身肌肉关节痛，可选用含有阿司匹林、对乙酰氨基酚、布洛芬、萘普生、贝诺酯、牛磺酸等的复方制剂，如复方对乙酰氨基酚片、处方药散利痛片等。

感冒症状较重，发热、头痛、流涕、鼻塞、咽痛、咳嗽、咳痰等，可选用含有伪麻黄碱、马来酸氯苯那敏、二氧丙嗪、人工牛黄等的复方抗感冒药。

3. 必要的说明

（1）生活建议　建议患者卧床休息，多喝水，保持口腔卫生，适当增加营养，补充维生素，保持室内通风换气。

（2）用药指导　用药前请患者仔细阅读药品说明书，并向患者详细说明药品的使用方法、剂量和注意事项。强调正确用药的重要性，避免自行增减剂量或更改用药时间。

（3）病情监测　如患者症状无改善或出现高热不退、咳嗽加剧、黄痰、咽痛、胸痛等症状，应立即建议患者到医院就医。

【实训评价】将实训结果记录于实训表2-1中。

实训表2-1　评价标准评分表

序号	评价标准	分值（分）	得分
1	表情、体态、语调和沟通技巧	10	
2	询问病史和症状的准确性	10	
3	疾病评估的专业性和正确性	20	
4	药物推荐的科学性和合理性	30	
5	用药指导的详细性和清晰性（包括用法、用量、注意事项）	20	
6	患者满意度	10	

实训三　处方及处方分析

【实训目的和要求】

1. 掌握处方审核的要点，包括药物的适应证、禁忌证、剂量、用法、药物相互作用等。
2. 熟悉处方的定义、格式、书写规范及处方调剂操作流程。
3. 能够正确分析处方中药物的合理性，识别并指出药物配伍的不合理性。

【实训材料】实训用处方若干，涵盖不同疾病类型和药物类别。药品说明书、药物参考书籍、相关指南和法规。

【实训内容】

一、实训前准备

1. 分组　将全班分成若干实训小组（4～5人一组）。

2. 布置　为每组提供2～3个处方案例，请同学们分析处方的合理性。

二、实训步骤

1. 实训教师简要介绍处方的结构、书写要求、调剂流程和审核要点。
2. **角色分配**　每组指定三名学生分别扮演医生、药师和患者：学生甲扮演医生，学生乙扮演药师，学生丙扮演患者。
3. 根据实训教师准备的处方，学生进行模拟训练。

（1）学生甲根据病例开具处方。

（2）学生丙模拟患者，持医生开具的处方取药。

（3）学生乙对学生甲开具的处方进行审核，指出可能存在的问题、进行分析。

示例：

处方一：某患者患流行性感冒，医生开具处方如下，请分析该处方是否合理，为什么？

```
                          ××××××医院处方笺
处方编号：[3636150]   门诊号：0000003638645   开方时间：2007020815
姓名：×××            性别：女              年龄：8岁      科别：小儿科      费别：自费
临床诊断：流行性感冒
Rp：
酚麻美敏片（泰诺）         10片/盒                    11片
用法：                    0.5片   t.i.d.×7           p.o.
对乙酰氨基酚口服液（百服宁）240mg：10ml×6支          21支
用法：                    10ml   t.i.d.×7           p.o.
药品金额：×××   医师：×××   审核、调配：×××   核对、发药：×××
```

分析：此处方用药不合理。

原因：①泰诺为复方制剂，每片主要成分为对乙酰氨基酚、盐酸伪麻黄碱、氢溴酸右美沙芬、马来酸氯苯那敏。与对乙酰氨基酚口服液合用属于重复用药，而对乙酰氨基酚用量过大，易造成肝损害。②解热镇痛药用于退热其疗程一般不超过3天，用于镇痛其疗程为5天，如症状未缓解或消失应及时到医院就诊查明原因，以免掩盖病情。本处方疗程7天，故不合理。

处方二：某患者幽门螺杆菌感染引起胃炎，医生开具处方如下，请分析该处方是否合理。

```
                          ××××××医院处方笺
处方编号：[721376]    门诊号：0000003638639   开方时间：20070208
姓名：×××            性别：男              年龄：49岁     科别：消化内科    费别：自费
临床诊断：幽门螺杆菌胃炎
Rp：
埃索美拉唑镁肠溶片（耐信）  20mg×7片/盒               14片
用法：                    20mg
B.i.d.×7   p.o.(a.c.)
阿莫西林胶囊（阿莫灵）     0.25mg×24粒/盒            56粒
用法：                    1.0mg
B.i.d.×7   p.o.(p.c.)
克拉霉素片                250mg×6片/盒              28片
用法：                    500mg
B.i.d.×7   p.o.(p.c.)
药品金额：×××   医师：×××   审核、调配：×××   核对、发药：×××
```

分析：此处方合理。

原因：①符合治疗幽门螺杆菌感染的三联疗法：胶体铋剂（如枸橼酸铋）或者质子泵抑制剂＋克拉霉素＋阿莫西林或甲硝唑（呋喃唑酮）。②服药时间正确：埃索美拉唑为质子泵抑制剂。这类药物主要可抑制胃酸分泌，促进溃疡病愈合，因此，服药期间宜在饭前半小时。抗菌药物克拉霉素和阿莫西林空腹服用吸收较好，但因空腹服用可能引起胃部不适，宜于饭后半小时服用，用药时间是1～2周。

【实训评价】 将实训结果记录于实训表3-1中。

实训表 3-1

序号	评价标准	分值（分）	得分
1	沟通技巧和同理心	10	
2	服务态度和患者隐私保护	10	
3	正确判断处方的前记格式	15	
4	正确判断并分析处方的正文格式及书写内容	15	
5	正确判断处方的后记格式及完整性	15	
6	处方分析的专业性和全面性	30	
7	患者满意度	5	

（王　颖）

主要参考文献

樊一桥,曹红,2021.药理学.4版.北京:科学出版社

蒋丽萍,余建强,闵清,2021.药理学.武汉:华中科技大学出版社

秦红兵,邓庆华,张郴,2019.药理学.北京:高等教育出版社

杨宝峰,陈建国,2018.药理学.9版.北京:人民卫生出版社

张慧灵,Helena Kelly,镇学初,等,2021.药理学.北京:科学出版社

中国高血压防治指南修订委员会,高血压联盟(中国),中国医疗保健国际交流促进会高血压病学分会,2024.中国高血压防治指南(2024年修订版).中国高血压杂志,32(7):603-700

自测题选择题参考答案

第1章
1. E 2. D 3. C 4. D 5. D 6. C 7. C 8. B
9. D 10. B 11. D 12. D 13. A 14. C 15. A
16. C 17. D 18. A 19. B 20. C 21. B 22. E
23. A 24. E 25. A 26. E 27. B 28. E 29. C
30. A 31. D 32. AB 33. BCD 34. ABCDE
35. CE

第2章
1. D 2. E 3. C 4. B 5. E 6. A 7. A 8. D
9. E 10. D 11. D 12. B 13. B 14. E 15. B
16. C 17. D 18. E 19. D 20. E 21. E 22. D
23. A 24. C 25. A 26. E 27. B 28. C 29. D
30. C 31. A 32. E 33. B 34. C 35. A 36. A
37. B 38. C 39. D 40. E 41. ACE 42. ABCD
43. ABC 44. AB 45. DE 46. ACE 47. ABCD
48. ABCDE 49. ABCE 50. ABCD

第3章
1. A 2. E 3. C 4. B 5. D 6. C 7. B 8. A
9. E 10. D 11. ACE 12. ABCD 13. CDE

第4章
1. C 2. D 3. D 4. D 5. A 6. C 7. ABCDE
8. ABCE 9. ABCDE

第5章
1. C 2. E 3. D 4. E 5. A 6. E 7. B 8. C
9. A 10. D 11. BCD 12. ABCD 13. BCD

第6章
1. A 2. A 3. D 4. D 5. D 6. A 7. E 8. A
9. B 10. D 11. E 12. ABC 13. ABCDE

第7章
1. A 2. E 3. B 4. D 5. B 6. A 7. B 8. D
9. E 10. ABCDE 11. ABDE

第8章
1. C 2. A 3. C 4. D 5. A 6. C 7. E 8. B
9. ABCE 10. ABCDE

第9章
1. D 2. A 3. B 4. E 5. A 6. E 7. C 8. E
9. C 10. D 11. A 12. C 13. D 14. E
15. ABCD 16. ABCDE 17. ABCDE 18. ACDE

第10章
1. C 2. A 3. A 4. C 5. C 6. B 7. C 8. D
9. A 10. B 11. E 12. C 13. D 14. B 15. C
16. E 17. A 18. ABCD 19. ACDE 20. ABCDE

第11章
1. D 2. C 3. C 4. C 5. D 6. B 7. A 8. C
9. E 10. ABDE 11. ABCDE 12. BDE

第12章
1. B 2. B 3. C 4. B 5. E 6. B 7. A
8. BCDE 9. ABCD 10. ABCDE 11. ABCDE
12. ABC

第13章
1. E 2. B 3. C 4. C 5. B 6. C 7. D 8. D
9. C 10. B 11. E 12. B 13. C 14. A 15. A
16. E 17. D 18. A 19. AD 20. ABD 21. AB
22. ABCDE

第14章
1. D 2. A 3. B 4. D 5. E 6. A 7. E 8. C
9. A 10. ABCDE 11. ABCDE

第15章
1. C 2. E 3. B 4. C 5. C 6. E 7. E 8. B
9. A 10. D 11. C 12. ABD 13. ACD

第16章
1. E 2. B 3. E 4. A 5. A 6. D 7. E 8. C
9. B 10. ABCDE 11. ABDE 12. ABCE
13. ABCD

第17章
1. C 2. D 3. B 4. C 5. B 6. A 7. E 8. A
9. B 10. C 11. D 12. ABD 13. ABC 14. ABC
15. ABCD 16. BDE

第18章
1. C 2. B 3. B 4. D 5. D 6. B 7. A 8. C
9. E 10. D 11. AC 12. ABC

第19章
1. A 2. B 3. B 4. E 5. A 6. C 7. B 8. A
9. D 10. E 11. ADE 12. ABCDE

第20章
1. D 2. E 3. E 4. B 5. C 6. B 7. A 8. C
9. E 10. A 11. B 12. D 13. ABCDE
14. ABCE 15. ABCE

第21章
1. D 2. D 3. B 4. C 5. D 6. A 7. E
8. ABC 9. ABCDE

第22章
1. B 2. B 3. B 4. D 5. C 6. ABCD
7. ABDE

第23章
1. E 2. D 3. E 4. C 5. A 6. D 7. E 8. A
9. B 10. AC 11. AC 12. ABCDE

第24章
1. C 2. A 3. C 4. C 5. B 6. A 7. C 8. D
9. E 10. ACDE 11. ACD 12. BDE

第25章
1. C 2. A 3. A 4. E 5. A 6. A 7. A 8. B
9. C 10. E 11. ABCE 12. ABD 13. ACDE

第26章
1. E 2. D 3. A 4. B 5. D 6. A 7. B 8. D
9. ABD 10. ACD

第27章
1. A 2. D 3. E 4. A 5. C 6. E 7. D

8. ABD 9. ABCDE

第28章
1. B 2. B 3. C 4. A 5. D 6. B 7. A 8. C
9. B 10. D 11. E 12. A 13. C 14. D 15. E
16. B 17. AC 18. ABCDE 19. ABDE
20. ABCDE

第29章
1. D 2. B 3. A 4. C 5. B 6. A 7. C 8. E
9. C 10. A 11. A 12. D 13. D 14. B 15. D
16. A 17. E 18. C 19. B 20. D 21. A 22. B
23. D 24. E 25. E 26. BC 27. ACDE
28. ABDE 29. ABCDE 30. ABCDE 31. BCDE
32. BCD 33. ABCDE 34. ABCE 35. ABCDE

第30章
1. D 2. B 3. C 4. D 5. E 6. A 7. E
8. B 9. C 10. ABCDE 11. CDE 12. ABCE
13. ABCD 14. ABCD

第31章
1. A 2. A 3. C 4. B 5. E 6. A 7. B 8. D
9. E 10. ABD 11. ABCD 12. ABDE

第32章
1. D 2. A 3. C 4. B 5. D 6. A 7. C 8. B
9. ABCDE 10. ABC

第33章
1. C 2. B 3. D 4. B 5. C 6. A 7. B 8. C
9. D 10. E 11. ABCDE 12. ABCD

第34章
1. A 2. A 3. B 4. B 5. D 6. B 7. C 8. A
9. E 10. D 11. C 12. B 13. ABCDE 14. CD